心 理 健 康 百 科 全 书

2 妇女家庭卷

中 文 版

李 维 张诗忠 主编

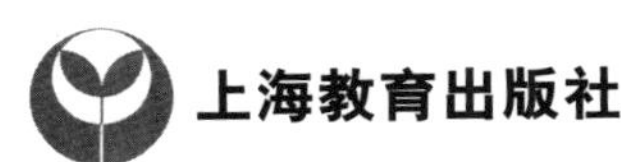

ENCYCLOPEDIA OF MENTAL HEALTH

Editor–in–Chief

HOWARD S. FRIEDMAN
Department of Psychology
University of California, Riverside

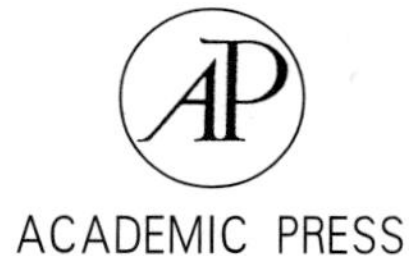

ACADEMIC PRESS

目录

前　言

科学和代表人类理性的一些发展趋势已经集聚起来，正在深刻地改变着我们对心理健康的认识。我们关于心理健康和心理障碍的理解在不断开拓，从而能够从遗传、生物、个体发展、人际关系、社会和文化的角度，总结有关人类生存的新知识。这套《心理健康百科全书》开创性地将上述正在形成中的趋势展现在世人的面前，它所描绘的心理健康图景确实有点让人感到激动和惊讶。

这种发展趋势具体表现在哪些地方呢？首先，我们的认识已经远远超出了原来人为的天性与教养的二元观。我们对心理状态和行为的生物学基础了解得较多，而且还较透彻地知道，上述这种生物学的认识态势是怎样在家庭、社会和文化环境中逐渐显露的。其次，我们的活动已经超出原来那种“精神”与“物质”（即“心理”与“躯体”）的二分法。我们的健康、反应敏捷，我们的认知、心境，以及精神快乐，彼此之间存在着密切的互动关系，这在以前是很难想象的。第三，专家们越来越意识到，预防和治疗这两者必须互为补充。治疗精神“疾病”的一个简单模式是，如果没有相关的预防与之相配合，那么治疗往往不会取得成效，同样如果忽视有效的治疗，那么预防也不能为人所察觉。第四，现在我们十分强调要推进一级精神卫生或心理健康的工作，也就是要重视与心理健康相关联的结构、环境、家庭以及与心理健康相关联的文化氛围。在健康的环境中，心理障碍的发生率和由此造成的消极后果会减少。第五，目前有一些目光远大的学者指出，人的年龄、性别、文化习俗、出生家庭和社会等方面的许多变量也对心理健康具有重要的意义。那就是说，为了深刻理解和促进个体的心理健康，我们必须知道一个人的生物结构和个体性格，还必须知道其年龄、家庭、工作和他或她在社会中所处的位置。

关于本书的内容

鉴于上述变化，《心理健康百科全书》进行了全方位多层面的剖析：从个体的分子和生物的水平，到人际关系和家庭，直至文化水平。因此，我们关注的视线覆盖心理健康的主要领域，而不仅仅停留在传统的一些研究课题上。显而易见，我们在书中列入的课题既包括抑郁、精神分裂症、心境障碍、智力迟钝、痴呆、分裂症、强迫症、癫痫、阿尔茨海默氏症、恐惧症、生物反馈，以及有关治疗的课题，例如认知疗法、行为疗法、精神分析疗法和建构主义者的心理疗法等，同时还考察与之紧密相关的行为医学、健康心理学和有关身体健康的其他课题。让人感兴趣的是，我们增加了精神病诊断的效度问题（如《精神病统计与诊断手册》第四版），具体包括心理治疗的标准、正常状态模式和精神病的流行病学。

人们已日益认识到，应激是个体、周围环境、社会支持结构和文化之间的一种复杂互动。因而书中的不少主题谈到与应激有关的心理健康问题，比如：应对、创伤后应激、心血管反应、上下班、不育、强奸、癌症、心力疲惫、支持团体、垂死、悲痛、丧亲、宗教影响、社会支持和社会网络。与应激相关联，神经病学位于身体健康和心理健康的交汇处，因而下面的一些题目正好匹配这些方面，它们包括孤独、头痛、疼痛、注意缺陷、失语症和失读症、大脑可塑性、生物节律与生物钟、身体意象，以及心理健康的进化基础等。

除了在遗传和分子水平上有着突破性进展外，或许当前最感兴趣的是在家庭和个体发展的背景下考察心理健康和心理障碍。我们异乎寻常和全面地汇集了各类相关的问题，具体包括专家论述的心理社会发展、童年期的应激、儿童性虐待、认知的发展、儿童康乐、为人父母、婚姻健康、离婚、夫妻疗法、父亲、儿童照料、日托、扩展的大家庭、家庭疗法、合作和竞争、依恋、收看电视，以及人一生中如何促进心理健康的内容。这些主题对父母、教师、律师、儿科医生、社会工作者，以及涉及儿童和家庭心理健康的各界人士，毋庸置疑是很有参考价值的。当然，它们对于跨入中年和老年的人们来说，也很值得关注。

我们倾注了较大的注意力讨论人的正常动机和异常动机，讨论了习惯和情绪（愤怒），讨论了内部驱动力、情绪调节、耐性、赌博、吸烟、酗酒、物品滥用、冲动控制、犯罪行为、依赖、冲突的解决、主观幸福，以及自尊等问题。

在现代工业化国家，人们需要记忆大量的信息和竭尽全力地工作，这就势必要牵涉身体意象、锻炼、饮食，所以我们就须拓展开去讨论体力活动、锻炼、厌食症和贪食症、食物和营养、肥胖症、摄食的生理调节等。关于激素变化与社会文化方面之间影响的关系，本书也作了深入浅出的描述，它具体反映在心理健康的性别差异、妊娠、经前期综合征和绝经期等主题中。

随着人们对心理健康之理论、结构、文化和社会基础及其影响的认识越来越透彻，专家们相应撰写出具有借鉴意义的文章，比如精神病院和病人出院运动、精神病患者住院的法律问题、无家可归、社会经济地位、失业、城市生活与心理健康、健康的环境、人际影响（社会原因）、种族主义与心理健康、种族地位与心理健康、同性恋、保健管理、心理健康服务研究、伦理与心理健康研究。需要指出的是，诸如此类的因素对于人们深刻理解心理健康具有特殊的作用，可常常被人们所忽略。

最后，我们不能无视下面一些格外吸引人的现象，这些现象一般不认为是精神病态，似乎更多地被理解为心理健康问题，比如内疚、欺骗、创造力、游戏、孤独、自我实现预言、心理调节、积极的错觉、拖延、乐观主义、非语言交流、人机互动、个人魅力、幽默和智慧。正如所介绍的那样，我们还可读一下催眠与心理健康。要真正认识什么是心理健康，就必须熟悉和了解这些引人注目的现代观点。

总之，《心理健康百科全书》特别与众不同的一个地方是，它已超出了一般病态的范畴，而是特别致力于强调构成心理健康的方方面面。我们格外重视“心理健康”的“健康”部分。只要有可能，字里行间就会明确表达要促进心理健康的意图。当然，我们也知道，用现代的观点综合地概述心理健康也不是处处可以奏效的。

关于本书的作者

在编委会出色的协助下，本书的撰写得到了为数众多著名学者和杰出心理健康实践者的大力支持。本书的作者有不少是这个领域的开拓者和奠基者，可谓享有盛名。而且，许多撰稿者代表了心理健康学者中才华横溢的新生一代。尤其要指出的是，我勉励这些作者撰写的正是他们较为熟悉和较为重要的内容。因而，我们在书中提及的研究工作，立足于现在和面向未来，而不是纯粹拘泥于概念和题目的词语。

关于读者

《心理健康百科全书》旨在面向广大的社会各界读者，具体包括：大学生，研读健康专业的学生，从事普及工作的作家和记者，全体专业人士如律师、社会工作者和全体研究人员，以简要形式围绕自己感兴趣的有关专题进行攻读的教育工作者。本书的重点是强调简明、易读和可接受性。

我要感谢学术出版社不可多得的编辑尼基·利维（Nikki Levy）先生和提供热情帮助的巴尔巴·梅金特(Barb Makinster）女士，他们的出色工作使本书的出版成为现实。自然，我还得感谢许许多多才华出众的科学家和临床医生，他们献出自己宝贵的时间竭尽全力为本书撰稿。

我感到非常自豪和高兴，在大家的辛勤劳动下，堪称标志性工程的《心理健康百科全书》终于面世。我自信，《心理健康百科全书》的出版，在心理健康和行为科学领域，将为我们所有的人——学者、从业人员、学生和非专业的普通大众——提供有价值的心理健康的信息资源。

霍华德·弗里德曼
(Howard S. Friedman)

特蕾西·雷文森
特蕾西·麦克法兰
(Tracey A.Revenson
and Tracy A.McFarlane)
纽约市立大学研究生院
(The Graduate School of the
City University of New York)

妇女的健康

自身免疫性障碍　指免疫系统无法识别人体自身和外来抗原，因而攻击自身的细胞。

生物心理社会模型　用来研究健康与疾病的一种学说，以表述生物医学、心理学和社会文化诸因素之间的相互关系。

应对　一种用来处理应激的心理机制，具体涉及思维、行为和情感等。

乳房摄影术　一种用X射线检查乳房组织，以检测有否异常或癌变的技术。

发病率　在某段时间内，每单位人群中生病或有其他障碍的人数。

死亡率　在特定的时段内，每单位人群中的死亡人数。

恢复力　从遭受伤害中康复过来的能力或经受磨练的能力。

应激　一种消极的体验，它伴随可预期的生物化学、心理学、认知和行为方面的变化，这些变化不是直接指向正在改变知觉到有压力的那个事件，就是跟其效应相适应。

妇女健康的研究旨在探讨影响妇女身体健康和心理健康的行为和心理社会方面的因素，妇女的健康问题包括：妇女特有的各种健康问题，很大程度上只有妇女才患的疾病，由一部分特殊妇女罹犯的疾病，以及只有妇女才会遭遇的风险因素。本文介绍发病率和死亡率方面性别差异的统计结果，并且通过重点关注当前研究的七个范例，勾画有关的跨学科题目，并进行必要的阐述。最后，引入恢复力的概念，作为处理妇女健康问题的新尝试。

一、引　言

我们一开始就提出最显要且最为困难的问题：妇女健康包含哪些内容？我们可以把重点放在其第一个词——“妇女”上。这样就可以认为，我们的目标是瞄准特定的生物学和人口统计学群体即妇女的健康问题，讨论与其相关的理论和研究进展。我们将探讨涉及全部妇女的许多信息，具体包括以下各个方面的问题，也就是关于妇女特有的文化和一部分妇女的医学问题，关于妇女特有的健康问题（例如生育问题、更年期问题），关于妇女遭受的许多疾病（例如乳腺癌，骨质疏松症和饮食障碍)，关于妇女特有的风险因素和保护因素(例如未能得到例行的定期乳房摄影术检查)，以及关于妇女比男性更容易患某些特殊疾病等。

或者，我们也可以把重点放在其第二个词——“健康”上。世界卫生组织(World Health Organization，简称WHO)对健康一词所下定义不仅包括身体的健康，而且包括精神、人际、功能方面的健康即心理健康，此外还包括保健服务的实施和健康政策的发展。因此，我们除了治疗各种疾病外，还需要致力于疾病的预防和健康的促进工作，加强医务工作者与病人之间的相互作用，并从文化角度阐释究竟什么是健康、什么是疾病。

需要强调的是，本文所覆盖的内容相当宽泛，因而只能比较肤浅地介绍这些知识。不过，好在我们所提供的某些流行病学的资料可表明，我们跨入21世纪时如此慎重其事地研究妇女健康问题为什么显得非常重要；同样十分要紧的是，我们已经发现了男女在健康方面存在差异的某些迹象。为此我们提出了三个覆盖面很广的题目(见第三部分)，这三个题目对于指导妇女健康的研究(而且也可能跟男士健康相关)特别重要，同时结合当前关于妇女健康问题的研究提供几个说明性实例。本文基于妇女健康问题的一种新范例得出如下结论：恰恰跟妇女存在病理和适应不良的提法相反，一个人应该把重点放在提高恢复力和增强耐受力上。

二、一个行将面临的研究领域

把研究妇女的健康作为一门“专业”，是近年来才发展起来的。虽然人们已经日益意识到，很长一段时期在妇女保健方面一直存在着欠公平的现象，可许多年来，我们发现在开展研究和临床医学实践上仍然存在漠视妇女健康的现象。具体表现在：沿用历史上的做法，将妇女和少数民族人员排除在临床试验之外；影响着男人们和女人们身体的重要医学临床研究限制了我们充分认识许多妇女健康问题的能力。一项为期达5年、由22 000位男性医生实施的研究，旨在调查每天服用阿斯匹林对防止心脏病发作的作用，因为心脏病已成为美国最为关注的问题。可是遗憾的是，没有一位妇女样本被选入、参与到这项研究中；而且更加重要的，根据男性样本调查所得出的结论已经普遍化地应用到妇女群体中。1990年，美国健康和人类服务部门(Department of Health and Human Services ，简称DHHS)所属的妇女健康办公室，已经将它作为一个激动人心的消息加以推广。随着联邦法规要求将妇女(以及少数民族)也包括在政府支持的研究范围之内，对妇女健康问题的兴趣正在逐渐增长，研究这类问题也更加科学合法化了。

许多研究调查了妇女行为与其健康状况之间的联系。这是医学和行为科学中的部分动向之一，就是说科学家们倾向于采用一种综合的生物心理社会模型来研究健康和保健。行为和心理社会方面的因素在许多疾病的演变中起到非常关键性的作用，特别对于那些慢性疾病以及每个人养成卫生的生活习惯来说可谓至关重要。所以说，这些因素能潜在地帮助人们懂得如何预防疾病和提高生活的质量。当人们感到身体不适将要生病时，心理社会的因素会影响对该疾病的调适，同时可通过让当事人配合治疗或者通过改变机体的免疫系统反应，间接地影响疾病的进程。

三、妇女健康中的跨学科题目

关于探究妇女的健康，有三个覆盖面很广的题目显得十分重要。首先，需要考虑身体健康和心理健康互相依存。身体健康影响着心理健康，与此同时，心理健康也影响着身体健康。例如，一种慢性疾病的发作，以及伴随的一系列治疗手段，可能会增加患者的抑郁症状，而情绪抑郁可能会抑制患者采取有效的应对策略，包括不知道如何配合医生的治疗，这样就可能导致健康水平进一步的下降。正如在后面介绍的例子所显示的那样，我们不能将身体的健康和心理的健康截然分开，因为二者密不可分。

其次，研究妇女的健康，实际上应该将其放在社会和文化的背景下考虑。在社会科学和医学科学的框架下有一个未明确说明的假设，那就是将妇女看作一个同质的群体，尤其在将妇女与男人作比较的研究中，这种观点更为突出。然而也可能出现这样的情况，那就是妇女中不同个体间的差异跟妇女与男人之间的差异一样大。社会人口统计学的诸因素，例如年龄、种族和民族、社会阶层及贫困等，以它们各自的特性影响着人的健康状况和卫生习惯，而且还与性别因素互为作用。不同少数民族妇女中存在着社会、经济和文化方面的多样性，即使作为一个群体而言，她们也并不是整齐划一地患有相同的疾病、遭受类似的伤残，也不可能都会过早夭折。比如，虽然黑人妇女中乳腺癌的发生率比白人妇女低，但是黑人妇女由于患乳腺癌而死亡的比率却高于白人妇女。在少数民族妇女中，贫穷看来跟高发病率和高死亡率的关系非常密切。分析其原因，可能主要是由于她们不大容易获得高质量的保健服务，特别是得不到预防性的医疗保健服务，她们往往没有医疗保险，或者医疗保障水平较低。

另外，调查不同性倾向的妇女中所表现出来的健康和行为状况，也是很重要的，即便这种现象近年来才为世人所关注。例如，关于艾滋病病毒和艾滋病的现代研究专门调查了妇女的性行为与传播该疾病的关系，还调查了少数女性同性恋者所经历的应激同传播该疾病的关系。从整个美国的调查资料看，女性同性恋者获得的一般预防性保健服务均较少，咎其原因可能是由于健康专业人员怕因此蒙受耻辱。

再次，涉及妇女健康的行为和心理方面的一些问题，研究时必须渗透至妇女的生活体验中。这就意味着需要进行自然条件下的研究，即把研究的目光投向妇女生活的方方面面。研究时不仅需要把妇女的角色视为妻子、母亲和护理者，同样也需要考虑她们是怎样对待自己或者家庭成员患某种疾病的，他们是如何配合治疗的，或者又是如何安排时间寻求和实施预防性护理措施（如自我检查乳房等）的。例如，在诉说所发生的应激生活事件时，许多妇女在某种程度上往往比男士更容易将家庭成员和朋友所遭遇的事件看成就像发生在自己身上一样。这说明，妇女体验应激时的表现同男性是截然不同的。

在研究妇女健康的时候，抱有一种贯穿终生的发展观也是相当重要的。一个妇女的年龄不仅表明她的生殖周期处在哪个阶段，因为正常的生物变化就发生在她的身体内，而且她所面临的社会和发展方面的任务同样也可用来表明自己正处于生命的哪个阶段。

四、关于健康的性别差异

大量的研究证据表明，男人与女人在健康状况上确实存在着差异。若要举出生物学证据的话，那么很自然地会想到女人在身体健康方面要比男人略胜一筹；然而，如果有人要了解男女在死亡率与发病率方面的差异时，情况就变得较为复杂。男孩的出生率比女孩的出生率高1.25倍，但是出生后一年内的夭亡人数男婴要比女婴多27%。事实上在人一生中的各个年龄段，男人的死亡率要比女人高，而且不管何种死因差不多都是这样。据有关调查，世界上无论哪一个民族，妇女的预期寿命都比男性高（其中白人妇女的预期寿命比之其他种族妇女的预期寿命要高些）。

纵向的调查数据表明，截至1970年，男女性别的这种差异在逐渐增大，以后这种差异增大的速率开始趋缓，因而表现在妇女长寿方面的优势不再像以前那么明显了。这种变化可能部分归因于许多危重疾病的流行状况发生了变化。妇女中患心脏病的人数增加了，跟男性的发病率相同。心脏病现在是美国妇女死亡的主要杀手（对男性也是这样）。而且在1979年以前，妇女的癌症发病率上升要比男性快得多，要知道在这段时间里男性的癌症发病率开始迅速下降。

尽管妇女的寿命大约比男人们长7年，但她们则诉说自己的健康状况不如男人。妇女们的发病率往往较高，也就是说她们与男人们相比，体验更多的疾病症状和苛刻的卫生条件，常常因病致残或丧失工作能力，以及遭受更糟糕的因疾病引起的不良后果。黑人妇女诉说自己的健康状况比白人妇女要差，生活在贫困地区的妇女寿命常较短，发病率较高，而所能得到的医疗保健十分有限。妇女还要经历比男人更为艰难的遭遇，除了男人机体受损伤比妇女概率大些外，从其他各方面看情况确实如此。因此，某种角度说由于活得比男人长的缘故，年老妇女更可能生活在贫困的条件下，长期受到行动不便和疾病的折磨，例如患有骨质疏松症、骨性关节炎、早老性痴呆（Alzheimer's，又称阿尔茨海默氏症），以及尿失禁等。

卫生保健的利用率也是健康状况中性别差异的一项重要指标。据统计，1992年有13%的妇女得不到她们所需的医疗保健，而作为对照，男性中得不到所需医疗保健的比例则为9%。要知道，在无医疗保险的妇女中这个统计数字是非常高的，它意味着有30%无医疗保险的妇女得不到她们所需的医疗保健。另外，在能够获得卫生保健的妇女中，许多个体对所提供的保健服务，或者对自己同医生之间的交往状况不满意。有较多的妇女（超过40%）在接受保健服务的过程中更换求医对象，因为她们对原来医生所提供的服务态度及方式感到不悦，相比之下男人接受保健时更换医生的情况较少（约27%）。

作为本文三个覆盖面较广泛题目的具体细节，我们将简要地回顾有关的七个问题， 它们集中凸现了妇女健康中存在的行为和心理方面的问题。这些问题之所以专门介绍，是因为它们代表了妇女的一些较为突出的健康问题，具体牵涉她们不同时期，以及生命的不同阶段中健康与患病之连续谱（即通过治疗来预防）。

五、乳腺癌的预防：乳房摄影检查

在美国，癌症是导致妇女死亡和一系列健康问题的主要祸源。1997年，在美国妇女新发生的全部癌变病例中，估计乳腺癌的发病率约占30%；乳腺癌仅次于肺癌，成为这一年中约16.5%的癌症患者死亡的原因。乳腺癌是40岁至44岁妇女致死的首要原因，并且是年龄超过50岁妇女死亡的第二号杀手（仅次于心血管疾病）。

现在知道，导致妇女患乳腺癌的风险因素涉及心理学、生物学以及行为学方面的各种因子。年龄、种族（少数民族）和经济收入，都跟这些风险因素的变动有关。就所有的妇女而言，大约八人中有一人一生要遭遇这种风险，而且患乳腺癌的可能性会随年龄而增长：在35岁时其概率为1/622，到85岁时概率为1/9。

虽然白人妇女的乳腺癌发病率要比黑人妇女高，但是患者的五年幸存率明显比黑人妇女低。不过根据最近的资料显示，较年轻的非洲裔美国黑人妇女的癌症死亡率首次出现下降，这大概是由于检查发现得早以及医疗条件改善的缘故。少数民族和低收入妇女，不大会意识到各种可能致癌的风险因素。低收入和文化程度较低的妇女很少有机会接受检查，在症状刚刚出现时延误了及时的检查和治疗，常常在病情发展的晚期阶段才被诊断出来。

遗传因素是导致乳腺癌不可忽视的风险因素，据调查，乳腺癌受害者的那些直系亲属妇女（女儿，姐妹或母亲），患乳腺癌的风险要比没有乳腺癌患者的亲属妇女高3倍。最近已鉴定出两种易患乳腺癌的敏感基因：BRCA-1和BRCA-2，并发现30岁以下的妇女中，大约有25%携带这两种异常的基因。未产妇（从未生过一个孩子的女子）或在30岁以后生第一个孩子的妇女，患乳腺癌的风险增加。其他的风险因素还包括：雌激素替代治疗，经常喝酒，以及患有某些纤维细胞性疾病。有乳房纤维细胞性疾病的妇女，患乳腺癌的风险性要比一般妇女大2至5倍。

客观存在的风险与主观感觉到或觉察到的风险并不相同。虽然大多数妇女由于其家属史的缘故都意识到这种风险，但是她们很少有人意识到这种风险会随着年龄而增加。不少妇女对导致乳腺癌的风险因素还持错误的观点，认为乳房损伤、哺乳、应激或者喝咖啡会引起乳腺癌。有乳腺癌家族病史的妇女大都过分担忧自己的患病风险，但一般地说，妇女往往看不到可能患乳腺癌的风险与自身年龄有一定的关系。在解释如何觉察风险时，一项研究揭示，健康的生活方式和行为以及没有乳腺癌的家族史，往往有助于降低患癌风险，而具有乳腺癌的家族史以及存在各种有关的生物因素，比如乳房纤维细胞性疾病或者在较晚时期生育孩子，往往同患癌风险上升相联系。若发觉自己患病的风险性较大，建议采取必要的预防措施，例如实施经常性的乳房自查或进行乳房摄影检查，不要麻痹大意。

在躯体症状出现之前借助摄影技术进行早期检查，可以鉴别乳房是否异常，从而降低妇女由于患乳腺癌而致死的比例。到20世纪末，被诊断为患乳腺癌的妇女有65%可存活10 年，有56%可存活15年。患局部乳腺癌的妇女，5年的相对存活率达97%；如果癌症仅呈区域性扩散， 5年的存活率降为76%，若癌症已远距离扩散，则5年的存活率为20%。医疗系统方面的一些障碍，比如取得医疗保健的费用和途径；还有心理方面的障碍，比如认为同医生的沟通没有效果，感到有些症状不便说，或担心会得到医生的确诊等等，所有这些都可能会妨碍妇女在建议的时间内及时接受乳房的摄影检查。与保健医生讨论家族病史和其他有关的风险因素，可获得更为准确的风险因素，同时有利于确定个体化（因人而异）的摄影检查方案。就当前来说，建议年龄在20至39岁的无症状妇女应该每个月自己检查乳房，并且每隔三年请保健医生进行乳房的外科检查。

对年龄为40岁至49岁的健康（无症状）妇女进行乳房摄影检查，其效果如何尚有争议。在全部乳腺癌案例中，有22%以上的患者是在50岁以下的妇女中诊断出来的。年龄在50岁以上的妇女或老年妇女，若每隔一至两年实施乳房摄影检查，可将她们因患乳腺癌而致死的概率降低30%。然而，50岁以下的妇女是否能从类似的乳房摄影检查中获得好处尚不明了。较大规模的随机临床试验（指八人中有五人接受试验）显示，对40岁至49岁的妇女进行拍片检查可使癌症死亡率有所下降。不过，当一种统计学上称为元分析的方法用来比较这些检测时，其好处并不显著。因为年轻妇女的乳房组织较为致密，乳房摄影检查不太敏感，某些肿瘤检查时可能也难以诊断出来。最近发现指出，经拍片检查的40岁妇女中因乳腺癌而死亡的概率下降了24%。1997年国立卫生研究院(National Institutes of Health，简称NIH)咨询发展专门小组(Consensus Development Panel)所得出的结论是，要他们推介让40岁左右的妇女每年进行乳房摄影检查会有好处，其科学证据不足。然而，其他一些专家，例如美国癌症学会和国家癌症协会，却建议年龄为40岁的妇女每年接受这样的拍片检查。这样做对于非洲裔美国妇女来说，甚至更加重要，因为他们被诊断出患有癌症的平均年龄要比白人妇女年轻七岁。也许最好的做法是，妇女应当到她们的保健医生那儿咨询，以决定自己接受乳房摄影检查的频率。当然，这类关于乳腺癌拍片检查的建议对于没有症状的妇女也是适用的。有些妇女若已出现症状迹象，她们就应该马上去找医生，估计会建议她们去进行乳房摄影检查以便诊断。

许多妇女并不按照医生的建议去接受乳房摄影检查，或者进行临床乳房检查，或者坚持每月一次乳房自查。高学历和高收入的妇女则往往会这样做，正是这类原因而不单纯是种族方面的原因，可以解释年老的拉丁美洲裔美国人、美国白人和美国黑人妇女为什么接受X射线摄影检查的比例较低。鼓励妇女接受乳房摄影检查的行为干预已被证明是有效的。作为其例子，一份专门用来提高妇女认识的教育计划，促使她们认识到不加注意会患乳腺癌造成严重后果，认识到接受X射线摄影检查的好处，结果取得了成功，那些从未接受过X射线摄影检查的妇女去做了检查；而且那些以前曾做过摄影检查的妇女乐意反复接受检查。[参见《癌症》(Cancer)]

六、妇女和艾滋病病毒：行为的风险及其保护因素

在过去的十年间，专家估计美国妇女成为艾滋病病毒感染者或者患艾滋病的百分比在不断上升着。妇女感染艾滋病病毒的人数每过一至二年就翻一番，其发生率从1985年的6.6%上升至1994年的18%。虽然在美国妇女患者中艾滋病患者只占很小的比例（1995年为19%），但统计表明，目前在全世界非小儿科的妇女患者艾滋病病例中要占50%。

艾滋病病毒（human immunodeficiency virus,简称HIV）的感染在美国越来越猖獗，1991年它是25岁至44岁妇女因患病而死亡的第五号杀手，到1996年它已成为该年龄段妇女因患病而死亡的第三位元凶。根据疾病控制与预防中心的资料，处于生育年龄的妇女约有80 000人之多可能感染艾滋病病毒，因而给处于妊娠期妇女的健康及其孩子的健康构成了新的危险。在美国，被感染艾滋病病毒的孕妇将病毒传染给其胎儿的比率约占30%，也就是说在美国每出生2 200个婴儿中就有1个婴儿可能通过产前传播而染上艾滋病病毒。

妇女感染艾滋病病毒的方式表明，患艾滋病的妇女中少数民族妇女成了很显眼的受害者：每100 000个非洲裔美国妇女中，艾滋病的发病率是美国白人妇女发病率的15倍多，而拉丁美洲裔美国妇女的发病率是美国白人妇女的6倍多。在被确诊为患艾滋病的妇女总数中，绝大多数是穷人，其中非洲裔美国妇女患者占总数的一半多，拉丁美洲裔妇女患者占了五分之一。很重要的一点是，应该了解这些患病妇女的社会背景状况。少数民族社区十分贫困，这里药物滥用和吸毒现象较普通，还有诸如对使用避孕套抱无所谓的态度等文化因素，削弱了她们预防艾滋病的措施。贫穷的少数民族妇女，她们主要关心的是如何为自己及其孩子搞到填饱肚子的食物和遮风挡雨的处所，而对可能遭遇艾滋病病毒感染的危险性相对考虑得较少。

已经揭示，异性之间的性行为和静脉注射毒品，是两种主要的艾滋病病毒传染途径，它不仅适用于有异性性行为的妇女，同样也适用与其他妇女有过性接触的妇女。近年来的证据表明，某些与其他妇女（包括自我认同的女性同性恋者和两性恋者）有着性接触的妇女群体面临患艾滋病的风险要比原来想象的高。许多妇女由于跟性伴侣共用毒品注射器，时刻面临罹病的风险。虽然对妇女来说，多个性伙伴同她们来往只构成一种风险因素，然而只要有一个性伙伴从事风险性行为，比如共用静脉注射器注射毒品，就会将该妇女置于危险的境地。

艾滋病病毒是通过行为传染的，所以大多数控制艾滋病流行的干预疗法，都

把重点放在加强教育和行为调整方面，以提高当事人对艾滋病危险性的认识，并最终改变原来不良的个人行为习惯。虽然这些预防的标准近乎理想状态，但是具体实施起来效果有限，究其原因，一方面是由于太强调如何提高避孕套的使用率，如何控制男性的行为，另一方面是由于缺乏那种文化上的敏感性——就是说对人们文化上的各种信念没有足够重视，包括没有密切关注、乃至干预某些风险人群的行为。

当前的研究成果表明，立足社区的针头调换和药物治疗方案对降低艾滋病病毒的传染具有潜在的作用。但推行这种预防方案时，在妇女中却碰到了阻力，难以有效实施下去。比如妇女们诉说，她们不敢配合是由于害怕被警察逮捕或找麻烦，以及被认出是静脉注射毒品的使用者而蒙受羞辱。另一方面，许多针对吸毒行为的治疗方案不收治妇女，只有少数几家诊所接纳孩子，或愿意为怀孕的妇女承担医疗责任。

艾滋病病毒流行所要求的预防模型，已经超出了传统的预防模型，因为后者仅把预防重点放在如何改变个人的感性认识上。当然，在对付艾滋病病毒时若不考虑发生性行为的多因素背景，干预疗法在有效控制艾滋病方面作用将较有限。新的资料表明，教妇女如何会同性伙伴使用好避孕套，特别是让那些妇女人群学会该干预方法，不失为一种行之有效的干预手段。

努力让妇女们减少易致病的风险行为，在防止艾滋病蔓延的过程中已经取得意料之中的成果。目前的研究已把目光投向某些社会心理因素，因为这些因素也影响着妇女中艾滋病病毒的流行。将来，应该努力增加对艾滋病有关知识的普及，识别并排除干预疗法的各种障碍，同时强调影响性行为（例如，使用避孕套的决心）的种种社会文化因素的作用，因为它对于遏制艾滋病病毒感染妇女人数迅速上升的势头极其重要。[参见《艾滋病病毒与艾滋病》(HIV/AID)]

七、 妇女与应激：性别导致的影响

不论男人和女人，应激作为他们健康的一个重要因素已经显现出来，并且它可能是用来解释发病率和死亡率方面存在性别差异的重要概念。从生物学和心理学的角度考虑应激的影响，这是认识上的一种拓展，它不仅促使人们注意所遭遇的主要生活事件（诸如离婚和被解雇）的影响，而且扩大到这样一种理念，即一个人日常生活中所碰到的应激原或激烈持久的争执对他或她健康的影响甚至非常大，因而万万不可忽视。另外，应激原对健康的效应在很大程度上取决于当事人对该应激原严重程度的评估和感知，同时也取决于当事人对应激原关乎自己生活的评估和认识。因此，妇女们不仅在所经历的应激原的数量和类型方面可能跟男人们不同，而且评价应激事件的方式也可能跟男人们不同，此外在处理应激时她们也可能采取迥然不同的方法。

工作模式和家庭模式的转变，对妇女来说，可能会导致她们关于婚姻和母亲角色含义的变化。由于这些角色特征发生新的变化，结果应激也随之产生，正如就业机会增加和家务责任的减少会使许多妇女在经济上不再过分依靠男人一样，另一方面，受益的同时又会给妇女造成新的压力，因为在那些一直存在性别限制的工作领域（如车间，照料孩子的托儿所）她们必然要讨个说法，或者寻求公平、合理的待遇。近年来的研究已对过去的观点提出质疑，学者们不认为妇女在社会上充当多重角色，一定会使她们在身体和心理上带来不适和增加烦恼。相反，妇女充当多重角色，有利于身体健康，有利于提高对生活的满意程度，同时降低抑郁。

研究揭示，当考虑妇女充当多种角色对自己健康的作用时，承认各个角色或工作类型的不同特性，是很重要的。以家庭角色为例，比如充当妻子和母亲，对某些妇女来说，可能是得到情感满足的源泉，但对另一些妇女来说，可能会导致烦恼，这往往取决于孩子的数量、妇女自己的年龄、母亲的婚姻状况，以及家庭资金的可支配程度。作为对照，能得到酬劳的工作会给妇女健康带来好处。对于那些处于较高社会地位的妇女来说，获得心理和身体方面的健康收益是最为值得关注的，而且处于较低社会地位的妇女，对这一点的渴求同样也很突出。

已有大量资料说明，心理应激的效应也反映在人的生理系统中。个体在应激情况下有关生理反应的观察显示，妇女和男人对应激的敏感性和脆弱性是有差异的。例如在一项关于心血管反应的研究中，男人被试面临一种应激原时，表现为较高的心收缩压，而妇女则表现为较明显的心率增加。相似的研究表明，遭遇各种应激原时，女人和男人的免疫系统反应也有所不同。在一项以20岁至37岁年龄段为对象的研究中，让被试在为时30分钟的讨论之际，遭遇他人不友好和消极行为的刺激，结果白人新婚夫妇在免疫系统和内分泌系统功能上受到不利的影响。然而相比起来，妻子以后在生理上变得更易兴奋，因为她在参与人际相互交往时内分泌功能和免疫功能会出现较大变化，且容易同消极的行为紧密关联。（类似的发现也在对敌意和心血管机能的研究中观察到）。由于妇女常频繁地受到自身免疫性的障碍的影响，因此继续开展有关性别、应激和免疫系统相互关系的研究，显得较为重要。[参见《处理应激的策略》(Coping with Stress)，《应激》(Stress)]

八、关节炎：慢性病与抑郁的相关性

关节炎和肌肉骨骼障碍是最常见的慢性疾病，妇女自述这些疾病威胁着她们的身体健康。不少较为常见且严重的关节炎，发生在妇女患者身上的数量要比男子多2至5倍，因而关节炎对妇女来说已成为一种不可忽视的健康问题。尽管其发生流行很普遍，但关节炎仍被忽视，因为生物医疗研究的重点往往放在那些致命性的疾病上，即便美国未来对健康的关注将会转移到慢性病、非致命性疾病的治疗上面，可这种局面一下很难改变。

类风湿性关节炎（rheumatoid arthritis，简称 RA）是一种病因不明的自身免疫性障碍。主要特征是许多关节部位发炎，并常导致进行性关节损害。大约占成年人群1% – 2%的人患有类风湿性关节炎。随着年龄的增长，其流行率逐渐提高，而且一般说来，在人一生的不同年龄段，女人患这种疾病的数量是男人的2 ~ 6倍。系统性红斑狼疮（systemic lupus erythemany，简称SLE）也是一种自身免疫性疾病，可影响到人体的好多个系统，其症状表现为身体不适，发烧，体重减轻，关节疼痛，并引发肾脏、心脏、神经系统和肝脏患病，以及皮肤和粘膜异常。系统性红斑狼疮的发病高峰在15岁到40岁期间，差不多90%的病例是女性，并且其流行率在非洲裔美国妇女中特别高。骨性关节炎（osteoarthritis，简称OA）是最常见的一种关节炎，其特征是患病一侧的关节（或两侧关节）疼痛，使其活动能力下降，关节僵硬和肿大，功能受损。不管男人还是女人，随年龄增长患骨性关节炎的流行率均在上升，但过了50岁以后，妇女中这种病的流行率和发病率都超过男人。妇女膝部患骨性关节炎的可能性是男人的2倍，膝部骨性关节炎比之其他任何部位的关节炎，更容易导致残废，而且黑人妇女膝部患骨性关节炎的概率往往是白人妇女的2倍。

关节炎和肌肉骨骼障碍给人们的心理社会和行为诸方面构成共同的挑战，它反复发作，关节严重疼痛，潜在地导致机体活动的功能障碍和个人社会角色（做事能力）的丧失，增加患抑郁症的风险，因而患者不得不经常去找保健医生。有关治疗特别是针对类风湿性关节炎和系统性红斑狼疮的治疗，可能涉及产生不悦副作用的药物治疗。大多数的关节炎并不会对生活直接构成威胁，但是其诸多症状、病程和预后有时是很难预料的，因此需要忍受和应对这种不确定性，是患有各种关节炎妇女所面临的一个长期存在的应激原。

研究类风湿性关节炎患者所述症状的性别差异表明，妇女诉说的症状比男人多，但当调查内容集中到疾病发作的严重性时，波及的妇女却少于男人。研究者发现，妇女们不会过分夸大自己的症状，实际上，她们自述类风湿性关节炎症状时比男人们谨慎。

跟关节炎有关的症状会使患者的机能受到限制。据来自国家健康查访研究所的资料，年龄在15岁及15岁以上的女性中，关节炎是导致活动障碍最常提到的原因。作为其后果，患关节炎的妇女较少投身到体力劳动者的队伍中。妇女丧失劳动能力给经济上带来的损失之所以被低估，是因为在付酬的劳动市场上妇女对孩子的培育、教育和家务工作，其经济效益被低估，好像妇女在家中所做的一切没有价值似的。

妇女在机能上受限也会以别的方式影响生活的质量。根据一项类风湿性关节炎妇女患者的研究，大约40%的被调查对象称在如下一些重要角色活动中没有受到重视，例如为别人作安排，替代他们做些什么，写信和打电话维持社会联系，访问和照料病人等。此外，活动受限的妇女比之活动不受限的妇女，前者作为抚养教育者对活动时所表现的能力不甚满意。抚养、教育孩子看来是家庭主妇承担社会角色的很重要的一部分，而这方面以往大多数研究恰恰较为忽视。

长期疾病缠身，当其发展到丧失活动能力无法履行有意义的社会角色时，它就会成为引发抑郁的风险因素。同时也表明，要认识慢性功能性障碍疾病的影响，我们须了解的不仅仅是它给患者机体造成极大的不便，而且也包括这种不便会给妇女带来许多心理上的困惑。

关节炎给心理活动带来负面影响，这方面研究得最多的是它导致患者精神抑郁，并产生种种抑郁症状。从新近关于类风湿性疾病导致抑郁的两项研究看，所得出的结论是:患有类风湿性疾病的人群跟未患有任何严重慢性疾病的人群相比，前者抑郁症以及抑郁症状的流行状况表现得更加显著。单单是抑郁症状，就会严重影响患者的身体健康。据调查，情绪抑郁的人即便没有其他健康问题，其生理功能和身心健康状况，甚至可能比那些患有关节炎、心绞痛、高血压、糖尿病、肠胃病，以及肺病或背脊不适的人更差些。尤其不容忽视的是，如果抑郁症状同其他上述任何一种疾病一起发作，对身体功能的损害自然就更大。

妇女抑郁症的发生率要远远超过男人，女性与男性其发生率的平均比值接近2:1。可见，妇女不仅在患某些一般的和严重的类风湿性关节炎方面风险性要比男性大，而且弄得不好较容易患抑郁症。因此，从事保健的工作者，要特别警觉类风湿性疾病的妇女患者中是否有情绪抑郁的问题，以便尽早诊断和及时治疗两种症状兼有的病人。如果患有类风湿性疾病的妇女其抑郁症状被忽略，那么因抑郁症而引起的机能下降就可能被错误地归咎于类风湿性疾病，从而引起不恰当地按类风湿性关节炎来治疗，导致用药过度等。另一种情况是，如果抑郁的症状被错误地推断为类风湿性疾病发作中的伴随症状，而不给予必要治疗，那么妇女病人因为患有抑郁症不得不另外专门为这种病症求治，也就是说使她们蒙受不必要的代价。[参见《抑郁(症)》(Depression)]

由于患有慢性疾病如关节炎等，使患者的生活承受压力，该用什么样的方法应对呢？“应对”曾被定义为某个人在认知和行为上的种种努力，以便处理来自外部和内部的具体需求，而这些具体需求通常被认为是额外负担，或者说超出了个体所能承受的范围。应对努力可直接指向处理那个应激情境（即针对问题的应对），也可指向处理因情境所引起的当事人的心理苦恼（即针对情绪的应对）。大部分应激情境均会引发产生这两种应对努力。

涉及关节炎病人的研究绝大多数针对妇女患者，结果发现患者一厢情愿的妄想、自我责难、回避别人，以及采取被动的应对策略等，都与心理功能失调有关。这项研究还采用跟踪调查的方法，从所提供的有力证据来看，使用这些应对策略会加剧患者心理上的烦恼。研究还指出，积极的应对策略(诸如寻找信息和重新考虑问题的症结)，有利于改善心理功能。

考察应对方面性别差异的研究很少。最经常引用的研究成果是，男人们常常较多考虑用工具性或针对问题的策略，而妇女们则较多使用围绕情绪的策略，并且尽最大可能去寻求社会的支持。然而在应对方面的性别差异，在有关严重疾病的研究中往往难以找到，这或许是由于情境性因素的缘故，比如对疾病的医疗控制管理，以及能力丧失限制了应对策略的选择。一项关于类风湿性关节炎病人日常活动的研究持续进行75天，结果发现，在病人所采用的七种应对策略中，妇女和男人只有一种应对策略表现出差别，这就是妇女会尽可能地寻求社会的帮助。不管怎么说，妇女与男人相比，总体上能寻求较多数量的应对效能和应对策略。对此现象的一种解释是，妇女在应对努力中可能采取比男人们更灵活的手段。

九、辅助性生殖技术：一个着眼于未来的研究领域

在过去十多年间，我们目睹了辅助性生殖技术（ARTs)的问世，它用生物学的方法开辟一条母亲生育的新途径，诸如体外受精（IVF），受精卵输卵管内移植（ZIFT)，配子输卵管内移植（GIFT)，细胞质内注入精子（ICSI)，卵细胞捐赠和母亲代孕等。这些生殖技术曾引起了公众浓厚的兴趣和相当激烈的争论，然而对这些研究给予的关注或关键性的分析却非常之少。辅助性生殖技术不仅使大家感到惊奇，同时也引起诸多忧虑：感到惊奇，是因为这些技术被许多不能生育的人和医生看成是生物生殖方面“解决的最后机会”；引起忧虑，是由于这些技

术引发了伦理、社会和法律方面的一系列问题，同时使人们对母亲生育的社会意义以及妇女在社会中的作用、地位产生了怀疑。

体外受精是一个医学上的方法，它是在人体外让精子和卵细胞融合。实施时需要注射激素刺激母亲的卵巢以便在一个治疗周期能排出多个卵细胞，然后通过外科手术将这些卵细胞取出，并置于实验室的盘子里同其丈夫的精子或供者的精子相混和。如果体外受精成功，就将胚胎或若干胚胎借助一种称为胚胎转植的方法植入子宫内。体外受精方法原来是专门为失去输卵管或输卵管损坏的妇女提供服务的，它可以不需经过输卵管而使怀孕成功。实际上，体外受精已被用于治疗其他女性生殖障碍所引起的不孕症，诸如子宫内膜异位、排卵障碍、免疫异常、原因不明的不育症，另外用于其男性配偶生育功能低下，包括精子不能通过阴道、子宫颈粘液或不能穿透卵细胞膜。

因而，即便已确认生理问题存在于男性配偶一方，对女方进行必要处理也是常有的事。妇女往往比男性配偶更经常地寻求不孕症的治疗，她们频频地为生育问题四处求医，她们为了解决这方面问题比之男性不育更易遭受伤害，所付出的代价更加昂贵。资料表明，让人伤脑筋的是，体外受精在男性不育的情况下极少获成功。年龄在40岁以下的妇女，若男性配偶查出不育，每个卵细胞体外受精可生育孩子的几率为15.3%，与此相比较，若男性配偶没有不育问题，则该几率为19.8%。如果妇女年龄超过了40岁，那么相对于男性配偶的这两种情况，她们通过体外受精成功生育孩子的几率则分别为4.9%和7.2%。

现今，任何一次体外受精治疗周期的成功率约为7%，若连续经历多个治疗周期，体外受精的成功率则为13%。这个统计数字被表述为“抱孩子回家的成功率”。不过，一次治疗周期可能由于诸如卵泡发育不够成熟等原因，在实施过程中的某段时间被迫中止。正鉴于此，大多数妇女须经历多个治疗周期才告成功。普及型的大众出版社推出大量有关这方面信息的书籍，介绍不能生育的心理影响以及经历类似治疗时的心理状况，可惜介绍心理方面系统性的研究为数较少。

已着手开展的这方面研究基本上可归属以下三种类型。第一类研究探讨不孕妇女在开始治疗不育症之前的心理状态，这类研究采用的主要方法是让不孕妇女陈述，谈谈参加或想接受体外受精治疗方案时自己感到与平时有何明显的不同，或者让当事人谈谈对参加治疗的预期，然而进行分析。多项有关研究使用标准人格量表或心理病理估评，并对不孕妇女与健康妇女的处理数据进行比较，结果发现，不孕妇女（治疗前）的得分都处在尚未出现病态现象之前所测得的正常范围内，虽然她们（难以理解地）都为即将接受治疗和治疗后会产生怎样的后果而忧心忡忡。某些研究则集中关注妇女的认知过程，考察她们对自己接受治疗可能获得成功（即妇女明明知道受孕的成功概率很低，但是她们依然相信自己会成为例外而受孕）持乐观主义态度的原因，以及这种态度又是如何影响她们决心接受治疗的。

第二类研究是从病人的视角考察妇女接受体外受精治疗时的体验。这些论文性质上都是描述性的，即具体描绘接受治疗的过程，以及治疗过程中妇女们的情感体验。这些文章都是用妇女们自己的话来叙述自己所蒙受到耻辱和异常的情感，具体内容涉及生活上不完美，导致她们的丈夫和家庭情绪上的痛苦，以及如何默默地忍受。这些文章着重描述了妇女与其配偶的关系，并且支持医学专家给予必要的药物治疗。然而，正如大多数致力于那些因不能生育给生活带来诸多压力和治疗过程的研究所指出的那样，由于这些体验而产生积极效应（例如夫妻的婚姻生活更加如胶似蜜）的例子在调查中极罕见。因而，我们无法就体外受精治疗给妇女生活的全面影响得出结论。

最后一类研究为数最少，它专门探讨体外受精治疗对妇女心理健康的影响。其中大部分文章都重点关注经受一次不成功治疗后的妇女，实际上是关注接受体外受精的大多数妇女有何特征性表现。因而除了少数例外，心理学文献中有关辅助性生殖技术的论文似乎狭窄地根据一种临床病理观，讨论她们的生殖不育及其治疗问题，不过还是从生物医疗的视角出发的。体现男女平等主义思想或考虑家庭背景的各种治疗方法大都无法贯彻。正如笔者研究所指出的那样，体外受精是按照生物学而不是社会关系凸现母亲的角色涵义，这方面的研究和治疗由于过分关注生物学意义上的繁殖，因而实际上剥夺了重新界定父母身份的各种潜能。

现在，贫困妇女、少数民族或女性同性恋者，不大容易获得辅助性生殖技术的帮助。除那些有钱人外，辅助性生殖技术对其他所有的人来说都是高不可攀的，因为医疗保险的范围没有列入这一项医疗服务，而且美国各州的规定也很不一致。至于辅助性生殖技术是否被某些宗教信徒、少数民族和奉行一定道德标准的社区所接受，也不得而知。

对男人们和妇女们来说，体外受精似乎意味着非同寻常的不同体验。妇女要经历更多的激素试验和治疗，经受服用排卵药剂所产生的各种副作用，以及持续忍受令人不快和无法排除羞辱的医疗过程。许多男人诉说，在医疗手术期限的很短时间内催促要求排出所需精子用于卵细胞受精，感到压力很大而且有失男子汉的尊严。妻子们和丈夫们都遭受某些共同的压力，不过这些压力却源自双方不同的看法。例如，妻子认为服用大剂量的激素弄得不好会导致其他疾患缠身，许多丈夫负责为其妻子每日注射卵巢激素，非常担忧会伤害妻子，或者怕做得不合乎要求，因而可能造成该治疗周期的失败。所以根据妇女、她的丈夫以及夫妻双方的体验研究体外受精，是十分重要的。

还有一点同样不可疏忽，那就是要考虑妇女作为“不生育的当事人”，她的问题出在哪里，并确定治疗的适宜时间。一份研究指出，第一次经历体外受精的妇女，其焦虑程度与经过几次治疗后的妇女相比，前者要更为严重；可是，其他研究却认为妇女在经历第二个治疗周期时感到压力最大，因为夫妻双方将第一个医疗看作是一次试验。但是仍有其他不同观点的报告，认为最后一次治疗压力是最大的，因为它意味着生育希望是否宣告破灭。对体外受精尝试已告失败的夫妻们进行调查，她们都表示随后的一次次医疗尝试所蒙受的压力比第一次治疗都要大些。类似地，一些研究揭示整个体外受精的过程中压力会随时间和治疗周期递增而增大，而另一些研究则发现最大的压力出现在第一次随访检查时。此外，有的研究报告说，每当等待自己是否已经受孕的消息时，妇女在有全程医疗系统监控的前半个医疗周期感到压力最大，而有的研究却发现，她们在有这种医疗系统监控的后半个医疗周期感到压力最大。因此，体外受精必须作为求治者的一种心理过程来研究，因为在治疗过程的不同时段具有不同的个人涵义，涉及不同的应对内容。

十、对妇女施暴：威胁健康的社会问题

在美国大约每隔18秒钟就有一位妇女遭殴打。照这样推算，美国每年有400～600万妇女遭受伤害。据统计，每年到私人诊所求治的妇女中大约有30%是由于家庭暴力（有的称之为配偶施虐或虐待妻子）致伤造成的。1980年，不仅有婚姻关系或建立家庭的配偶中发生暴力事件，已经成为15岁至44岁的妇女身体受到损伤的主要原因，而且在凶杀妇女的案例中丈夫杀妻的凶杀案占了其中的52%。据估计，年龄在21岁以下的妇女中有37%遭受人身虐待或性虐待。

对妇女进行身体施暴或性施暴已成为大众健康的主要问题。其所造成的后果清楚地显示了身体健康与心理健康之间的相互关系。身体遭到损伤（例如头部破损）会使妇女处于容易患抑郁症和有关心理障碍的风险境地，女性作为暴力的受害者往往睡觉失眠，患创伤后应激障碍（posttraumatic stress disorder，简称PTSD），酗酒和吸毒成瘾，以及患有强迫症。

虽然男性对女性施暴的问题，现在已被列入影响妇女健康的心理社会因素和行为因素的研究议题中，但证据表明仍有必要针对这一问题实施更为广泛的干预。例如，最近有一篇文章以生物进化的观点分析杀妻行为，争辩说男子对妇女行使暴力是生态学上能找到根据的偶发事件，因为暴力者觉得该妇女行为可能威胁到

他的性排他关系。这种观点完全是从大男子主义角度出发来解释男性的暴力行为，并且根本无视妇女的需要，或忽视了妇女的自主权利和尊严。

对妇女的人身虐待和性虐待，就学术论坛而言是一个相对较新的题材，并且在1980年才被国际妇女界认定要优先加以考虑。家庭暴力是在1870年作为确认虐待孩子问题时的附带问题而被“发现”的，它使家庭问题向公众曝光，接受大家的评论监视。尽管那样，当时公众讨论的重点是关注男人们饮酒过量会带来哪些不良后果，男女平等主义者则为离婚和为教养孩子争取有一个合意的环境而开展各种运动。妇女与丈夫涉及的一些权利则没有提出来，妇女不再受暴力折磨、享受自由的权利也没有提出来。今天，在有关家庭暴力的文献中，妇女的权利已普遍地得到承认，而且提到比以前更高的水平来认识。人们还注意到，与此相关，抵制暴力的行动和增强反抗的各种途径，在遭受人身虐待的妇女中得到了前所未有的发展。

联邦政府和州政府为妇女寻求建立摆脱虐待联盟所提供的自由基金将不复存在，因为最近联邦政府削减了社会服务方面的基金，迫使许多庇护或避难机构只好削减服务项目，或者索性关门大吉。国家设立制止家庭暴力的计划方案削减了共76%的服务，有79%无法满足所在各社区内遭受殴打的妇女们的合理需求。这就加剧了原本就极其糟糕的困难境况，更多的妇女默默地承受着，她们无奈地选择忍气吞声随它去的消极办法。

21世纪的一个重要的目标是，要教育保健专业人员认识虐待行为的社会文化背景，以及开发创造性干预疗法的重要性。许多保健专业人员说，他们并不是很清楚，该在什么时候采取行动；许多专业人员还表示，处理这类问题时感到手段有限。与此有点类似，调查暴力后果的研究者，常常把重点放在调查受虐者的身体指征上。须指出，对某些妇女来说遭受暴力决不是偶尔发生的事情，在她们生活中实际上一直存在。研究者为此提出另一个概念，如同暴力行为及其后果与社会背景不可分离一样，这些妇女备受虐待往往跟她们的个人经历有关。这一新思路称得上迈向采取更全面考虑干预策略的重要一步，它强调不仅在身体上而且从心理上致力于帮助妇女免遭暴力的问题。[参见《家庭暴力干预》(Domestic Violence Intervention)]

十一、病人和保健人员互动：女病人和女医生

大部分关于医生同病人关系的研究，往往疏忽医生的性别因素，而对病人这方面的敏感性也常常粗枝大叶。之所以这样，其潜台词的意思是，病人和医生的

性别不会影响彼此的互动关系。可事实上，在西方医务界绝大多数医生一直是男性，以后随着较多的女性加入医生队伍，在评价医生同病人关系的满意程度、特别从情感维度加以考察时，医生的性别问题便日益成为一个突出的因素。就各种不同的疾病而言，医生的性别可能会影响到医疗的性质和质量。根据最新的证据表明，对男子和妇女来说，攻击诱发冠心病和治疗冠心病的手段是有差别的，男子花费在医疗检查上的开支要比妇女大得多。保健医生由于性别原因所采取的治疗风格也可能会影响到心理健康的界定，影响到如何治疗心理障碍。医生们往往把女性病人的言语举止看成是多愁善感和要求过分，不太重视妇女对医疗过程中的抱怨诉苦，并且常常轻描淡写地对待她们的病情。医生倾向于把这些情况归结为由心身疾病而引起。

在以往的20年间，女医生数量的增加引起了这样一个问题，那就是女医生是否会用相对不同于男医生的方式对待病人，这些不同的治疗方式是否影响到医疗保健。通常认为，由于妇女社会化的缘故，女医生比之男医生更为人道和富有同情心。这些将影响到对病人的态度和治疗预期，影响到医生与病人的交往方式，影响到与病友谈话时的情感语调，而所有这些跟病人产生极大的满意度和服从治疗相关联。医生的性别差异也可能在病人眼里产生权威性如何的疑虑，人们常认为女医生的权威性不够。

总之，在掌握医疗技术、诊断技巧或者对病人的态度方面，研究未能揭示男女医生存在着性别上的差异。例如极少有证据能表明，女性的医科大学生比男性大学生更懦弱，或更会迁就病人，或者是男、女内科医生会对病人们持不同的态度。但是有些研究则表明，在与病人打交道和实际操作方面，男女医生确实存在较大的差异，女医生跟男医生相比，会把较多的时间用于接触病人，在医疗随访时同病人交谈较多。而且女医生会善于采用积极的谈话方式，与病人建立伙伴关系，询问病人有无困惑，并提供更多有关医疗和心理社会方面的有用信息。根据一项观察医生和病人互动的研究，发现女医生的医务实绩在下述领域要超过男医生：对病人非言语暗示的反应，了解病人的心理状况，同别人协商问题，查寻有关信息，以及讨论疾病对患者及其家属的心理社会影响等。

这些研究表明，女医生可能更善于与病人们沟通、交流思想，建立融洽的关系，而且更注意病人心理社会方面的变化。因而，她们可能比男医生更注意倾听从病人那儿得到重要的信息，她们也可能比男医生更愿意同病人建立相互平等的关系。要知道，女医生治疗女病人时实际情况确实如此：女性医生倘若真的突破女医生自身的治疗风格，那么认为妇女病人天性较为被动，因而需要别人为她们作出决定等假设就难以成立。

十二、恢复力：处理妇女健康问题的新尝试

最近，奥利里（O’Leary）和埃柯维克斯（Ickovics）提出了恢复力和振作的概念，它作为一种范例的转换——一种新的思路，提出该如何看待一个人在面临大量应激原作出反应时的健康状况。他们认为，恢复力的新内涵归结为这样一种能力，既指遭遇极度不利或长期逆境时保持坚强不屈，也指在应对挑战时体验个人的成长和发展。恢复力不仅是一种人格属性（个人禀性）、一种过程，而且还带有必然导致健康结果的特点，致使研究它有一定的难度。一些人提出，能够恢复和振作起来的人具有一组可以界定的特性，因而他们能够成功地适应充满压力的环境。可另一些人则认为，恢复力可能是面对风险抵挡不良反应的（应对）过程，对当事人来说其结果可能带有潜在消极的一面。此外，有些人的看法更为明确，恢复力会导致健康，使一个人成功地适应一种激烈的应激原或挑战。从所有这些观点中我们可以看到，研究者的注视目光已由是否病态或适应不良转移到积极的心理健康的理念上。

众多理论学说将成功的适应定义为：个体在经历较多生活威胁、磨难或应激之后，回复到正常的活动基线水平。就是说，如果某个妇女能回复到她原先的心理活动状态，不再长时间地情绪抑郁，那么表明她已能成功地适应所在的生活环境。与此相对照，恢复力包括个人新的成长，因为曾“经过暴风雨磨练”过来的人都有这样的体会：她经历了要不要生存下去的考验而恢复过来，因而更加振作。导致她振作不仅仅由于身体恢复健康的缘故，同时还包括她在心理、社会和精神等方面均有提高和长进。除此之外，在身体患病未曾康复的情况下一个人也可能振作起来，比如他或她可以与某种疾病（诸如卵巢癌或艾滋病等）作顽强的斗争。

奥利里和埃柯维克斯指出，恢复力可为妇女的健康提供一种新范例，因为它的“目标”不单单着眼于健康问题，诸如身体衰弱、易感染疾病，遭遇各种风险因素等，而且把重点放在妇女们应该自强不息和提高自身的能力上。虽然妇女们与男子们相比，她们经受的压力更大，形式更加多样，但从抵御压力的可利用资源而言，她们有自己的优势。比如在生物学的水平上，激素为妇女保护身体健康提供了有利的条件（至少在绝经前是这样），从而降低了患心血管疾病和骨质疏松症的风险性。在心理社会的水平上，社会交往可能是妇女获得恢复力的关键因素，因为研究发现，与男子相比，妇女有着较强有力的社会支持网络，在碰到危急时更容易求得别人的帮助，这两方面都表明妇女能更好地适应。此外，最近有证据显示，情感表露一直被认为是一种与情绪抑郁有关的应对策略，也许它对妇女较

适用，而对男子却不是这样。

十三、结　论

有好多涉及妇女健康的问题，我们在本文中没有讨论，这些问题是21世纪中改进妇女保健的重要问题。这些问题包括：心血管疾病的风险因素和保护因素，生殖过程（月经、不育症、生育孩子和绝经）和抑郁之间的关系，以及应激在疾病发生过程中的作用。

在所有这些研究中，我们需要对性敏感作出评估，但并不是单纯地把它看作是跟男性有关的一种现象，而且发现不同种族妇女群体中她们这方面的表现常形形色色。例如“成功地”处理应激常常定义为一种工具性或针对问题的活动；通过加工或表露情绪予以应对，曾被认为这样做会导致更差的后果。然而，新近的研究表明，注重情感的应对就妇女来说在处理应激时可能较为有效。目前对男人们与女人们处理危急的应激原时，评估他们在同别人互动所表现的基本差别较为疏忽。我们也需要开发出围绕性敏感的行为干预疗法，以不同的手段针对不同的风险因素。我们已经知道，专门适用于妇女戒烟和干预艾滋病的方法，跟一般办法（男女不加区别）相比，前者对妇女帮助更大些，或者说它比仅用于男人样本身上的干预疗法更有效。

立足于妇女健康问题研究的广泛支持——既来自科学界也来自制定政策的社区——是相当新的举动。妇女健康促进机构(The Women’s Health Initiative)作为一家国立研究机构，投资6.25亿美元，拟用15年的时间从医学、心理学和行为学角度，研究有关因素是如何导致妇女患心脏病、癌症和骨质疏松症（号称三大元凶）而死亡或丧失工作能力的。在美国开展大量相关的研究，有可能为至今才想了解的那些问题寻求答案。

参考文献

Adesso,V.J.,Reddy, D.M.,& Fleming, R.(Eds.) .(1994). *Psychological perspectives on women’s health*. Washington, DC: Taylor & Francis.

Barnett, R. C., Biener, L., & Baruch, G.K. (Eds.). (1987). *Gender and stress*. New York: Free Press.

Chesney, M.A, & Ozer, E.M. (1995). Women and health: In search of a paradigm. *Women’s Health: Research on Gender, Behavior and Policy,* 1,3-26.

DeVellis, B. M., Revenson, T.A., & Blalock, S. (1997). Rheumatic disease and women’s health. In S. Gallant, G.P. Keita, & Royak-Schaler, R. (Eds.), *Health care for women: Psychological, social and behavioral influences* (pp. 333-347). Washington, DC: American Psychological Association.

Horton, J.A. (Eds.). *The women's health data book: A profile of women's health in the United States* (2nd ed.). Washington, DC: The Jacobs Institute of Women' s Health.

Koss, M., Goodman, L., Fitzgerald, L., Russo, N.F., Keita, G.P., & Browne, A. (1995). *No safe haven: Male violence against women at home, at work, and in the community*. Washington, DC: American Psychological Association.

O' Leary, V.E., & Ickovics, J.R. (1995). Resilience and thriving in response to challenge: An opportunity for a paradigm shift I women' s health. *Women' s health:Research on gender, behavior and policy,* 1, 121-142.

Rodin, J., & Ickovics, J. R. (1990). Women' s health: Review and research agenda as we approach the 21st century. *American Psychologist*, 45, 1018-1034.

Stanton, A., & Gallant, S. (Eds.). (1995). *The psychology of women' s health: Progress and challenges in research and application.* Washingtom DC: American Psychological Association.

Travis, C.B. (1998). *Women and health psychology: Mental health issues.* Hillsdale, NJ: Lawrence Erlbaum.

张莉　译　　张尧洁　校

凯瑟丽娜·多尔顿
(katharina Dalton)
英国伦敦大学医院
(University College
Hospital, London, U.K.)

经前期综合征

Premenstrual Syndrome

一、引言
二、症状
三、征兆
四、特征
五、诊断
六、诊断要点清单
七、病因学
八、治疗

卵泡期 指月经期至排卵的一段时间。

行经期 指月经周期中的一段时间，这段时间不包括经前及行经初期。

黄体期 自排卵至月经期的一段时间。

月经周期 自月经第一天开始算起至下次月经前一天为止。

经前及行经初期 指月经前四天和行经期的头四天。

月经前期 自排卵起至月经期的一段时间。

经前期综合征 指月经前出现、月经后完全消退，身体或心理功能丧失的一种反复发生的症候群。

经前期综合征（Premenstrual Syndrome，简称PMS）有一个精确的界定，即指月经周期的同一时段反复出现相同的症候群，并且至少持续三个月经周期。该症候群（如癫痫、周期性偏头痛、慌乱或幻觉）的发作可能不到1天，而且持续发作最长不超过14天，这些症候群至少在排卵前7天会完全消失。症候群的出现严重干扰患者的正常工作和社会生活，从而排除了通常认为这是月经出现时有价值征兆的看法。经前期综合征有时只出现一种症状，但大多数场合出现多种症状。

一、引　言

机体正常行使功能前会出现有价值的预兆性感觉。譬如，当膀胱充盈或想大便排空时，这些感觉会告知人体。打喷嚏前鼻子会发痒，口渴了会有脱水感，这些都是有价值的感觉。同样，月经前也会出现有价值的预兆性感觉。这些预兆不应视作经前期综合征，但是，它确实可解释90%以上的经前期综合征是通过对某些类似症状的调查发现的。另一方面，患经前期综合征的妇女功能受损，正在逐步丧失其正常的工作和社会生活的能力。因此，患有经前期综合征的妇女，应该重视并给予治疗。

一般正常的月经周期为21～35天之间，如有变化，可视作为正常现象，各周期之间的差异不超过4天。正常的行经期为2～8天，经血为粉红、鲜红或深棕色。

通常月经初潮的年龄为12～14岁，而且会随种族、经济状况和社会因素而变化。初潮较早者，通常为盲人、聋哑人和身体机能有先天性障碍的人（如脑积水、脊柱骨裂、髋部移位）。通常绝经期的年龄为45～55岁之间，所以，假如45岁前停经或者经血量突然增多，则建议进行妇科检查。周期性症状一般发生在月经初潮的前2年、绝经的后2年。有子宫切除术或两侧卵巢切除的外科性质损伤者，康复后周期性症状会重现。

二、症　状

经前期综合征没有独特的症状，男人、孩子和绝经后的妇女都会出现这些症状，而且它几乎波及所有的器官。诊断经前期综合征完全依据症状出现的时间及其严重程度。甚至，在某种条件下已被诊断为经前期综合征的妇女，在月经周期的另一时段出现典型的经前症状。在妊娠期，月经暂时停止，经前期综合征会消失。几年后，病人通常会回忆起妊娠期是自己身体的最佳时期。然而，在妊娠期过后，特别是假若随后并发先兆子痫、产后抑郁症或产后精神病，其经前期综合征往往会加重。一旦因注入雌激素、达那唑或促性腺释放激素（GnHR）兴奋剂而停止排卵，周期性症状则会暂时消退；而如果使用孕酮中止经血，则周期性症状会重现。月经周期性症状在子宫切除术或两侧卵巢切除术损伤康复后会重现，损伤恢复时间可能需3年。

在已发现的150多种症状中，有33%属于心理问题。这些心理问题包括紧张（抑郁、烦躁不安、嗜睡三联征）、情绪易变、焦虑、哭喊吵闹、自损，以及带有错觉、幻觉和偏执多疑的精神变态。其行为症状通常表现为贪食、积极性减低、酒欲增强、孤僻、性欲增加、失眠或者嗜睡，反应迟钝、健忘；其身体症状一般表现为头痛、乳房疼痛、气喘、鼻窦炎、癫痫、皮肤损伤、结膜炎，以及关节、肌肉疼痛。

症状发作时间绝不会超过14天，但也有可能只持续几个小时，例如出现惊恐发作、精神变态、癫痫、周期性偏头痛。通常症状随月经期的临近而加重；症状出现在月经来前一个星期，然后消退，这些症状不大可能月复一月地重复出现在月经周期的同一时段。症状偶尔也会在行经期开始。这种情况发生在那些经血正常流出前几天有少量经血的妇女身上，其症状发生在生理上的“月经前期”，尽管按时间推算为“月经期”。有的还可能在早上出现单个很严重的症状（如癫痫、周期性偏头痛、狂暴或自残行为），到晚上月经开始。在这种情况下，经前症状则应视为发生在月经期的第一天。绝大多数社会方面的调查（如车祸、刑事犯罪、考试结果、住院治疗）之所以要把经前及行经初期的受影响状况与月经周期其余日子的伴随表现作比较，其原因就在于此。

经前期综合征的典型病例是，病人患有多种症状，在月经前期会表现出6种以上的症状，而且这类症状跨越多个医学领域，经常会引起神经病专家、风湿病专家、皮肤病专家、耳科专家、胸内科医生、泌尿科医生和胃肠科专家的关注。很多医务人员宁愿对病人第一天发作的病情进行治疗，而不是按最早出现的三个症状进行治疗。因为一旦治疗成功，其他的轻微症状也会消退。

抑郁是经前期综合征的一个常见症状，它与严重抑郁症不同：抑郁的时间可预知，并且较短暂，绝不会超过14天，随后便完全恢复正常。其特征表现为贪食而体重增加、有狂饮作乐行为，故与典型的抑郁症患者所表现的体重减轻、胃口减小正好形成鲜明对照。患有经前期综合征的病人嗜睡、喜欢整天躺在床上，这与其他抑郁症患者早起、情绪不安定的现象不同。后者起床后，会在房间里逛来逛去，或沏沏茶或做做家务。前者在抑郁时伴随易怒急躁和情绪波动，但到了卵泡期会消退。未生育过的妇女可能在月经前期会出现慕男倾向，此症状亦不同于性欲完全丧失的一般抑郁症患者。[参见《抑郁(症)》(Depression)]

经前期综合征的烦躁症状，在言语上表现为大喊大叫、喜怒无常、信誓旦旦；行为上会表现出狂暴、粗鲁；做事砰砰作响，随意摔、扔东西，失去自我控制。患者还会变得不耐烦、不理智；思维没有逻辑、态度不友好、偏执。甚至因而会导致种种犯罪行为，比如损坏财产、惨不忍睹地伤害肉体；或者想谋杀或真的参与杀人。[参见《冲动的控制》(Impulse Control)]

在月经前期哭喊着寻求他人帮助，可能是为了自杀、打欺骗电话或纵火。因为患经前期综合征而导致犯罪，作案者一般为患者本人，案情出乎其周围人意料之外，没有预谋，无明显动机，通常也不会逃避侦查。[参见《犯罪行为》(Criminal Behavior)]

经前期综合征所出现的头痛一般为偏头痛，疼痛区域集中在单眼或双眼处及上侧、下侧或后侧，患者可能诉其眼睛“硬得像石头”。周期性偏头痛专家把“紧张性头痛”认定为枕骨性头痛；其疼痛会向下沿着颈部、肩部扩散，但绝大多数经前期综合征患者的头痛并不是这样的。[参见《头痛》(Headaches)]

三、征　兆

经前期综合征患者的丈夫可能会发现患者眼睛下缘发黑、虚肿，但一般来讲，经前期综合征几乎没有征兆。丈夫未必会发觉其患病的妻子在月经前期体重猛增，除非病人想改变体重。对正常的健康妇女来讲，每个月经周期体重的波动范围可达5磅左右。

假如一个人记录一天的血压读数，将经前及行经初期的血压与月经间期的血压作比较，前者不论扩张压和收缩压均有20毫米汞柱（mmHg）的上下变化，但不会出现高血压。那些抱怨眼部区域头痛的人，根据对每天的血压记录，发现自己经前及行经初期的眼压比月经间期的眼压约升高5毫米汞柱，这种现象不仅发生在那些平时眼压正常的人身上，也出现在患早期青光眼或接受过治疗的青光眼病人身上。经前及行经初期与月经间期比较，前者的导管尿液抽样中可能会出现蛋白尿。严重哮喘病患者在经前及行经初期时，其每天的经血量变化，用最大流量计很容易检测出来。调查个体的这些征兆虽可取得有益的发现，但通常并没有必要。

四、特　征

经前期综合征的特征有助于对尚未建立病史的妇女进行初期检查。根据英国的法律，假如病例正在处理中，患者就有充足的理由被暂缓判刑或无须出庭，直至对病情作出正确的诊断。

患经前期综合征的妇女妇科检查时一般为正常，包括月经正常、无痛经，经血量正常、血液雌激素水平正常，促卵泡素、黄体生成素、催乳素分泌量正常，没有不育的问题。周期性症状可能在初潮前2年里多次发生，并到自然绝经后还会持续出现约2年；做过子宫切除术或卵巢切除术康复后的3年期间，也会复发经前期综合征。

月经期的疼痛不属于本文讨论的经前期综合征的症状，对此疼痛，则需要作进一步的调查。一般引起月经前期和行经期疼痛的原因有以下几种：痉挛性痛经，这种疼痛仅发生在排卵期，故服用避孕药后自行消退；子宫内膜炎，这种疼痛伴有性交痛，并在阴道检查触及子宫时会有疼痛感；骨盆炎症性疾患，这种疼痛发生在整个月经周期，在月经前期痛感加剧，并且当阴道有排泄物时常伴有痛感。[参见《疼痛》(Pain)]

经前期综合征易发生在激素分泌剧变的时候，大约32%的患者发生在青春期，33%的患者发生在怀孕后，此外，还有一些发生在停止服用避孕药后、闭经后（如由于厌食、头部受损引起）、绝育后，以及一侧卵巢切除后。这些时候经前期综合征可能会加重。有80%的病例表明，先兆子痫恢复后及产后抑郁症康复后会患经前期综合征。症状在人紧张时会加剧。人们经常会听到妇女描述自己在青春期因患经前期综合征如何痛苦，而且在以后很多年里始终是这样，直至怀孕后才有所缓解；或者因不合群、丧亲、工作繁重或面临经济问题而感到紧张时，也会患经前期综合征。[参见《应激》(Stress)]

患经前期综合征的妇女因孕激素降低血液孕酮水平，不论是口服、经皮或长期注射，不宜服用避孕药或HRT类药物。患者的进食间隔时间不宜过长，否则容易发怒、疲劳、焦虑或引发攻击性行为。如果患者缺少睡眠，症状易加剧，她们不大适应跨时差旅行。在月经间期，她们能够正常摄取适量的酒，可是，到月经前期她们则会产生强烈不能自控的喝酒欲望。除了月经前期的种种不良表现外，她们的性欲也会随之增强，可能会达到慕男狂的地步。正常健康的妇女每月体重变化徘徊在5磅上下。但是，患经前期综合征的成年妇女，在非妊娠期的最高体重与16岁起的最低体重可相差28磅以上。

与其他激素类疾病一样，经前期综合征通常有家族史，可遗传至第三、第四代。其遗传因素在双胞胎研究中已得到证实。该研究发现，同卵女性双胞胎中如有一胎长大后患经前期综合征，另一胎也会患经前期综合征；然而在异卵女性双胞胎中，其发病率与姐妹之间的发病情况相似。对收养子女的研究结果表明，收养患病女儿的母亲中，经前期综合征的发病率较低，而在生育患病女儿的母亲中，经前期综合征的发病率则较高，二者存在着极大的差异。

最后，经前期综合征会与任何一种慢性病（如精神分裂症、唐氏综合征、先天性精神缺陷、类风湿关节炎、纤维肌痛、支气管炎、结核病）一起发生。在这种情况下，对经前期综合征的治疗只能缓解月经前期出现的症状，不能根本解决问题。

五、诊　断

诊断经前期综合征依靠患者或病史记录人的预期和日常的记录，记录至少含近2个月来出现症状的天数和行经天数。如果病史记录了一个具体症状，并包含该症状发作和中止的情况（如周期性偏头痛、新痤疮、癫痫、咽喉炎），诊断则比较容易。但是，如果陈述整个月经周期所出现的症状要靠回忆，并且难以确切讲清病情加重或缓解的状况（如疲倦、动作迟缓、健忘），诊断则比较困难。理想的病史记录最多应包含三个最严重的症状，否则病人会不适当地回忆，所作的病史记录往往不确切、不完整。治疗专家，包括与经前期综合征患者共事的男性，应设法每天记录她们的症状，至少持续2个月。考虑到参加晚宴、度假的时候，或出席重要会议的场合时记录病史有一定的困难，故病史记录越简单越好。一张简单的月经表（见表1）会使经前期综合征的诊断一目了然。建议病人把这张表放在床边，每晚休息前用钢笔做一下记号。

许多日常评估量表和一目了然的类似量表已得到开发，如病人能提供每天的体温和体重，则有助于对轻微和中等程度病例的临床处理，但对急需帮助的重症妇女来讲，这些数据意义不大。许多日常症状表列出了约30种不同的症状，这些症状病人是决不会考虑到的，但她们都能轻而易举地对付。用问卷的方式作调查，其价值有限。这种问卷方式用多了，病人就不会很在意地去填完问卷所有的项目。经常填完问卷表的所有病人，甚至会把月经疼痛感与经前期综合征的症状混淆起来。

在重症病例中，患者的丈夫或其他病史记录人要做到记下症状出现的天数。否则，就有必要从其他地方获取有关准确说明具体症状的资料，比如从医院的急诊室收集自杀未遂或割腕后缝治的情况，从警方那里收集有关家庭暴力或酗酒等事件，从监狱收集有关不守纪律、引起混乱或攻击性行为的情况，从学校或社区中心收集有关破坏公共秩序的实例（包括身体伤害或纵火未遂），以及从学校注册处收集有关缺课情况。

没有一项血液检测能诊断出经前期综合征。特别是血液黄体酮水平的变化在临床上没有什么作用，因为黄体酮水平只有在排卵时的黄体期才上升，但是经前期综合征也会发生在非排卵期。黄体酮呈急剧分泌，饭后减缓。患经前期综合征的病人性激素结合球蛋白的水平通常较低，如要对病人进行验血，病人必须停服各种药物（包括止痛药、维生素、矿物质、轻度腹泻药）至少7天，停服激素类药物（包括避孕药和HRT）至少1个月。此外，因甲状腺疾病、肝病、肥胖症或多毛症，检测结果会受影响，测试的血液在检测分析前必须冷冻保存。

诊断经前期综合征时可考虑测定一下铁蛋白。经前期综合征患者的铁蛋白通常出奇的低，如果测定结果并不低的话，则表明患者的血红蛋白水平良好，血液状况也正常。这种测定反映了她们的铁质贮备量。一般说来，铁质贮备量低，血液葡萄糖水平会随之下降。要使病人的铁蛋白水平恢复到30微克/升以上，需补充铁质或改善饮食，这样会恢复病人的精力和提高能量供应水平。

表1. 月经记录表

	一月	二月	三月			十月	十一月	十二月
1					1			
2					2			
3					3			
4					4			
5					5			
6					6			

（续表）

	一月	二月	三月		十月	十一月	十二月
7	紧张			7			
8	紧张			8			
9	紧张			9			
10	紧张			10			
11	紧张	紧张		11			
12	紧张	紧张		12			头痛
13	紧张	紧张		13			头痛
14	紧张	紧张	紧张	14		头痛	头痛、月经
15	月经、紧张	紧张	紧张	15		头痛	月经
16	月经、紧张	紧张	紧张	16		头痛	月经
17	月经	紧张	紧张	17		头痛、月经	月经
18	月经	紧张	紧张	18		月经、稍头痛	月经
19		月经	紧张	19	头痛	月经	月经
20		月经	紧张	20	头痛	月经	
21		月经	紧张	21	头痛	月经	
22		月经	紧张	22	头痛	月经	
23			月经	23	月经	月经	
24			月经	24	月经		
25			月经	25	月经		
26			月经	26	月经		
27			月经	27	月经		
28				28			
29				29			
30				30			
31				31			

六、诊断要点清单

如果不能马上提供近2个月来的月经记录，诊断要点则可用来帮助收集早期曾有过的病情特征。如表2所示，其中各项评分包括“肯定”、“否定”和“不相

表 2. 诊断清单

	肯定	否定	不相干
病情发作正值激素分泌剧变的时候			
病情加重正值激素分泌剧变的时候			
无痛经（如有痛经，否定数记作 2）			
月经前期性欲增强			
处于先兆子痫前期			
产后情绪抑郁			
服用避孕药产生副作用			
成人体重变化超过 12 千克			
月经前期贪食			
月经前期酗酒			
有经前期综合征家属史			
总数			

$$百分比值 = \frac{肯定数 \times 100}{肯定数 + 否定数}\ (\%)$$

干”三种类型，若患者目前的症状是月经疼痛或有痛经的话，则“否定”数记作 2。诊断要点百分比值的计算方法是：“肯定”总数乘以 100，再除以“肯定”数加“否定”数之和。如果诊断要点百分比值超过 66%，这些妇女需提供一张明确记录为期 2 个月的月经表。

七、病　因　学

许多激素和生物化学方面的相互作用导致了经前期综合征，尽管迄今为止已提出众多病因理论，但我们仍然对它的发病机理不甚了解。一个为人们接受的病因理论，必须能够在分子水平上解释下列几点有关经前期综合征的已知事实：

1. 不论心理的还是身体的症状均出现在黄体期，而在卵泡期没有。
2. 妊娠期症状消失，身体健康。
3. 妊娠期后、特别在产后患抑郁症后，发生率较高。
4. 不宜服用孕激素，因为孕激素不能缓解经前期综合征。
5. 紧张时症状不断加重。

6. 进食间隔时间不宜过长，“每隔3小时定时摄入淀粉类食物”能减轻症状。
7. 摄入高剂量的天然，黄体酮能缓解症状。
8. 症状在排卵期和非排卵期均会出现。
9. 子宫切除和卵巢切除术康复后，症状仍然存在。
10. 周期性症状可能出现在月经初潮前2年，并在自然绝经后还会持续2年。

诊断经前期综合征的关键是它发生在黄体期，而不是在卵泡期。在整个月经周期中，血液里以皮克为单位的雌激素含量上下有变化。黄体酮只有在黄体期存在，在卵泡期则不存在，它能以纳克为单位测得（1纳克=1000皮克）。因此，雌激素含量波动的幅度相对黄体酮来讲是微小的。在妊娠期，来自胎盘的黄体酮大量增加，经前期综合征缓解，身体趋于健康。分娩时，胎盘随之产出，血液黄体酮水平突然下降，产后忧郁和产后抑郁症的高发生率便接踵而来。经前期综合征的病因往往与黄体酮有关，这种说法可由上述第1、2和3点事实予以说明。

20世纪末，分子生物学家通过发现黄体酮受体进一步证实了经前期综合征与黄体酮有关的假设。黄体酮受体是复合物，在需要黄体酮的几百个细胞里可发现它。黄体酮受体的作用是与黄体酮分子相结合，并把黄体酮转运到细胞核。运用新技术和动物学研究，科学家已经能够认识黄体酮受体的一些独有的特性。例如初次使用黄体酮后，受体敏感度下降，需要高剂量的黄体酮才能再度刺激它。当肾上腺素存在的时候，黄体酮受体不会像结合黄体酮分子那样接受孕激素，比如人紧张时和低血糖时肾上腺素产生，就会出现这种状况，究其原因是黄体酮受体的作用如同皮质酮受体，它能使肾上腺素处于平衡状态。因此，除非改善患者的紧张状态，并避免低血糖，不然的话，患者摄入黄体酮药物也难以缓解经前期综合征。

黄体酮受体遍布人体全身，在边缘系统部位（即情感中心区）最集中，这样就能大体解释经前期综合征患者的心理症状为何那么突出。黄体酮受体还较集中地分布在脑膜，鼻咽通道和肺，眼睛、骨头和皮肤部位，从而能分别解释病人为何头痛、有鼻窦炎、气喘、结膜炎、麦粒肿，以及关节、肌肉疼痛和皮肤有损伤。近年来，研究结果显示，细胞里有一种特殊的紧张蛋白（hsp90）能控制黄体酮受体。因而，只要黄体酮受体的功能出了问题，或者只要控制黄体酮受体的紧张蛋白的作用受阻，症状就会出现，这就解释了上述第4、5、6、7点事实。人体系统细胞是黄体酮受体发挥作用的大本营，不管是否处在排卵期，那里是经前期综合征各种症状可能得以发生的源头，这就解释了上述第8、9、10点事实。

患经前期综合征的妇女没有低血糖症，无论何时血糖水平临近较低的最适水平时，机体便借助高效调控机制释放肾上腺素。肾上腺素的释放可调动细胞内的葡萄糖进入血液，矫正了低血糖水平。然而，这些亏空细胞马上充满水，使身体臃肿，体重增加，这与患经前期综合征的症状非常相似。肾上腺素属于战斗、脱逃和惊恐类激素，它会使人精神紧张，并表现出行为方面的一些症状。

通过对经前期综合征病例的回忆可知，没有一例患者的血液黄体酮水平是低的，因而很容易否定黄体酮是经前期综合征病因的说法。对黄体酮受体作用的认定能解释血液黄体酮水平为何与症状不相干，因而也能解释目前双盲安慰剂对照试验中使用低剂量黄体酮为何注定要失败。要进行高剂量黄体酮双盲对照试验较困难，高剂量黄体酮对避免紧张和因低血糖短暂发病也有控制作用。应激紧张和低血糖均会刺激肾上腺素产生，并抑制黄体酮受体的作用。

无论什么性别、什么年龄，黄体酮都会在肾上腺生成，然后转变成雌激素、睾酮和可的松。大脑基部的下丘脑控制月经周期，其确切机制尚不得而知。朱斯番（Zuspan）和他的同事通过培养人类胎盘细胞，已经证实黄体酮对单胺氧化酶活性有抑制作用。简而言之，黄体酮是一种天然的单胺氧化酶抑制剂，一种抗抑郁药物。

除此之外，上述所列的第10点事实还不能用病因学理论成功予以解释，具体包括缺乏维生素B_6、镁、必需脂肪酸、饮食无规律、过敏反应及甲状腺功能障碍。大部分这方面的研究是围绕黄体晚期烦躁症展开的，并未考虑经前期综合征的特征。阿席彼（Ashby）和他的合作伙伴特别提到黄体晚期烦躁症患者的5-羟色胺水平较低。已发表的一些报告表明，选择性5-羟色胺再吸收抑制剂（SSRIs）对经前期综合征有缓解作用。SSRIs对脑细胞的作用与黄体酮对脑细胞的作用相似，但是，在机体的其他部位，黄体酮则有不同的效应，如能坚固骨骼，而SSRIs却无此功能。

八、治　疗

一种疾病如果不能用世界上公认的病因学解释，那么，对它的治疗通常就会提出好多种建议性的方法。治疗经前期综合征的有些方法从未经过临床试验，另一些则旨在缓解经前期综合征的一般症状。假如人们接受了黄体酮受体的存在及其作用，那么，缓解精神紧张、维持稳定的血糖水平将成为治疗中必需考虑的两大因素。[参见《经前期综合征治疗措施》(Premenstrual Syndrome Treatment Interventions)]

（一）缓和紧张

过去，人们可以同家庭成员或宗教领袖公开地讨论日常导致紧张的种种问题。如今，我们作为核心社会的成员，常常不能说出烦恼解脱自己。医学顾问和治疗学家必须帮助患经前期综合征的妇女，使她们能了解自己及认识所面临的问题，一些妇女无论在认知上还是在行为上都需要得到完善的心理治疗。一些患者会在月经前期表现出异常行为，随之产生过度的内疚感，此症状最好由治疗学家应付。很多患者通过放松、消除紧张或树立自信而收益非浅，另一些患者需改变自己的生活方式，比如戒烟、戒毒或减少饮酒，保证睡眠、不再熬夜工作等。此外，还可在医生的建议下中止激素避孕法，因为所有激素避孕药均含有孕激素，会加重症状。月经记录表应当能反映每天出现的主要症状，包括治疗到病情的好转，故不应间断。[参见《行为疗法》(Behavior Therapy)，《认知疗法》(Cognitive Therapy)]

（二）饮食建议

妇女们通常保证其孩子和丈夫的饮食很有规律，却忽视自己的饮食，这绝不是偶然的现象。英国的一项调查表明，有一半的经前期综合征患者没有时间进早餐。事实上，她们没有意识到哪一天的血糖水平就这样不知不觉地开始下降。调查发现，68%的患者通过“每隔3小时摄入淀粉类食物”使缓解经前期综合征效果非常显著。为此，建议妇女把通常白天需摄入的淀粉类食物（面粉、土豆、米饭、黑麦、燕麦和玉米）分成6或7份，一天中每隔3小时进食一次，通常第一份在醒来后1小时内吃、最后一份在上床休息前1小时内吃。饮食控制应贯穿整个月经周期，平时营养（特别是蛋白质、水果和蔬菜）摄入依旧。须提醒患者注意的是，若偶尔一次超过3小时进食，那么，机体内黄体酮水平恢复正常则需要7天时间。这是一个简单的多食制饮食，病人会马上习惯这种少食多餐方式。如果一个人每天分7次而不是通常的3次进食，而且摄入等量的淀粉类食物，那么，体重就不会增加，那些刚刚开始发胖的人会发现体重下降，变得苗条了。

在教会病人“每隔三小时定时摄入淀粉类食物”之前，病人应提供完整的饮食情况记录，以避免发生其他营养不足的情况。上述的日常食谱中含有各种维生素和矿物质，故患者无须另外补充，此时特别不宜再服用维生素B6（吡哆醇），因为，神经病理学认为服用维生素B6会导致吡哆醇过量。[参见《食物、营养与心理健康》(Food, Nutrition and Mental Health)]

（三）症状治疗

如果一种经前期症状比其他任何症状突出，特别在患黄体晚期烦躁症期间，该症状的30%可能出现在月经周期中。那么对该患者各个症状的治疗可能较为有效。这种治疗方法也适用于那些选择服用抗抑郁药、抗焦虑药、安定药、抗惊厥药、止痛药和肌肉松弛药有效的患者，更适合于经前期综合征仅出现一种躯体性症状的患者，比如仅出现头痛、哮喘、皮肤损伤、结膜炎和鼻窦炎等。除了让病人学会“每隔3小时摄入淀粉类食物”和建议病人避免服用激素类避孕药之外，应采用针对症状的有效治疗。在抗抑郁类药物中，对缓解经前期综合征可能最为有效的药物是：选择性5-羟色胺再吸收抑制剂（SSRIs）或单胺氧化酶抑制剂(MAOIs)。

（四）黄体酮疗法

仅有少数经前期综合征的重症患者需要用黄体酮治疗。经治疗后，大多数患者有所好转。这些患者即使采用黄体酮治疗，“每隔3小时摄入淀粉类食物”仍需坚持。

黄体酮治疗是一种基本预防疗法，需在症状加剧前开始，即通常在下一次月经期前14天实施，并持续至经血流出。黄体酮不能口服或经皮施用。最少剂量为400毫克的栓剂，一天2次置于阴道或直肠，也可增至一天6次，每次剂量400毫克，或臀部肌肉注射黄体酮，每天剂量50毫克或100毫克。根据我们目前采用的服药方法，不可能剂量过度，其剂量不会达到妊娠中、晚期所出现的血液黄体酮水平。用黄体酮治疗也不会与其他药物治疗发生冲突。如果阴道出现念珠菌病，症状可能会因施用黄体酮而加重，但如今，病人及其丈夫仅需服用一粒150毫克氟康唑（fluconazola)，念珠菌病即可治愈。

记得1958年，过多使用黄体酮的事例在英国国家健康公共法庭（British National Health Service Tribunal）曾有记载，证明黄体酮有缓解经前期综合征的作用。在英国，对被指控犯有严重罪行（包括谋杀、杀婴）的妇女进行个别治疗，只有梅吉尔（Magill）的双盲安慰剂对照试验获得成功，他在治疗实践中，黄体酮用量为一天2次，每次400毫克。而其他所有黄体酮低剂量治疗试验均告失败。

在经前期综合征重症病例中，黄体酮亦可用来避孕，从第8天开始，每天小剂量施用黄体酮100毫克，以后逐渐增加施用量，第14天黄体酮剂量达到正常水平，这样持续施用到月经期。

参考文献

Dalton,K.,& Holton,D.(1994).*PMS*: *The essential guide to Treatment Options. London* & San Francisco: HarperCollins Publishers.

Dalton,K.(1984).The Premenstrual Syndrome and Progesterone Therapy (2nd ed.). London: W. Heinemann Medical Books, Ltd., and Chicago: Year Book Medical Publishers, Inc.

Smith,S., & Schiff, I. (1993). *Modern management of premenstrual syndrome*. New York and London: Norton Medical Books.

蔡敏 译　　章晔 校

劳拉·罗伯特
特雷西塔·麦克卡蒂
莎丽·塞维里诺
(Laura Weiss Roberts,
Teresita McCarty,
and Sally K. Severino)
新墨西哥大学医学院
(University of New Mexico
School of Medicine)

经前期综合征治疗措施

Premenstrual Syndrome Treatment Interventions

一、历史背景
二、正常的月经周期
三、从发育的观点看女性健康和月经周期
四、经前期综合征的现象学
五、恢复女性与月经周期有关的身心健康

月经周期的卵泡期 月经周期的前期，自月经开始至排卵，卵泡期的长短是变动的。

下丘脑和垂体腺 皮质下的中线脑结构，其功能是对若干神经内分泌系统进行调节。下丘脑的损伤和下丘脑肿瘤经常与精神、身体和行为方面的下列多种症状有关：情绪变化（例如，冷淡、忧愁、神经紧张、易烦躁、经常哭闹）、妄想、月经和甲状腺机能异常、胃口和睡眠不良等。

月经周期的黄体期 月经周期的后期，自排卵后至月经开始。黄体期长约14天，因卵巢黄体而得名。

卵巢 一对生殖器官，位于女性的下腹部。其主要功能是产生卵细胞和分泌多种类固醇激素，这些激素对月经、排卵、妊娠期前三个月的营养及女性其他方面的性健康是必需的。

排卵 在月经周期的某段时间，卵（即生殖细胞）从成熟卵泡中排出。

经前期烦躁症（Premenstrual Dysphoric Disorder，简称PMDD）以前称为黄体期晚期烦躁症（Late Luteal Phase Dyshoric Disorder，简称LLPDD），是指小部分患经前期综合征的女性情绪症状严重以致影响了正常的生活和工作。

经前期病情恶化 月经前期下列慢性病态加重，例如气喘、抑郁症、焦虑、饮食失调、物品滥用、头痛、过敏，以及癫痫发作或出现疱疹。

经前期 亦称“黄体晚期”或“经前”，指月经前的5~7天。

经前期症状 指在月经周期中黄体晚期出现的身体、行为或情绪方面剧烈、程度不同的变化；这些变化与卵泡中期或晚期出现的形式和剧烈程度不同，并会在行经期消失或恢复到原来的水平。

预防性保健 临床保健的重点是减少疾病的发生（即减少每年新病例的数量）（一级预防），早期确诊和根除疾病（二级预防），以及最大程度地减少疾病的痛苦（三级预防）。

子宫 女性体内的肉质、空腔器官，开口于阴道，在初潮至绝经期期间经历连续的周期性变化（例如，多次生育的、分泌腺和月经的周期变化）。受精卵通常埋植在子宫内，胎儿在子宫内生长发育直到产出。

经前期综合征（Premenstrual Syndrome，简称PMS）指一些女性在每次月经前经历的一种躯体状态。这种状态包括反复出现周期性的身体、心理和／或行为的症状，达到需要进行治疗的严重程度。对患有经前期综合征，而身体和心理又正常的妇女来说，最佳的治疗应基于理解女性性健康发展的各个方面，包括生物学的、心理的和社会文化的影响。

一、历 史 背 景

远在希波克拉底（hippocrates）时代，医生就想描述月经与主观体验、情绪和行为变化之间的关系。在过去的24个世纪里，以躁狂、妄想、"神经质兴奋"、幻觉、"不合理的食欲"，以及自杀冲动形式出现的"心理病态"和"疯狂"已被归属于女性的周期性月经现象。尽管很多症状还有待人们去理解，但现时临床上和科学上对这些问题的研究兴趣正日益增长。福兰克（Robert Frank）创造出"经前期紧张"这一名词，并在1931年即对此问题作了明确的描述：

在月经前10～7天，会有一种无法描述的紧张感，在大多数情况下，这种感觉会一直持续到月经开始流出。这些病人诉说不安定、易烦躁、"好像人体要从皮肤里迸发出来"……这些感受是非常痛苦的。

后来经前期紧张被称为经前期综合征或PMS。特别是达尔顿（Katharina Dalton）在英国自20世纪50年代开始，直到今天还在进行的研究工作，肯定了PMS是女性的一种合乎常规的身体状况，值得医学上关注和进行科学研究[参见达尔顿所著的《经前期综合征》(Premenstrual Syndrome)]。在1983年，国家心理健康研究所召集的一次会议确立了PMS的诊断准则，并肯定了心理健康医生对许多女性在月经前体验的情绪症状所给予的关注。1987年，比PMS的定义范围更窄的一种黄体期晚期烦躁症（LLPDD），被提议作为一种临床诊断，纳入到了《精神疾病诊断与统计手册》第三版修订本（DSM-ⅢR）的附录之中。1994年出版的第四版取代了这个术语，并将"经前期烦燥症"作为一种临床诊断归入了"难于言表的抑郁"这个标题之下。

经过几十年的研究，PMS就其病因、身体和心理的互相关系、风险因素和保护因素以及治疗等问题看，仍是一个难解的迷。PMS的真正流行原因不得而知，对"天性"和"教养"何者与PMS的关系更密切尚未肯定，对为何仅有一些女性患有PMS的原因也莫衷一是。然而，在某种程度上说，我们已经了解了PMS的"不是"的方面：即PMS并非由于月经周期不正常，或者卵巢激素绝对水平不正常所致。它不能被仅仅归结为一种偏差。此外，PMS症状不能仅用单一的治疗方法，如激素治疗或精神病药物治疗。经过几年的探索，PMS看来是女性生命中一种生物的、心理的、社会的和文化的影响之复杂相互作用的结果。

基于这个理由，与PMS有关的女性健康问题最好从多角度加以观察，以求得全面的了解。本文勾画了认识PMS的一种方法：共重点在于说明女性发育过程中正常的月经周期伴随明显的生物、心理和社会文化问题，并对PMS的现象学作一评论。基于这个意图，我们将综述通过预防、正确诊断和适当的治疗措施来恢复与月经周期有关的女性身心健康的策略。

二、正常的月经周期

正常的月经周期是女性从月经初期至绝经期定时出现的生理过程，该生理过程错综复杂、互相关联。每个周期是沿着卵泡发育和子宫的相应准备，接着是排卵、卵泡转变成黄体的过程周而复始的，黄体为受精卵着床后开始的妊娠所必需。在非妊娠时，周期很正常的20～40岁女性，其月经周期一般为26～32天（在21～36天范围之内）。月经周期的三个显著阶段主要与激素变化，下丘脑及脑垂体活

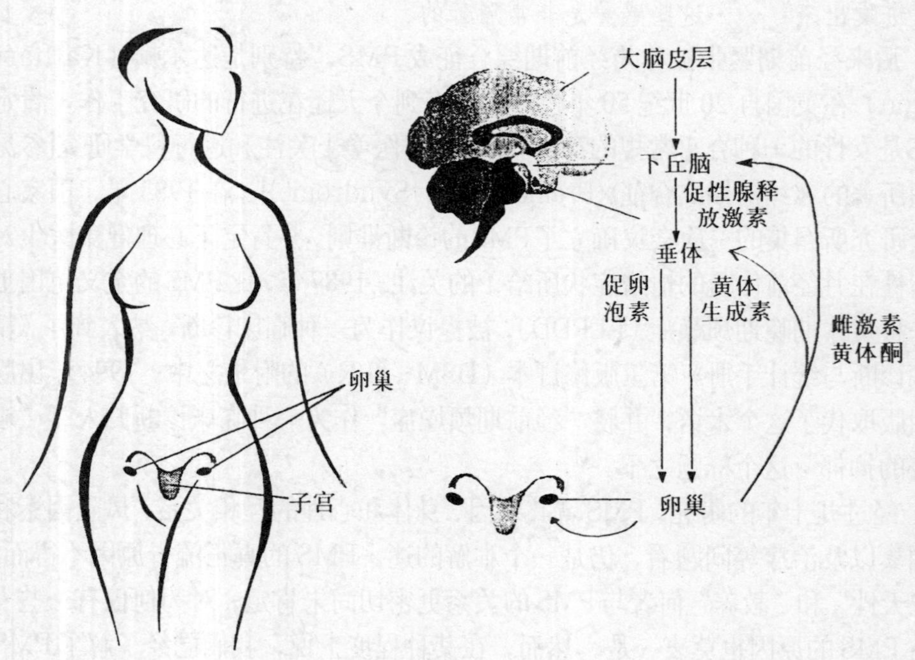

图1. 月经周期的解剖学和生理学

动和卵巢、子宫的状况有关（见图1和图2）。月经周期同时受中枢神经系统、肾上腺和甲状腺、胰腺和外源激素或药物的影响。

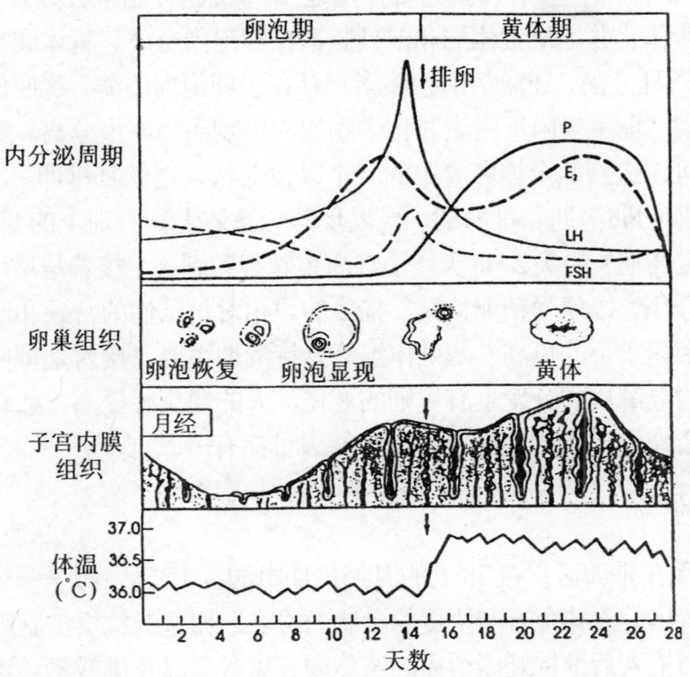

图2. 正常的月经周期，图示整个月经周期中子宫内膜和基础体温的变化。其中P代表黄体酮，E2代表雌二醇，LH代表黄体生成素，FSH代表促卵泡素。

（一）卵泡期和排卵

卵泡期在月经的第一天开始，如28天为一个周期则持续约14天。在卵泡期，有若干卵泡，每个卵泡一般含有一个卵细胞，在促卵泡素（FSH）的影响下发育。FSH是由大脑内深层中部的内分泌器官——垂体前叶产生的。此激素是应答神经激素的搏动性释放而产生和分泌的，这种神经激素即促性腺素释放激素(GnRH)，产生于下丘脑的中部基底区域。发育的卵泡转而又产生雌激素，雌激素主要有三大作用：抑制垂体前叶进一步释放FSH；与GnRH一起刺激垂体前叶使黄体生成素（LH）生成和逐步释放；刺激子宫内膜的生长。经过两个星期，其中一个卵泡比其他卵泡发育得更成熟、更大，进行更多的有丝分裂和具有较高的生物合成活性，并有更多的血管形成。这个“优势”卵泡通过三个阶段（前窦期、窦期、前排卵期）的发育，不断制造大量的雌激素和较少的黄体酮。其他的卵泡则逐渐不可逆转地退化。

到卵泡期结束的时候，黄体酮上升，雌激素急剧增加，LH和FSH产生，导致排卵。雌激素的高峰期在排卵之前的24～36小时；而LH和FSH的高峰期大概在排卵的10～12个小时之内。黄体生成素刺激卵母细胞开始减数分裂，使卵泡的粒层细胞变为黄体，并促使黄体酮和前列腺素在卵泡内合成。黄体酮增强雌激素的作用，激发FSH分泌，还激活前列腺素和存在于卵泡内的酶。这使位于卵巢边缘的卵泡膜破裂。卵子受附近激素和化学物质的影响而与卵泡分离。卵子从卵巢内释放，使其可传送到两个输卵管中的一个以便受精，这就是排卵。

在月经周期的卵泡期和排卵期，已发现若干身体上和心理上的变化，包括：在卵泡期（即月经期）的头2～8天，子宫内膜破裂和剥落，接着是增殖、血管形成和子宫内膜分化，以便受精卵植入；稀薄的、相对呈碱性的宫颈和阴道粘液增加，以应答雌激素水平的提高；基础体温开始持续地下降，接着是排卵后体温上升；尿和唾液的电解质成分发生有规则的变化；人的健康感提高，感官的知觉功能增强，在整个卵泡期认知性任务的完成能力可能有所改进。

（二）黄体期

黄体期出现在排卵后，在28天的月经周期中约占15天。卵子一经释放，破裂的卵泡变成黄体，因其含有高浓度的类脂而得名。卵泡的粒层细胞肥大并分泌出大量的受精卵植入后维持妊娠所需的黄体酮、雌激素以及雄激素。这些激素以这样的浓度促使下丘脑减少GnRH的分泌。同时，还刺激子宫内膜变成半透明，并在排卵后7天进行腺体增殖。此外，黄体酮还能通过减少脑结构中雌激素的受体数量，减弱某些雌激素对垂体的作用。

在非妊娠期，排卵后大约10～14天，黄体开始退化，变成卵巢的一个纤维化的玻璃状区域，称为白体。黄体酮和雌激素的浓度逐渐降低。这些变化引发了若干子宫内膜反应。子宫内膜的螺旋小动脉出现局部血管舒缩反应，导致子宫内膜表层缺血。局部前列腺素合成增加，增强了子宫的收缩力。当坏死的组织脱落，来自间质组织流出的血液进入子宫时，月经就开始了。雌激素和黄体酮持续地低水平刺激下丘脑，使其释放GnRH，刺激垂体分泌FSH和LH，促进了另一组卵泡的发育，并开始下一轮月经周期。

经前期在月经前的5～7天，因此是出现在月经周期的黄体期内。此时出现的许多症状，例如液体滞留、疲倦、乳房触痛、头痛或其他疼痛；还有情绪波动和自觉胃口增大等现象均与正常月经周期的该时期有关。只有当症状严重到病人的正常功能受影响，并需接受正式的医疗来解决这些问题时，才能作出PMS的诊断。

（三）对正常的月经周期的影响

能够改变或破坏正常的月经周期的因素有许多，并且常常是互相关联的。例如，边缘系统神经递质（如多巴胺）似能抑制下丘脑释放GnRH，而去甲肾上腺素则能刺激GnRH排出。此外，随着卵巢黄体的退化，雌激素和黄体酮的数量下降，会导致下丘脑内啡肽释放减少。这反过来又激发更大量的GnRH、LH和FSH产生，从而导致下一个周期卵泡的提早成熟。心理和身体的紧张也会通过内啡肽分泌的增加而改变月经周期，而内啡肽分泌的增加是受增加的促肾上腺皮质激素释放素（CRH）的刺激引起的。于是导致GnRH释放减少，妨碍排卵。肾上腺类固醇合成异常或甲状腺激素（甲状腺素）或胰腺激素（胰岛素）产生不足，可导致排卵停止和很少来经，虽然运作机制尚不明了。雌激素本身与生长激素、催乳素、促肾上腺皮质激素和催产素分泌的增加有关，并一起受下丘脑和垂体前叶、后叶的控制。影响激素和类固醇合成或化学代谢的遗传综合征同样会影响月经周期。除了身体内部的化学影响以外，外源性的激素和药物也可能通过某些机制诱导或阻止排卵，从而影响月经周期的长短和时间。复杂多变和互相关联的过程提示，具有不同的中枢神经系统损害、生活压力、遗传障碍、内分泌功能失调和内科疾病的女性，都可能出现断断续续的月经周期。

（四）正常月经周期的可变性

正常的月经周期因人而异，在个人的一生中也不尽相同。这种可变性以多种方式显示出来，具体表现为：月经期的长短（正常范围为2～8天）和月经周期的长短（正常范围为21～36天）；它与其他近亲女性的同步性；与经前期和经期有关的症状和体征；由外界因素如身体疾病或激烈运动导致的干扰程度；情绪紧张、营养不良、药物和内分泌失调的影响；每个月经周期中因女性年龄增长而出现的成熟卵泡数量；在不同的生活阶段或妊娠期和哺乳期而出现的变化。有大量的变化可归入“正常的”月经周期经历范围之内。由于这个原因，认识经前期综合征可能特别富有挑战性。

三、从发育的观点看女性健康和月经周期

发育是个体中时时发生的有规则的变化形式，每一个发育阶段的形成都是建立在前几个阶段的基础之上的。发育受个体的生物特性的影响，还受到自己、他

人和外界环境的经验之间独特关系的影响。这些因素深刻地影响人的属性，例如，脾气和个性；认知能力包括学习、记忆、智力；对感觉、人际关系和生活经历的理解；以及一个人在特定的家庭、社会和文化背景下的自我意识。随着每一步的发育，个体的状态可以在现有条件下重新塑造。因此，每一时刻既可说明一个人与他人不同的个人经历，也可说明他对现状的独特适应性。

女性的发育自受精开始（见表1）。正常女性性分化的潜能在遗传上决定于胚胎中存在两个X染色体、缺少一个Y染色体，但发育的实际过程则受个体在以后生长过程中一系列关键性阶段的影响。

在发育过程中的关键性阶段，有机体的生物因素和经历共同作用，以组织和界定有机体的性“选择”。卵巢和女性外生殖器的形成因基因为XX而成为可能。然而，除非在特定的时间里胎儿环境中出现一定比例的性激素，女性的胎儿组织是不会发育成上述这些解剖结构的。动物试验证实，胎儿激素不正常或接触化学物质，则可能改变以后的身体发育和性行为。在该试验中，基因型为雌性的胎儿，因接触胎儿雄激素而诱发出了半雌半雄的外生殖器，或表现出雄性的性行为。除动物试验之外，性别发育异常的病人已清楚地显示，一旦某个关键时刻过去，一个人的性别分化便不可逆转地被“确定”。与此类似的是，男人和女人雄激素分泌的不同，是与中枢神经系统的性区别密切相关，这些区别在大脑的结构、生理和血管状况方面表现得十分明显。最后，临床观察可知，母亲、女儿和姐妹常常在月经初潮和绝经的年龄上彼此相似，这提示遗传和其他早期发育因素可能影响以后的性成熟。要了解与性发育的关键时刻有关的作用机制，则尚待进一步研究。

在婴儿和童年时代，女孩们是通过亲身感受、通过运用自身的肌肉和通过与他人的联系来学习的。一个女孩对自己、自己的身体和基本性别身份的感觉（即属于一种性别的最早感觉）源自家庭环境里受到的关爱、养育、亲情和认同。孩子们通过这种环境中所存在的安全和预示理想地产生了一种基本的信任感；不然他们就可能由于自己的早期经历而发展出严重的恐惧感和脆弱感。随着时间的推移，孩子们会因自己身体的成长和成熟而敏锐地意识到，某些社会的和文化的期望都与性别角色有关。男孩和女孩之间身体结构上的区别引起自我概念方面的区别，这种区别又通过学习和观察而得到肯定或被改变。随着时间的推移，孩子们还会表示出好奇心并更加适应自己的生理性别。儿童早期健康对以后健康和患病时以下几方面的表现具有特别重要的意义：身体不适的确认，疼痛的说明，通过病情诉说表达痛苦情绪，以及从外部证实症状等。

发育期标志着青春期的开始，随之会产生若干戏剧性的身体变化，例如乳房发育、耻骨和腋毛生长、臀部加宽并出现粉刺。初潮一般出现在10～16岁之间，即大约在青春发育开始的两年之后。在所有青春期的变化中，月经的开始也许是最重要的事情，因为它明确地反映了身体和心理方面都已进入女子的成年期。初潮可能是令人兴奋的、感觉实在的、可怕的、尴尬的，也可能同时出现所有这些感觉和其他的一些感觉。虽然初潮本身不能说明生殖功能的成熟，但却是预示将来成功的信号。年轻女子月经周期的短暂表现可能与青春期不太一致，特别是在营养和运动状况不规则，甚至因而致病（例如神经性厌食症、神经性贪食症）的情况下更是如此。然而，要不了几年，只要严重的躯体和精神病因不再存在，月经一般就会变得有较正常的节律，并按可预期的周期排卵。

表 1. 女性一生中的月经周期和性发育

产前

- 妊娠期性别基因型（XX 或 XY）的确定
- 某些遗传因素影响生长、初潮年龄，还可能影响将来的月经特征
- 子宫内环境（例如激素、受体及其作用的时间）影响胎儿身体结构和功能分化

婴儿／童年期

- 基本性别身份出现，例如，婴儿期产生归属于一种性别的最早感觉
- 亲近、依恋，并开始认同母亲、其他家庭成员和养育者
- 身体的成长和发育（前青春期）；对个人性别体征的适应；出现性定向
- 面临与性别有关的情感、家庭、文化和社会方面的期望
- 对性的自我刺激，产生好奇心、性游戏
- 产生基本的安全感和脆弱感；可能潜在地产生手淫和性滥用

青春期

- 身体发生与青春期发育有关的变化，包括乳房发育、耻骨和腋毛生长、初潮（年龄 10 ~ 18 岁）、臀部加宽、阴道出现排泄物和出现粉刺
- 月经逐渐趋于正常
- 自我意象和体形改变，有的人出现饮食紊乱和其他不适应的现象
- 性别认同和性定向探索
- 对浪漫的和两性关系的事情感兴趣，对性和性感产生好奇心
- 有的人开始进行生殖器一类的性活动，包括性交
- 学习周围同龄人中情感和身体方面的亲密行为
- 尝试可能引起长期后果的事情，例如用药和做冒险的性活动
- 在个人责任心、性行为、人际关系和文化规诫方面形成价值体系

（续表）

- 面对因发生性关系而导致的潜在后果，包括怀孕和患性传播性疾病
- 逐渐过度到成年期，与出生的家庭开始分开生活

青年和中年

- 月经正常
- 积极探索性关系，学习并实践更高程度的性满足
- 需要对付伴随着性活动而产生的身体、情绪问题，包括压抑、性传播性疾病、盆腔炎症性疾病、宫颈癌、家庭暴力等
- 形成承担义务的爱情、婚姻、同居伙伴关系
- 更加适应稳步发展的性别认同和性定向
- 面临种种生殖问题，例如避孕、怀孕、流产、不育、提前闭经等
- 出现与妊娠、哺乳和抚养孩子有关的生理和心理变化，包括性欲、体能、身体状况、欲望、自我意象，以及对亲情关系的理解等方面的变化
- 有些人出现精神疾病，例如焦虑、抑郁症、黄体晚期烦躁症、性功能障碍、精神病、物品滥用等

中年后期

- 与闭经有关的生理、身体结构和自我意象的变化
- 用外激素维持月经
- 面临家庭关系的转变，例如孩子离开、离婚、父母死亡等
- 与影响自我意象和性功能的内科疾病、药物和外科手术（包括子宫切除术）打交道
- 很多人在生殖年龄过后，出现新的发展潜能和创造力

老年期

- 仍对亲密的性关系感兴趣
- 随着年龄增长，出现身体和情绪上的变化，包括性反应缓慢、身体状况减弱、感到局促难堪
- 很多人失去亲密的配偶（死亡），并出现家庭、人际和社会角色方面的失落感
- 与影响性健康、活动能力和自我意象的内科疾病、药物和外科手术打交道
- 意识到有关一个人的生命（包括性欲的整体性和统一性）

青春期心理同样值得注意。一位青年妇女的心理任务包括：改变她的自我意象和身体形象；探究她的性别身份和性定向；学会从情感上和身体上亲近同龄人；在家里和其他场合变得更能独立自主，并感到能够胜任；围绕对人际关系、学校表现、性行为以及用药和伴随性行为而产生的其他问题形成个人的价值系统。通

过这些经历，青年妇女完成了她从自己的生身家庭到更加独立的生活的转变，并准备承担成年期的全部责任。

在青年期和中年期，会出现很多有关发育的身心问题。这时，女性变得更加适应自己并开始有固定的爱慕、婚姻和伙伴。她们不断地学习了解自己的性状态、性定向和个人健康问题。她们的月经周期也趋于稳定和具有可预期性。月经比别的时候更被正常地看作是达到期望生育的环节。月经不畅的痛苦（例如，经前期延长、经前期其他不适加剧或经前期综合征）也会随着更加了解自己的周期性症状而变得知晓、习惯。此外，很多女性在青年和中年时期的生活会很大程度受到下列生殖问题的影响，例如，避孕、妊娠和哺乳、流产和妊娠中止、不育和孩子抚养等；所有这些均可能影响月经的正常与否，以及影响相关的周期性情绪和行为症状。女性对家庭责任和职业关系的看法可能在20~40岁期间趋于固定，因为那时她可能已在履行作为一个妻子或同居者、一个家长、一个女儿、一个姐妹、一个邻居、一个公民和一个工人的责任了。总之，这些日常经历极大地影响着一个女性的耐性和感知能力，这些耐性和感知能力是针对躯体疾病、体能水平、寻求保健的积极性、自尊、性欲和性渴望、舒适以及自我理解而言的。

在中年晚期，女性感受着整个生殖后生理上、身体构造上和情感上的变化。绝经通常发生在45~55岁，在此之前约2年，会出现月经间隔延长或经期不准，偶有血滴。经前期综合征的症状则会在接近闭经时加重，而在闭经后减轻。在这期间，女性经常会有内科疾病，有时需进行外科手术，接受药物治疗如更换激素等，以调整月经的功能和总的身体健康状况。在这期间，女性还会面临家庭关系方面的转变，包括孩子迁移、离婚、配偶或父母的死亡等。绝经以后的20年或更长时间，女性会经历亲人关系、人际关系、社会角色以及个人身份方面的变化，这时需要作多方面的适应。如果女性在早年生活中有过孤独感的话，那么在绝经后则孤独感会加重。虽然有这些困难，但对很多女性来说，年轻时不可能有的创造性、活力和自由这时相继具备。最理想的是，女性晚年将能获得有关自己生理特性、个人同一性、家庭和社会地位等完整和完满的幸福感觉。

四、经前期综合征的现象学

（一）经前期综合征的症状和时间

大量的症状已被归属于经前期综合征（见表2）。最通常的病症包括体征（乳房胀痛、腹胀、头痛、肌肉疼痛、体重增加和水肿)、情绪症状(抑郁、情绪不宁、易怒、急躁和焦虑),以及其他症状(对通常的活动兴趣降低、疲劳、注意力难于集中、食欲增加、嗜睡或失眠)。

经前期综合征可用四种短暂现象来描述。症状可在黄体期的第二周(大约第21天)开始。否则,就可能开始于排卵期,并在整个黄体期(大约第14天)加重。在上述两种情况下,症状都会在月经开始后的几天内减轻。有些女性在排卵期的一段时间出现症状,接着有几天没有任何症状,在黄体晚期又出现症状。看来女性排卵期开始时症状最严重,在黄体期症状会加重,仅在停经以后才会减轻。这些女性通常一个月内只有一个星期没有任何症状。这四种情况是否代表了经前期综合征的不同亚型,或是否符合其他条件,尚不清楚。这四种症状表现必须区别于一些疾病,这些潜在疾病或是发生在经前期,或是显示与行经有关的症状时重时轻的同期性变化。这些症状表现还必须区别于与月经有关的其他症状,包括经期骨盆疼痛(痛经)、月经不正常(月经过少)、月经不来(闭经)、频繁行经(子宫不规则出血)和经期流血过多(经血过多)。

表2. 经前期症状示例

腹部绞痛	疲劳
疼痛	健忘
易怒	头痛(偏头痛、紧张)
焦虑	热潮红
肿胀	失眠
乳房触痛	易冲动
手脚不灵活	急躁
注意力分散	情绪不定
慌乱	情感易变
贪食(例如,喜吃糖、盐)	(手、脚)浮肿胀
抑郁	体重增加
睡眠过度	

对经前期综合征的过程和稳定性尚无系统的描述。经观察经前期综合征可在初潮后的任何时候开始,但女性大多在30岁时因这种症状而寻求治疗。一般认为,症状会在某些条件下(例如,妊娠、排卵中止时)减轻,女性一般诉说症状会随年龄增长而加重,直到绝经,这时经前期综合征通常消失。

（二）流行率

由于对经前期综合征基于社区的预期的流行病学研究尚未进行，该病症的实际流行率尚不明了。但据估计，有20%–40%的女性反映有某种经前期症状，5%的女性感到她们的工作或生活方式受到某种程度的影响。这些数字与以往流行病学调查所报告的经前期综合征的流行率为6.8%的数据，以及与以人口为基础的研究所报告的经前期综合征的流行率分别是4.6%和9.8%的数据，是一致的。

虽然至少已有24个国家发表了经前期综合征的研究结果，但不同文化背景下，经前期综合征的发生率并未确定。对经前期症状的既往病史调查结果使人们相信，不论女性的社会经济地位和文化程度如何，经前期综合征对女性健康的影响是一样的，这种假设值得进一步探究。

（三）病因和风险因素

经前期综合征的病因和使女性易患经前期综合征的风险因素尚不能确定。从病因学上已经提出了一些假设，认为下列一些因素可能会使妇女患经前期综合征，具体包括：激素（卵巢类固醇、褪黑激素、雄激素、催乳素、盐皮质激素、甲状腺素、胰岛素）的分泌方式、神经递质（生物胺，例如肾上腺素和去甲肾上腺素、内源性阿片样物质）水平、昼夜节律（体温、睡眠）、前列腺素、维生素B6水平、营养、过敏（变态）反应、应激和其他心理因素。尽管研究人员竭力主张其中的一种或多种因素可能会引发经前期综合征，但未能提出有一种单一的、可以全面说明发病的机制。此外，还存在与月经周期节律相关的心理活动和行为表现，比如，没有经前期综合征的女性经前期胃口增加，在月经期腹部会不舒服。这些发现使人们相信经前期综合征的病因可能是多种不同因素的相互作用，这些因素的影响在症状显现时达到高潮。

研究虽尚无结论，但已提示可能是遗传因素使女性具有经前期综合征，或导致更严重的经前期综合征风险。在达尔顿和其同事一起做的一项小型研究中，他们发现同卵双胞胎患经前期综合征的比率（93%）明显高于异卵双胞胎（44%）和一般女性（31%）。凡德阿卡（Van de Akker）和其同事对462对自愿参与的女性双胞胎进行的问卷调查，进一步支持了经前期综合征存在遗传的可能性。同样，发育研究提供的家属情况也是如此。例如，在对5 000名芬兰女孩和其母亲的一项研究中发现，有经前期“紧张”的母亲的女儿比无比症状的母亲的女儿更抱怨经前期综合征。除此之外，在该项研究中还发现，母亲有紧张症状的女儿，其中

70%有此症状；而母亲没有症状的女儿，仅37%有症状。这些研究对阐明经前期综合征的先天和后天原因迈出了关键性的一步。

和所有的内科疾病一样，若干心理因素可能会导致女性的经前期综合征。年轻女子在月经期前后的症状和征兆，可根据其对性健康的内心感觉而被解释为病态的或正常的，她们的内心感觉是从早期的家庭经历、社会对性别的看法以及其他影响中获得的。有效地对付严重经前期综合征症状的能力可能会由于女性生活中常常遇到的特大压力（例如，兼顾家务和职业、单独抚育孩子、对付经济压力或失去配偶）而受到抑制。悲哀和焦虑、脆弱和无助可能与女性月经周期的体验结合起来，导致经前期综合征。此外，如果一位女性无视自己或有自卑感；如果她忍受人与人之间的暴力和其他伤害，那么她的遭遇就可能通过经前期综合征的症状表现出来。总的看来，经前期综合征的病因在于多种影响的相互作用，这些影响来自女性生理、发育的情况，以及来自特定文化背景下所反映出的当代生活境况。

五、恢复女性与月经周期有关的身心健康

正如多尔顿描述的[参见《经前期综合征》(PMS)]那样，月经开始时轻微的警示体征是有价值的天赋。只有当这些警示体征或对月经本身的体验变得特别不舒适的时候，才需要实施正规的临床干预，以便恢复与月经周期有关的身心健康。基于这样的认识，我们主要应采取旨在保护女性性健康（见表3）的临床治疗措施，这些措施涉及三个要素：预防、正确的诊断和适当的治疗。

表3．女性保健的目的：预防

P　预防（Prevention）：预防与性生活有关联的疾病、高风险行为和紧张

R　提供资源(Resources)：提供安全、学习和社会支持的资源

E　评价（Evaluation）：评价体征和症状，评价性经历和性生活

V　暴力（Vilolence）：围绕与暴力和强迫性行为有关的问题进行探讨

E　尊重（Esteem）：尊重和健康地评价性生活和性亲密

N　非判断性（Nonjudgmental）：以公正、公开的方式相互交流

T　治疗（Treatment）：对已确诊的疾病给予及时、适当的治疗

I　干预（Intervention）：必要时采取措施以确保身体和情感的安全

O　选择（Options）：围绕性健康提供可选择的治疗措施（例如，避孕法）

N　正常的关系（Nonexploitative）：与病人建立一种正常的、合乎伦理道德的关系

（一）预防

发达国家由于实行了正常的免疫措施，天花、小儿麻痹症和麻疹事实上已被消灭，因而一级预防可以对导致巨大痛苦的疾病提供最大的干预保障。在PMS的病因尚不十分明确的情况下，要创建对该综合征的可靠、有效的一级预防、二级预防和三级预防的健康策略是困难的。然而，早期的研究认为，PMS的预防依两大目标而定：一是探求全面的身体健康，包括性健康；二是揭示并阐明可能妨碍病人健康的信念。有关生物或心理、家庭状况和亲属作用，以及社会文化观念的产前保健教育，可以满足这些目标并减少PMS早期发展的可能性（一级预防）；增加各种机会，以便认识PMS，给予适当的治疗，并且减少因患PMS而造成的痛苦（二级预防和三级预防）。

若一位女性出现了与月经周期有关的身体、心理和（或）行为方面不舒适的体征和症状，人们应该从其生物学性质以及生活经历的心理方面和当时的境况予以理解。这样，临床医生可以寻求教育干预措施，以降低PMS的发生率（一定人群中每年发生的新病例数），提高对PMS的认识，减少与PMS有关的病情发作。以下是三点预防性教育干预的说明。

1. 早期发育经历和健康

经前期综合征和其他与内分泌有关的心境障碍，如糖尿病或甲状腺机能减退诱发的抑郁症是不同的，该综合征患者，血液激素水平基本正常。这些发现提示PMS可能有其特殊的心理特征，有人就提出PMS和患者童年时代的健康和营养有一定的关系。早期证据表明，断奶前的触觉刺激可导致抗体产生，该抗体被认为对婴儿期正常的免疫系统功能，以及成年期的免疫和垂体—肾上腺活性是必不可少的。因此，应该围绕早期发育对免疫和神经内分泌状况的影响展开研究，这种状况可能终生影响人体对疾病的易感性或者对疾病的免疫能力。由于这些复杂的问题已逐渐被阐明，临床医学应该主要关注护理者—婴儿间关系的质量，以保证生命以后阶段最佳的发育成熟，增强机体的神经内分泌功能和免疫功能。早期婴儿保健的这一实例对于探讨预防、保健的生物、心理和社会文化因素之间的相互作用，是颇有价值的范例。

2. 家庭背景下女性的发展

与女性个体发育经历有关的预防首先针对家庭，家庭是每一个独立个体生长和发育的主要机构；在家庭里，社会和文化的价值取向转化为日常的话语。一个女孩认同的发展来自于同其他人联系的意识，其中首先是来自喜欢和与之交往的护理者的意识，然后才来自同他人联系的意识。长到18个月大，女孩已经知道“自己是一个女孩子”的称号。从这个称号发展到内心把自己接受为一个女人——同时相信做一个女人好——的过程是复杂的。这个发展结果部分地依赖于她所认同的关于第一个护理者的信念。同时也离不开女孩自己的观察：观察家庭和周围世界是如何笼统对待女性的；观察女性的性别特征是如何被理解的。如果周围的女性受到社会上的侮辱，这可能导致女性的失望和同一性混乱。因而，PMS表现出来的症状反映了这样的精神错乱，关注这些根植于早期家庭经历的问题，可以预防PMS的加剧。

直率地讨论不同类型的家庭对女性的作用可以帮助女性去体察各自的家庭经历，并重新考虑自己的前程。每个人的行为可能是由其在家庭系统内被指派的角色确定的。亲属关系角色确定谁是母亲、父亲、女儿、儿子、姐妹或兄弟。约定俗成的角色确定谁是抚育者、管家、养家糊口的人、定出规矩的人等等，它反映了代代相传的社会共同信念，不断地强化着世俗的文化结构。不真实、不理性的角色期望可能界定好母亲/坏母亲、好父亲/坏父亲、好少年/叛逆少年，以及界定其他角色，这种期望是由家庭成员之间无意识的冲突和共同的神话产生的。从某种程度上说，人们能够讨论角色并对角色怎样形成达成理解，可能会减少角色扭曲。这样，通过身体症状来表达角色扭曲的可能性也减少了。

3. 女性的痛苦与当代环境和文化影响的关系

与女性的当代环境有关的预防包括澄清在文化上约定俗成的东西和端正对女性固有的社会态度。由于约定俗成的东西和社会态度不加区别和不受批评地施用于女性，它们会产生负面影响。例如，假若女性的早期经历有助于培养女人味和好女人的文化理念，那么，这个理念便承载一种潜能，可以促使社会习俗把女性培育成忘我的和自我牺牲型的女人味和好女人。因而，无私不能用女性的意图和其行为的结果来评价，而应依据她的行为是不是被看作是与生俱来的女性所致。换句话说，女性自我牺牲的价值不可能被认可，也不可能被报答，反而，其行为只能被看作是一种女性的本性。结果使女性相信，她在其所处的环境里所作出的努力没有多大的价值，使她感到不受重视，没有幸福。另一种情况是，如果一位女性竭力要让人们认识自己的贡献，过于自信或常常表达个人的需求（例如，通过言词、行为或症状），那么，她的“请求”就会使男人和女人同把女性与自我牺牲等同的习俗格格不入。那些受过威吓的人将对这种女性进行报复而不是报答。如此这般的角色冲突特别可能发生在飞速变化的文化或亚文化中，而其最为脆弱的成员（经常是妇女和儿童）可能首当其冲。

同样更具体地说，社会关于月经的观念既可影响对月经周期的预期，也可影响对月经症状的描述。患经前期综合征的妇女可能由于围绕月经的文化忌讳，赞同别人对月经持怀疑论和无用论的态度。而且，当一个妇女抱怨经前期综合征是自己不怀孕的体征时，她的经前期综合征症状可能由于生育机能失调或“异常”而从文化角度进行诠释。正是鉴于这个原因，如果她们因为文化上的陈规陋习以混乱、消极的方式而纠缠于怎样对他人作出反应，人们就需要提供帮助。随着时间的推移，她们可习得如何预期、如何对待，以便保持真实的自我，而且做到尊重他人的观点，探寻适宜的推断。

（二）诊断

就月经周期的身体体验、与行经有关的认知解释、对体内定时节律有意或无意的情绪反应，以及对周期性行经的适应性行为来看，每一位女性的感受都是独特的。当一位女性开始关注自己的月经周期或主诉可能患上PMS时，保健人员必须注意她的整体状况，并要从发展的观点理解女性生活中复杂的社会背景（见表4）。从这方面着手，才能对PMS作出正确的诊断，并寻求适当的治疗方法。

表 4. PMS 的诊断评估

一般医疗史

- 总体健康状况
- 目前的医疗和心理问题
- 药物使用情况（包括处方药和非处方药）
- 以往的医疗和精神病史
- 行为习惯（例如，运动、睡眠、饮食结构、吸烟、喝酒、吸毒）
- 预防性保健（例如，免疫、胆固醇水平、巴氏涂片和乳房摄影术）
- 发展史和人际交往史
- 家庭病史
- 性历史（例如，性生活适意度、目前的性功能、既往的性经历、高危行为）

针对性医疗史

- 妇科健康总体情况
- 月经史（例如，初潮年龄、月经周期的长短、经血量和血色）
- 行经前后症状的性质、时间和程度
- 在青少年和成年早期行经时和经前期症状的类型
- 在妊娠期、哺乳期和激素治疗（例如，口服避孕药）期间的行经情况和经前期症状类型
- 未确诊的内分泌问题（例如，甲状腺功能障碍、雄激素过多）
- 未确诊的精神疾病（例如，抑郁、焦虑、创伤后应激障碍、躯体病样精神障碍）

（续表）

身体检查

- 心理状况检查
- 筛选检查，包括以下征兆的检查：
- 内分泌功能失调
- 妇科疾病
- 被忽视的健康问题（例如，贫血、感染）
- 筛选实验测试（例如，甲状腺功能测试）

预期症状评估

病人至少记录两个月经周期内身体症状和心理症状表现的时间和程度，以后就诊期间对这些状况进行评估

由于没有一个绝对独立的、可验证的生物学标记（如血液检测）或身体行为测量（如个体昼夜生理节律，夜间体温上升和其他征兆）用来可靠诊断PMS，因此对PMS的诊断可认为是一种临床判断。目前认为要符合三个标准：（1）没有其他导致病人有目前症状的病情；（2）预期每日症状等级评估显示，至少两个月经周期的经前期症状严重程度有明显的变化；（3）在月经周期，有一个星期为症状消退期（一般为5~10天）。由于PMS症状明显不同于其他紊乱且出现在黄体期并在经后消退，所以，对一个女性来说，除了患PMS之外，也有可能患精神紊乱或有身体疾病。

因此，PMS的临床调查涉及到两类信息。第一类，是指该妇女经历过的、与其月经周期有明显关联的既往症状和征兆的预期书面记录。预期性的每日症状等级评估至少需有两个月，包括数量、质量和程度等，以确定该妇女经前期症状（见表5）的既往病史。PMS的既往病史不足以作出诊断，因为它带有倾向性，导致对PMS的诊断过重。第二类，是指可能导致病人不适的其他病情必须排除。因此，临床人员必须仔细记录健康史。同时，也必须进行全面的身体检查，包括精神状态检查和骨盆检查。精神病病情比如抑郁、焦虑、躯体病样精神障碍及其他症状等，必须在评估过程中予以考虑。妇科疾病也必须在评估过程中考虑到。另外还要考虑有否下列疾病的可能，并给予适当的诊断测试，这些疾病有：子宫平滑肌瘤、子宫内膜异位、乳房纤维囊肿，以及其他身体疾病如贫血和内分泌功能障碍（例如，糖尿病、甲状腺疾病、库兴氏病）等。同时存在的医学问题和精神疾病必须与导致病人症状和征兆的障碍区分开来。

表5．每日症状日历

姓名：Yolanda Johnson（填写自己的姓名）

选择需要监护的症状并在相应的栏目内做标记。

在你月经周期每天出现的症状处圈上适当的号码。

症状程度等级：1= 没有，2= 轻微，3= 轻度，4= 中等，5= 严重，6= 特别严重

月经：X= 正常经量，S= 少量经量

月经周期	症状1 乳房触痛	症状2 烦躁、过敏	症状3 嗜食	症状4 病态性发胖
	①2 3 4 5 6	①2 3 4 5 6	①2 3 4 5 6	①2 3 4 5 6
	①2 3 4 5 6	①2 3 4 5 6	①2 3 4 5 6	①2 3 4 5 6
	①2 3 4 5 6	①2 3 4 5 6	①2 3 4 5 6	①2 3 4 5 6
	①2 3 4 5 6	①2 3 4 5 6	①2 3 4 5 6	①2 3 4 5 6
	①2 3 4 5 6	①2 3 4 5 6	①2 3 4 5 6	①2 3 4 5 6
	①2 3 4 5 6	①2 3 4 5 6	①2 3 4 5 6	①2 3 4 5 6
	①2 3 4 5 6	①2 3 4 5 6	1②3 4 5 6	1②3 4 5 6
	1②3 4 5 6	1 2③4 5 6	1 2③4 5 6	1②3 4 5 6
	1 2 3④5 6	1 2 3 4⑤6	1 2 3④5 6	1 2③4 5 6
	1 2 3 4 5⑥	1 2 3 4⑤6	1 2 3 4⑤6	1 2③4 5 6
	1 2 3 4 5⑥	1 2 3 4⑤6	1 2 3 4⑤6	1 2③4 5 6
	1 2 3 4 5⑥	1 2 3 4⑤6	1 2 3 4 5⑥	1 2③4 5 6
	1 2 3 4 5⑥	1 2 3 4⑤6	1 2 3 4 5⑥	1 2③4 5 6
	1 2 3 4 5⑥	1 2 3 4⑤6	1 2 3 4 5⑥	1 2③4 5 6
X	1 2 3 4⑤6	1 2 3④5 6	1 2③4 5 6	1②3 4 5 6
X	1 2③4 5 6	1②3 4 5 6	①2 3 4 5 6	1②3 4 5 6
X	①2 3 4 5 6	①2 3 4 5 6	①2 3 4 5 6	①2 3 4 5 6
X	①2 3 4 5 6	①2 3 4 5 6	①2 3 4 5 6	①2 3 4 5 6
X	①2 3 4 5 6	①2 3 4 5 6	①2 3 4 5 6	①2 3 4 5 6
S	①2 3 4 5 6	①2 3 4 5 6	①2 3 4 5 6	①2 3 4 5 6
	①2 3 4 5 6	①2 3 4 5 6	①2 3 4 5 6	①2 3 4 5 6
	①2 3 4 5 6	①2 3 4 5 6	①2 3 4 5 6	①2 3 4 5 6
	①2 3 4 5 6	1②3 4 5 6	①2 3 4 5 6	①2 3 4 5 6
	①2 3 4 5 6	1 2③4 5 6	①2 3 4 5 6	①2 3 4 5 6

（续表）

月经周期	症状1 乳房触痛	症状2 烦躁、过敏	症状3 嗜食	症状4 病态性发胖
	①2 3 4 5 6	①2 3 4 5 6	①2 3 4 5 6	①2 3 4 5 6
	①2 3 4 5 6	①2 3 4 5 6	①2 3 4 5 6	①2 3 4 5 6
	①2 3 4 5 6	①2 3 4 5 6	①2 3 4 5 6	①2 3 4 5 6
	①2 3 4 5 6	①2 3 4 5 6	1②3 4 5 6	①2 3 4 5 6
	①2 3 4 5 6	①2 3 4 5 6	1②3 4 5 6	①2 3 4 5 6
	①2 3 4 5 6	①2 3 4 5 6	①2 3 4 5 6	①2 3 4 5 6
	①2 3 4 5 6	①2 3 4 5 6	①2 3 4 5 6	①2 3 4 5 6
	①2 3 4 5 6	①2 3 4 5 6	①2 3 4 5 6	①2 3 4 5 6
	①2 3 4 5 6	①2 3 4 5 6	①2 3 4 5 6	①2 3 4 5 6
	①2 3 4 5 6	①2 3 4 5 6	①2 3 4 5 6	①2 3 4 5 6
	①2 3 4 5 6	①2 3 4 5 6	①2 3 4 5 6	①2 3 4 5 6
	①2 3 4 5 6	①2 3 4 5 6	①2 3 4 5 6	①2 3 4 5 6

（三）适当的治疗措施

诊断一旦作出或被否定，评估结果报告应与病人共有，并且须考虑多种治疗方案。

1．对被认为未患PMS的女性

对因其他疾病导致的有关症状而未显示PMS症状的女性来说，她们应该就其身体不适的可能原因得到一个肯定的、明确的答案。有关性健康的正确信息、与月经周期和症状类型有关的体验，是极为有用的。对以前尚未确诊的或难以治疗的疾病（例如，甲状腺机能减退、糖尿病）进行治疗，可以消除经前期病情。对精神紊乱如抑郁症实施新的或更强有力的治疗，可以缓解由经前引起的症状。在晚黄体期和早卵泡期期间，需要增加精神病药物的剂量来控制症状。应该明确地指出，被认为未患PMS的女性要接受持续的保健措施，并且不要放弃单独治疗自己的某些症状。

对没有明显PMS症状或其他身心疾病的女性，应该向其说明她们每日症状的等级尚不能说明患PMS；她们的身体检查和实验测试结果也没有提示其他疾病；对她们的心理评估亦可排除患精神障碍。对有这些经历的女性应该花一点时间去告诉她们症状的真实情况，尽管其对症状的究竟尚不清楚。例如，这些女性可能处在PMS发展的初期阶段，她们的症状尚不符合或因其程度太轻难以诊断为

PMS。对这些女性，应该继续鼓励其记录每日症状，3～6个月以后再去重新评估；应该保证足够的睡眠、适当的饮食和有益健康的运动。另一种情况是，在早期的评估过程中尚未发现症状的其他原因，例如处在应激的生活情境下，这时可进行探讨，并且给予适当的支持。

2. 对已经被诊断患PMS的女性

PMS一旦被正式确诊，就应考虑采取多种心理社会方面的干预保健措施。这些治疗不是对所有的女性都有效，其临床科学依据也尚未被证实。由于PMS的病因是多方面、难以捉摸的，因而针对PMS发病机制的单一的药物治疗还没有找到。这一现状在诊治每一位女性时应常记在心，并应该懂得治疗时要寻求最适合她特殊需要的独特方法（见表6）。

表6. 经前期综合征的治疗措施

症状		措施
心理方面的		
	焦虑	生物反馈
		苯二氮杂䓬类
		松弛训练
		5-羟色胺抗焦虑药，如丁螺环酮
	抑郁	认知—行为疗法
		光线疗法
		5-羟色胺抗抑郁药，例如氯米帕明、氟苯丙胺、氟西汀、盐酸舍曲林等
		减少睡眠
身体方面的		
	乳房触痛	维生素E
		溴麦角环肽、他莫昔芬
	疲劳和失眠	睡眠保健法
		5-羟色胺抗抑郁药
	贪食	高剂量色氨酸（碳水化合物）饮食
		认知—行为疗法
		5-羟色胺抗抑郁药，如氟苯丙胺
	头痛	阿司匹林（乙酰水扬酸）
		醋氨酚（扑热息痛）

（续表）

症状	措施
	布洛芬
	运动
多种症状	认知—行为疗法
	团体疗法
	心理调适教育
	5-羟色胺抗抑郁药
	支持团体协调
	健康课程（例如，运动、营养、减轻压力）
体重增加	利尿药（例如，安体舒通）
	限制食盐摄入

●为女性提供有关性健康、月经周期和一般PMS的正确信息很重要，这样可以消除无稽之谈，也不会在出现症状时感到无可奈何。解释PMS的症状及其自然病史，叙述不同治疗方法的益处、风险、副作用和替代方法，证明可以大大地消除疑虑。

●PMS症状的暂时情况应与经历PMS的女性一起评述。预见患者症状的类型、程度和时间，能使她有控制其病症的感觉，从而缓解痛苦。应鼓励妇女对经前期的症状和征兆采取各种"计划在先"的办法，以使其家庭、亲密朋友以及自己在症状到来时有所准备。竭力限制外来的压力（例如，在某段时间里，不要承担特别的责任或任务）可较有效地帮助一些妇女度过月经周期。

●根据既往病史报告，大量吸食咖啡因或类似食物（茶碱和可可豆碱，或甲基黄嘌呤）会导致更严重的经前期症状。因为咖啡因会在一个月的任何时候导致易躁、失眠和胃肠紊乱，因此，在整整一个月中，限制咖啡因或有关成分食物的摄入很有效。

●许多诉有肿胀感的妇女在经前期体重没有实际增加，要减轻经前期肿胀感，通常推荐的一种方法是减少食盐摄入量。由于许多妇女摄入过多的食盐，而又有一些妇女在限制了食盐摄入量以后症状缓解，看来有理由推荐限制食盐的摄入量这一方法，即至少在每月的通常症状间断之前和间断期间限制食盐。

●一些研究人员提出胃口增大和贪食碳水化合物，需要增加色氨酸来源以利5-羟色胺的合成。健康的日常膳食，包括摄入碳水化合物类食物，可以缓解PMS症状，并稳定地获得色氨酸。

•已经显示，运动能减轻一些与液体滞留有关的症状并能提高自尊。除了有明显药物禁忌的妇女外，应该鼓励妇女整月参加某种正规的体育锻炼。这种锻炼只求日常性，而不要讲究强度。

表7. 月经周期措施

口服避孕药
促性腺素释放激素类似物
卵巢切除
炔羟雄烯异噁唑（垂体前叶抑制药）
雌二醇植入和补充

如果经过试用上述一些方法后，PMS症状仍无好转，就有必要采用更有针对性的药物和非药物治疗方法。

药物治疗PMS的方法是控制整个月经周期。这类方法包括应用激素干预（见表7）。已经采用的策略有以下四种：

•如在既往病史和预期研究中所记录的，口服避孕药可减轻PMS的身体症状和心理症状。然而，口服避孕药同时也能产生类似PMS的症状，如情绪抑郁。此外，口服避孕药的风险以及副作用还包括：心血管并发症、周期性偏头痛以及血清甘油三酯增加。因此，必须经过会诊，慎重地采用此方法。

•使用促性腺素释放激素激动剂和切除卵巢（即手术去除卵巢）可以有效地减轻PMS症状，尽管这种方法可能产生人们不希望有的后果即雌激素分泌减少。此外，必须权衡手术风险和PMS症状严重程度这二者的利弊关系，以求证采用此种方法的合理性。这种方法最适用于PMS症状较轻的老年妇女，也只有当一些非侵害性的方法无效的时候才采用。

•炔羟雄烯异噁唑是一种合成的雄性激素，用来阻断促性腺激素的释放，以抑制下丘脑—垂体—卵巢轴的作用。这比每日使用安慰剂要好，但是很多妇女不能忍受它所产生的副作用，包括体重增加以及雌激素含量和雄激素分泌不平衡所致的不适（例如，多毛、热潮红、阴道炎）。

•雌二醇植入也已被成功地用于治疗PMS。加入合成孕激素与PMS症状的反复有关，但比激素治疗前症状明显减轻。

第二类方法是处理特别的心理症状。对于严重的心理症状，关键是要搞清楚该妇女除了身体不舒服外，人身是绝对安全的。一个妇女，抑郁到要自杀或愤怒到可能要伤害别人的时候，应该予以慎重保护。四种治疗抑郁和焦虑的精神病药物已经被有效地用于一些PMS的患者：阿普唑仑、(苯并二氮杂草类抗焦虑药、氨基丁酸激动剂)、丁螺环酮（抗焦虑药、5-羟色胺1a激动剂)、盐酸去甲替林(三环类抗抑郁药、去甲肾上腺素能和5-羟色胺能激动剂)、氟西汀、舍曲林和其他药物(抗抑郁药、选择性血清再吸收抑制药)。这些药物已证明既有效同时又有多种副作用，所以使用这些药物一定要经临床医生审定。例如，阿普唑仑用于治疗有时间限制、症状明显的焦虑症状相当有效，但它是一种镇静剂，极容易上瘾。去甲替林能有效改善抑郁症状，但可能导致口渴、便秘和性功能障碍。5-羟色胺能药物（例如，氟西汀、舍曲林）能缓和PMS症状（甚至不再有抑郁症状)，但通常为日服，一般虽可忍受，却会出现不舒适的副作用(如极度紧张不安、头痛、恶心)。基于这些理由，使用药物时应谨慎并随时观察其药效。[参见《精神药理学》(Psychopharmacology)]

第三类方法是要处理患者主要的身体症状。采用该措施主要依据病情和患者的主诉。如果病人已经有体重增加和液体停滞的病情记录，可以采用利尿剂。安体舒通由于含少量的钾，故是一个较好的利尿药物。只要注意观察是否可能出现低钾血症，其他的利尿药物也可以使用。维生素E、溴麦角环肽（多巴胺激动剂可能导致恶心）和他莫昔芬（一种抗雌激素的口服非类固醇药物，可能导致头痛和疲劳)均显示对乳房疼痛有疗效。非处方止痛药对因PMS症状引起的头痛很有用并较安全。此外，除了让失眠者以正常良好的睡眠，给贪食者以正常健康的饮食外，5-羟色胺能抗抑郁药还可能有助于缓解疲劳，养成稳定的饮食方式。

治疗方法的选择应该了解该妇女的需要，即要了解她认为哪些症状最难受，哪些疗法对缓解症状最有效，以知道哪些治疗策略最能为病人的价值观和生活方式所接受。

参考文献

Barbieri,R.L.(1993).Physiology of the normal menstrual cycle. In I.Smith & S. smith(Eds.),*Modern management of premenstrual syndrome* (Ch,4). New York: Norton Medical Books.

Ferin, M., Jewelewicz,R.,& Warren,M.(1993).*The menstrual cycle: Physiology,reproductive disorders,and infertility*.New York:Oxford University Press.

Frank,R.T.(1931).The hormonal basis of premenstrual tension. *Arch.Neurol, psychiatry* 26, 1053-1057.

Gold,J.H., & Severino,S.K.(Eds.).(1994).*Premenstrual dysphorias:Myths and realities.* Washington,DC:American Psychiatric press.

Golub,S(1992).*Periods:From menarche to menopause.*Newbury Park,CA:Sage.

Jensvold,M.F.(1992).Psychiatric aspects of the menstrul cycle.In D.E. Steward & N.L.Stotland(Eds.),*Psychological aspects of women's health care:The interface between psychiatry and obstetrics and gynecology.* Washington, DC:American Psychiatric Press.

Severino,S.K., & Moline,M.L.(1989).*Premenstrual syndrome:A clinician's guide.* New York: Guilford.

Stewart, F., Guest, F., Stewart,G., Hatcher,R.(1987).Understanding your body: Every woman's Guide to gynecology and health .New York: Bantam.

蔡敏　张国荣　译　　陶家祥　校

阿德里安·凯利
弗兰克·芬查姆
(Adrian B. Kelly
and Frank D. Fincham)
威尔斯大学加的夫分校
(University of Wales, Cardiff)

婚姻健康

Marital Health

情感 指生活伴侣的行为或婚姻关系的主观体验，可以通过自陈报告、行为观察，或者交往期间的生理唤起予以证实。

归因 对生活伴侣的行为和婚姻问题作出原因方面的解释。

归因风格 归因反应模式的各种变化。

强制升级 配偶之间互动时厌恶反应日益增强。

婚姻的质量 配偶对自己婚姻关系的总体评价。(在本文中，该术语与婚姻的满意度、婚姻的调适和婚姻的苦恼交替使用)

婚姻的稳定性 指婚姻的状况，具体涉及婚姻关系是否保持，或者配偶是否分居或离异。

生理联结 指一个配偶的生理活动某种程度上能够从另一个配偶的生理活动中得到预示，借以对每个配偶的生理反应进行自相关的控制。

在大众传媒中，婚姻被描绘成给成年人提供终生的伴侣关系、浪漫、支持、性欲满足和承诺。遗憾的是，对许多夫妇来说，这些积极的特性随着时间的推移在损耗，有些夫妇甚至达到这样的程度，他们把这种关系评价为不幸福，以致造成婚姻关系的终止。通过分居或离异而结束婚姻关系的夫妇比率是很高的，例如，以离婚而告终的婚姻，在英国约占42%，在美国约占55%，在澳大利亚约占35%，在德国约占37%。然而，并非所有痛苦的夫妇都以分手来结束婚姻关系。对有些夫妇来说，分手遇到阻碍，或者缺乏别的办法，他们可能继续保持婚姻关系，尽管这样的婚姻关系谈不上幸福二字。婚姻关系苦恼，以及分居和离异，往往会给配偶及其子女造成许多不良的身体和心理健康问题。毫不奇怪，在美国，具有婚姻问题而寻求专业人员帮助的人要比具有其他问题的人更多。了解为什么有些夫妇保持幸福而有些夫妇的关系则日趋恶化，是一个重要的公共健康课题。本文的目的是促进人们对究竟何谓“**婚姻健康**”的理解。为了达到这一目的，本文的第一节尝试记载目前人们对健康婚姻知道些什么。尽管这一内容看似简单，但事实上真正对婚姻的积极特征进行探索的研究仍很少，这就使得这项任务变得复杂起来。本文的第二节接着在此基础上，就广义的婚姻健康观首次提出一些看法。本文的第三节为概述，围绕未来的研究以及针对夫妇的临床干预，阐述有关的看法和颇有前途的一些途径。

一、目前我们对婚姻健康知道些什么？

自20世纪初以来，人们对婚姻问题的学术研究已达数百项之多，其中，大量的研究关注婚姻的满意度、调适、成功等涉及婚姻质量的一些问题。鉴此，人们有理由相信有关健康婚姻的特征已经得到充分的记载。然而，实际情况并非如此。为了便于理解这一境况，我们需要考察以婚姻质量为核心的研究，并且分析这些研究中的若干假设。

（一）婚姻质量

在《安娜·卡列尼娜》（Anna Karenina）一书中，托尔斯泰（Tolstoy）声称："幸福的家庭彼此相似，而不幸的家庭则各有不幸。"看来，研究婚姻问题的学者似乎接受了托尔斯泰的观点。婚姻研究大多集中在"不幸的"婚姻上，研究人员的假设是，婚姻的幸福是自我证明的，或者说是毋须任何检测的。在大多数情况下，婚姻质量的研究是通过配偶的自陈报告来完成的。问题是，那些克服了夫妇之间的矛盾，并且长期保持幸福婚姻的夫妇，究竟有哪些自述特征呢？

1. 婚姻质量的量化性自陈测量

对婚姻质量的特征进行量化评价主要有两种处理意见。一方面，有些研究人员认为，婚姻质量是以关系维度为指标的多维度建构。这些研究人员喜欢使用婚姻调适等术语，以表示他们的测量包括了对交流和冲突等关系特征进行评价的项目；另一方面，有些研究人员则根据配偶对婚姻的感觉来评价婚姻质量。为了了解这两种不同的处理意见，我们有必要考察传统的并且被广泛使用的关于婚姻质量的测量。

最为常见的测量婚姻质量的量化工具是"双重调适量表"（Dyadic Adjustment Scale，简称DAS）和"婚姻调适测验"（Marital Adjustment Test，简称MAT）。这些测量工具的最引人注目之处在于，它们将不同的加权项目综合起来，其范围从婚姻的具体行为到婚姻的总体评价。例如，在"婚姻调适测验"中，测量项目包括对8个项目同意或不同意的评分（针对这些项目中的大多数项目，评分从0～5分不等），此外，还包括诸如"你想到过自己不结婚吗？"等问题（根据不同的回答，分别评为0、1、8或10分）。这些测验涉及行为和判断等类别，以及用来评价每一类别的数字和权重。不过，它们用来测量婚姻质量时互不相同，因而这些工具实际上测量什么还不清楚。在婚姻质量的多项测量中，婚姻的各个项目的综合（例如，互动、幸福等）也阻碍了对这些因素相互作用的意义的研究（例如，互动会影响幸福，反之亦然）。结果表明，这些多项测量对识别苦恼或不苦恼的夫妇是有用的，但是却无法解释婚姻质量的性质和婚姻质量的关键因素等问题。

鉴于上述现象，有些研究人员认为，婚姻质量的研究应当限于配偶对婚姻的总体评价。尽管这种婚姻质量的处理意见在概念上是清楚的，但是它们却很少涉及高质量与低质量的婚姻关系等内容。这种情况也许不会使人感到奇怪，因为婚姻质量的量化研究更多地受制于实践操作，而不是由理论观念所驱动。然而，量化的处理意见却促使人们去探讨有关婚姻质量特征的许多理论问题。

与托尔斯泰的评论形成对照的是，大多数涉及婚姻质量的早期研究都隐含着这样一种理念，即夫妇的问卷得分能够说明他们的婚姻质量。传统上讲，婚姻质量被认为是一种单维度的连续谱：从离异的夫妇到十分幸福的夫妇。那么，婚姻质量真的是一种单维度的连续谱吗？或者说幸福的夫妇与不幸的夫妇真的有质的区别吗？

有些研究人员对婚姻质量是一种单维度的连续谱的有效性表示疑问。因为根据这种假设，有些现象难以解释。例如，在“双重调适量表”上获得相同分数的夫妇，关于婚姻问题的看法却是自相矛盾的（既有正面评价又有反面评价），或者是无所谓的（既没有正面评价又没有反面评价）。此外，为什么有些夫妇在其婚姻经历中体验到剧烈的变化，而有些夫妇并不如此呢？在现实生活中，有很多这样的例子：一对夫妇可能在某一时段表现出强烈的爱意，而在另一时段则表现出强烈的敌意；相比之下，另一对夫妇可能在各个时段都表现出稳定的情感。因此，单维度地测量婚姻质量，往往无法把握婚姻质量的丰富性和变异性。

婚姻理论家认为，随着研究人员重新从多维度的角度看待婚姻质量，人们对婚姻质量的理解有了提高。譬如，芬查姆（Fincham）等人提倡一种双维度的研究方法，认为婚姻质量由积极的和消极的两大部分组成。他们提供的证据表明，这些组成部分所涉及的有关婚姻质量的信息是贫乏的。斯奈德（Snyder）以相似的风格创制了“婚姻满意度调查（Marital Satisfaction Inventory，简称MSI）。这是一种十分复杂的心理测量工具，它所提供的关于婚姻质量的描述与“明尼苏达多相人格调查”（Minnesota Multiphasic Personality Inventory，简称MMPI）所提供的个人活动的描述十分相似。与“明尼苏达多相人格调查”一样，“婚姻满意度调查”提供了有助于解释的精确数据。尽管这些工具在理解婚姻质量上颇有前途，但是与“双重调适量表”或“婚姻调适测验”相比，它们仍未被充分利用。

“双重调适量表”等一些被广泛运用的婚姻质量单维度的量化评价，为那些把爱情、承诺和接受等视作幸福婚姻重要因素的自陈研究提供了佐证（例如，有的群体苦恼，有的群体不苦恼）。在回顾这类研究结果之前，需要指出的是，“婚姻调适测验”和“双重调适量表”等测量的异质性项目可能导致虚假的发现。譬如，承诺自陈测量与这些测量高度相关，这并不奇怪，如同“双重调适量表”和“婚姻调适测验”包含了一些测量相关结构的项目一样（例如，“婚姻调适测验”的问题有:“如果你重新生活，你认为你会与同一个人结婚？与另一个人结婚？根本不结婚？”;“双重调适量表”的问题有: 以下哪一种陈述最好地表达了你对自己婚姻关系的未来感觉？)。有些婚姻质量的测量项目之所以“相关”，可能只是由于它们并不唯独出现于概念层次上或经验层次上。记住了这一防止误解的说明之后，我们可以转向研究婚姻质量的自陈报告了。

2. 苦恼的夫妇和不苦恼的夫妇的自陈报告

随着人们把婚姻质量的量化测量作为划分群体成员类别的标准，各种研究试图确定幸福婚姻和不幸福婚姻的自陈报告特征。为了获得更为丰富的婚姻信息，需要为夫妇提供一种非结构的环境，让他们在此环境中报告在自己看来最重要的婚姻关系是什么。之所以这样做，原因在于，通过考察那些在维持高质量的婚姻关系方面“出类拔萃”的夫妇的特征，有助于增加我们对婚姻质量的理解。尽管这些方法具有直觉上的感召力，但是它们还是极少用于婚姻关系的研究。结婚超过20年的幸福夫妇认定了幸福婚姻的若干要素，其中最为常见的是承诺、爱情、忠诚和友谊。

也有一些证据表明，承诺和爱情等要素确是幸福婚姻的重要因子。承诺是指个体愿意在某种关系中忍受逆境。它能被用来预期夫妇双方的婚姻满意度，对妇女尤为明显。鲁斯布尔特（Rusbult）等人把承诺界定为一种心理状态，由信念和情绪等因子组成，代表着个人对某种关系的长期取向。鲁斯布尔特等人为此进行过一系列令人印象深刻的研究，表明承诺与婚姻质量显著相关。爱情也与婚姻的满意度有关，这并不使人感到奇怪。然而，正如已经提示过的那样，这些测量涉及的概念过于繁琐。

3. 概述

大多数研究把重点放在婚姻质量的量化概念上。尽管也有一些质量方面的研究，但是量和质的研究方法极少互为影响、交叉参照。关注婚姻质量反映了婚姻研究的起因，而且仍将继续激发人们的兴趣，因为据认为自陈的婚姻质量是导致夫妇寻求专业帮助的“最后一条共同途径”。不过，自陈的婚姻质量并没有告诉我们哪些过程可以导致这一途径，而只是提出了需要认真评价的一系列假设。确实，自陈报告的婚姻质量在究竟能够提供多少有关婚姻健康的信息方面，还存在着潜在的局限性。

在考察这些局限性之前，我们将对描述婚姻质量变化的许多研究作一简要的回顾。许多研究派生自婚姻的一种行为观。根据这种行为观，有益的或积极的配偶行为增加了满意的自陈报告，而不良的或消极的配偶行为则导致不满的自陈报告。尽管研究的重点开始转向对夫妇行为的观察，但是以行为为取向的研究仍把自陈的婚姻质量作为一个核心内容予以保留，并且利用观察到的行为来说明婚姻关系的变化。自20世纪80年代以来，以关注行为观察为中心的研究开始拓展，视线投向诸如认知和情绪等个体的内部变量。以下我们将简要概述人们对涉及婚姻质量的行为、认知和情感等方面的认识，从中可以发现这三个因素之间的区分在许多方面是人为的。

（二）行为和婚姻质量

在鉴别涉及婚姻质量的行为方面，人们主要采用两种策略：第一种策略是，让配偶作为其伴侣行为的观察员，借此研究与日常婚姻满意度的报告具有共变性质的一些行为。第二种策略是，对夫妇行为进行实验室观察，以确定他们所报告的婚姻质量的高低。那么，该研究揭示了哪些与婚姻健康相关的行为呢？

首先需要指出的是，配偶之间所报告的日常婚姻行为的一致性是适度的，并没有因为受过训练而大有改进。不过，这些发现也提出了配偶报告伴侣行为时的一些认识问题，也就是说，它们更多地反映了报告者的感知而非观察到的配偶的行为。在作出这种防止误解的说明以后，我们发现，所报告的配偶行为与日常的满意度报告只有细微的共变（两种变量的共变约为25%），即便每对夫妇的行为已成习惯的情况下，这种共变仍然少量存在着。分类上属于情感的行为比之其他行为（诸如操作性行为等）更容易与满意度的评价密切相关，不悦的事件（诸如“配偶经常打断我的话”）要比“愉悦的”事件更容易与满意度的评价挂钩。事实上，日常行为与满意度之间的这种关联，不满的夫妇要比满意的夫妇表现得更突出。

尽管伴侣行为的报告内容令人怀疑，但是从配偶行为报告中获得的某些结果仍与夫妇互动的观察中获得的发现明显一致。譬如，在传统的婚姻质量测量上，消极行为在区分满意的夫妇和不满意的夫妇时似乎更趋一致。总之，与不苦恼的夫妇相比，苦恼的夫妇在讨论问题时会表现出一系列功能失调的沟通行为，其中包括较明显的消极举动，例如，谴责对方，持敌对、防御态度，以及采取不理睬或不跟随的行为。苦恼的夫妇在互动时也不会主动地关注倾听。这些消极的举动在某些情境里更易发生。日记分析表明，夫妇紧张的婚姻互动常发生于面临高度生活压力的日子里，具体时间和地点往往同各种竞争相匹配。此外，婚姻不和谐的问题与伴侣当时参与的活动相关联。

还有一些特定的行为也常发生在苦恼的夫妇身上。例如，当男性显示退缩行为时，女性却表现出强制性的迫切性欲要求。基于性欲基础上的这种要求—退缩模式发生在许多夫妇身上，而不论其婚姻的满意度如何。不过，它在苦恼的夫妇身上尤为明显。

尽管不幸福的夫妇表现出来的行为具有相当的一致性，但是，我们对幸福夫妇的行为却知之甚少。与苦恼的夫妇相比，不苦恼的夫妇在互动时表现出更多主动的行为，例如，移情、用非指责的方式指出问题和谈论问题，以及设法解决问题等。奖励对方和亲密的言语交流和活动也许是幸福夫妇关系的关键因素。幸福的夫妇报告说，在一起共同欢度愉悦人生是他们互动获得奖励的本质所在，而且他们也能通过性生活积极地共享以配偶交流为基础的体验。

总之，研究婚姻行为，主要关注夫妇之间交流和活动时的行为细节。人们对不幸夫妇的行为特征了解较多，而对幸福夫妇的行为过程或变化却知之甚少。目前的研究主要集中在那些经常性的特定行为上，并且开始对双方留下美好回忆的活动和事件展开调查。

尽管研究互动行为对了解婚姻质量颇有帮助，但是它的解释仍是有限的。互动行为的测量和婚姻满意度的测量之间相对来说联系较少，而且，如前所述，配偶之间在发生积极行为和消极行为方面并不完全一致。这些研究结果说明了夫妇感知和解释彼此行为的重要性。下面，我们将转向对婚姻认知的了解。

（三）认知和婚姻质量

在过去的10年间，婚姻质量的认知作用已为许多实证研究所重视。大多数研究探讨了认知的内容。例如，功能失调和非现实的关系信念（正如“关系信念调查”测量的那样，夫妇之间的不一致是破坏性的，不大容易改变）都与人们观察到的配偶行为有关，同时能有效预测治疗的效果。不过，如同婚姻质量的测量那样，这类测量也已受到批评，原因在于它们混淆了不同认知之间的区别。

与功能失调的非现实信念研究形成对照的是，有些研究把重点放在功能的非现实信念或对伴侣和关系的理想化见解上（诸如仁慈、富有情感、坦诚、忍耐、理解、有反应、容忍和接受等）。例如，就伴侣如何对待自己的看法而言，幸福的夫妇能以更加积极的眼光看待自己的伴侣。当人们把自己的伴侣理想化或者被自己的伴侣理想化时，处于这种关系中的夫妇会感到很幸福。不过，伴侣的理想化是如何随着关系的延续而发展或损耗的，对此人们了解得还不是很多。

针对婚姻关系而广泛调查的是，配偶如何为婚姻事件提供原因分析或解释。许多研究表明，比起幸福的夫妇来，不幸福的夫妇往往作出顺应不良的原因分析。这些分析突出了消极婚姻事件的影响，并且明显削弱了积极事件的作用。例如，在不幸福的婚姻中，一个配偶可能将其伴侣未能做好家务归因于伴侣身上存在一种不易改变的和普遍的因素（譬如懒惰等），而一个幸福的配偶则认为，伴侣之所以未能做好家务，是因为一种不稳定的、特定的外部因素（譬如家务没做好是由于被不寻常的工作耽误了）造成的。原因分析是指谁或什么引起某一事件的发生，责任分析是指谁对某事件负有责任，这两者之间的不同也有助于我们区分幸福的夫妇和不幸福的夫妇。不幸福的配偶要比幸福的配偶更有可能将伴侣的消极行为归因于自私所致，并且把它看作是故意的，应予谴责。要指出的是，归因方式或归因变化与婚姻质量有一定关系。几乎一成不变的反应往往会导致不幸的婚姻，尽管有人试图重复这种发现，结果只有部分研究可证实。

已有证据表明，归因用来解释婚姻生活幸福与否，其作用在不幸婚姻的开始阶段和保持阶段特别灵验。这进一步说明归因在了解婚姻质量中的重要性。弄清归因对不幸婚姻的影响是一项困难的任务，因为出于伦理和实践方面的考虑，几乎排除了实验研究的可能性。也许，弄清这一因果关系的最佳途径是证明归因既可用来预测以后彼此关系是否满意，又能影响开始阶段的满意程度。据发现，以现实的信念为基础的归因，能够预期12个月以后的婚姻满意度，即便在统计上将早期的满意因素排除以后，情形亦如此。纵向的联系也已得到验证，而且证明它不受配偶情绪抑郁和婚姻暴力的制约。人们认为，归因与婚姻满意度之间的因果关系是通过行为归因的作用而发生的。因此，需要注意的是，顺应不良的归因与解决问题的适宜技能缺乏相关，而且还与解决问题时的愤怒和责备对方相关，此外又跟消极行为的程度和双方越来越多的消极行为有很大的关系。如同婚姻满意和情绪抑郁的关系那样，归因可大体说明夫妇在行为上为何会发生变化。最后，值得注意的是，归因和行为之间的联系是不受婚姻满意或抑郁程度制约的。

尽管夫妇的行为研究和认知研究已取得一定成果，但是，我们直觉地意识到这些现象尚未捕捉到婚姻的所有体验。我们所揭示的蓝图没有顾及到的因素，恰恰是夫妇在互动时较为明显的，例如，幸福的夫妇表现出微笑、开怀大笑、爱情和温暖；不幸福的夫妇表现出愤怒、流泪、苦恼、焦虑不安和冷酷无情。下面，我们的讨论转向婚姻情感的研究。

（四）情感和婚姻质量

各种情感指标已用于已婚夫妇的研究之中。这些指标在主观的情感体验方面（例如，自陈的情感、观察到的情感、生理性唤起等）、在有关实际互动的情感程度方面（例如，综合的自陈问卷，行为的“在线”评价等），以及在情感的复杂性方面（例如，情感的维度，将个体作为单位来进行二维情感分析）是不尽相同的。

这种可变性也许反映了情感理论涉及不同的领域，而对这些情感理论进行回顾已经超出本文讨论的范围。为使本节内容更为简明，我们扼要回顾一下评价情感的最常见方法，以及有关情感在幸福婚姻关系和不幸福婚姻关系中所起作用的主要发现。

在评价婚姻状况时，长期以来普遍使用的情感指标是非言语行为。简单的编码系统（其中，音调、面部表情和身体姿势等被用来构建积极的、中性的或消极的情感因素）是各个编码系统的整合。尽管运用这种方法评价情感显得较简单，但是若干有趣的发现却支持情感对婚姻关系所起的重要作用。例如，在区分幸福的夫妇和不幸福的夫妇时，情感密码比语言密码更为有效。此外，不幸福的夫妇和幸福的夫妇在中性和消极情感方面的差异要比在积极情感方面的差异更大些。最后，若要假装婚姻幸福，不幸福的夫妇虽然能够改变自己的语言行为，但非语言行为却依然如故。[参见《非言语交流》(Nonverbal Communication)]

人们用来捕捉情感的其他一些指标也已用于婚姻领域研究，其中包括语言报告方式、“在线”的情感评价方式，以及最近采用的生理测量（诸如心率）等。那么，诸如此类的研究在运用这些方法后发现了什么呢？

观察结果表明，已婚的人们相信爱情（或者说个体对自己的配偶产生积极情感的总体水平）是良好婚姻的一个重要特征。关于该变量的纸—笔测量已经开展起来，诸如此类的测量能把临床的夫妇与非临床的夫妇加以区分，并且与“婚姻调适测验”结果进行比较，发现大约有一半的变化相同（“婚姻调适测验”包含与情感相关的项目，因此这个发现并不奇怪），从而提示爱情是满意婚姻的一个重要组成部分。此类测量可能注重相当稳定和综合的情感信念（例如，诚实、值得信任、具有吸引力、友谊等），以及反映夫妇之间尚不为人知的互动体验的程度。

为了调查夫妇之间互动时的情感体验，研究人员要求夫妇观看记录他们自己互动的录像带，并就他们的感觉作出系列的自我评价（评价范围从十分消极到非常积极）。这些评价有效地区分了不幸福的夫妇和幸福的夫妇，其中，幸福的夫妇在解决问题时互动要比不幸福的夫妇更为积极。这些研究还表明，配偶的消极情感很可能来自其伴侣的消极情感，而幸福的夫妇在其伴侣表示消极情感时很可能进行劝诫。

上述发现已经向情感的生理测量领域拓展。这方面的研究假设，自主神经系统的交感神经分支（它支配心脏、血管、汗腺和肌肉的生理活动）控制着夫妇相互交流时的情感活动。夫妇之间生理反应模式的研究为我们理解情感在夫妇互动中的作用提供了有力的证据。戈特曼（Gottman）等人在低冲突任务和高冲突任务的研究中对自主神经系统的活动进行在线测量，时间上正好与夫妇观看录像带后互动的自陈情感评价相匹配。结果发现，生理上的相关变化（生理联结）就发生在消极情感出现和夫妇相互作用的时候。与低冲突任务相比，当事人面临高冲突任务时，这种生理的联结较明显，而且它与婚姻的满意度呈负相关。也许，最为突出的一个发现是，出现在面临高冲突任务时的生理联结，可解释60%婚姻满意度的变化，而自陈的情感评价则解释另外16%的变化。与观察到的行为能够解释25%婚姻满意度的变化相比，这一发现是很有说服力的。

戈特曼等人评估了当前的自陈情感在决定未来婚姻质量中的作用。依据初始评价，3年中的婚姻满意度可借助特定的性生活失衡情感交流或互动模式推断出。婚姻满意度的下降主要是由于妻子引起丈夫持消极情感的互动所致，而不是由于丈夫引起妻子持消极情感的互动所致。这些发现提示，随着婚姻满意度的下降，配偶的行为方式能够进一步损害婚姻的满意度。丈夫可能在情感上变得越发退缩，从而使妻子对丈夫越来越不满，而妻子的不满反过来促进了消极情感的互动。从长期的发展观点来看，这种情感的互动模式可能对婚姻质量造成相当大的负面影响。尽管这些发现令人颇感兴趣，但是它们仍然有待验证。

总之，幸福的夫妇在爱情、信任和诚实等情感关系的信念测量上得分较高。至于观察到的情感，即使是高度简化的编码系统，也显示不幸福的夫妇不仅消极情感的特征较明显，而且这些消极情感不大容易消除或改变。幸福的夫妇与不幸福的夫妇之间的差别，主要是前者极少表现消极情感，同时积极的情感也表现得不过分。尽管将观察到的情感和报告的情感转化为生理测量尚未达到完善的程度，但是情感过程（既包括自陈的情感又包括生理指标）仍是当前和以后婚姻质量的较佳指示物。

（五）结论

在本节中，我们考察了婚姻文献中的若干重要研究，回顾了相关因素的研究情况。尽管已得到相当的重视，但是它们对婚姻质量的影响人们仍然了解有限，部分原因在于许多婚姻研究充斥了非推理的性质。尽管缺乏理论的研究，但是婚姻质量的一些相关因素（包括行为的、认知的和情感的因素）仍然得到了确认。需要指出的是，鉴于研究文献中假设颇多，婚姻质量的研究在婚姻健康问题上提供的信息还是很有限的。

将婚姻质量用连续谱的方法加以概括，存在某种不足，那就是不能把婚姻健康简单地看作婚姻痛苦的反面。与之相关的一种假设是：婚姻健康并非恰好是婚姻不满的反面，而是婚姻的不满意度相对较低。韦斯（Weiss）和海曼（Heyman）最近声称这种说法不合逻辑，并且指出“和谐的婚姻不只是没有不幸福夫妇的那些行为”。尽管对病态婚姻的关注有助于我们界定幸福夫妇不会有不幸福夫妇的那些行为，但是幸福夫妇究竟该具有怎样的行为举止，以及这些行为举止又是怎样使他们感到幸福，我们对这些问题相对来说仍然知之甚少。

即便有关婚姻质量研究的某些假设经得起严格考证，但是婚姻质量的自陈报告在提供婚姻健康的信息方面仍然存在一定的局限性，这是因为婚姻健康可能不只限于配偶所报告的内容。在下面一节中，我们将试图提供更为完整的婚姻健康的观点。

二、婚姻健康的理想状况

在婚姻问题治疗和预防等计划中，人们试图干预夫妇的生活，借以提高婚姻的健康水平。这些努力是以清晰的健康婚姻的模型为基础的。因此，我们先对有关文献资料进行审视，以便拓展婚姻健康的定义。

（一）婚姻问题的治疗文献

婚姻问题的治疗是心理学理论和心理治疗技能在婚姻领域的具体应用，目的是让夫妇从婚姻功能失调的状态转变为婚姻健康的状态。正因如此，治疗所引起的变化也许能为我们提供了解婚姻健康的钥匙。基于各种婚姻理论（例如，行为婚姻理论、家庭系统理论、以洞察为取向的婚姻理论等），人们提出了若干重要的疗法。不过，相对来说，这些方法很少经过对照和重复实验的验证。行为婚姻疗法（behavioral marital therapy，简称BMT）是一个例外，它的效验据说已被充分认定。因此，我们就以这种疗法为例，借以探寻夫妇从一种不幸的状态转化为婚姻健康状态的途径。

行为婚姻疗法以下述假设为依据：如果夫妇互动的自然列联（natural contingencies）发生变化，那么夫妇的关系就会得到强化。不过，传统上讲，行为婚姻疗法只是部分地证实了这一假设，因为它把注意力更多地放在消除破坏性的互动模式上，而较少考虑如何培养互动的技能（一种被人看好的行为干预，它强调容忍和接受对方，目前仍处于实验阶段）。看来，行为婚姻疗法的关注重点是病理模式而非婚姻健康模式。

尽管这种模式并不适合我们的目的，但是，这种情况却使我们想起了前面提到过的一个重要问题：婚姻幸福是不是婚姻痛苦的反面？举例说，如果治疗干预能使配偶消除暴力，不再表现消极行为和消极情感不再逐渐加剧，而且也不再发生“要求—退缩”的行为功能障碍，那么这样的夫妇算幸福吗？换言之，行为婚姻疗法会导致婚姻幸福吗？

许多经验性回顾评估了20多个行为婚姻疗法的对照实验，其中包括行为变换、交流和解决问题训练等方法的有机结合。结果发现，与没有治疗或没有直接咨询相比，行为婚姻疗法显然较为有效。然而，仍有相当一部分夫妇（25% - 30%）在治疗结束时尚未得到改善，而在真正得到改善的夫妇中间，大约只有一半据说对婚姻生活很满意。那些婚姻满度得到提高的夫妇又是比较复杂的，其中不到半数的夫妇经治疗改善效果维持2年以上。

行为婚姻疗法的效验之所以有限，一个可能的原因是，它没能为接受治疗的夫妇提供恰当的幸福夫妇所开发的技能或特征，而是把重点放在消除不幸的特征上。也许，对大多数不幸的夫妇而言，行为婚姻疗法的干预策略能将他们纳入正确的轨道（例如，排除消极的婚姻成分），但是它却没有培养、强化幸福夫妇关系的有关特征。譬如，很少有研究关注那些希冀继续生活在一起的不幸夫妇，也很少有研究探讨承诺和爱情是如何增强的。正如前面已经指出的那样，婚姻的相关因素与高质量的婚姻有关。然而，业已证明，那些旨在增强夫妇之间亲密关系的干预手段，有着与常规的行为婚姻疗法相似的疗效。此外，其他一些研究也已发现，对接受婚姻治疗的患者来说，他们最常提出的一个基本问题是，他们对配偶的爱正在消失。迄今为止，没有任何证据可以表明这些相关因素在临床上发生变化。

即使常规的行为婚姻疗法有助于增强婚姻体验的积极方面（例如，积极的交流技能），但是，让人怀疑的是，其疗效也许只是表面的。幸福的夫妇是否都自然而坦率地提问、深思熟虑地陈述，以及概述自己配偶的观点和反省自己的理解呢？也许，实际情况并不如人们想象的那样。行为婚姻疗法的效验有限，它把重点放在消除不幸夫妇互动模式的特征上，促使我们反思，并且更加重视是什么构成了幸福的婚姻关系。我们根据行为婚姻疗法的文献可以得出的结论是：消除功能失调的行为模式似乎起不到长期的作用。这就提示人们，除了消除不幸福的关系特征外，对婚姻健康来说，也许还有更多的东西有待探究。[参见《行为疗法》(Behavior Therapy)，《夫妻疗法》(Couples Therapy)]

（二）预防和促进的计划

预防不幸的婚姻和增进幸福的婚姻，从事这样的工作是颇有意义的。大量的研究表明，预防计划既有短期效应，也有长期效应。考察这类文献，可能有助于我们解释维持或促进高质量婚姻的关键作用。

有人对已经做过的85项预防和促进计划进行了元分析研究，结果表明，对照组婚姻关系有67%得到改善，与之相比，实验组被试的婚姻关系从前测到后测平均改善更多。这种效应相对于无效治疗（在此无效治疗中，实验组被试比对照组被试平均改善不到50%）而言，表明它起码使婚姻关系得到17%的改善。这些结果告诉我们预防和促进计划在短期内一般来说有效，但是我们的主要兴趣在于那些与维持婚姻质量有关的具体互动过程。为此，我们需要审视一些研究（这些研究详尽地描述了干预的内容），并且对有关夫妇跟踪调查许多年，因为不幸的婚姻很可能在婚后七年里发生。

真正考察过干预和促进计划之长期效果的研究极少。马克曼（Markman）等人评价过一项干预计划，它是一种以交流为取向的婚姻促进计划，其中包含相应的技能训练（例如，讲话和聆听技能，如何表达消极情感和控制冲突，如何解决问题，如何培养期望和关系信念，以及性满足等）。该计划的重点是着眼于未来的婚姻关系，而非直接针对当前的问题。尽管接受该计划的实验组和没有接受治疗的对照组之间在干预刚结束时没有什么差异，但是19个月以后，实验组的夫妇报告说他们逐渐拥有较高的婚姻满意度。这种干预效应在继后的跟踪研究中一直保持着。干预后第3年，再与对照组相比，实验组夫妇报告说性满足达到前所未有的程度，应激的婚姻问题较少，而且婚姻关系的满意度也有很大的提高。干预后第5年，与对照组相比，实验组夫妇报告说彼此主动的交流增加，而消极的宣泄和婚姻暴力较少。看来，给夫妇传授有关的技能，帮助其应对未来可能产生的问题，也是提高婚姻健康水平的重要组成部分。

那么，诸如此类的干预技能对于维持满意的婚姻关系，我们总体上究竟抱有多大程度的信心呢？遗憾的是，马克曼等人的研究缺乏唯一值得关注的对照条件，因而我们不清楚上述结果是由干预手段引发的，还是由其他一些因素引发的。有些研究人员提出了这些计划选择被试的偏差问题，怀疑他们是否选自婚姻状况较差的高危人群。

其他一些研究专门评价了针对婚姻不幸夫妇的干预计划。威顿菲尔特（Van Widenfelt）等人创设了一个类似于马克曼的计划，他们以目前婚姻正处于风险中的夫妇为样本，这些夫妇中至少有一个配偶曾经经历过父母离异（以往的风险因素）。9个月至2年的跟踪研究表明，那些经历过父母离异的夫妇，即便接受治疗也无法阻止他们婚姻关系质量的下降。

婚姻问题治疗和预防、促进计划的文献关于哪些因素构成婚姻健康，或者哪些因素导致幸福婚姻，相对来说没有提供多少信息。可以预料，高质量婚姻存在许多必要的特征和技能，比如包括良好的交流技能、相互成功地预测问题和解决问题的能力、预期并准备应对未来的婚姻应激原的能力，以及保持非常积极而非消极的互动能力。可是，尚无令人信服的证据可表明，这些特征足以导致高质量的婚姻。用来预防婚姻问题的婚姻行为干预策略，对导致长期的高质量的婚姻只具一般性的效果。在制订预防计划时，一个关键的问题是要考虑参与干预的夫妇将来面临的婚姻风险到底有多大。正因如此，为了描绘理想的婚姻健康，我们需要进一步研究下列问题。

（三）为发展的婚姻健康观提供一些基本要素

尽管现有关于婚姻问题的文献未能提供婚姻健康的清晰概念，但是，它们却为这个领域里的未来研究提供了颇具价值的思想。下面，我们就发展的婚姻健康观（这种发展的婚姻健康观部分地受到现有研究结果的指导）提供一些基本要素。

1. 婚姻质量

如果不把配偶有关婚姻质量的报告包括在内，则这样的婚姻健康定义是难以想象的。至少，在我们看来，婚姻健康应包括夫妇关系健康的主观意识。理论上说，这是一种简单的婚姻质量尺度，它可用来作为婚姻健康的组成部分。不过，婚姻质量的主观报告本身尚不足以成为一种婚姻健康的尺度。那么，它还需要什么呢?

2. 承诺

大量的研究表明，承诺经常出现在积极的婚姻之中，因此婚姻健康的定义将承诺包括进去是一种明智之举。尽管人们对承诺的表现有着广泛的认同，但是承诺的构成要素却在社会心理学家中间引起颇多的争议。这些争议所派生的许多概念可以追溯至社会交换理论，或者说可以追溯至较为原始、涉及婚姻关系定义的各种变式，以及婚姻关系中仍然存在赞成和反对承诺二者兼而有之的方式。不论如何定义和如何结合正反两种方式，在婚姻关系中，赞同承诺一定会超过反对承诺。如果我们不认为承诺必须以婚姻的形式来实现，而婚姻只有持续相当的时间才被认为是健康的，那么我们对婚姻健康的阐述便是不完整的。

3. 婚姻的稳定性

至少可以这样认为，婚姻健康不仅包括主观上的婚姻满意和承诺，而且还包括长时间成功的婚姻和谐（部分通过配偶的主动报告来体现）。尽管大多数关于婚姻质量的研究受到想了解成功婚姻的动机所激励，但是婚姻质量的研究本身尚不足以深刻了解婚姻成败的因果关系。婚姻质量和婚姻稳定性存在关联，但两者并不同义。遗憾的是，许多涉及婚姻稳定性的文献没为我们了解婚姻健康提供什么帮助。从实践状况看，人们又把关于婚姻稳定性的研究视线主要放在消极方面，或者说主要预测是什么因素导致婚姻关系的瓦解，并且认为这些变量同样能够帮助我们了解婚姻的稳定性。

婚姻稳定性的横向研究较少，而纵向研究却较多。之所以如此，可能是基于这样一种认识：有关目前婚姻质量的因素有别于过去预测婚姻质量的因素。最近，人们对115项不幸婚姻的风险因素的纵向研究进行了回顾分析，结果表明，若夫妇结婚年龄较小、收入较低、所受教育不多、父母离异、婚姻满意度较低，神经过敏程度较高，以及高度紧张等，那么他们与没有这些因素的夫妇相比，前者更有可能经历婚姻关系的挫折。

4. 适应应激：配偶支持的核心

最近，卡尼（Karney）和布雷德伯里（Bradbury）对不幸婚姻的纵向预测因素进行了分析，他们指出，婚姻状况如何取决于容忍对方弱点和适应应激这二者的综合作用。由于极少有夫妇能够回避应激（应激是婚姻质量下降的重要风险因素），因此我们认为婚姻健康必须包括夫妇适应应激这一条。

夫妇适应应激的能力是不同的。例如，有些夫妇报告说，他们的关系很大程度上受到某一应激事件的消极影响，而有些夫妇则报告说，他们能对重大的应激事件作出健康的适应，甚至最终改善了彼此的关系。此外，同样的应激事件，对有些夫妇来说可能影响较小，而对有些夫妇来说则可能是严重的应激原。那么，导致这些夫妇产生不同结果的因素是什么呢？

尽管人们之间处理应激的能力存在差异，但是我们认为，来自配偶的支持对夫妇适应应激是至关重要的。正因如此，我们需要简要地考察一下婚姻中的社会支持。在婚姻领域，人们很难将支持性的行为类型进行划分。显然，婚姻中的社会支持属于一种行为，而潜在有支持作用的行为则是无法计数的。以解决问题为取向、旨在控制或消除应激原的处理策略（例如，提供有关处理方案的信息，制订处理策略，提供操作性帮助等）以及情感支持（例如，提供咨询的机会，对不幸给予无条件的反应，身体爱抚等）等，都是婚姻背景下支持行为的例子。然而，社会支持的基本要素，获得支持的意识，以及察觉到支持等，所有这些在纯粹的社会支持行为中是很难充分捕捉到的。

这个问题促使婚姻研究人员思考配偶行为的认知表现，以及这些认知表现在可察觉的支持中所起的作用。婚姻理论家认为，推断配偶某种行为的原因是决定该行为能否被视作支持性行为的一个主要因素。例如，如果一个配偶把对方的支持行为视作是勉强的和动机自私的，那么他或她获得的支持就非常有限，甚或没有。相反，如果同样的行为被视作是自愿的和无私的，那么他或她获得的支持可能就较大。

总之，关于社会支持在婚姻中的作用，我们可以阐释两种观点：第一，可以察觉到的支持（即将行为独立编码及归因为支持的）可能随着婚姻的满意度而发生共变，并且有助于夫妇更好地适应应激。第二，在面对应激事件时，夫妇一方提供支持的能力要到应激发生以后方才显示出来。例如，婚姻的满意度可能较高，但在重大的应激事件发生时，配偶处理应激和提供支持的能力却可能较差。[参见《处理应激的策略》(Coping With Stress),《社会支持》(Social Support)]

迄今为止，我们确认了婚姻健康的三种要素，而且简要地说明了从目前所能获得的文献中人们对每种要素的认识。没有一种要素是孤立的，由于每种要素都须以其他要素为背景才对婚姻健康有意义，因此婚姻质量、婚姻的稳定和适应应激已被确定为是婚姻健康的基本成分。然而，这些成分能否单独界定婚姻健康呢？

5. 个体健康：心理健康和身体健康

我们认为，对婚姻健康的完整描述需要顾及个体健康。然而，长期以来，婚姻健康与个体健康的相互作用一直没有得到足够的重视。我们假设，婚姻关系促进或妨碍个体健康的程度对于婚姻健康至关重要。健康的婚姻关系使配偶双方的个体健康都将受益匪浅。反之，不健康的婚姻关系会使配偶一方或双方的个体健康受到妨碍和损害。我们概述这方面的证据(大多数证据限于对婚姻质量的调查)来支持这种观点。

心理健康与婚姻质量有关。各种障碍（例如精神分裂症、广场恐惧症和抑郁症等）都关系到婚姻质量。许多研究把重点放在抑郁症上。纵向研究表明，婚姻质量和夫妇的互动行为可能涉及抑郁症，弄得不好也是抑郁症久治不愈的一个原因。以社区样本为例，许多经历了严重消极婚姻事件但没有抑郁症病史的妇女，在随后的一年里会表现出抑郁的症状。此外，婚姻方面的治疗干预对于有抑郁症状的个体来说，似乎颇见效果。婚姻问题的治疗加上药物治疗有利于提高婚姻的质量。[参见《抑郁(症)》) Depression)]

还有证据表明，婚姻质量可能与长期饮酒和酒精成瘾有关。在接受婚姻问题治疗的人群中间，有不少人具有严重的物品滥用陋习；而在接受戒酒治疗的人群中间，不少人往往婚姻不幸。婚姻不幸常会导致酗酒，而且使已经接受过戒酒治疗的妇女复发概率提高。结合婚姻关系对重度酗酒的男性进行干预治疗，可取得短期效应（约6个月左右)。这些干预手段的长期效应尚不清楚。[参见《酗酒问题》(Alcohol Problems)]

身体健康也与婚姻质量有关。婚姻问题可能通过若干途径对身体健康产生影响。首先，最为明显的是，婚姻问题可能引发言语攻击和暴力行为，由此导致身体和心理上的创伤。尽管暴力攻击的频率在男女身上相同，但是对女性来说，由此造成身体上和心理上后遗症的风险更为显著。当配偶一方或双方肆意酗酒时，行使暴力的频率会随之增大。

其次，婚姻互动的质量也可以通过行为上有关健康的社会控制间接影响身体健康。这些社会控制因素包括对吸烟、喝酒、饮食、锻炼和休闲等积极和消极的行为予以调适、示范和选择性强化，从而为人们提供有效的指标，以便预防和提早发现健康问题。

再次，婚姻质量还可能通过持续地改变心血管活动和内分泌活动来影响健康，因为这些活动对免疫功能起着调节作用。心血管疾病的心身作用模型提示，心血管对环境各种应激原的反应是一种重要的调节机制。这些心身模型假设，凡对各种应激原作出反应时血压或心率常常明显持续增加的个体，很有可能引发心血管疾病。

那么，究竟是哪些因素把婚姻质量与心血管反应和心血管疾病联系起来的呢？格拉塞（Kiecolt Glaser）等人认为，不幸的、冲突的和走向离异的婚姻与应激的生物学指标和身体健康问题之间存在着正相关。例如，他们对分居男性、离异男性和已婚男性（其中既有不幸的又有幸福的）的孤独、身体健康（发病率）和免疫缺陷的程度进行了比较，结果发现，与已婚男性相比，分居或离异的男性更加苦恼和孤独，有更多的人患病，而且两项免疫测定指标（对两种疱疹病毒的抗体滴定量）更低。然而，在已婚男性中，较低的免疫测量指标只跟较差的婚姻质量相关。

另一项研究是探索婚姻质量（好的、差的、分居的和离异的）与妇女应激的生理指标和心理功能之间的关系。研究人员设计了一种横向比较的方法，但排除若干消极生活事件的影响。根据被试的反应，他们发现，较差的婚姻质量与严重的抑郁症和免疫功能定性测量的较差反应相关。分居一年或一年不到的女性，其免疫功能比婚姻关系融洽的女性差。由于该研究选择了不滥用酒精或毒品的个体为样本，因此研究人员得出这样的结论：分居者和离异者的生活方式要比已婚者的生活方式风险性更大。由于该研究缺乏纵向的数据，所以我们不清楚免疫功能的持续下降是怎样影响健康的。

尽管婚姻质量同各种应激指标，以及由应激导致的健康问题有一定的关系，但是，我们对造成健康问题的各种婚姻因素仍然知之甚少。虽说人们已经提出若干生理机制，可是两者具体的互动机理尚不清楚。此类模型的问题在于，它们没有提及婚姻质量影响身体健康和心理健康的过程或机制。关于哪些婚姻问题可能会对生理应激产生影响，近年来的一些研究可能有助于提供较为清晰的解释。[参见《应激》(Stress)]

初步的证据表明，特定类型的婚姻互动会引起心血管反应。例如，婚姻互动时所产生的社会影响或控制效应会长期影响心血管反应。与女性配偶相比，那些试图影响、支配或说服妻子的男性，在与妻子互动期间和互动之前往往表现出较高的血液收缩压。这种生理反应在个人愤怒增加时和与他人交往怀有很大敌意时也都会表现出来。至于那些参与社会控制行为的女性配偶，其血液收缩压并没有升高。格拉塞等人验证了这种血压的正效应和负效应。有关性别偏差的研究也发现，这些效应跟免疫反应关系密切。

在对已有的文献进行概述研究时，其解释需要顾及两个重要的条件:（1）婚姻质量、互动行为、生理唤起、免疫功能，以及身体健康问题之间的相关，显然需要运用更大的样本予以实验验证;（2）婚姻质量和身体健康之间的关系也有可能是虚假的,因为个体以往的有些经历会影响夫妇的婚姻质量,从而影响他们的身体健康。如果不排除以往的心理状态，那么我们就很难说是婚姻质量影响了身体健康。

不过,婚姻质量和身体健康的研究为未来的研究展示了一个令人激动的领域。有些学者已经开始把婚姻研究的两个领域结合起来（因为这两个领域迄今为止还是彼此独立地开展研究的）: 第一个领域是研究婚姻质量的性质，第二个领域是发现不同的夫妇互动方式（例如，“差的”对“好的”，敌意的、支配的对退缩的）会导致不同的生理反应。运用多维的婚姻质量概念（而非互不相关的积极行为和消极行为），可能有助于探明婚姻质量和身体健康之间的关系。婚姻质量的有些因素同生理性唤起和身体应激的关系可能比之其他因素更加密切。问题是，在证明特定的互动模式与高度的生理唤起相关时，迄今为止的研究仍采取单维的婚姻质量观。

上述的讨论强调了健康婚姻关系的若干组成部分，包括对婚姻质量的自陈报告、承诺、婚姻的稳定性、对应激事件的适应，以及婚姻质量对身体健康和心理健康的积极影响（或者至少是中性的影响）。我们有理由作出这样的假设: 每一维度的影响权重都将随着婚姻生活的周期而变化，也就是说，即便许多夫妇对自己的婚姻关系总体上感到很满意，但是婚姻质量的性质会随婚姻发展阶段的推移而变化（包括没有孩子、没有经济压力到有了孩子、孩子长大离家以及夫妇退休等）。再者，社会网络、工作方式、休闲活动，以及配偶随着年龄的增长而出现的生理变化等，也都会使婚姻体验产生变化。下面，我们主要讨论婚姻健康在生命周期中的变化情况。

（四）婚姻健康在生命周期中的变化情况

婚姻关系确立后最初的辉煌是否会一直保持下去，并使夫妇拥有长期的幸福？为了评价这个问题，许多研究对不同年龄段的婚姻满意度进行了考察（或者说对婚姻满意度进行了追溯性研究）。一些方法上的问题，包括结婚年龄时间上的参差、同层人的差异、记忆的出入等，都可以通过纵向的跟踪研究予以避免。有趣的是，这些研究得出了不同的结论。譬如，不同年龄组同层人的横向研究表明，婚姻满意度开始时较高，到了中年则较低，到了老年又会部分地得到回升。然而，长时期的跟踪研究表明，这种U形曲线的婚姻满意度并不显著。看来，婚姻满意度的纵向变化似乎是由于分歧得到解决、感觉到舒适所致，女性配偶反映，随着时间的推移，舒适知觉变得较差。

再者，利用年龄同层人的横向研究，研究人员比较了年轻夫妇和年老夫妇的互动。结果发现，随着结婚岁月的增加，积极和消极的总体互动水平发生变化。已有两个研究发现，随着夫妇年龄的增长，消极行为逐渐减少。不过，也有证据表明，消极情感是一种变量，它可以单独影响年长夫妇的关系满意度。

上述发现也已拓展至从积极的、中性的和消极的方面研究不幸福夫妇和幸福夫妇的自陈情感和自主生理活动领域。与年轻夫妇相比，年老夫妇报告说他们在婚姻互动中有着较为积极的情感，而在讨论困难问题时较少出现生理性唤起，后者即使排除了总体异常积极的情感因素时也不例外。最后，配偶能一定程度上提供情感和实践方面的支持，对老年夫妇来说变得越来越来重要，尤其当疾病风险增加的时候更是这样。

看来，在整个生命周期，婚姻质量的自陈报告、行为类型、生理性唤起等都可能存在变化。因此，我们不应该期望婚姻健康的成分会保持不变，相反，它们会随着婚姻生活的周期而改变。例如，与年轻夫妇相比，年老夫妇表现出较少的消极情感、较多的积极情感，以及较少的生理性唤起，而所有这些均与他们的婚姻满意度关系不大。这一事实提示，对婚姻健康的界定需要一定的灵活性，以便适合众多夫妇的发展差异。

三、结　论

为了了解婚姻健康，我们回顾了许多有关婚姻的研究，其中，重点主要放在婚姻的质量上。我们对婚姻质量及其相关的行为、认知和情感进行了考察，提供了某些有关婚姻健康的有价值线索。但是，总体上说，我们对不幸福的婚姻了解得较多，而对婚姻健康了解得较少。在我们看来，之所以会出现这种情况，其部分原因是存在一种看似合理实际偏颇的观点，即认为健康婚姻就是不健康婚姻的反面。为此我们的结论是，需要加强对婚姻健康本身进行研究。

我们试图发展更为理想的婚姻健康观。我们搜集了夫妇疗法，以及适用于夫妇关系的预防计划或促进计划的文献资料，因为它们可以用来促使、维持或增强婚姻健康。已有证据表明，对未来婚姻中发生的问题（也许是无法避免的问题）有所预期和准备，是婚姻健康不可或缺的，而且它们在预防不幸婚姻时尤其需要强调。可是，专业人员的活动似乎并未以婚姻健康模型的信息为基础，而是以看似合理、实际偏颇的观点为基础，这种观点认为，婚姻健康是通过消除或避免不幸婚姻的相关因素（如夫妇相互交流很差）来实现的。尽管这种观点对婚姻健康也是必要的，但是研究数据并没有提供可信的证据，表明这种做法足以保证婚姻的健康。

根据基本的临床研究文献资料，我们就发展的婚姻健康观提出了若干基本要素。第一，我们把婚姻质量视作重要的组成部分。我们在了解婚姻健康时它所起的重要作用表明，对婚姻质量的大量自陈报告进行研究，将会使我们受益非浅。它们不仅为我们形成婚姻健康概念提供充分的信息，而且也将有助于我们对婚姻质量作出精致、能为我们提供临床信息的评价。

第二，社会心理学在婚姻关系问题上所提出的若干因素（例如，爱情、理想化等），也与婚姻健康有关。我们将其中的一个要素（承诺）作为我们分析研究的一个主题。不过，这种分析也可能存在问题，那就是对此因素有着多种分析方法。正因如此，我们介绍这些方法的共性部分。

第三，在了解承诺对婚姻关系的作用时，我们发现时间因素即婚姻的稳定性是了解婚姻健康的相关要素。与上述两种相关要素一样，该要素只有置于婚姻健康其他要素的背景下予以思考，才对我们了解婚姻健康有意义。

第四，我们认为，只有把婚姻放在一个比较宽泛的环境中予以考察时，我们才能理解婚姻健康。这里，所谓的宽泛环境包含对应激因素，以及夫妇是否适应这些应激因素的考察。我们认为，这样的观点会促使我们考虑配偶的支持，因为这种支持是成功适应的关键。

第五，我们试图发展更加理想的婚姻健康观，这种努力导致我们提出这样的见解：必须考虑婚姻对个体心理健康和身体健康的影响。尽管联结婚姻活动与个体健康的机制是复杂的，而且人们对此类的研究也不多，但是已有充分证据表明，个体健康的一个重要变量是婚姻质量，因为在我们看来它是婚姻健康的潜在标志。

第六，一种发展的观点强调婚姻健康应该围绕婚姻生活的周期，以及周期中的各个发展阶段作具体分析。例如，婚姻关系外部存在各种应激原，处理应激的资源和技能，以及它们对个体健康问题的影响等，都与婚姻健康的纵向发展趋势相关。也有这样一种可能，即婚姻健康每个要素的权重会随夫妇所经历的各个发展阶段而变化。

我们在本文中强调了必须丰富和拓展婚姻质量概念。尽管婚姻质量的传统概念是颇具成效的，但是现在应该考虑采用较为完整的婚姻质量测量方法，把注意力转向婚姻病态和婚姻健康，并对影响婚姻关系的环境力量、夫妇应对这些力量的方式，以及婚姻问题影响个体健康的机制等进行更为系统的评价。

参考文献

Bradbury, T.N., & Fincham, F.D.(1991). A contextual model for advancing the study of marital interaction.InG.J.O.Fletcher & F. D. Fincham(Eds.),*Cognition in close relationships* (pp.127-150).Hillsdale, NJ:Lawrence Erlbaum.

Burman, B., & Margolin, G.(1992). Analysis of the association between marital relationship and health problems: An interactional perspective. *Psychological Bulletin,* 112,39-63.

Cutrona, C. E.(1996). *Social support in couples: Marriage as a resource in times of stress.* Thousand Oaks, CA: Sage.

Fincham, F.D., Beach, S. R.H., & Kemp-Fincham, S.I.(1997). Marital quality: A new theoretical perspective. In R.J. Sternberg & M. Hojjat (Eds.), *Satisfaction in close relationships* (pp.275-306).New York; Guilford Press.

Gotlib, I.H., & McCabe, S. B.(1990). Marriage and psychopathology. In F. D. Fincham & T.N. Bradbury(Eds.), *The psychology of marriage: Basic issues and applications* (pp.226-257). New York: Guilford Press.

Gottman, J. M.(1995). An agenda for marital therapy. In S. M. Johnson and L. S. Greenberg (Eds.), *The heart of the matter: Perspectives on emotion and marital therapy* (pp. 256-296). New York: Brunner-Mazel.

Hahlweg, K., & Markman, H.(1988). The effectiveness of behavioral marital therapy: Empirical status of behavioral techniques in preventing and alleviating marital distress. *Journal of Consulting and clinical Psychology,*56,440-447.

Karney, B. R., & Bradbury, T. N. (1995). The longitudinal course of marital quality and stability: A review of theory, method, and research. *psychological Bulletin,*118,3-34.

Rusbult, C. E.(1983). A longitudinal test of the investment model: The development (and deterioration) of satisfaction and commitment in heterosexual involvements. *Journal of Personality and Social Psychology,*45,101-117.

Weiss, R. L., & Heyman, R. E.(1997). A clincical-research overview of couple interactions. In W. K. Halford & H. J. Markman(Eds.), *The clinical handbook of marriage and couples interventions* (pp.13-41). New York: Wiley & Sons.

王正永 译　　李维 校

马西·洛贝尔
(Marci Lobel)
纽约州立大学石溪分校
(State University of New York at Stony Brook)

妊娠和心理健康

Pregnancy and Mental Health

一、引言
二、妊娠的心理历程
三、妊娠期最关心的问题
四、妊娠时的情绪
五、妊娠时的压力
六、结论

怀孕期 从受孕起胎儿发育到出生的阶段，为时40周，即妊娠期。

经产妇 生育过一名或多名新生儿的妇女，这些新生儿应是充分发育的（通常应经过24周的怀孕期），在子宫外能存活。

经产数 生产过能存活的新生儿的数目。

产前 妊娠时所发生的有关事件，具体指孩儿出生前所发生和经历的事件。

早产 在怀孕37周之前的生产。

初产妇 此前从未怀孕、生产过存活新生儿的妊娠妇女。

妊娠期间妇女在身体上和生活方式上发生很多变化，这可能对她们的心理健康产生影响。本文旨在探讨妊娠妇女此时所经历的主要变化，具体包括她们所关心的问题，妊娠妇女所经历的特有情绪，以及心理紧张对妊娠妇女及其胎儿健康的影响。

一、引　言

绝大部分妇女在一生中至少有一次成为孕妇并生育，对于很多女性来说，这是她们一生中最值得回忆和最重要的一次经历。一项对妇女生育后20年的调查显示，她们对自己的妊娠和生育有着特别清晰的记忆，并且对此有强烈的情感。虽然妊娠是一种生理过程，但它使妇女们的实际生活发生重大变化，这些变化能影响妇女的情绪、感情、行为和思维。因此，妊娠引发了一系列问题可供研究，并且引起了心理学家和其他关注心理健康的学者的很大兴趣。

妊娠是一种独特的生活事件。第一，它会持续一个相当长的时间周期，正常的妊娠期需40个星期左右；第二，它有一个可预测的到期日（临产日），虽然有15%至20%的妊娠妇女流产或“人工流产”以及提前中止妊娠；第三，许多妇女经历的妊娠不止一次，无论从心理上还是从生理上说，没有一次妊娠是相同的；第四，妊娠可能与幸福和欢乐相伴，但是，它也可能给身体、情感、经济和人际关系带来沉重的负担。鉴于这四方面的原因，我们认为，生活中没有其他任何重要事件能同妊娠历程相提并论。

二、妊娠的心理历程

妇女对于妊娠的心理反应就像妇女本身一样也是各种各样的。有少数研究比较了不同人种和不同种族背景的妊娠妇女的心理体验，借以使我们知道一些有关因素所产生的影响。然而，我们确实也知道，诸如妇女的年龄、健康状况、教育状况、经济收入、职业、配偶的人品或家庭的支持等因素会影响她们的妊娠过程。此外，第一次生孩子的妇女（初产妇）和已生过孩子的妇女（经产妇）之间，以及那些打算生孩子或未曾打算生孩子的妊娠妇女之间，心理反应也是有差异的。通过对不同群体的妇女所进行的研究结果进行比较，就可能发现大多数妊娠在这方面都有某些共性，本文将精心实施的科学研究成果综合起来，借以阐明典型的妊娠心理历程。

（一）应付身体症状

差不多从妊娠期开始，并往往要到临产日，孕妇的身体会出现一系列不愉快的症状。3/4的孕妇要经历恶心和呕吐，这种情况在头5个月内更加普遍。大多数妇女妊娠头3个月和第7至第9个月内感到疲劳。除上述不适感以外，孕妇们诉说的最普遍症状还有：背痛、胃灼热、头痛、消化不良、手脚浮肿、呼吸困难、腿痉挛、乳房胀痛、失眠、痔疮发作和尿频等。虽然这些症状在任何正常健康的孕妇中也会发生，但有时这些症状是需要进行治疗的征兆。

在过去，保健专业人员认为产前身体不适，特别是恶心和呕吐，是由于不愉快或对怀孕有矛盾情感引起的。虽然有证据无可辩驳地反对这种看法，但是，在一些有关妊娠问题的通俗读本中还是提到了这一点，因而可能导致妇女责备自己，或对自己身体不适的状况产生一种内疚感。

身体症状也可能以其他方式对妊娠妇女的心理状态产生影响。身体症状是不能预测的，同时往往无法控制。虽然身体症状在妊娠头3个月和第7至第9个月期间通常是最糟糕的，但是其症状可能在9个月中始终存在，或时而出现时而消失。这些症状发作的程度也可能每天都在变化。而且，由于某些症状可能反映重要的药物医疗问题，妇女并不是总能知道该用药医疗呢还是只需要适应这些症状就行了。由于这些原因，身体症状便造成了妇女对自己妊娠情况的捉摸不定，还会引起一些痛苦。此外，应付这些症状可能需要在心理和生活方式上作出大量适应性调整，这些将在下文予以详述。例如，对付恶心，有些孕妇发现自己在妊娠刚开始的阶段必须避免闻到某些食物的气味或者甚至看都不能看。那些需要在家中制作这种食物，或者以这种食品赚钱谋生的孕妇，因而变得特别困难。

（二）工作和活动方面的变化

虽然许多妇女在妊娠期的某些时候会感到身体不适，但是，妊娠毕竟不是一种疾病，而且绝大多数孕妇并不把自己看成“病人”。在绝大多数情况下，孕妇无需减少家务活动或工作量，比如说，她可继续被雇用，照料自己的家庭和操持家务，可以有性生活。而在有些情况下，比如妊娠期有药物并发症时，或孕妇承担着繁重的体力劳动时，孕妇自己或她的保健医师就有必要对其活动作出某些限制。然而，绝大多数孕妇，在其妊娠期的大部分时间甚至全部时间里，继续从事她们妊娠前所负担的工作，包括户外工作。值得指出的是，研究者发现怀孕妇女的精神状态没有任何变化，例如在妊娠期间能集中思想或处理情绪紧张，要知道，这两方面的能力不论对从事工作还是承担家庭职责而言都是十分重要的。

由于妊娠期常伴有疲劳和身体不适，妇女总的工作能力可能会降低。有研究表明，妇女在妊娠期间的工作效率变异较大，许多妇女都说降低了，也有人说没有什么变化，只有少数妇女认为是增强了。工作能力在整个妊娠期间也会有变化，例如一项研究发现，妇女从怀孕期的20周起到30周，通常会经历一个能力增强期，无论是做家务、照料孩子，还是参加社交活动和从事职业工作。但在35周以后均有所降低。在这项研究中，妇女感到妊娠对其承担家务的影响超过了对雇佣工作的影响。

许多妇女对自己因此无力从事日常活动而感到不满或忧愁，有一份研究报告显示，将近1/4的妇女在妊娠的最后2～6周内，会不由地对自己缓慢的蹒跚步态产生沮丧感。在另一份研究报告中，妇女诉说了自己出现的种种身体症状，尤其谈到疲劳，使自己难以胜任工作和家务，为了休息她们必须常常减少社交活动。令妇女感到沮丧的是，由于自己能力的降低活动不得不受到限制，特别是在第7至第9个月期间更是如此。

妇女妊娠期的工作能力是否受到影响涉及到许多因素。健康状态本来不佳的妇女，以及妊娠时易受药物副作用影响的孕妇，较容易感到自己能力的降低。经产数也会对妇女妊娠期间的机能产生影响。那些没有生育体验的孕妇很少感到自己的工作能力有变化，而且能比已有孩子的孕妇干更多的工作，这是不足为奇的。此外，在妊娠期间得到较多社会支持的妇女，其工作的能力会更强，而且宣称对家务劳动也能应付自如。

在妊娠期间有很多例子表明妇女在性生活方面也有所变化，因为性欲也像妇女生活的其他方面一样会伴随妊娠而受到心理和身体变化的影响。然而，有研究表明在妊娠的头3个月内，妇女的性兴趣和性生活一般都会降低，而在接下来的3个月期间又会回升，但到第9个月再次降低。大量妇女感到与自己生活中的其他时候相比，妊娠时性生活更有快感。有些妇女以前不曾体验过性高潮，而在妊娠期则第一次有了这样的感觉，许多妇女在妊娠期的性生活中会多次达到性高潮。所有这些体验可能是与妊娠引起的生理变化有关，也与消除了平时不希望受孕的担心而抑制了性快感有关。

（三）外表和体形的变化

孕妇在一个较短时期内外表和体形会发生戏剧性的变化。由于她们很少有时间去适应这些变化，所以许多妇女诉说自己感到笨拙和重心不稳也就毫不奇怪了。一系列的研究发现，孕妇感到自己丑陋、臃肿，或失去魅力，特别是到了妊娠后期，体形变化更加明显，对外表的不满意是妇女在妊娠期间普遍关心的主要话题。此外，有研究表明，孕妇对其体形产生一种歪曲的印象。随着妊娠时间的推移，孕妇与别人的交往越来越少，这可能是由于她们夸大认识自己的体形变化引起的。

一位研究者对孕妇的整个妊娠期作了全面深入的访谈，详细描述了孕妇对其外表的关注程度。在头3个月内，大多数孕妇预感到自己的身体会出现变化，并对此表现出担心和矛盾的心态。有些人想要掩饰自己的体形，但也有许多孕妇期待这种变化，把这种变化看成是独特的，是自己怀孕的标志。她们对乳房的增大满怀热情，并且许多妇女说她们的丈夫喜欢这种变化。

对于外表变化的积极情感在接下来的3个月期间达到顶峰，这时孕妇开始穿孕妇服装，她们的怀孕便被别人注意到了。她们宣称此时自己感到自豪，并有一种更加成熟的感觉。然而，在第二个3个月期间，孕妇也会对体形的变化越来越焦虑，特别是担心自己是否有能力恢复到妊娠前的体形，并且当她们的身体变得陌生或认不出时，她们有一种受到震撼的感觉。

在第三个3个月期间，孕妇对自己身体的变化给予极大的关注，她们觉得这些变化使自己变得难看：如雀斑增多，静脉突出，面部肤色变化，特别令人烦恼的是体毛的增加。这个时期妇女们特别关注的想法有：自己的内部器官或身体的某一部分是否会受到损伤，感到性的吸引力在降低，以及为自己的体形和外观会否发生永久性变化而发愁。她们感到自己对整个身体失去控制，身体变得越来越惹人注目、笨拙和难看。有些妇女则担心自己的丈夫会认为自己不再有吸引力。

孕妇对其外表改变的种种反应，无疑是受到以苗条和年轻的标准来评价其社会地位之观点的影响，这也影响了人们对孕妇的看法。许多孕妇反映，朋友甚至陌生人常常莫明其妙地对她们日渐宽大的体形评点议论。孕妇的肚皮是她们身体成熟的一种明显标志，因此孕妇不再像广告和杂志画面上苗条小姐那样，被认为仍然年轻并具有性吸引力。由于别人的反应对处于妊娠期的妇女有着显著的影响，下面将描述在美国是以什么方式看待和对待怀孕妇女的。

（四）其他人的反应

许多迹象表明，人们对孕妇存在着两种不同的矛盾看法，例如，在艺术上令人尊敬的孕妇形象，如怀孕的圣母玛利亚或达·芬奇笔下的蒙娜丽莎等，均表现出孕妇是神圣的。同样，也有许多研究发现，怀孕妇女比未怀孕妇女在日常生活中更容易获得帮助，例如为孕妇开门，因而社会的看法是孕妇需要帮助和应得到帮助。然而在同样情况下，孕妇也可能被认为是依赖别人而遭到埋怨和谩骂。近几年来，一些政客试图取消那些有利于孕妇的社会计划，特别是取消对那些贫苦、年轻或未婚妇女的帮助，这一计划还得到了支持。许多公共汽车和地铁驾驶员都能证明，孕妇在公共场所并不总是受到善意对待的。这些例子表明一个信号，即社会对孕妇的看法已发生改变，如今对待孕妇的两种矛盾看法的分歧程度要比历史上早些时候更大。

其他对孕妇的反应也能表明人们对她们所持的看法。一项饶有兴趣的研究发现，陌生人对孕妇的反应是：或瞪眼盯着看，或避开，男性的反应尤其如此。虽然这项研究是在20年前进行的，但参考近期的研究孕妇同样报告说自己被陌生人盯着看。这类情况与那些身体残疾或者畸形的人所遭受的经历很相似，这表明怀孕也可能在社会上被歧视。然而，与此看法堪作对照的是，孕妇述说陌生人也经常主动向她们提出忠告，碰碰她们隆起的肚皮，并且作点评论，调侃她们的体形。而有着其他受歧视标志的非怀孕妇女，比如说过度肥胖的的非怀孕妇女，很少受到这样的对待。因此，对孕妇的矛盾行为反应说明了人们对孕妇的矛盾态度。这种行为反应也可用来解释为什么孕妇往往与别人保持很大一段距离。以前，这一现象常被归因于妇女自身的变样体形。实际上，孕妇可能是为了避免别人对其作出不利的行为反应!

怀孕是妇女本能和性别的明显标志。孕妇被看成是母亲，而在某些方面，又被看成是小孩。被当作小孩这一现象有助于解释为什么怀孕妇女常常会受到不招自来的触摸和调侃，就像我们对待孩子那样。然而，不论孕妇被看成是母亲还是孩子，对这两者来说，大多数文化对她们的性吸引力都持有忌讳和禁止的态度。因此，对于孕妇的性吸引力，社会上可能存在着巨大的对立看法。下面的例子可以很好地说明这一点：几年以前，一位知名女演员的形象出现在一本著名杂志的封面上，她正怀着孕并身穿半裸装，虽然该杂志的装帧特色是在其封面上刊登著名女性的暴露装照片，但这一期杂志还是被认为有伤风化，若不用一张棕色纸将封面包装起来就不允许发行。仅仅两个月以后，另一位同样知名但不是孕妇的女演员被刊在该杂志的封面上，她只穿了一件亚麻女内衣，摆弄出一种性挑逗的姿势，这期杂志不用棕色纸包装就被允许发行。这个例子虽然有点令人费解，但它说明：一位具有性吸引力的孕妇形象出现在公众中，对她可能太“危险”或太令人震惊了。

对孕妇的看法也受到社会地位的影响。一位研究人员对百货商店中陈列着的满足不同收入孕妇需要的孕妇装作了调查，结果发现，“高档商店”通常陈列着近乎亚麻布女内衣的孕妇装商品，与之对照，“低档商店”的服装部陈列的是统一式样的孕妇装或大号身材妇女穿的服装……。这些差别可能反映出孕妇是被按其社会阶层区别对待的，或许更重要的是，这样区别对待好像已被孕妇理解并接纳了。例如还是这个研究者，在另一项研究中，她询问不同社会层次的孕妇，让她们谈谈对自己怀孕的看法，结果发现，各社会阶层的妇女之间看法的差异，与不同档次商店孕妇装陈列所显示出的差异十分相似：处于社会高阶层的妇女大多数自述喜欢性感的、有吸引力的孕妇装以得到“特别的”对待，而大多数处于劳工阶层的妇女则自述喜欢宽松的、不显眼的孕妇装。因此，孕妇可能把别人对她们所持的看法内化了，即便这种看法未表露也不例外。这些研究结果还表明，不论是孕妇还是作出反应者，双方对孕妇的许多社会反应都可能受到教育、职业和收入等因素的影响。

三、妊娠期最关心的问题

有少量研究曾专门调查过大多数妇女在其妊娠期间最关心的问题。虽然这些研究已确定了许多孕妇在妊娠期特别关注或担心的问题，但下面五个问题显然是孕妇最关心的：身体不适，体形变化，与别人相互关系的变化，分娩和生育，以及婴儿的健康。对于其他问题，比如支付医疗保健和抚养婴儿所需的经济来源等，可能不一定是普遍关心的问题，但对个别孕妇而言，这些仍然是必须考虑的。

（一）身体症状和体形变化

上述五个普遍得到关注的问题中，有两个（即身体不适和体形变化）已经在本文前面妊娠的心理历程部分中讨论过。因此，这两个问题是孕妇关注的中心问题也就不足为奇了。正如上文所指出的，身体症状在妊娠时往往非常普遍，并且常表现为不舒适或痛苦，它可能扰乱孕妇的家庭和从业活动，甚至损害产妇或其婴儿的身体。体形的变化往往造成巨大不顺心的烦恼，由于身体活动不便、外貌老化，别人对该孕妇的看法和处理方法也相应改变。

（二）分娩和生育

孕妇对分娩和生育的担心是另一个普遍关注的问题。对这个问题的关注在第三个3个月期间达到顶峰，常常集中在是否会产生并发症，以及是否要刨根问底以弄清楚分娩会经受怎样强烈和多长时间的疼痛。一位著名的阵痛研究者查阅了大量有关妇女分娩的研究资料，得出结论说，“分娩阵痛是普遍感觉到的并且往往是极为剧烈的”，虽然众多的个案彼此可能不同，但分娩阵痛已被认定为人类所经受的最厉害的一种疼痛。然而，供妊娠妇女阅读的通俗书籍中，常常把妇女在生产时所经历的疼痛说得偏轻，而对降低阵痛的临盆准备措施的效果估计得过高。妊娠妇女和接生人员的谈话很可能会否定这类书籍传递的信息，从而使妇女更加强烈地关心在阵痛和分娩时等待她的是什么。总之，对剧烈阵痛作好适当的精神准备是极其必要的。研究表明，产妇若对阵痛的强烈程度缺乏必要的思想准备，将会经受最剧烈的阵痛。[参见《疼痛》(Pain)]

妇女围绕生育问题感到犹豫不决的是，她们是否需要进行剖腹产手术，这种手术是通过剖开腹部从子宫取出胎儿。在某些情况下，患并发症的妇女需要用这种方法进行生产，但也有证据表明，实施剖腹产有时并不是出于医学上的需要。近几年来，美国大约有1/5的婴儿是剖腹产出生的。用这种方法进行生产的妇女，比那些通过阴道产出胎儿的妇女，更容易引起感染、受伤，甚至死亡。而且她们会经历更多的痛苦，恢复时间更长，康复更困难。研究表明，剖腹产对情绪和心理也有不利的影响。因此，孕妇对剖腹产产生忧虑和恐惧并不是无缘无故的。

（三）婴儿的健康

妊娠期间孕妇普遍关注的另一个问题是胎儿或新生儿的健康。有些研究表明，在怀孕头3个月中，妇女最担心的是会不会流产，在感觉有胎动（有时称为“胎动期”）之后，对流产的担心就减弱了，而对胎儿畸形的担心会增加，通常这发生在怀孕第5个月左右，并且这种担心一直持续到分娩。担心胎儿流失或畸形的妇女，特别是早先经历过不良妊娠结果的孕妇，以及由于曾患有内科疾病（如糖尿病）或在妊娠期出现问题（如流血）而极有可能导致不测的妇女，她们对胎儿死亡或畸形的担忧较为强烈。也有证据表明，用来鉴定胎儿是否畸形而进行的检查会加剧孕妇对其胎儿健康的担忧。其原因之一是，仅仅进行这项检查，就会把妇女的注意力集中到胎儿是否可能死亡或受伤害上；原因之二是，这些检查的结果有时难免会有偏差。例如，当许多妇女被告知其胎儿发育有点畸形时，难免感到沮丧，即使紧接着的试验结果都告知正常，说明原先的试验结果是“假阳性”时，孕妇的沮丧感仍难以瞬间消除。

（四）与别人的关系

最后，妊娠妇女共同担心的是，由于妊娠以及即将要当母亲，她们与别人的关系有可能会发生变化。她们特别关心的是自己与丈夫或其他承担义务的伴侣之间的关系会不会发生变化。对经产妇来讲，她们还要关心自己与其他孩子的关系。虽然，在有些关于妊娠的非学术性著作中，强调了孕妇与其母亲间关系的重要性，但研究者却没有发现多少证据可以表明这一关系是妇女在怀孕期间主要考虑的问题。相比之下，许多孕妇声称，她们担心自己的婚姻可能由于她们所经历的种种变化而开始走下坡路。然而，有趣的是，有若干研究表明，丈夫们觉得在妻子妊娠期间，自己对妻子更亲近了，并且夫妻双方都体验到，在怀孕后他们对婚姻感到更加满足了。不过，这种婚姻关系的某些方面会随着分娩而自然地衰退下去，特别是当夫妻双方在承担家务劳动上的不公平程度超过妻子的预期时更为明显。很多研究表明，在生育了第一个孩子以后，婚姻上的满意程度会随之下降。因为孕妇往往会向有孩子的妇女讨教怎样做一个好母亲，她们可能通过这些交往察觉女性的婚姻满足程度在逐渐下降，并开始想到要改善这种婚姻关系。她们也可能会想方设法避免婚姻问题的出现。要知道这些问题的存在会加剧妇女妊娠期的担心和忧虑。

四、妊娠时的情绪

动画片、电影和电视节目有时把妊娠妇女描绘成情绪容易异常起伏，往往控制不住自己的情绪。这种老观念有什么科学根据？虽然对妊娠妇女的情绪尚未开展过大规模的研究，但也有一些小规模的研究成果可以用来描述妊娠期妇女典型的情绪模式。就绝大部分而言，研究都集中在焦虑和抑郁上。遗憾的是，我们几乎完全不知道妊娠期妇女的其他情绪，包括积极的情绪。

在查阅焦虑和抑郁的研究报告之前，必须主要分清妊娠期间特有的忧虑或担心与一般的心境或情绪之间的差别。如本文前面所述，妊娠期间特有的担心在整个9个月期间，通常是变化着的，并且随着妊娠的进展，担心的内容和强烈程度都可能不同。举例来说，在妊娠后期孕妇更多的是害怕阵痛和分娩，而妊娠后第二个3个月相对于头3个月或第三个3个月而言，孕妇在身体症状上的烦恼要少些。作为对照，心境或情绪属于一般的情感状态，它并不取决于妊娠期间的特定事件。因此，问题不在于妊娠期间妇女特有的担心是否有变化（事实上是有的），而在于孕妇的情绪是否稳定。

（一）妊娠焦虑

大多数组织有序的关于焦虑的研究发现，怀孕后的妇女具有非常稳定的焦虑情绪，其程度与非妊娠妇女一样。换句话说，大多数妇女在妊娠期间并不经历焦虑方面的波动，而且大部分妇女在整整9个月期间，其焦虑程度始终处在正常的范围内。然而，很多研究也发现，妊娠期间有些妇女在焦虑程度上有很大的、独特的变化。有少数妇女在整个妊娠期都经历这种变化，有些偶尔会变得极度焦虑。例如，某项研究发现，被调查者中有2/3的人在其整个妊娠期中伴有稳定而轻微的焦虑情绪，16%的妇女随着妊娠期的进展焦虑情绪不断加剧，8%的妇女焦虑在稳定地缓解，而5%的妇女则是先加剧随后落入焦虑深渊。在此项研究和其他一些研究中，妇女在妊娠期的焦虑模式（指情绪稳定而逐渐加剧，逐渐缓解或二者兼而有之）与其年龄、受教育程度、种族背景、婚姻状态或其他的个人特征无关。看来，没有一种简单的方法可以预先将那些在妊娠期易变得焦虑的少数妇女鉴别出来。[参见《焦虑》(Anxiety)]

（二）妊娠抑郁

与妊娠焦虑的研究相比较，妊娠抑郁的研究进行得相对较逊色，而且获得的研究结果彼此也不一致。其中进行得最深入的一项研究是评估孕妇在妊娠期第二和第三个3个月时的抑郁程度。在这项研究中，妊娠妇女看来并不比对照组中的非妊娠妇女有更多的临床性抑郁现象，这意味着她们的抑郁没有严重到需要治疗的程度。不过，妊娠妇女确实要比非妊娠妇女表现出更多的抑郁症状（例如感到无助或悲哀）。这项研究表明，当妊娠妇女的情绪受损时，其程度不足以被认为是反常的。另一项研究也发现，妊娠妇女并不特别抑郁。在第三项研究中，发现妊娠妇女一般比非妊娠妇女更抑郁。

另有两项研究，虽然说不上科学和严谨，但发现抑郁会随着妊娠的进展发生变化。然而，这两项研究的变化模式恰恰是相反的，其中一项显示整个妊娠期间，孕妇的抑郁将逐步加重，其中在第三个3个月内达到最高峰；而另一项研究显示，抑郁在头3个月内最严重，到第三个3个月时程度渐轻。

根据这两种互相矛盾的研究结果，我们不可能得出肯定的结论，即使大多数妇女在妊娠期间容易表现出抑郁的症状，也不能鉴别发生这种症状的具体时间。

然而，大多数研究表明，如果妇女确实有抑郁症状，她们的症状很可能都处于正常的范围内，不需要治疗。当然，单独对某个妇女会有所差别，她们中有些人可能要求或需要帮助，以克服抑郁症状。根据有效的研究，我们仍不可能预料哪一位妇女在妊娠期更容易表现出抑郁。不过，大多数研究表明，过去的抑郁史是预测将来是否会患抑郁症的最可靠的根据之一，这种人在压力增大时会引发抑郁，因而，在妊娠前有过抑郁症状的妇女，在妊娠期间可能最容易表现抑郁症状，特别是原来就处在一定程度的压力情境下再加上妊娠的人，就更会发生抑郁。[参见《抑郁(症)》(Depression)]

归纳起来，关于妊娠期焦虑和抑郁的研究揭示了十分明显的相似性：妊娠期的情绪反应，没有一种是单一的和普遍的。尽管如此，科学家们在测量妊娠期情绪时还发现了广泛的程度不同的反应，这说明妊娠妇女在妊娠期间所感受到的焦虑和抑郁是因人而异的。当然，非妊娠妇女所经历的焦虑和抑郁也有程度上的差异。究其原因，可能是由于焦虑和抑郁是一个人对生活条件的情感反应，而生活条件在妇女之间是不同的，而且整个妊娠时期都在变化。因此，把妊娠妇女描绘成缺乏控制力，情绪剧烈波动，像在某些流行的文娱作品中所表现的那样，这显然是对绝大多数妇女的一种粗暴污蔑。

五、妊娠时的压力

尽管大多数妇女在妊娠时不至于极度焦虑或抑郁，但表现为情绪异常的人还是有的，这往往是由于她们生活在压力的情境下。于是，了解妊娠期间压力是否会对胎儿有害或导致其他问题，变得至关重要。

（一）对生育结果的影响

大量的研究调查了妊娠期孕妇所受压力对生育结果(如对出生重量)的影响。虽然研究的结果并不完全一致，然而，许多最严密的科学研究发现，妊娠期间的压力与不良生育结果有关，例如，妊娠期间承受沉重压力的妇女，较容易在不足正常妊娠期40周的情况下产下婴儿。如果是在受孕后37周以前生产，就称为早产，这些婴儿体形偏小而且体重偏轻，因为他们在其母亲的子宫里呆的时间太短，以至还没能充分发育好。

即使其妊娠期持续至40周，如果母亲在此期间经受了很大的压力，也比较容易生出不正常的低体重婴儿。任何重量少于2 500克的新生儿，均定义为不正常体重儿，这个重量相当于5.5磅。新生儿体重不正常是导致婴儿死亡的最大原因。存活的早产儿和低体重新生儿，容易患医学上的疑难杂症，包括神经发育方面和呼吸系统方面的并发症。某些研究表明，这样的孩童以后的智商偏低，在小学学习更容易遇到麻烦。当然，也不是所有出生体重低的孩子和早产儿在以后的生活中都会有问题。虽然他们在出生时以及在生命的第一年里特别脆弱，但是，这些孩子中有许多身体状况发育良好，变得非常健康，直至成人。然而，对脆弱婴儿早期的医疗干预，其费用非常昂贵，对一些家庭而言几乎是不堪重负的。

什么类型的压力是有害的呢？我们大家有时都会感到有压力，因为它在现代社会生活中是不可避免的。根据我本人和其他妊娠问题研究者所进行的研究，最坏的妊娠压力涉及三个方面，妊娠妇女若在所有这三个方面均承受很大的压力，那就意味着她们处于较危险的境地。第一方面是指压力情境，如遭遇到婚姻上、就业上或是经济上的问题；第二方面是情感，即感到情感问题无法控制，不知所措，或是认为自己几乎难以生活下去；第三方面是应激，包括情绪上的反应（如焦虑或抑郁），行为上的反应（如嚎哭），躯体上的反应（如发抖），以及认知上的反应（如记忆障碍），而认知上的反应牵涉到思维问题。

因此，按照这样分析，在妊娠期面对困难情境的妇女，如果感到能够处置自己的生活，并且不受到消极情绪（如焦虑）的影响，就不大可能招致很大的风险。我们曾作过研究，以检验这种处理压力的方法。正如我们所预料的那样，研究结果表明，妇女对自己生活境况的感受有多少，则对其本人和婴儿健康的影响至少相应地就有多大，如同她们在妊娠期客观经历的那样。换句话说，我们的研究显示，一位妊娠妇女若内心焦虑并感到生活压力很大或不能控制（即便对旁观者来说算不上压力），就会增加产生不良生育结果的风险性。

正如这些例子所阐明的那样，关于妊娠妇女经受紧张的研究也表明了长期的很大压力可能比偶尔的阶段性压力更有害。这意味着一位妇女在妊娠期间经受过一件或几件使其心烦意乱的事情，不致于有很大的风险性，特别是假若她仍然保持有益健康的做法，孕期得到照顾，以及不患有医学上的并发症，就更谈不上什么风险性了。然而，始终处在很大压力下的孕妇，遭受不良生育后果的风险性就大大增加。[参见《产前紧张和人一生的发展》（Prenatal Stress and Life-Span Development）]

（二）抵御压力作用

所幸的是，不是所有处于很大压力下的妊娠妇女都会产生不良生育后果的，甚至那些经受长期压力的，或具有上述所有三方面压力的，也是这样。一个原因是很多妇女在妊娠期间从朋友、家庭和其他妊娠妇女处得到社会支持。社会支持包括：实际支援，诸如金钱、食物，或帮助办事情；给予精神上的帮助，诸如倾听叙说和慰问；以及提供资料或忠告。关于妊娠期社会支持的研究表明，它有利于获得较好的生育结果。各少数民族中较年轻的妇女是妊娠期间社会支持的最大受益者，这或许是因为她们往往容易处于精神上和医疗上较大风险的境地。同样，研究表明，获得社会支持的孕妇可以缓解高压力给生育带来的负面作用。[参见《社会支持》(Social Support)]

许多妇女之所以能避免产前紧张不利影响的另一个原因是，她们学会了怎样巧妙地去应对。该应对被心理学家定义为，某个人为了控制或减轻压力所做的任何事情（即使此目的并没有达到）。虽然，调查妊娠期间应对压力的研究不多，但有证据表明，控制产前紧张最有效的方法是一种被称为“积极评价法”的应对方式。这种方式就是，从积极的方面看待情境，或认为一个人可以从经受压力的过程中获得某些有价值的收益或好处。在妊娠问题上，谁用这样的积极评价法来应对，她就可能会感到自己身为女人并能体验妊娠过程是幸运的，也会感到有个孩子是其一生的梦想或目标。与之相对照，其他形式的一些应对方法，比如说回避某情境或某些人，效果好像并不好。在最近一次由我们进行的调查研究中，妊娠妇女用这种方式应对压力，结果在整个妊娠期间都变得较沮丧。使用药物或酒精来应对问题同样是不成功的。恰恰相反，这类应对方式加重了孕妇精神上的苦恼。幸好很少有妇女采用药物或酒精来应对问题。很多研究表明，大量使用药物或酒精在妊娠期内特别危险，因为母亲体内的胎儿对毒素是极其敏感的。[参见《应激》(Stress)，《处理应激的策略》(Coping with Stress)]

那么，妇女如果在妊娠期遭遇压力该怎么办呢？首先，她得确定是否能减缓或去除造成她紧张的境况。当然，这并不总是能做到的，但是若有可能，她可以考虑主动朝这方面努力。具体做法是：不仅可以消除或减少压力源，而且妊娠妇女也可以让自己提高对生活的驾驭感，增加自豪和自尊。还有，把家务事重新分摊给其他家庭成员，或在工作方面要求各尽其责，这些措施也可以在心理等方面起到很大作用。

其次，妊娠妇女可以通过适度的体育锻炼提高保健医疗的自觉性，尽力防止某些与高压有关的不良医疗后果，保护自己免受这类不利影响。适当的营养、休息、适度的体育锻炼、戒酒、戒烟和戒服麻醉药，以及定期的妊娠保健，所有这些都是构成健康生育的重要因素。

最后，妊娠期受到高度紧张的妇女可以寻求他人帮助，包括家属或朋友、保健人员、教区牧师、社会工作者、心理学家，或其他任何能向自己提供帮助的人。心理学的研究表明，给孕妇提供数量上恰好符合她们需要的帮助是很重要的。例如，一项新近的研究发现，一位妊娠妇女因其家庭成员提供了太多的帮助，或使其整天养尊处优、无所事事，结果所生孩子的重量明显偏低。发生这种情况，可能是由于家属的过度介入，造成该妇女缺少个人的活动自由或自主权，结果反而使她增加了压力。因而，关键是，妊娠妇女应该得到的帮助，无论在类型上还是在数量上都要适度，以避免所给予的帮助可能不是减轻压力，而是增加压力。

六、结　论

妊娠是生命历程中重要而独特的事件，它牵涉到大量生物、心理和人际关系方面的变化。绝大多数妇女都能很好地适应这些变化，在没有情绪或其他心理方面并发症的情况下顺利完成妊娠。大多数妇女经历妊娠，如同一件正常的生活事件。

妊娠不是一件孤立发生的事件，不能同妇女生活的其他方面隔离开来。妇女从婚姻、经济、家庭或工作方面得到的支援和紧张将影响着她的妊娠状况。妊娠也影响妇女在社会上所起的其他角色作用。由于这些原因，整个九个月期间或者在有限的时段内，有些妇女是在压力很重的状态下经历妊娠过程的。情况表明，长期很大强度的压力对妊娠有不良影响，它将把妇女置于生育低体重新生儿或早产儿的高危境地。

回顾本文关于所有这一领域的研究，显然妇女经历妊娠情况存在着极大的不同。因而，可能存在这种情况：妊娠妇女既有最普遍担心的问题和情绪反应，同时，妊娠的经历又没有一个单一的标准样式。倒是将妊娠理解为可能会引起一系列担心和反应的过程较为恰当，只是这种担心和反应中随便哪一个可能会也可能不会被妇女个人所感知。

最后，重要的是要认识到，妊娠发生的外界社会文化环境既会影响妇女的妊娠经历，也会影响人们对待妊娠妇女的方式。研究者尚未对这一课题进行充分的研究，因此，我们目前就有关社会阶层、种族、肤色或宗教背景等方面对妊娠产生的心理影响还知之甚少。然而，我们确实知道，这些特征有可能会充实妇女经历妊娠的各种方式，要知道所有这些方式都是正常的。

参考文献

Deluca, R. S., & Lobel, M. (1995). Conception, commitment, and health behavior practices in medically high-risk pregnant women. *Women's Health: Research on Gender, Behavior, and Policy,* 1, 257-271.

Dunkel-Schetter, C., & Lobel, M. (in press). Pregnancy and childbirth. In E. A. Blechman & K. D. Brownell (Eds.), *Behavioral medicine and women: A comprehensive handbook.* New York: Guilford Publications.

Dunkel-Schetter,C., Sagrestano, L. M., Feldman, P., & Killingsworth, C. (1996). Social support and pregnancy: A comprehensive review focusing on ethnicity and culture. In G. R. Pierce, B. R. Sarason, & I. G.Sarason (Eds.), *Handbook of social support and the family* (pp. 375-412). New York: Plenum Press.

Lobel, M. (1994). Conceptualizations, measurement, and effects of prenatal maternal stress on birth outcomes. *Journal of Behavioral Medicine,* 17, 225-272.

Matlin, M. W. (1996). *The psychology of women* (3rd ed.). New York: Harcourt Brace.

Stanton, A. L., & Danoff-Burgs, S. (1995). Selected issues in womes' s reproductive health: Psychological perspectives. In A. L. Stanton & S. J. Gallant (Eds.), *The psychology of women*'s *health* (pp. 261-305). Washington, DC: American Psychological Association.

张金钰　张国荣　译　　杨心慈　校

帕西科·瓦德华
(Pathik D. Wadhwa)
肯塔基大学医学院
(University of Kentucky College of
Medicine)

产前紧张和人一生的发展

Prenatal Stress and Life-Span Development

胎儿的生长限制　指胎儿或新生儿的体重不会超过出生前体重的10%。

出生时低体重　出生时体重低于2 500克。

神经发育缺陷　指特定年龄阶段，个体中枢神经系统出现结构性和功能性的缺陷。

产前　临近分娩。

早产　在妊娠37周之前分娩。

紧张　指实际的和知觉的环境需求超过有机体的适应能力，从而导致其心理和生理变化的过程。

产前心理社会性紧张对胎儿的影响及其产生的后果，可通过调查人一生的发展过程体现出来。这个观点将引出在这方面需进一步研究的一些问题，并导致有关对影响个体健康和人一生发展的产前紧张之涵义的讨论。

一、引　言

经验证明，心理的、社会的变化对健康保持和慢性疾病的发生及演变起着一定的作用。这些慢性疾病涉及神经、心血管、内分泌、免疫、消化肠道、肌肉骨骼等系统。近年来，对心理因素可能产生影响（其中包括妊娠期紧张因素的影响）的关注程度，已经在逐渐提高。有关人类和动物的研究已围绕这个问题开展了一系列调查。从广义上讲，妊娠期间紧张所造成的后果可以分为两种：一种主要是影响母亲，例如：在妊娠期或分娩后产妇发生并发症，产前阵痛厉害，以及分娩的时间延长，分娩方式改变，产后出现异常情感；另一种主要是影响胎儿，例如：自然流产，胎儿生长发育的成熟状况受影响，妊娠到何时胎儿才出生，新生儿发生并发症，以及随之影响到婴儿的各项发育指标。本文主要阐述产前紧张对胎儿发育的影响及其相关后果，至于产前紧张对母亲妊娠结果的影响，这里不予介绍。

二、心理社会性紧张和生殖功能

在哺乳动物中，母兽紧张会导致生殖功能的紊乱，这种观点已被人们所接受。

尽管这不是本文的要点，但要着重指出，产前紧张所产生的不利影响最早在哺乳动物生殖交配时可能就已经明显地表现出来。要知道，交配是哺乳动物计划怀孕、达到怀孕成功的必需一步。比如在男性中，心理社会性紧张会导致精子形成的能力减弱（正常精子的数量及其运动活力的降低，发育不成熟精子的数量增加）、心因性阳痿，以及过早射精。在女性中，紧张会抑制排卵（不排卵性闭经）和植入失败。有关专家估计，人类的大多数不孕症是由于心理紧张而产生的，并认为下列状况造成了这些心理紧张，使其可能产生不育。这就是：与紧张有关的交感神经活动水平上升，紧张激素[如促肾上腺皮质激素释放素（corticotropin-releasing hormone，简称CRH）和皮质醇]水平上升，性激素[如黄体生成素（luteinizing hormone，简称LH）、促卵泡素（follicle-stimulating hormone，简称FSH）、睾酮、雌激素和黄体酮] 水平伴随下降。[参见《应激》（Stress）]

三、妊娠期间心理社会性紧张

在人类妊娠期间，除受精并开始怀孕外，心理社会性紧张会对胚胎发育过程的各个阶段产生影响。例如：早期妊娠失败（自然流产），胎儿正常的生长发育受阻（发育畸形，胎儿生理活动、神经行为方面发育成熟及子宫内的生长受影响），孕期时间的长短、婴儿出生时的体重、新生儿神经系统的正常发育、新生儿的并发症，以及婴儿神经系统的发育状况都将预示着孩子的认知、情感、行为乃至成年时的心理病态情况。在过去的20年里，对上述所列的情况已经作了大量的研究，说明心理社会因素对人类妊娠期有影响。国家医学图书馆（National Library of Medicine）和美国心理学会（American Psychological Association）1975～1996年的调查文献资料已经表明，人类妊娠期间大约有100个心理社会因素对孕妇产生影响。本文的目的不是对这项调查作进一步的阐述，而是介绍其中主要的研究及研究成果。根据有关记载，很多研究已经注意到人类妊娠期间社会支持的作用；这方面的内容显然已超出本文表述的范围，读者如感兴趣，可以参阅顿克尔－谢特（Christine Dunkel-Schetter）和她的同事撰写的有关社会支持和妊娠方面的精湛论述。

（一）人类心理社会性紧张、胎儿发育及其后果的研究

无论何种文化背景，自古以来，我们都认为母亲在怀孕期的情感状态会影响其胎儿的发育。此观念出自公元前约1050年的古印度经文“Mahabarata”、《旧约全书》和《新约全书》、早期希腊医师如希波克拉底（Hippocrates）的著作，以

及从中世纪到现代的若干学术研究成果。研究诊察产前紧张的影响最早见于20世纪50年代中期，但早期这方面的大量研究仅局限于概念和方法上的问题，包括伴随后果的多变而对预示物不适当的概念化和不恰当的操作，同时采用一些回顾性方法、不适当地配合控制妊娠后果以及采取不准确的统计程序。在过去的15年中，人们开始进行更大规模的、设计得更好的研究，旨在更趋统一地描述已取得的发现。结果表明，心理社会性紧张在某种程度上可用来解释一大批妊娠异常的现象。

1. 自然流产

自然流产是最普遍的一种不良妊娠，约占全部妊娠总数的40%，为临床确定妊娠总数的15%。关于心理社会性紧张影响妊娠最为人们所普遍接受的一种观点是，生活中不少剧烈、严重的应激原极易导致自然流产（spontaneous abortion，简称SAB）。但是，几乎没有一项研究能够列出充足理由系统地证实这种假设。第一，约有25%的极早期流产在临床上都尚未被确认；第二，在被临床确认为自然流产的病例中，大多数流产发生在妊娠期的头3个月中。由此，存在预期性研究如何操作的问题，同时也伴发追溯性研究中回忆有偏差的问题。然而，三个值得注意的研究项目已经实施。一项对北加利福尼亚3 900多名妇女的预期研究专门调查了她们在工作场所的心理紧张状况，结果发现，虽然紧张的工作总的来说与潜在的自然流产的风险没有必然的联系，但在以下三组人群中，紧张的工作确实会使自然流产的风险性增加2到3倍。这三组妇女人群分别是年龄超过32岁的吸烟者以及首次怀孕者。另一项预期研究也由这些研究人员进行，他们调查了北加利福尼亚的5 000多名妇女，以了解她们在生活经历、可知觉的应激、社会支持与自然流产之间有没有内在的联系。结果表明，可知觉的紧张或社会支持与自然流产之间没有联系。然而，在访问前的6个月里，尽管所有的消极生活经历与自然流产没有明显的关联，但是，生活经历中同他人关系不协调，诸如离婚或与亲人发生摩擦的妇女，她们发生自然流产的数量比一般没有类似经历的妇女高1.5倍。因此，很容易推断：约有一半的自然流产是由遗传因素直接造成的。基于胎儿的遗传成分在怀孕时已经确定，并且从逻辑上分析，消极的生活经历增加她们自然流产的风险性，这种情况仅发生在那些染色体正常的胎儿中。

另一组研究人员通过访问192名妇女证实了这个假设。这些妇女在自然流产后到医疗中心咨询求治，由此获悉，她们在流产前4～5个月里曾经历过不愉快的事件。这些妇女和研究人员在访谈的时候都不知道流产的孕妇遗传状况是否异常，因为受精卵的染色体组型是在访问之后才被检查。经过一段调整恢复时期，社会人口统计学特征和健康实践结果说明，经历过消极生活事件的妇女在怀孕后因染色体组型因素而引起正常自然流产的风险性会增加2～4倍，但是并没有找到生活紧张与染色体因素而引起非正常流产这二者之间的任何内在联系。

2. 胎儿畸形

胎儿畸形的病例相对较少，但其产生的后果是相当严重的。胎儿畸形的预期性研究需要大量的样本，对以往病例的研究有待于作出倾向性的报告。本文介绍的这两项研究反映一种创新的探究方法，旨在调查母亲心理紧张可能导致胎儿发育畸形的现象。瑞典实施过一项研究，它利用公民出生登记的机会，对严重畸形的胎儿病例（调查组）与出生在相同产房里的其他新生儿（正常组）进行比较。这些由1 200多名妇女产出的畸形儿童，其母亲都曾经申请合法堕胎而被拒绝。结果显示，调查组里胎儿畸形的发生率总的来说是上升的，而且这种畸形发生率的上升在以下两组人群中具有重要的统计意义：一组是年龄超过25岁的妇女；一组是社会阶层低下的妇女。而且，有一种胎儿嘴唇裂开，其在调查组里的发生率总体上已达到该国值得关注的较高水平。另一项研究调查了圣地亚哥、智利的22 000多名儿童，他们是在母亲经历一场大地震（震级为里氏8 ~ 9级）后的9个月时间里相继出生的。结果发现其中畸形病例（脸部唇裂）明显增加。畸形发生率增加最大的是那些地震后6个月出生的婴儿。为了测试胎儿畸形是否可能与母亲紧张有关的假设，研究调查人员运用振动器笼子让两种13天大的小鼠胚胎（相当于3个月的人类胚胎）经历与上述地震有相同强度和相同时间的震动刺激。结果表明，其中一种实验鼠的裂唇发生率明显增加，两种实验鼠胚胎被消溶吸收的比率也明显增加。由此证明了人类心理紧张会导致胎儿畸形。

3. 胎儿的心率和运动反应

生长中的胎儿能察觉母亲的情绪状态并作出反应吗？追溯到20世纪60年代，当时就有研究指出，母亲的焦虑情绪等与胎儿的多动症、心动过速有联系。近来，一项相关的研究表明，母亲的状态焦虑与胎儿的运动反应和行为状态之间存在着一种显著的正相关。有实验显示，处在高度焦虑状态中的妇女与很少焦虑的妇女相比，前者的胎儿在应答声音刺激时会表现出明显的心率变化。从孕妇产前紧张的实验记录中我们获得一项类似的胎儿心率应答图形。在意大利南部的一场地震发生后，研究者马上对受惊吓的28名处于18 ~ 36周妊娠期的妇女做超声波检查，（地震时，她们正好在进行产前候诊）。检查表明，所有的胎儿均出现剧烈的活动过度现象，并伴有大量异常和过于活跃的运动，时间持续了2 ~ 8小时之久。另一项研究采用一种较为温和的心理紧张形式，即让孕妇收听婴儿哭声的录音和回忆某个惊恐场面，结果导致胎儿的心率突然下降，这种变化需经摇晃处理后方才恢复。假若让母亲参与松弛的实验研究，我们便可得到相反的结果。给母亲听一段她们喜欢的音乐，或者在超声波检查后告诉她们胎儿一切正常，结果每次检查都发现胎儿活动明显缓解。

另外有人就母亲严重创伤对胎儿的影响开展研究。这一研究样本取自美国阿巴拉契亚山脉乡村地区社会经济地位较低的妇女，人数多达350多人，目的是想调查母亲产前身体伤害与胎儿和新生儿最终发育状况之间的关系。研究结果显示，其中16%的妇女怀孕后由于遭到虐待，身体受损伤，因而与一般妇女相比，其胎儿遭遇不测、胎儿死亡和新生儿患并发症的可能性要提高3~4倍。

4．胎儿大脑发育和神经行为成熟状况

试图诊察人类产前紧张和胎儿大脑生长、发育成熟状况之间可能有联系的研究为数甚少。对处于妊娠中期、分娩和有新生儿的3 000多名丹麦妇女开展抽样研究，具体做法是比较两组紧张状况不同的妇女，其中一组由70名怀孕妇女组成，自述生活经历中度紧张至重度紧张，并对社会网络不适应（高紧张群体）；另一组由50名怀孕妇女组成，不紧张、社会网络完好。研究时以吸烟人群和新生儿体重作对照，其结果表明：一组高度紧张的母亲与一组非紧张的母亲相比较，前者出生不到一个月的新生儿头围明显较小，新生儿神经元数量也低于正常值。据此，本文作者认为，孕妇产前心理社会性紧张对胎儿大脑发育具有独特的影响。

在涉及母亲和胎儿的医学领域中存在一个不可忽视的局限性，即我们积累的知识较少，对于如何定量并精确地评估子宫里胎儿的神经系统发育及其成熟的情况，研究方法也较欠缺。迪皮特罗（Janet DiPietro）及其同事开展了一系列的纵向跟踪研究，诊察了整个妊娠过程中胎儿中枢神经系统的功能发展状况，以确定哪些风险因素会导致神经发育的迟缓。胎儿神经行为最终发展成熟的特征，如胎儿自律状态、运动状态，以及相互作用的功能，在妊娠20至38周这段时间被相继评为6个数字位点。研究结果表明，胎儿的神经行为成熟的特征标志是心率较慢、心率变化增加、运动活跃下降但更有力，心率富有节奏且运动方式进入有规律的状态；还有，随着妊娠月份的增加心脏应答刺激的博动反应增强。关于产前紧张的影响，研究者认为，测量母亲长期的心理紧张是很重要的，它与胎儿的神经-行为成熟呈负相关，就是说母亲心理压力越大，胎儿的心率变化就越少，同时，胎儿心率与机体活动之间的匹配程度也随之减弱。

5．妊娠期长短和新生儿体重

早产（妊娠期不满37周）和新生儿体重偏轻（不到2 500克）是妊娠经常发生的两大不良后果。在美国其发生率约占所有新生儿的7%-15%；引起这种状况的病因不太清楚，但它对新生儿短期和长期的发育乃至健康产生严重的后果。基于这些理由，妊娠期的长短和新生儿体重在人类妊娠研究中已成为普遍关注的研究课题；在过去的20年里，人类关于母亲产前紧张的研究中，大约有65%包含了这两项研究课题或者其中的一项。到目前为止，几乎所有这方面的研究设计上都将二者互相关联，各种各样的产前紧张和作用机制已予评估，并根据一个或两个结果探讨了其内在联系。大多数研究（约75%）已经把一个或更多预期性评估有机结合起来考虑，剩下的研究则采用回顾比较的方法，即把生产畸形新生儿的妇女的产前状况与那些生产正常新生儿的妇女作比较。大多数研究所收集的样本广泛、着眼于多数群体；一些研究针对被认为有可能生产畸形新生儿的一部分特殊妇女，如青少年孕妇或非洲裔美国妇女。此外，一半不到的研究已经掌握业已证实的社会人口统计学、生物医学或行为学方面的风险因素对孕妇最终生产后果的影响。这些风险因素包括经产数、社会经济地位、种族、母亲遭受压力过大、吸烟；还有少量研究专门把已证实的风险因素作为介于紧张与最终后果之间联系的潜在调解者。这种研究计划与方法上的不协调导致了一系列参差不齐的结果，不仅难以诠释，而且也无法对这些研究作比较。不过，这一系列研究结果总的看来似乎支持这样的见解，即妊娠期产前紧张与妊娠期长短和新生儿体重有内在的关系。

在关于人的研究中，产前紧张往往根据孕妇生活中所经历的消极事件数量（偶尔根据消极事件的严重程度）加以评定，这些消极生活事件发生在怀孕之前或怀孕之后不久。接着是测量母亲的情感状态和鉴定长期存在哪些紧张。大多数研究产前生活经历紧张都使用标准的或经过修改的生活经历表；少数研究则诊察怀孕期间孕妇遭遇某些应激原后受到什么影响，这些应激原包括配偶死亡、失业、战争和变为难民。在研究母亲情感方面，焦虑是最常被用来评估的一种情感，其次是抑郁情绪。研究母亲的焦虑状况，大部分是评估其状态焦虑，少量研究者则既评估状态焦虑又评估特质焦虑。仅有三项研究是诊察妊娠期特质焦虑对妊娠的影响。大多数有关产前长期紧张的研究已经提出自己的见解，即认为长期紧张没有专门区域性差异；不过，有两项研究分别诊察了工作单位和家庭里长期紧张会对孕妇产生什么负面影响；还有一项研究专门调查了家庭纠纷和婚姻破裂各自如何引发孕妇长时间的紧张。[参见《焦虑》(Anxiety)，《抑郁(症)》(Depression)]

至于妊娠期长短的后果，人类有关文献中有充分的证据提出以下足以让人相信的假设，即产前高度紧张可能会导致妊娠期缩短、过早的自然分娩，以及在很多病例中所见的早产。事实上，根据帕尔伯格（K. Marieke Paarlberg）及其同事撰写的一则心理社会性因素和妊娠后果的评论，完全可以认为，产前高度紧张与妊娠期缩短之间的关系是该领域里相当可靠和无可非议的发现。在此引用的1975年至1996年的有关文献回顾可以发现，大约60%的研究都证明产前紧张与妊娠期长短具有一种明显的负相关。在近来发表的论文中，得出这种结论的比例较高，这不仅与预期的设想相一致，而且也同适当调整业已存在的社会人口统计学和生物医学方面的风险因素（通过研究设计或统计程序得出）的负面影响完全一致。虽然在一些实例里，产前紧张对缩短妊娠期的影响是间接的，并通过诸如社会经济地位、妊娠期间母亲体重增加、劳累和医疗问题等因素而引起的。但是在绝大多数的病例中，产前紧张往往是直接对妊娠期长短产生负面影响的。最近在此领域里，国家儿童健康和人类发展研究所的母亲－胎儿医学网站（Maternal-Fetal Medicine Network of the National Institute of Child Human Development）实施了一项极为严格的研究。在这项研究中，对各种各样的心理社会性紧张作了预期性的评估，问卷调查样本收集自全美10个医疗中心研究的2 500名妊娠妇女代表。结果显示，经过对母亲社会人口统计学和行为学方面的适当调整，心理社会性紧张确实成了自然早产的一个值得关注的指示物。按4分制的紧张量表计，每增加1分，孕妇自然早产的风险性便增加16%。在丹麦实施的另一项引人注目的预期性研究调查了5 800多名妇女，报道指出母亲经过人口统计学、医学和行为学的综合调整，在妊娠期第30周的心理痛苦和早产风险之间的关系表现出一种剂量－反应的关系；处在中等和严重心理痛苦状态中的妇女与心理痛苦较轻的妇女相比，前者早产的相对风险性增加了1.5～2.5倍。还是调查这些妇女，她们的妊娠期大都处在16～30周之间，结果发现曾经历过一次或多次高度紧张生活事件的妇女（其经历生活事件的严重性由主观评定）比之那些没有紧张经历的妇女，前者早产的风险性提高了1.75倍。最后，另一项在丹麦对2 400多名妇女的预期研究得出了类似的结论，即孕妇心理社会性紧张对早产风险具有重要的影响。

新生儿的出生体重是下面两个过程的直接结果，一是妊娠期的长短，二是胎儿的生长发育。也就是说，婴儿出生太早、在子宫里难以充分发育，或两者兼而有之，将导致婴儿可能长得很小时就出生。这样，影响妊娠期长短的所有负面因素也可能会影响新生儿的体重。尽管其相反过程并不成立。如同妊娠期长短的研究一样，最近大多数对新生儿体重方面的研究其结论实际上可以预期，并且对业已存在的各种风险因素的影响能够加以控制。回顾1975～1996年的有关文献，发现约有一半的研究报告指出产前紧张会对新生儿体重产生明显的负面影响，在指出这些发现的众多研究中，大约有75%已经对知晓的社会人口统计学、生物医学或行为学中关系到新生儿体重的影响因素均加以控制，而另有40%的研究对上述提到的风险因素之影响予以排除后，却认为产前紧张对出生体重没有影响。在大多数病例中，产前紧张对新生儿体重的影响是直接的；然而，也有一些研究报告显示其影响是间接的，它是通过经产数、吸烟和母亲体重增加等因素产生负面作用的。

需要特别提到的是，该领域中为数相对较少的研究对妊娠期长短可能影响新生儿体重的因素予以排除，以诊察产前紧张对胎儿本身生长发育的影响。在阿拉巴马（Alabama）作了一项抽样调查，主要对象是1 500多名非洲裔美国妇女，这是值得注意的涉及评估这方面联系的一项研究。在排除了妊娠期长短、吸烟、种族、婴儿性别、医疗风险和行为风险等有关因素之后，研究者证明，高度的心理社会性紧张与胎儿的生长发育受阻（新生儿体重比正常妊娠年龄新生儿体重轻10%）有着明显的相关性，其风险性影响高出1.6 ~ 2.3倍。对这项抽样调查的进一步分析还表明，这种负面影响仅见于那些低身体质量指数（即BMI低于22）的妇女，上述研究结论对那些体重偏重的妇女（MBI高于22）不适用。另一项群体研究抽样调查了主要生活在密歇根州底特律市的14 000名城市贫困的非洲裔美国妇女，发现婚姻破裂的母亲（分居、离婚或丧偶）与正常已婚妇女相比，其胎儿生长发育受阻的风险性高1.5倍，而且还发现这种负面影响主要是由物质贫乏引起的。在第三项研究中，抽样调查了生活在格拉斯格及苏格兰的约400名妇女，她们的家庭常闹纠纷，自认为生活不愉快，在妊娠期20周时预测胎儿可能会早产，并且新生儿体重较轻。在排除了社会人口统计方面的变量及吸烟因素之后，自述家庭生活不愉快的妇女比正常妇女早产的风险性提高了3倍，其新生儿体重（妊娠期长短变量没有被排除）降低的风险性增加4倍。然而，如用同样的方法来检测妊娠期为30周的孕妇，家庭生活不愉快引起早产和新生儿体重下降的情况则不存在。

一些研究着手尝试把引起早产的心理社会性因素与引起胎儿生长发育受阻的因素区别开来。曾对90名妇女作了一次回顾性的病例对照研究，结果发现，妊娠期间高度的生活紧张是引起早产的三个原因之一，而社会支持不够是导致胎儿偏小的三个原因之一。在丹麦进行的一项对2 400多名妇女的预期性研究，再次证实了这一发现。产前生活紧张明显与早产有关，而社会网络的改变则预示胎儿生长发育受阻。最后，对2 500多名希腊妇女所开展的研究，探讨了产前风险因素影响新生儿体重的多种可能途径。研究得出结论：在妊娠期间可感觉到的紧张和人际关系的质量（即社会支持）均可对新生儿体重分别产生显著的负面影响。在这两项研究中，大约一半的负面影响是通过缩短妊娠期产生的，而另一半则是通过阻碍胎儿生长发育产生的。

上面的研究是根据个体来评估产前紧张的。而在战争对妊娠产生影响的研究中，可找到这种评估分析的某些特例，并且对产前紧张之影响的评估采纳了一种更广泛和更加社会化的处理方式。就海湾战争变化前后对妊娠后果的影响而言，一项以科威特人群为对象的研究发现，不仅自然流产、出生低体重婴儿明显增加，而且在战争期间及战后第二年出生的先天性异常婴儿数也显著上升。另外还有人就战后被流放到国外的负面影响开展研究，他们对克罗地亚国内战争之前和战争期间分娩的三类人群进行比较，这三类人群的样本情况分别是：7 845名妇女来自自由克罗地亚；712名妇女来自克罗地亚被占领地区（这两类妇女均为非转移人群）；另有593名克罗地亚难民，来自波斯尼亚、黑赛哥维那和塞尔维亚（被流放到国外的人群）地区。研究表明：流放转移妇女与非转移妇女相比，前者的胎儿早产率和新生儿的低体重率明显提高2倍，从而证明了紧张、恐惧和流放可能会导致妊娠期缩短的观点。然而，此项研究结果却没有在对希腊600多名非战争难民的抽样调查中得到验证。最后在以色列，一群1967年六天战争（Six-Day War）那一年出生的男孩，两年后明显表现为发育迟缓、行为退缩，不爱与外界交往，甚至有反社会的举动。

6. 新生儿神经行为方面的发展

很少一部分研究诊察了孕妇产前心理社会性紧张对新生儿神经发育和气质指数方面可能产生的影响。从社会人口统计学、生物医学、心理社会学、营养学和行为学各个侧面对新生儿神经发育所进行的一项预期性研究，抽样调查了467名主要由社会经济低层的非洲裔美国妇女所生的婴儿，结果显示：母亲产前紧张、社会关系及其个人性格因素指数与新生儿神经行为发育和气质[以布拉齐尔顿新生儿行为评估量表（Brazelton Neonatal Behavioral Assessment Scale）进行评定]指示物之间有着明显的相关性。该指示物具体包括新生儿的行为取向和习惯形成，新生儿的运动表现、状态调节和自主应答。另一项预期性研究抽样调查了150名新生儿，旨在研究新生儿气质的产前关联性，结果显示孕妇产前的抑郁症状与婴儿出生后8～72小时的行为（过度哭喊，无法安慰劝阻）之间也存在一种明显联系。还有一项预期研究，调查对象涉及1 000多名妇女及其婴儿，旨在探讨母亲在妊娠阶段每三个月期间所发生的心理社会性悲痛与其婴儿5岁时所表现的气质有何联系。研究者认为，孕妇产前紧张对婴儿的气质形成会产生一种因时间和性别的特殊影响；如果母亲在妊娠的头3个月经历情感上的悲痛，而随后第二和最后3个月不再经历这种悲痛，那么可预测其5岁婴儿的气质表现（情绪消极）。而且，母亲产前紧张对于孩子气质的影响，男婴表现得格外明显。

7. 婴儿、儿童和少年神经行为方面的发展

关于孕妇产前心理紧张和预示其孩子神经行为发育之间关系的研究为数甚少。一项对265名年龄在6～13岁儿童的回顾性研究表明，母亲在怀孕期若情绪紧张或抽烟，她们的孩子常表现为注意力缺陷障碍（attention deficit disorder，简称ADD）的比例明显提高。在另外一项病例对照的回顾研究中，让58名情感严重失调、年龄介于4～19岁之间的儿童、青少年参加部分住院的治疗，调查结

果表明，她们中相当多的孩子生自非婚母亲，而且她们不打算再怀孕，因为怀孕后没有幸福感，家庭生活也不和睦。一项对59名性情孤独的儿童的追溯性研究，也报道了类似的调查结果，并发现这些性情孤独儿童的母亲，在怀孕期间与正常对照组的母亲相比，往往生活在相当不和睦的家庭环境中。最后，在瑞典，一项预期性研究抽样调查了500多名妇女，先分析她们怀孕开始时遇到哪些心理社会性因素，然后根据格里费史的发育量表（Griffith's developmental scales）对她们4岁的孩子作出评估。研究揭示：产前紧张对婴儿心理运动和心理方面的发育会产生一种跟性别有关的特殊影响，即生自高度心理社会性紧张家庭的男孩（而不是女孩），比起生自正常家庭的男孩发育得分明显较低，而女孩则不表现出这种情况。[参见《注意缺陷与多动症》（Attention Deficit Hyperactivity Disorder，简称ADHD），《自闭症和综合性精神发育障碍》（Autism and Pervasive Developmental Disorder）]

8. 成人神经行为方面的发展

仅有的一项研究是诊察产前心理社会性紧张对成人可能产生的影响。这项研究是追溯性质的流行病学调查，调查对象为芬兰出生于1925～1957之间的成人，目的是评估其母亲遭遇严重的产前应激原对他们精神病和行为紊乱方面的影响。实验组由167人组成，出生前其父亲死亡；对照组由168人组成，出生后一年中其父亲死亡。比较两者的精神病发作情况。结果显示，实验组人群中被诊断为精神分裂症和有犯罪记录的人数大幅度增加，从而证明了产前紧张对后代神经行为方面的发育具有长期的影响。

（二）动物心理社会性紧张、胎儿发育及其后果的研究

研究动物产前紧张对其胎儿影响所获得的资料显然对探索人类的妊娠颇有参考价值。试验是在标准的、设置对照组的条件下进行的，因而可作出因果性的结论；所用试验材料为近亲品系，使基因型方面的个体差异效应降低到最低程度；在妊娠期及生产后，使用强行的实验程序有利于在细胞和分子水平上进行分析；大多数实验动物的妊娠期和寿命相对较短。对动物来说，紧张因素包括不让活动、限制空间、嘈杂、拥挤、注射药物、光线刺激以及惊吓，它们可视为类似于人类所认同的心理紧张因素。查阅国家医学图书馆（National Library of Medicine）1975～1996期间的文献资料发现，150多篇论著讨论了各种类型的产前紧张或紧张激素对于动物妊娠期影响的各种模式。其中20%用外语版形式发表，如果需要，其研究的英文提要可供参考。所有研究均使用一种实验设计方案。大多数实验是

用不同品系的大鼠完成的；其他所用的动物实验材料包括小鼠、非人类灵长目动物、羊和豚鼠，只有一例用猫。通过这些研究所提供的有力证据，充分说明产前紧张确实显著影响幼仔的发育和健康，具体讲它涉及大脑形态学、受体的密度和敏感性、中枢神经系统功能、性别分化，自主神经的基线状况和挑战引起的活动状况、神经内分泌、免疫系统和生殖系统，身体健康状况（如心脏功能、高血压、溃疡）、早衰（神经和认知功能丧失）和长寿。这些研究也为我们提供了颇有价值的见解，即所假定的各种生理机制可能涉及到紧张环境影响胎儿发育的过程中。下面是这些论著的介绍和综述，它是按照个体发育的先后为序。除非特殊例子，所有研究均以大鼠作为产前紧张之影响的动物模式。

1. 植入、早期妊娠失败及胎儿异常

产前紧张可能抑制受精卵植入和早期胚胎发生的生殖程序。小鼠怀孕的早期阶段（从1天一直到6天）的限制性紧张会导致其怀胎率从90%急剧下降到52%；发生这种影响是由于正常黄体（CL）数量减少、非正常黄体数量增加、血清黄体酮减少、受精卵植入部位数量减少，以及产生异常胚胎和植入异常所致。此外，还发现产前紧张会使雌性后代繁殖能力和生育能力低下，动情周期出现紊乱，自然流产或阴道出血，以及大量的新生幼仔死亡。产前紧张还会增加后代中腭裂等异常症状的发生率。

2. 脑单胺和肾上腺素能系统

已知神经递质5-羟色胺（5-HT）和去甲肾上腺素（NE）因为在细胞群体中调节神经元的生殖时间时，发出细胞分化的信号，故被认为在早期神经元形成过程中起重要的作用。劳德（Lauder）和其同事在研究中提出，妊娠期间需要这些单胺作为体液性信号，而精神紧张能够与妊娠期间神经元的发生相互作用，这说明来自母体的影响可以妨碍产前胚胎发育期间整个个体发育。母体低水平的产前紧张，比如住得十分拥挤和注射紧张激素，以后在60天大的幼仔脑部的若干区域可产生5-羟色胺持续性的变化，这种变化还涉及到大脑皮质和海马部位。此外，研究还发现，产前紧张引起脑5-羟色胺神经元变化的关键时期是在胚胎发育早期第15天和出生期间，这一发现表明该作用机制是跟这段时间内所发生的胚胎发育事件（如体轴的生长和突触形成）相互联系的。在另一项研究中，脑的儿茶酚胺——多巴胺（DA）和NE——在产前紧张的大鼠的大脑皮质和蓝斑区域浓度明显降低，并且DA和NE的代谢浓度在产前紧张的大鼠中有明显上升。还有另一项关于大鼠脑肾上腺素能受体发育的研究，揭示大鼠产前紧张，其后代的大脑皮质处该受体数量减少，因而认为紧张会导致永久性的神经化学变化，从而使去甲肾上腺素能神经元的突触后成分的发育延缓或受损。此外，产前紧张会导致酪氨酸羟化酶（TH）、合成儿茶酚胺主要酶的活性的长期变化，还会引起大脑皮质和下丘脑的长期改变。因此，产前紧张诱导胚胎脑的单胺合成和肾上腺素能活动发生变化，通过这方面的作用机制，母体产前紧张引起遭受紧张之雌性大鼠后代的行为缺陷。

3. 下丘脑－垂体－肾上腺轴

一些研究已经证明: 母体和胎儿的自主神经系统和下丘脑－垂体－肾上腺轴（Hypothalamic-Pituitary-Adrenal Aixs，简称HPA）能对母体的紧张作出迅速的反应，妊娠晚期强烈的抑制性紧张会导致母体和胎儿下丘脑及其周围区域的儿茶酚胺、促肾上腺皮质激素释放素（CRH）、β-内啡肽和皮质酮的浓度马上发生有性别差异的变化。

产前紧张对后代HPA系统的影响，包括长期改变海马的体积、脑糖皮质类固醇受体的密度和敏感性、以及改变机体基础性的垂体－肾上腺活动。用地塞米松（DTX）对猕猴进行产前治疗，结果导致海马神经元不可逆转的功能缺损，正如依靠磁共振图像所显示的那样，海马的大小和部分体积缩小了30%，血浆皮质醇的基础水平和紧张后水平上升。无论雌雄，因产前紧张导致海马重量减轻也类似地发生于大鼠中。产前抑制性紧张也会引起海马区域皮质类固醇受体类型I和类型II的明显减少，后代90天时对紧张的皮质酮反应也下降；它对胎儿脑的糖皮质类固醇受体密度的影响，雌性要远大于雄性。

母体妊娠期HPA轴若活动过于旺盛，它对后代HPA轴的发育和脑单胺系统会产生什么影响，这可在母体妊娠期最后3个月通过控制促肾上腺皮质激素（ACTH）进行诊察。结果表明，实验动物肾上腺重量较轻，并且其形态变得异常，这种影响更多发生在雌性后代中。此外，基础血浆皮质酮水平在实验动物中较高，而当紧张过去后则较低；在脑部，多巴胺能活性降低、5-羟色胺能活动增加，这表明产前紧张会影响脑部发育，结果使处于发育中的HPA轴在基础条件下功能亢进，这样会导致衰竭而不再能够进一步对紧张作出合适的反应。这些产前紧张对后代HPA轴的影响通过母体糖皮质激素的分泌而显示出来，母体肾上腺切除术可阻止跟产前紧张有联系的海马部位皮质类固醇受体及其功能的变化，若这时用皮质酮治疗可使产前紧张的影响重新表现出来。

4. 免疫系统

已经发现，母体产前紧张（震惊或观察一个非妊娠同伴受惊的心理紧张）能改变大鼠后代的免疫参数和功能。母体产前紧张对6个月大猕猴后代的一项细胞应答研究发现，淋巴细胞对靶细胞显示较低的抑制功能和细胞活性，这说明，产前阶段遭遇极度紧张可能会对产后免疫产生长期的影响。[参见《心理神经免疫学》

(Psychoneuroimmunology)]

5. 性别差异和生殖功能

脑的性别差异可视为一种依赖于环境的脑发育模型，它的确立是以机体系统激素和神经递质为中介的。这些物质的异常集聚若发生在脑发育的某个关键时期，就可能导致生命基本过程的永久性发育障碍。一些研究已经显示，产前紧张会对脑、激素及有关性别分化的行为过程产生影响。例如，在雄性后代个体中，母体产前紧张会引起其脑部视交叉前区域的性别二态核(sexually dimorphic nucleus of the preoptic area，简称SDN-POA）体积缩小50%，而在雌性后代个体中，SDN-POA体积则没有变化。之所以出现这种现象，是由于视交叉前区域（POA）c-fos的活动使紧张影响减低的缘故；SDN-POA的体积大小可用来检测雄性大鼠的性活动状况，它还与血浆睾酮水平相关。基础睾酮水平在血浆和睾丸中一般均明显偏低；而产前紧张的后代成年大鼠其基础血浆黄体酮水平明显较高。从行为上看，产前紧张大鼠的雄性后代在成年时表现为非雄性化（即：雄性行为明显减少）和雌性化（即雌性行为明显增加）现象。

6. 认知、情感和行为

许多研究已经证实，产前紧张动物所生的后代行为上有很大的改变。这方面的影响包括：学习和认知功能受损、情感障碍（过多的情绪化、害怕和抑郁)、行为明显不合群和性行为改变。

(1) 认知。产前紧张对后代的学习能力产生负面影响，而通过服用抗焦虑药物（安定药）会阻止这种影响，这说明抗焦虑药可用来缓和紧张，消除产前紧张带来的负面影响。让妊娠的雌性猕猴或鼠猴在妊娠中期经受一次为期两周的重复心理干扰或注射促肾上腺皮质激素，然后，根据修改的“布拉齐尔顿新生儿行为评估量表”(Brazelton Newborn Behavioral Assessment Scale)，对产后第一个月的幼猴进行测试。结果发现，上述两群母猴所产出的幼猴，无论在动作协调、肌肉张力还是注意力集中等方面均表现出早期受损，而且这些幼猴较易烦躁、激怒，难以平静。

(2) 情绪化。产前紧张可能影响后代的情绪反应。在一系列研究中，探讨产前经受可预期或不可预期紧张之影响的具体做法是：先让大鼠在不同时间经历噪音或光线使其产生紧张，然后，在其后代长到第二星期时诊察幼鼠的发育情况。结果表明，不可预期的紧张使幼鼠动作发展迟缓和涉及动机的行为明显迟滞，也使其海马的功能发育受阻，而且这些缺陷将一直持续到成年，表现为面对紧张刺激无所适从，不知道该如何应对。母体在妊娠期，遭受不可预期的噪音和光线刺激而产生的紧张，也会导致成年后代的行为出现不对称的改变。多巴胺和5-羟色胺的代谢周转率在产前紧张大鼠的三个左、右脑区可测得，产前紧张时大脑半球之间这两种神经递质的相互关联程度增加，这表明其联系便利化可能促成了由产前紧张诱导的行为不对称和无所适从（惧怕紧张处境）。

(3) 抑郁。和人类一样，实验大鼠在抑郁方面也表现出性别上的差异。产前限制性紧张会引起后代抑郁上的性别差异，但不影响其在开阔地行为的性别差异。一项跟踪研究表明，产前紧张大鼠的后代存在行为性抑郁增加和伏核处（一种既有的抑郁风险因素）多巴胺能神经递质减少的现象，因此，也就证实了产前紧张可能增加其后代面临抑郁风险的假设。

7. 心脏功能

内源性糖皮质类固醇为肾上腺素能神经元提供了自然分化的信号，而高水平的外源性皮质类固醇则破坏神经元正常成熟的时间表。母体分娩前用地塞米松处理，会使其心脏重量增加产生一种药物剂量依赖性迟缓，并伴有去甲肾上腺素能神经支配异常，若用去甲肾上腺素水平指标加以测量和深入分析，可认为产前紧张会影响心脏去甲肾上腺素能神经的支配和交感神经活动，而且这种影响在年轻的成年后代个体中仍会明显表露出来。另一项研究发现，大鼠在产前紧张，其后代的动脉血压比一般大鼠更高。

8. 衰老

各方面的证据表明，糖皮质激素在大脑通过其受体发挥作用，从个体早期发育一直到晚年，它自始至终作为生命有序活动的信号发挥作用。随着年龄的增长，糖皮质激素对神经细胞的危害性胜过神经营养作用，将逐渐危及神经细胞的生存。

四、研究的有关问题

有证据表明，产前紧张可能影响胚胎的发育，从而产生相关的不利后果。然而，目前尚存在一些问题。这些问题均与下列因素有关：后果特异性、紧张性刺激源特异性、妊娠期间出现紧张的具体时间，还有紧张的作用机制，或者产前紧张是怎样作用于发育中的胚胎的。

（一）后果特异性

产前紧张是否与特异的发育后果有联系？在人类，产前紧张的一系列负面影响会随着胚胎发育的推进而表现出来，特别明显的是导致妊娠期缩短和胎儿生长减慢。产前紧张之影响的动物模型开拓了人类在这方面的研究成果，并揭示这些负面影响与脑部发育和生理功能之间有一种明显的因果联系。然而，目前这方面的人类研究文献尚未对产前紧张的后果特异性提出过任何假设，也没有予以检验。早期的一些研究联系明显的负面影响，比如早产、阵痛和分娩参数以及新生儿并发症，在一些病例中，甚至包括分娩前出现危险的病情，将它们全部纳入“妊娠并发症”的综合指标中。后来的研究是分别考察诸如新生儿体重和妊娠期长短等。最近大量的研究则通过控制妊娠期长短对新生儿体重的影响，诊察了产前紧张对胎儿生长的影响。然而，早产和胎儿生长受限制并不是同一种产前紧张导致的。例如，早产可能由于各种原因引起或是自发的，自发性早产可归因于早期阵痛，也可归因于膜的早期成熟破裂，从而突然分娩。胎儿生长受限制有两种明显的识别类型：一种是匀称的生长受限制，导致所有或大部分的器官生长发育受阻；另一种是不匀称的生长受限制，尽管头围和脑部大小正常，但限制了腹部内脏和皮下脂肪的生长。认识到这种异质性发生是很重要的，因为产前紧张所导致的种种后果可分为多种类型，这些类型又分别不同程度地与产前紧张有关。

最后，产前紧张和神经发育后果的预期性研究几乎没有实施过。这类研究是基础性的，因为中枢神经系统在整个妊娠期始终发育变化着（它与其他器官系统相反，大多数器官的发育在妊娠期的头三个月结束时已初露端倪）；因此，它对外源性和内源性刺激非常敏感的持续时间也较长；中枢神经系统比之其他组织系统更容易受到损害，而且一旦受到损害，其负面影响可能比其他系统更长、更持久。产前紧张对脑部可能产生的影响在胎儿出生时也许不明显，但到了生命的较晚时期，随着神经系统的发育会陆续表现出来。

（二）紧张性刺激源的特异性

世界上对紧张的定义尚未被认同，不过紧张显然不是单一维度的概念，而更像是“人与环境相互作用”的概念，在此概念中，蕴含着一种环境要求和个体生物的、心理的或社会方面之间的可察觉到的差异。这种关于紧张概念的处理方式，要求我们认出什么是紧张性刺激，并对人关于这些刺激源的主观评价和反应（特别是情感方面的反应）作出鉴定。大多数人类产前紧张的研究采用按照刺激或按照反应来对紧张下定义，并根据测量所经历的生活事件（潜在的紧张环境条件）、状态焦虑（对紧张性刺激的非特异性情感反应）、特质焦虑（由于经历过焦虑，极易对紧张情境作出倾向性反应）对产前紧张作出评估。一些作者已直接比较了产前焦虑和生活事件关系的研究结果，按其含义联想他们如何评估同样的结构。然而，各种类型的紧张方式（长期的、短时的）可能有区别地与形形色色不良的妊娠后果相关联。从目前的评论文章来看，没有一项研究可预测或检测下述假设，即某种具体性质或类型的产前紧张会影响胎儿的最终发育状况。基于对非妊娠人类和动物的研究，似乎有理由认为，紧张的影响可能部分地依赖于其自身的特点，比如按各种维度划分，有短时与长期，新奇与可预期，或可控制等。

（三）紧张的具体时间

胎儿的生长和发育遵循一种对数程序，因为妊娠早期细胞快速分裂，而到妊娠后期细胞拼命生长，脂肪、糖原和结缔组织等积聚。正如波斯坦（Marc Bornstein）在评论中所述，发育过程中有几个敏感期或关键期，包括在妊娠期也可能有若干关键阶段，因而这时正在发育的胎儿对产前紧张特别敏感，容易受损。这些时期或阶段可能与妊娠期间某个特定发育事件的时段相对应，并且（或者）与整个妊娠阶段母亲或胎儿对紧张作出生理反应的具体时间有关。尽管存在敏感期的这种假设已经在动物研究中得到证实，但是关于人类产前紧张结合多项紧张评估的研究为数很少，至于检验有关产前紧张时间效应假设的研究则一项都没有。结合多项指标评估妊娠不同时间段产前紧张的一些研究，对如下假设给予推论性的支持，即认为妊娠期间紧张的时间可能是一个重要的因素，它会最终影响胎儿的状况。例如，一项以出生体重评估母亲生活应激事件的研究，专门记录了怀孕头3个月的情况。结果发现，在怀孕头3个月母亲遭遇应激事件的次数与胎儿的体重没有关系，而怀孕接下来的第二、第三这两个3个月母亲遭遇应激事件的次数（其实并不是很多）却与胎儿出生时的体重有很大的关系。另一项研究也报告，母亲怀孕30周时若常常经历应激，则她分娩的孩子体重较低；但是在怀孕16周时母亲经历应激，与其分娩的孩子体重却没有这种相关性。此外，还有研究报告，母亲怀孕头3个月时经历生活应激事件与胎儿5 岁时的气质有一定关系，而母亲怀孕第二、第三这两个3个月经历应激与胎儿的气质则没有多大关系。

（四）紧张影响的机制

紧张影响健康的作用机制主要分为两大类：一类是直接生理途径，主要由自主神经系统、内分泌系统和免疫系统借助中枢和周围神经对紧张作出反应；另一类是非直接生理途径，即间接的行为途径，它通过与健康有关的行为，如抽烟、酗酒、吸毒，以及放弃保健照料等其他方面而产生影响。紧张通过这两类机制影响了人类的健康。这里，将围绕上面所提到的人类产前紧张的影响，讨论这两种作用机制。

1. 生理作用机制

自主神经、神经内分泌和免疫系统参与应答心理紧张已被完全确认，而且它被视为是一种心理社会因素联结健康的主要作用机制。一些研究人员已经提出，在妊娠期间神经内分泌轴和自主神经系统涉及紧张的反应可能会促成不良的后果。例如，下丘脑、垂体和胎盘涉及紧张的激素水平一旦升高，则隐含着早产的可能性。在应对交感－肾上腺－垂体激活的反应中，血管收缩和缺氧会降低子宫胎盘血氧的渗透，由此可能使得胎儿生长受到限制。这种对紧张的免疫抑制效应和下丘脑－垂体－肾上腺（HPA）的激活可提高胎儿对感染的敏感性，因而它也是促成早产的一个风险因素。然而，作为人类产前紧张和妊娠后果潜在中介的这些生理过程到底是如何进行的，这方面的研究还相当少。一些研究已经诊察了临产时儿茶酚胺和焦虑之间，以及妊娠期间儿茶酚胺和体力活动之间的关系。自1975年以来，有关文献的回顾仅揭示了两方面内容的研究，研究诊察了人类孕期心理社会因素和神经内分泌参数之间的关系；另一方面研究诊察了母体对一种行为应激原所作的生理反应。在一项对40名已怀孕青少年进行抽样评估其妊娠中期、晚期和早产情况的调查中，凡是妊娠20周之前和产后2~3周测得40分钟皮质醇水平提高的孕者，比之同期皮质醇水平没有提高的孕者来说，前者几乎很少表现出焦虑和抑郁的症状。然而，在妊娠34~36周进行评估时，则不存在皮质醇与焦虑或抑郁症状之间有任何联系。在一项对54名已生有一子女并又怀孕的成年妇女的抽样调查中，母体最后3个月孕期开始时测得的促肾上腺皮质激素（ACTH）、β-内啡肽（β-E）和皮质醇的血浆水平，与母体产前紧张程度、社会支持状况和个性特征存在明显的关联。若排除了妊娠期已知影响激素水平变化的效应之后，其中包括妊娠时年龄、昼夜生理节律变化和产科风险因素等，母体心理社会和社会人口统计方面因素的综合影响，大约占ACTH变化的36%、皮质醇变化的13%、β-E变化的3%。在对40名低风险孕妇的一项研究中，诊察了怀孕期间母体应对一种行为紧张因素（相互影响的计算工作）时血压变化与所生婴儿状况之间的联系。结果表明，面对紧张因素产生较大舒张血压反应的孕妇所生的婴儿体重明显较轻，孕妇的妊娠期也缩短。最近，瓦德瓦（Pathik Wadhwa）和其同事已经提出了关于人类产前紧张的心理生物学的作用模式。根据该作用模式，产前紧张对胎儿后果产生明显而特殊的影响，其中一部分就是通过影响母体的生理状况而起作用。并且还提出这些影响依据紧张的性质、具体时间和持续的长短而变化。该作用模式尤其假定产前紧张可能会扰乱母体的HPA轴，转而可能影响胎盘CRH的产生和释放，要知道，CRH在胎儿发育和何时分娩上起着重要的作用。

2．行为机制

在怀孕期间，母体有关健康方面的行为如营养、抽烟、酗酒和吸毒对胎儿发育之影响已被正式列入研究范围，这些影响包括自然流产风险性的增加、胎儿生长发育受限制、早产，以及中枢神经系统的认知和运动功能受损。尚在撰写中的文献支持这样一个观点，即心理社会方面的变化如产前紧张和抑郁对妊娠期起着明显的负面作用。例如，在一本汇集1975～1996年之间有关资料的文献中竟有30多项研究，均考察了人类妊娠时母体心理社会因素与吸烟、酗酒、吸毒之间的联系。在众多内容重叠的文章中，有关吸烟、酗酒、吸毒及其非特别指明的综合论述分别有13篇、9篇、5篇和20篇。就心理社会因素而言，涉及社会支持、抑郁、紧张和母体个性（自尊、自制、敌意、应对作风和对待怀孕的态度）的评估文章分别有16篇、12篇、11篇和9篇。这些抽样调查代表了普通大众，覆盖面广，从社会中层的、已婚的、纯白种的妇女一直到社会经济地位较低的、单身、非洲裔美国妇女和青少年。大约有75%的研究是预期性的，并且对妊娠期间心理社会因素和健康行为作了一次或一次以上的评估。然而，仅有一小部分研究（16%）包含生物学方面认为是有效的健康行为评估，如对吸烟进行一氧化碳或可替宁(cotinine）的测定，对酗酒和不正当吸毒进行毒理学测定。该文献强有力地支持了这样的假设，即心理社会因素在人类妊娠期间与不利治疗的行为有关。围绕个体健康行为或心理社会因素进行分析，大约有80%的研究取得了明显的成果，即母体产前紧张或抑郁程度越高，后代不健康行为的发生率也随之上升；社会支持程度越高，不健康行为的发生率就随之下降。就个性和个体差异变化而言，自尊、自主水平越高和对怀孕持肯定态度越坚决，不健康行为发生率越低；敌意和抵制性应对风格越明显，不健康行为的发生率分别随之上升。[参见《吸烟》(Smoking)，《物品滥用》(Substance Abuse)]

五、产前心理社会性紧张对人一生发展的含义

产前紧张可能对胎儿发育产生明显的影响，并伴随不良的后果。研究发现，其含义可从下列两方面予以考虑：（1）根据不良的发育后果对一个人终生的重要性；（2）根据发育的后成观，即基因和环境之间双向的互动决定了人一生的整个发展轨迹。

（一）不良妊娠后果的重要性

孕期早熟包含早产和新生儿体重较轻双重意思。早熟在美国已被认为是婴儿死亡和非异常胎儿发病的主要原因。早熟现象在美国的蔓延远甚于世界上其他任何发达国家，并在以往的40年里未见明显下降，究其原因，大约1/2～2/3尚不得而知；为减少其发生率所实施的预防措施大多未奏效。尽管绝大多数早熟新生儿成活下来，但是，对早产不足月后果的研究显示其婴儿发生重症病的比率相

当高，具体表现为窒息、胎粪依赖抽吸，以及低血糖症、红细胞增多症和呼吸窘迫综合征。长期追踪早产后果的研究显示，他们中有较高比率的感觉神经损伤和残疾（如大脑瘫痪及视力、听力和智力方面的损伤），此外患呼吸、胃肠和肾脏系统并发症的比率也较高。在美国，大约有4 800多万人，或者说，全国人口中有15%的人患某种形式的神经性障碍（不包括精神疾病）。在人群中，患这类神经性障碍的数量竟占如此大的比例，理应追溯到产前生命时期，要阐明其病因，则是一个复杂的神经病学问题。除了健康方面的不良后果之外，早熟在经济开支方面的压力也是巨大的。据最近的估计，大约有40%婴儿的健康照料支出是花费在有关早熟的治疗方面。最后，早熟给个体和家庭带来的苦难和感情上所付出的代价更是无法计量。基于这些理由，早熟已在美国被认同为母亲－孩子健康中惟一最为突出的问题。

早产的后果似乎并不十分严重，但现在已有新的迹象表明，早产可能使这部分人患上增加终身风险性的冠心病（CHD）。在美国，它已成为女性和男性发病和死亡的首要原因。例如，一项CHD的预期研究对南威尔士(South Wales)的2 500多名有20年病史的男人作了出生时体重的调查，得到其中大约一半人（n=1 258）的体重数据。在排除了年龄、父亲的社会地位、社会阶层、婚姻状况、血纤维蛋白原和胆固醇浓度、血压以及吸烟史这些因素的影响之后，得出的结果表明：出生时体重越轻，患冠心病的几率越高，这二者间存在着明显的相关性。该项规律性的发现已在16多项针对女人、男人和孩子的研究中得到验证，在英国开展的针对上述三类人群的流行病学研究，总共抽样调查了16 000多名不同个体。新生儿体重和CHD之间存在着非常显著的统计学意义，它不能借助成人或孩子的社会经济地位或其他一些危及CHD的常规风险因素等来解释——CHD在每个社会群体都有，且与健康有关的行为（如吸烟）无关。于是，关于心血管疾病的起源推出了一种新的模式，按照这种理论模式，CHD不是主要由外界因素引起，而是起因于自身的机体组织、体内酶活动的平衡机制、细胞受体和激素反馈，而所有这些因素在子宫内均已确立，并最终可能造成早熟所致的死亡。一项动物胚胎在子宫内受到糖皮质激素作用的实验和成年时患高血压的研究，也对上述研究成果给予有力的支持。

（二）早期环境对人一生发展的影响

迄今为止，我们仍尚未充分理解一个单细胞的受精卵胚胎转变成功能完善的人类有机体这样一个发育过程，因为单就其大脑皮层而言就大约含有10^9个神经元，它在40周的时间内已变得非常复杂和扑朔迷离。确实，人们很难再能举出自身有机体或生物世界里其他类似的例子，哪怕从生命一开始就去关注子宫内发育的精致画面。暂且撇开人的情感方面，胚胎和胎儿的发育特征就是细胞的不断增生和分化，从而形成互相联系的功能单位。而有机体主要器官系统结构的发育，包括大多数功能的发育在妊娠期头3个月结束时已告完成，而中枢神经系统则不断生长，发育过程贯穿整个妊娠期，乃至出生后的10~12岁。中枢神经系统（CNS）的发育是有其特点的，在各个相互交叉重叠的时间段，伴随着神经元和神经胶质细胞的增殖和迁移，神经元的分化和成熟（包括轴突和树突的发育和突触的发生），神经纤维的髓鞘化，以及神经递质（去甲肾上腺素、多巴胺、5-羟色胺、胆碱、γ-氨基酸等）系统的形成。

在重叠交错的时间阶段，在生长的巅峰期，神经元以每分钟大于250 000的速率繁殖，到出生时，大脑神经元间的突触联结已超过100多万亿。早期的发育生物学家曾提出过下列问题：受精卵的遗传物质是否已经包含了一套人类有机体结构完整的设计方案。在过去的几年里，在发育神经科学领域已经发生较大的范例变化，那就是将神经系统和生物有机体其他部分怎样发展和发挥作用看得相当重要。现在看来，对这些问题的回答毫不含糊——当然是“不”。理由很简单，基因和环境的影响不是各自为政、分隔开的，发育也并不是众基因按预先建筑设计的精心制作，而是在特定的地点和时间下基因和环境通过一种连续相互作用的方式互相依赖的动态过程，它涉及短期和长期的信息储存，因此发育的每一个阶段先天遗传和后天渐成在生物有机体逐渐形成结构和功能的框架下一步步体现出来，直到发育过程的后期才显示，并且对有机体的整个一生的发展产生深远的影响。顺便说明一下，这种范例变化转而提出了许多发育方面需要讨论的问题，就是基因与环境对后代最终各自将产生什么影响，因为环境能够通过基因组的作用改变有机体的结构和功能。

根据这样的认识，个体经历可能对正常的发展十分必要或起到促进的作用，或者带来不良的影响而有损发展。显然，如果所经历的性质被察觉或理解为紧张，那么，正如在此介绍的研究文献所证实的那样，它可能对有机体的发展产生深远的负面影响。而且，中枢神经系统可能比起其他组织系统更易受到环境的损害，因为中枢神经系统的发育需要很长的时间（约11~12年），而且它所担负的生理功能也非常特殊；血-脑屏障不完全在子宫内发育好，神经递质系统的敏感性在发育的关键阶段才形成，从而影响着有机体后来的所有经历。

这些新的深刻见解激励巴克（David Barker）及其同事提出了人类疾病的胎儿渐进模式（a model of fetal programming of human disease），它建立在下列概念的基础之上：即体内有一个平衡反馈的“固着点”，其控制机制在胎儿生活于子宫内时就已经确定，因而在整个一生中调节着个体对其周围环境的反应特征。与其他动物物种相比较，人类胎儿可能对子宫内不利环境的有害影响非常缺乏抵御能力。研究人员对此进行讨论，指出生物在快速生长时期对环境变化十分敏感，而人类胎儿在子宫里细胞分裂的速度远比其他动物快，因而更易遭受不利环境变化的伤害。

不是所有的经历都带来紧张，事实上，丰富的、刺激的环境可能促进和完善人的发育后果。在1949年，赫伯（Donald O.Hebb）指出了一个关于神经系统使用－诱导的可塑性假设，即所谓的“使用或者丢失”理论。许多年来加上随后的调查研究，来自动物实验的资料已予以证实，而人类在某种程度上也支持了这种假设。大鼠出生后，遭遇刺激性的环境，其身体大小、神经元和树突的密度、每个神经元的突触数量、大脑总容量以及大脑血管系统均有明显的增加。这些变化在整个生命过程中与认知功能的明显增强和对紧张的反应性下降有关。在老年时期以及较长的生命期中，随着认知功能下降，变化也随之减弱。

另一个重要观点是产后环境与新生儿相互作用，会减弱或增强产前紧张带来的负面影响。例如，大鼠中雄性鼠若与一个正常的雌性或雄性同伴一起养育，会使其产前紧张引起的性行为退化缓解，如果让它单独生活在与世隔绝的环境里或养育在紧张的环境里，其性行为退化会加剧。相似地，由产前紧张引起的运动功能发育迟滞会由于幼小时得到一只非紧张的正常母鼠养育而缓解，若让一只紧张的母鼠养育，运动功能会变得更加糟糕。适当处置动物也可逆转母体产前紧张的影响。对新生幼鼠作适当处理（出生后1～21天）可改变产前紧张造成的易激动、羞涩和胆怯，也可削弱产前紧张造成的分泌和代谢过程的影响，这说明新生幼鼠处理可以影响幼仔产后大脑组织的发育，使其按产前紧张引起的相反方向发展。一项类似逆转产前紧张影响的方法是在出生时领养。早期领养幼鼠（出生后第一个小时），而非以后领养（出生后第5或12天），可防止后代因产前紧张引起的长期糖皮质激素代谢反馈障碍。费尔德（Tiffany Field）及其同事通过研究证明：在人类，每天给早产新生婴儿按摩45分钟，这样持续10天，其体重比没有按摩的早产儿几乎可增加50%，尽管两组婴儿热量摄入没有差异，前者在被观察期间经常醒着、反应灵敏活跃，而且根据布拉齐尔顿量表（Brazelton Scale）检测，经过按摩的婴儿在习性成形、取向、运动反应和调节状态行为等方面均表现较佳。

总之，我们可以作如下的概括，个人经历在发育中起着关键的作用，早期经历比之晚期经历对发育具有更长远、更持久的影响；早期不利的产前心理社会紧张经历通过生理和行为机制对个体发育变化一直具有潜在的负面影响；这些欠佳的早期生命发育状况会影响到个体的一生，并会影响有关心理健康、身体健康、幸福、衰老和长寿的进程。然而，并不是所有的境况都是糟糕的。有足够的事实证明，出生前和出生后早期的丰富经历可能不仅仅有益，而且事实上，还可能对大脑的充分发育及其特性展现、对人一生中行为潜力的激励和最佳发展是必须的。此外，某些类型的产后经历甚至可能还会减弱产前紧张对个体发育的不良影响。

参考文献

Barker,D.J.P.,& Sultan,H.Y.(1995).Fetal programming of human disease. In M.A.Hanson, J.A.D.Spencer,& J.H.Rodeck(Eds.), *Growth*.Cambridge, UK:Cambridge University Press.

Bornstein, M.H.(1989).Sensitive periods in development: Structural characteristics and causal interpretations. *Psychological Bulletin* 105(2)179-197.

Chrousos, G.P. & Gold, P.W.(1992). The concepts of stress and stress system disorders. Overview of physical and behavioral homeostasis. *Journal of the American Medical Association,* 267(9), 1244-1252.

Gresy, R.K.(1994). Preterm labor and delivery. In R. K. Creasy & R. Resnik (Eds.). *Maternal fetal medicine: Principles and practice.* Philadelphia: Saunders.

Dipietro, J. A., Hodgson, D. M., Costigan, K. A., Hilton, S. C., & Johnson, T. R. (1996). Fetal neurobehavioral development. *Child Development,* 67(5), 2553-2567.

Dunkel-Schetter, C., Sagrestano, L. M., Feldman, P., & Killingsworth, C. (1996). Social support and pregnancy: A comprehensive review focusing on ethnicity and culture. In G. R. Pierce, B. R. Sarason, & G. Sarason (Eds.), *Handbook of social support and the family.* New York: Plenum Press.

Field, T.(1995). Infant massage therapy. In T. Fiele (Ed.), *Touch in early development.* Mahwah, NJ: Lawrence Erlbaum.

Lauden, M., Wallace, J. A., & Krebs, H. (1981). Roles for serotonin in neuroembryogenesis. *Advances in Experimental Medicine and Biology,* 133, 477-506.

McEwen, B. S., & Stellar, E. (1993). Stress and the individual. Mechanisms leading to disease. *Archives of Internal Medicine,* 153 (18), 2093-2101.

Paarlberg, K. M., Vingerhoets, A.J., Passchier, J, Dekker, G. A., & Van Geijn, H. P. (1995). Psychosocial factors and pregnancy outcome: A review with emphasis on methodological issues. *Journal of Psychosomatic Research,* 39 (5), 563-595.

Sapolsky, R. (1994). *Why zebras don' t get ulcers: A guide to stress, stress-related diseases, and coping.* New York: Freeman.

Smotherman, W. P., & Robinson, S. R. (1995). Tracing developmental trajectories into the prenatal period. In T. P. Lecanuet, W. P. Fifer, N. A. Krasnegor, & W. P. Smotherman (Eds.), *Fetal development: A psychobiological perspective.* Hillsdale, NJ: Laurence Erlbaum.

Wadhwa, P. D., Dunkel-Schetter, C., Chicz-DeMet, A., Porto, M., & Sandman, C. A. (1996). Prenatal psychosocial factors and the neuroendocrine axis in human pregnancy. *Psychosomatic Medicine,* 58 (5), 432-446.

蔡敏　张国荣　译　　章晔　校

李·康姆布林克－格拉汉
(Lee Combrinck-Graham)
牛津健康计划
(Oxford Health Plans)

家庭系统

Family Systems

社会 受到政治和文化影响的包括家庭在内的人际环境，在此环境中，不同个体通过相互奉献而建立起联系和认同。

胜任 意指资格、能力、优势。

家庭 若干个体组成的群体，通常至少包括两代人。它与婚姻或血缘密切相联，共同享有下列功能：住所、食物、相互支持、文化，以及抚育子女。

健康 为了各种成分的相互受益而组织起来的一种系统状态。

心理健康 与个体的社会交往有关并为之作出贡献的能力。

互惠性 个体之间或由个体组成的群体之间的给予和索取。这一予取过程通过宽容、责任和承诺而得以联结。

恢复 意指适应和可塑性。

家庭是个体心理健康的主要环境。在家庭中，个体的身份得以形成，并从家庭迈入更为广阔的社会环境。已有许多原理和过程有助于界定家庭如何成为促使个体发展、适应，以及学会对其社区作出贡献的健康环境。

一、何谓心理健康

世界卫生组织（World Health Organization，简称WHO）对“健康”的界定是：“生理、心理和社交等方面的健全状态，而不仅仅是不生病或不体弱”。健康不只是不生病或不痛苦，心理健康也不只是没有精神病或没有心理上的苦恼。医学和精神病学强调的“健康”一词，先于对什么是真正的保健的理解，因为医学的实践是向疾病挑战。医生和心理健康专业人员接受的是对疾病进行鉴别、分类和治疗的训练。尤其在20世纪最后几十年里，随着诊断技术的发展，保健专业人员并没有接受过专门用以界定、认识和促进健康的训练。长期以来，对此普遍性的一个例外是婴儿保健和免疫，因为它们是儿科实践的一个组成部分。小儿科医生也常把他们对婴儿和幼儿的随访看作是发现疾病或发育偏差的一种机会。

另外一个问题来自有关健康和心理健康如何定位的思考。当一个人的一只脚趾生了坏疽时，人们可以把那些未受感染的脚趾称作健康的脚趾。然而，当一个人因为坏疽的脚趾而蒙受苦恼时，他或她是否可以称得上健康呢？另一方面，即便一个人的一个脚趾生了坏疽，但他或她却具有“健康的”心理观，而且，即便坏疽的脚趾必须除去，他或她在其他方面仍是健康的。由此可见，健康和心理健康是指存在还是不存在病态以外的其他状态。生了坏疽脚趾的人也许会诉说他们不健康，因为他们还同时患有糖尿病；或者，他们也许会诉说自己很健康，因为他们精力充沛，具有积极的人生观，而且其他方面也健康。与疾病相比，尤其是与科克（Koch）界定的疾病概念相比（科克认为，人们可以鉴别那些与疾病状况有关的某种病原体，然后确定该病原体导致疾病），健康和心理健康是一个更为抽象的概念。显然，这种疾病的界定是在一个封闭系统里操作的，而没有考虑到诸如病原体的毒性、寄主的易感性等因素。相比之下，健康的概念却要考虑所有这些因素。健康存在于特定的背景之中，而处于某种背景之中的个体的健康，是由该个体与他人之间的关系来复杂地界定的。

这样一来，就出现了健康和心理健康两种定义：一种定义是，健康存在于一个为了各组成部分的互利而组织起来的系统之中。另一种定义是，心理健康的个体是参与社会交往并为之作出贡献的人。上述两种定义均不意味着没有疾病就是健康。它们要求保健工作持续进行，即便慢性或晚期疾病，也可以达到健康的状态。此外，两种定义都要求重视环境，包括社会经济状况、文化、职业、对未来的期望，以及基本的人际关系。

二、家庭：心理健康的背景

对大多数人来说，家庭是最易鉴别心理健康的地方。如果家庭不复存在，那么孤独、绝望、自损行为、情绪处理的不良形式等问题就会蔓延滋生。有些研究人员，尤其是社会心理健康的先驱者、精神病学家格林布拉特（Milton Greenblatt）等人已经证明，心理健康与社会网络相关，当个体缺乏社会网络时，他或她的不健康便会上升。家庭是主要的社会网络，亦是个体健康和心理健康最为重要的社会场所。尽管有人把家庭描绘为分崩离析的、滥用的、过度消耗的和有害无益的，然而，正是家庭生活使得个体增强了他们作为子女、父母、配偶、合作者、传统和礼仪的传递者，以及文化解释者的身份。也正是由于家庭是个体获得经验的媒介，致使许多人在社会上找到了自己的位置，尤其是确立与上述第二种定义相关的心理健康：作为社会的一员并对社会作出贡献。[参见《社会网络》(Social Networks),《社会支持》(Social Support)]

由于社会的重要性，我们不能把家庭视作一个自由的单位来予以处理或研究，因为这样做会对家庭所依存的那个系统视而不见（正如研究个体而不去观察个体与其家庭成员互动一样，因为这样做会对个体的生活、性格、风格和资源所提供的信息很不充分）。家庭生活会随着其成员在社会中各自参与教育、职业、业余爱好、邻里交往，以及家庭加入宗教组织而得到延续和更新。家庭这一单位可被视作一种相对稳定的结构，它会随着时间的推移而发展和演变，但是，相对于难以预测的世界，家庭则是一个亲近的、可靠的庇护所。家庭稳定是家庭成员发展创造能力和探索能力的重要前提因素。如果说健康是介于多样性和强制性之间的一种平衡，那么家庭传统的强制性和家庭纽带的稳定性就会为完善多样性提供一个平台，并且通过家庭成员涉足社会的体验来过滤和修改经验与思想的多样性。

当个体或社会思潮发生变化时，我们会转而审视家庭，借以发现一些消极的影响。但是，鉴于我们所谓的心理“健康”系统倾向于关注病态，因此我们发现，家庭由于导致并持续了这种心理“健康”而变得有罪了。某种程度上说，把家庭看作影响其成员的心理健康的基本环境，只是代表了一种观点而已。不过，如果人们意欲界定心理健康，并且描绘其发展和支持资源的话，那么他们就会发现，家庭对健康的影响与其对功能失调的影响同样有力。正是由于许多“心理健康”专业人员已经接受过界定、识别和处理精神疾病的训练，所以他们真正体会到鉴别那些支持心理健康的家庭互动的基本要素决非易事。

三、心理健康的家庭系统原理

家庭系统论为我们提供了若干原理，它们有助于我们重视心理健康。

1. 对于一个事件，并不存在所谓唯一正确的看法，而是存在多种看法，每种看法都包含真理。

2. 事件能被理解为以模式的形式而发生，这些模式会反复出现，而且可在一个系统的多种水平上被识别。

3. 相等的潜在性和相等的终结性是描述演化分叉性质的两项原理，不论这种演化的性质是发展、历史还是对一个事件的反应。

4. 所有的系统都存在胜任的问题，这种胜任直接影响个体的生存和适应。

5. 与此相似，所有的系统都存在恢复的问题，它使系统从各种夹击中复原。

6. 所有的系统均有资源，这些资源既可开发，也可作为把握更大要求的外部支持。

7. 互惠性（或者说给予和索取）是健康系统中最为基本的互动。

8. 健康系统在多样性和强制性之间取得平衡。

这些原理中的每一条原理，只要经过精心阐述，都有助于识别心理健康的一些特征。

前两条原理强调的是如何观察和描述一个系统。第一条原理指出，人们对一个事件可以有多种看法，因此，观察者的观点只是许多观点中的一个观点。这就要求一个家庭功能的观察者既要熟悉他或她自己的观点，也要广泛搜集他人的信息，尤其是家庭成员的信息。同样，这种情况反过来意味着对若干个体报告或体验的情境可以持复杂的、多重的看法。家庭精神病学家波兹索曼伊－纳吉（Ivan Bozsormenyi-Nagy）把不只了解一个人的观点而是了解若干人的观点的做法称作“多边偏袒”（multilateral partiality）。多视角的检测要求了解每个参与者的各个方面，以便对这个人的贡献和反应作出公正和平衡的看法，并对整个系统的功能予以全面的了解。此外，多视角或多边的检测过程也有助于鼓励其他参与者积极思考彼此的贡献。譬如，一位母亲被人问起“你家里有些什么人？”她便会列举几个人的名字，其中包括她的孩子和她的兄弟姐妹。接着，又问她：“如果你的女儿会说话，那么她会告诉家里有些什么人吗？”于是那位母亲便将自己置于女儿的位置上，然后逐一列举家庭成员的名字，尤其是与她女儿经常一起玩的表亲。

第二条原理存在一些显而易见的模式，它们描绘了家庭的功能和对事件的反应，有助于组织和管理经验。该原理反映在下述观察中，即健康的家庭具有传统的每日、每周和每年的聚会活动。有些研究人员观察到这样的现象：即便家庭中父母双方有一人为酗酒成瘾者，但是只要孩子是在具有家庭仪式（例如，为感恩节而举行家庭聚会，或者晚餐时间有规律等）的氛围中抚养长大，那么这样的孩子不大可能变成酒鬼。

模式为人际生活提供了一种审美观，用以保持稳定和凝聚。行为模式可被看作是线性因果的、反复发生的、起伏的或螺旋形演化的。模式可由一个外部观察者来认定，然后，观察者需要询问家庭成员是否意识到这些模式，是否熟悉这些模式，或者这些模式是否仅在此时才反映出来。家庭成员可能会对模式进行一番描述，以便对观察者的问题作出反应，因为这些问题引起了他们对经验的思考。例如，观察者可以问家庭成员“在孩子就寝时你们通常干些什么？”这样的问题把家庭成员的注意力集中于就寝的时间，而作为日常生活中的一个事件，它要求鉴别与就寝时间有关的要素，并忽略无关的要素。

当家庭成员开始意识到他们的一些模式时，他们可以决定是否喜欢眼前的事物，或者设法去改变它们。改变的模式影响所有这些要素之间的关系。如同万花筒一般，在一个封闭的系统中含有固定数目的彩色粒子，模式一旦发生变化，它们就再也不会以同样的方式重组。而且，新的模式具有新的审美观。

第三条原理涉及相等的潜在性和相等的终结性，也就是说，目前的一组事件可能导致各种各样的结果。对于一个家庭来说，一种创伤性经历会导致持续的悲伤和永久的失落，而当家庭成员共同面临逆境时，这种创伤性经历反而会加强家庭成员之间的联系。研究人员曾对患有癌症的孩子经过多年卧病和治疗终于死亡的家庭进行过观察，由此获得许多不同的结果，其中下述三点可供参考：有些人在思想上始终摆脱不了失去孩子的阴影，甚至在孩子的房间里设置灵台；有些人彻底崩溃；有些人则思考拥有孩子时的荣幸和体验。这些就是相等的潜在性原理。研究人员发现，健康家庭对事件的反应适合他们自身的历史和模式。尽管某些特定的事件会产生共同的反应和危险，但是它们并非为特定的个体或特定的家庭所经历。

相等的终结性反映了这样的观察：当前的一组体验可能具有各种不同的来源。该原理与科克的原理不同。譬如，精神病不一定是由精神分裂症引起的，因为精神分裂症并不总是具有精神病的特征。精神病可能是各种不同的诱因共同作用的结果，例如，吸毒、过度紧张、孤独、脑损伤、洗脑等。

当人们考察与当前事件有关的模式时，他们就有可能认识某些事件是怎样发生的，以及将来有可能发生哪些事件。

第四条到第六条原理涉及到家庭系统的固有因素或潜伏因素，唯有鉴别这些因素，我们才能认识和促进健康的功能。使家庭功能的这些因素凸现出来，我们便可将临床评价的重点从单一地探究病态转移到包括健康在内的评估过程上。

许多领域的研究表明，保持标准化的记录需要20多年的努力。这方面的例子包括为特殊教育的学生提供“个别教育计划”（individual education plan，简称IEP），以及医院和诊所记录的以问题为取向的问卷。一般说来，临床上并不过分强调这些问卷的作用，况且诸如此类的记录大多是形式上的，并没有对总体的治疗结果作出重要贡献。对“个别教育计划”所作的努力，典型的例子是“感兴趣的和支持的父母”，“有吸引力的孩子”。更具实质性的例子包括家庭胜任能力、恢复能力和资源的丰富性。但是，若想熟练地识别这些要素，并将它们整合成家庭功能和个体功能的完整景象，还需一番特殊的训练。

所有家庭都有胜任能力。当一个家庭遭遇贫穷、缺乏教育、无家可归等许多挫折时，或者当一个家庭出现了虐待儿童、忽视儿童等消极行为时，或者当父母吸毒或酗酒时，或者当孩子违法犯罪时，医生便会把这些家庭归入“功能失调”和有“多种问题”的类型，而不去关注一些关键性的问题：这些家庭如何生存？哪些东西能使得家庭成员联成一体？家庭成员是否认识到自己需要应对和解决的问题具有哪些性质？贴上“功能失调”和“多种问题”等标签可能是正确的和有益的，但是尚不足以使这些家庭调整得较健康，因为它未曾识别家庭内部的健康基础。

恢复能力是胜任能力的一种特性。它意指适应或回弹的能力，也即能经受得住不幸的打击。人们曾经作过许多努力来概括恢复的特征，尤其是那些在童年时期曾经历创伤、虐待、父母生病等事件，而到了成年时期还生活得不错的个体是靠什么恢复的。有些专家认为，要是没有关键的要素，他们就不可能成为一个健康的成人。这一假设的含义在于，如果他们缺乏与人交往的能力，或者情感表达受到制约，那么他们所谓的恢复和健康只是一种表面现象。其他一些学者发现了与支持儿童的恢复有关的因素，他们指出，尽管存在艰难和关系遭破坏，但是只要安全的依恋或可靠的人际关系依然存在，则儿童就会健康成长。在临床情境里，通过考察和利用患者系统中的资源，让其看到切实可行的努力方向和结果，并且遵循达及这些结果的计划，就能促进患者的恢复。

资源的丰富性也是胜任能力的一个组成部分。如同鉴别能力那样，要想看到一个封闭的家庭拥有哪些资源是困难的。为此，临床医生和家庭必须识别和相信哪怕是微不足道的资源，以便他们有意识地认识到何时需要资源，或者何时需要制定解决问题的办法。譬如，一个单身母亲带着三个年龄不到4岁的孩子，其中一个孩子还患有发展性障碍，她需要依赖许多社会服务。这些社会服务对这个家庭来说无疑成了一种资源，但是，除了社会服务外，如果有位邻居常来跟这位母亲聊天，使她在履行母亲职责的过程中得到喘息的机会，或者这位母亲有成人陪伴，则诸如此类的关系也是一种资源。对这位母亲来说，此类情境既是一种促进恢复的资源，也是她有能力维持重要关系的例证。又如，一个儿童具有攻击性行为，据调查，该儿童的家庭存在忽视儿童教育的问题。于是，社会服务部门为其提供“家庭保护”服务。此类服务采用一种由一名个案工作者经常进行家访的形式。后来，这个儿童在接受治疗专家评价时，显得害羞，但已变得很有礼貌。尽管该儿童还存在这样或那样的行为问题，但他毕竟学会并实践了什么是尊重和什么是礼貌。那么，他是从哪里学会这些东西的呢？显然，他主要是从母亲那儿学到这些东西的，母亲意识到要教孩子学习有关礼节。

第七条原理强调了在发展经验和叙述性描述的过程中人际交谈的重要性。许多家庭系统的理论家指出，心理物质（psychological substance）并不产生于个体内部，而是产生于个体之间的互动空间。这种互动的风格在某种程度上是由描述或发现互动的模式来予以捕捉的（正如第二条原理所述）。互惠性描述了形成和修改经验的若干关键过程。

互惠性的一个方面是，个体的反应方式会因他人的反应而修改。英国精神病学家莱恩（Ronald Laing）曾用难以捉摸的体验来描述这样一种现象：一个人观察另外一个人，另外一个人则观察第一个人，而第一个人又观察他人的观察等。那么，其中“真正”发生的东西是什么？哪些东西属于真实的观察？原来，它就是表达和反应过程中的不断调整。因此，我们可以说，互惠性的一个方面是自我纠正。

互惠性的另一个方面是忠诚和义务，它们是关系伦理学的重要组成部分，亦是家庭系统精神病学家波兹索曼伊－纳吉等人予以概括的。人类关系是通过给予和索取而形成的。孩子的生命是父母给的，因此他们就要孝顺父母。随着孩子得到教养、训练和教育，父母对孩子的投入也随之增加，从而使得儿童的安全感和价值观相应建立。除此之外，儿童对父母投入的回报义务也随之建立了。通过回报父母，完成了所谓的报答。但是，直接的“回报”是难以履行这种责任的，因为一般说来总是父母给孩子多而孩子给父母少。于是，孩子必须通过给予他人、承担自己的社会责任，以及抚育自己的子女来履行他们的责任。在这一予取系统中，横向关系（给予他人）和纵向关系（回报父母或抚育子女）依靠忠诚和义务而联结起来。关系伦理学还描绘过这样一些情境，即人们并没有作出应有的评价或承认，例如，他们的成就或贡献没有得到恰如其分的承认。于是，他们会要求“给一种说法”，希冀通过新的关系得到某种承认。有些人则沉溺于某种状态，以为自己是交不上好运的人；或者同时看到别人遭不幸，有些人可能会感到“命运难卦”。一个人拥有许多物质上的优越条件，还有一个温暖而充满爱心的家庭，但是他却经常担心自己的健康，不断寻求医生帮助，原因在于他担心某种疾病可能会威胁自己的生命。当人们问他为什么不去享受生活时，他可能会诉说其祖辈有许多人在第二次世界大战中被屠杀。他总感到他欠了些什么，应该安抚未被适当纪念和哀悼过的人。

互惠性的第三个方面是“责任”。这里所说的责任是指关系方面的责任。一个儿童可能对喂养的宠物负有责任，或者得陪着他的妹妹去上学。家庭是一个整体，儿童在家庭之外的行为代表着家庭，必须以忠诚家庭的方式行事；他们在这些方面作出贡献，说明对自己的家庭成员是负责的。在家庭生活中，人人均有任务和责任。与其他家庭相比，有些家庭任务和责任比较明确。有些家庭中，由于期望明确，家庭成员就比较容易负起责任和义务。至少可以这样说，大家存在着共同的世代的责任心。父母对抚育孩子负有责任，孩子有责任接受父母的引导。当孩子不服从或者不尊重自己的父母时，显然就没有尽到责任。当父母不重视孩子或者虐待孩子时，他或她同样没有尽到责任。责任或负责的互惠是心理健康人际关系方面的一种重要功能。

第八条原理强调多样性和强制性。多样性的特点是指创造和创新方面能力的施展。多样性一般又可指更新、充满生气、保持各种兴趣等；而强制性则是指限制或界限。两者的关系表现为，强制性起着控制和限定的作用，它提供一个轴心或基础，但是与此同时也允许发展多样性。强制性既可从内部强加于家庭系统，也可从外部强加于家庭系统。外部的强制因素包括社会经济状况、受教育程度、住所的地理位置和体力活动能力等。内部的强制因素则包括规章、条例、传统，以及地位的界定和维持。一个家庭探索和体验多样性的能力受制于外部和内部的强制因素。虽然这些强制因素有可能阻碍某些目标的达成，但是个体胜任能力中的想象力和创造性却会使某些事情成为可能。譬如，有这样一个家庭，需要得到医疗资助，以便支付家中患重病孩子的医疗帐单。孩子的父亲认为他无法从事全日制工作，因为这样做就会无暇顾及孩子的治疗。也就是说，他受到两种相关因素的制约：一是他孩子的疾病需治疗，二是必须支付孩子的医疗费。面对这些制约因素，该父亲便被要求去想象，如果他不受这些因素制约的话，他也许会外出寻找某种工作。很快他便决定去做非全日制的工作，每天出门打工几个小时，为家庭挣些钱回来。

同样，许多从临床角度研究幼儿家庭的人发现，儿童在此领域具有独特的贡献。当得到大人称赞时，他们就会平添一种创造性，面对某个看似无法解决的问题可提供一种独特的解决办法。策略治疗学家马旦尼斯（Chloe Madanes）运用“假装”策略，要求家庭创设某些情境，假装某个事件正在发生，或者假装具有某种关系。家庭系统教育家布拉克（Evan Imber Black）等人则利用仪式。他们设计了一些仪式练习来参与家庭的活动，这些活动既包括情感、焦虑和非创造性行为，又包括共同参与想象的和隐喻的活动。

四、家庭的形式和功能

我们可以用多种方式来界定一个家庭。结构的灵活性是与健康和适应联系在一起的。这种情况也适合于对家庭的界定。一般说来，家庭的界定是概括家庭的结构和功能，包括生儿育女等传统的家庭功能和日常生活的各种行为（例如，一起居住、饮食，安排消费和社会活动等）。鉴别家庭的一个重要方面是家庭成员如何认同他们自己。如果他们对家庭成员的身份抱有一致的看法，那么他们就会认为家庭的目的是寻求心理健康。

对家庭而言，健康的重要特征之一是其成员的身份。家庭成员的身份使得一个人有权得到以社会关系为背景的家庭福利，接近各种资源，并且提供个体认同的一些重要内容。因为社会关系是与良好的健康、抵御疾病的能力，以及全面提升的幸福感联系在一起的。家庭提供的资源包括情感支持、家务帮助、提出建议、问题解决、照料和维持生计等。个体身份持续性质的认同常常由家庭关系导致。例如，我是某人的女儿、母亲、姐妹、姑妈、表妹和妻子等。此外，这些身份与我的家庭关系赋予我的功能和他们对我的依靠有关，不只因为我有能力，而且也因为这是我的功能和责任。

在现代和后现代社会里，由父母和两名或两名以上子女组成的传统的核心家庭将与许多不同形式的家庭共存，这些不同的家庭形式有：继父母或继子女家庭、领养家庭、单亲家庭、祖父母为主的家庭、青少年为主的家庭、离异家庭、同性恋家庭、社区家庭、未婚家庭、扩展的的大家庭，等等。这些家庭为其成员提供了支持和认同的背景。具体能否对其成员的健康起作用，要看它们是否具有社会认可的家庭标志。例如，"家庭的价值观念"是一种道德的透镜，通过这一道德透镜，非传统的家庭被视作是偏常的。根据这种观点，"没有父亲的家庭"是一种缺陷，儿童在其成长过程中会因为没有父亲而备受损害。同样，与患有精神病的家长生活在一起，这样的儿童也是十分脆弱的。正因如此，人们对那些生长于缺陷家庭而后表现良好的儿童颇感兴趣。有项研究探讨了具有不同家庭形式的三年级学生与其学业的关系，结果发现，有成人指导的儿童与儿童的能力呈正相关。也就是说，并不存在所谓的偏常家庭，只要成人以其灵活性和丰富的资源来为儿童创设条件、提出要求，同样能促进儿童的成长。总之，各种家庭都会找到自己的办法。

由此可见，一个家庭对其成员的健康作出贡献的能力和功能，是使其成员具有包容意识或成员身份意识的函数，成了把家庭关系系统视作一种支持系统的体验，从而在家庭内部造就了某些可靠的认同。就这样，家庭通过为其成员提供一个表演的舞台来体现其健康的功能，因为在此舞台上家庭成员的社会作用和社会功能可以得到评价。家庭健康的其他特征包括亲近关系的调整和成员地位的确立。

把家庭视作一种"奇特的吸引物"（strange attractors）是颇为诱人的。正如考斯（Chaos）的科学著述所描述的那样，这种"奇特的吸引物"是在一组总体限定的条件下呈现无限多样性的曲线数学抽象。例如，雪花的样式就是一种"奇特的吸引物"，它们虽呈六角形，但其变式则是无限的。尽管家庭内部有其限定成员身份的界限，但是它们的传统、习俗和相互关系则是多种多样的。因此，我们不能武断地说某个家庭的行为是偏常的。不过，"奇特的吸引物"模型也使我们产生了这样的想法：什么时候一个家庭的表现已证明它不像一个家庭，因为它的行为越出了作为一个家庭的界限。让我们列举一个业已界定的家庭功能的例子，那就是生育、教养和使子女文明。这些功能必须得到满足，这样的群体才被称作“家庭”。然而，完成这些任务的手段多样性则是无限的，因为家庭的组合是无限的。如果这些任务未能履行，或者说儿童没有得到正常的教养，放任不管，那么该群体的行为就是非家庭的了，因为它无视家庭的功能界限。

五、家庭的功能参数

目前，已有许多界定家庭功能的方法。在心理健康或心理治疗的文献中，经常可见的研究课题涉及功能失调的家庭特征，以及家庭环境造成个体病态的家庭特征。随着心理“健康”领域的发展，有关家庭功能的研究也报道了一些消极的特征，例如，“冰箱式的母亲”、虚伪的互惠性、父母一方独断的病态家庭关系、未分化的家庭式自我，以及刻板的三角关系，等等。通常，当研究的目的是为了发现问题的原因或解释问题症结时，研究者不一定提出某种解决办法。当然，由于家庭为何受损并不清晰，所以那些旨在解释问题之根源的心理障碍模型对治疗没有多大帮助。例如，儿科临床专家遇到了一个6岁女孩的病例：该女孩只有2岁时，承担抚育责任的一个成人（母亲或父亲）在她面前因心脏病突发而死亡，她由此受到创伤。6岁时，她被另一个成人（父亲或母亲）带到临床专家那儿进行咨询。家长反映这个女孩长期依赖大人，无法独处。进一步的研究知道，该成人（母亲或父亲）曾一直给予这个女孩的依恋，现在却因为正在谈恋爱或准备再婚开始与女孩保持一定的距离。临床专家发现这个女孩十分聪明、好奇、发音清楚，而且颇具创造性。随着家庭结构重组，随着她开始在学校里与同龄伙伴来往，她逐渐与别人建立起良好友谊，并能够在朋友家中过夜而不再依赖大人，而且在其他方面也显示健康。在讨论该案例时，临床专家不相信这个女孩是健康的，因为他们认为没有人能够在不受伤害的情况下顺利度过。

界定和测量家庭功能的一种方法是进行维度的鉴别，它们表现为三个方面：成员身份、家庭地位和亲近性。成员身份与组织和预测等多种功能相关；地位是由作出决定、权力等级和妥协来反映的；亲近性则与投入和回避或者与向心和离心相关。

同样的普通维度还包括结构、交流、适应性、凝聚力、问题解决和情感氛围等。由精神病学家赖斯（David Reiss）领导的研究小组已经鉴别出性质上不同的三种维度：结构、协调和封闭。

为使家庭维度可操作化，不同的研究人员对它们作了不同的界定，常见的是鉴别那些能使所研究的问题凸现的特征。例如，蒂姆伯劳恩（Beavers Timberlawn）的评价工具是在20世纪70年代发展起来的，用以将非临床家庭从存在问题青少年的家庭中鉴别分化出来。就早期的蒂姆伯劳恩评价而言，家庭互动的样本主要依据适应性和凝聚力的量表进行评价。其中，适应性是指适应变化的能力，而这些变化来源各异，既有内部的（个体发展）又有外部的（社会的或经济的动因）。

家庭功能的环绕模型（Circumplex Model）是一种理论产物，而家庭数据则是取自"家庭适应性和凝聚力评价量表"（Family Adaptability and Cohesion Evaluation Scale，简称FACES）这种自陈工具。"家庭适应性和凝聚力评价量表"和蒂姆伯劳恩评价模型都含有凝聚力和适应性的维度，不同之处在于，"家庭适应性和凝聚力评价量表"用曲线表示适应性，并将刻板性和灵活性作为功能失调的两种极端，而蒂姆伯劳恩则认为刻板性要比混乱的灵活性更具适应性，所以刻板性在创造的适应性这一无限多样化的线性连续谱上是较接近良好的适应性。

赖斯创制了一种不同的家庭评价方法。该方法并不要求家庭成员回答他们自身的问题，而是让他们玩一种能使他们互动的理纸牌游戏。结构、协调和封闭这三种参数代表了如何处理任务的不同维度，而任务则提供了关于家庭界定和组织经验的方式（称作家庭"范例"）等信息。高度结构化的家庭把世界看作是有序的，而且是家庭能够掌握的。相比之下，松散结构化的家庭把世界看作是无序的，家庭对此不仅无能为力而且还受其威胁。协调程度高的家庭把自身看作是一个具有凝聚力的整体。相比之下，协调程度低的家庭则把家庭体验成一种松散的联结。具有延迟封闭（delayed closure）的家庭把世界看作是有趣的，家庭本身也随着经验而演化和改变。相比之下，处于初期封闭（early closure）的家庭把世界看作是熟悉的，并且认为家庭是以往传统的延续。特定的家庭范例并不与功能失调或病态相关，它们提供了关于家庭风格的有用信息。

描述赖斯整理纸牌评价之性质的一个例证是，他把违法家庭与具有精神分裂症患者的家庭和正常家庭进行对照。所谓"环境—距离—敏感性"，主要是指违法家庭具有这样的特征：它们把环境看作是脱节的，家庭成员彼此之间在情感上是隔离的，似乎不必了解相互之间的动机和观点。家庭成员在理纸牌测验时把彼此互动看作是一种表达个人兴趣和建立各自认识的机会，彼此之间熟悉、协调的水平不高，协同解决问题的技能较差。

类型是诸多特征的集合。家庭分类的一种方法是根据某个家庭成员的疾病来称呼该家庭（例如，"精神分裂症患者"家庭）。另一种方法是根据家庭关系模式的特征来称呼该家庭（例如，"关系分裂"家庭）。

人们已经作过许多努力去界定家庭互动模式与特定障碍之间的对应关系。家庭领域未能揭示家庭是如何导致精神分裂症发生的，这一现象充分说明在试图建立这种因果关系方面存在各种问题。一些描述患有某些病症（例如，神经性厌食症、精神分裂症或躁狂型抑郁症）的患者家庭的互动模式，可能反映了持续发生于这些家庭的复杂的适应和调节过程。正是鉴于这样的认识，找出与特定障碍相联系的家庭特征是有益的。这样说并非因为家庭导致疾病，而是因为这样观察能为人们提供一种有益的指导，以帮助家庭对待其患病的成员。

六、家庭系统的发展

家庭是怎样随着生命周期的演化而发生变化的？家庭对其成员的发展成就的调适是否存在共同的过程？一种观点认为，家庭结构的要素首先是在“第一顺序”(first order)的层面上进行重组，也就是说，一个家庭成员获得适应和掌握是逐渐提高的。接着便发生“第二顺序”(second order)的变化，也就是说，随着系统对第一顺序变化的调适，系统内的状态和意义发生转变。这些转变（或者说第二顺序的变化）就其家庭结构的性质而言可能表现为持续的演化或不连续的跳跃，好像前面提到过的万花筒一样。另有一种观念认为，这些系统始终在各种状态之间摆动，通过或大或小胜任状态之间的摆动（这些摆动在“发展性转变”期间开始加强，并最终在较高层面上达到功能上的整合），发展便产生了。家庭在发展性转变期间之所以更易于解体，一般的解释是：处于转变期间的家庭，其成员的功能水平经历激剧的变化，从而限制了家庭作为一个系统的调适能力。

（一）个体和重要的其他人

母婴之间的关系已经成为研究儿童早期发展的一个热点。在母亲—孩子关系的研究中，涉及双向过程的描述加深了人们对母亲和婴儿行为发展中互惠和互动的认识，并且丰富了有关婴儿与其看护者之间的重要关系的数据。然而，母婴关系是如何通过与他人接触交往而形成的，此类研究需要特殊的认识框架，其中包括三角式活动的模式，以及社会文化模式对此关系的影响等有关信息。

有些研究人员对婚姻的功能，以及第一个孩子出生后婚姻的功能和抚育子女的关系进行了纵向研究。一个研究小组提出了以婚姻互动结构为基础的家庭发展方面的渐成模型（epigenetic model)。该模型认为，婚姻的稳定性是否会随着第一个孩子出生的事件（或者孩子出生的第一年）而发生变化，取决于孩子出生前婚姻系统的结构。重要的是，该研究小组得出结论说，随着第三个家庭成员的出现，他或她所带来的影响就不能单独在婚姻两人世界的基础上予以评价。另外一个研究小组研究了第二个孩子出生后家庭环境的变化，也就是说，这时的家庭成员关系从3人发展到4人。他们认为，除了父亲与孩子的关系、母亲与孩子的关系、夫妇的关系外，此时的家庭还形成了自主的兄弟姐妹的关系。所有这些两人关系的总数达6对。这些关于家庭中添了新成员后所带来的影响的研究表明，家庭的形成和发展并非是一种以婚姻系统为基础的简单的渐进过程。家庭中新成员的到来要求建立新的结构，提出新的任务，形成新的关系。

（二）家庭的生命周期

人们已经描述过家庭生命周期的模型，它们为我们提供了若干值得重视的领域: 演化的阶段、情感的变化过程，以及家庭关系的变化维度。

杜凡尔（Evelyn Duvall）等社会学家是最早描述家庭生命周期的研究人员，他们用跟个人发展相关的若干阶段来概括家庭的生命周期。家庭治疗学家卡特（Elizabeth Carter）和麦克戈尔德里克（Monica McGoldrick）提出了六个阶段:（1）单身的年轻成人离家；（2）通过婚姻，家庭得以结合；（3）有了年幼孩子的家庭；（4）拥有青少年的家庭；（5）孩子开始成家，生儿育女；（6）晚年生活的家庭。这些家庭治疗学家还描述了家庭在不同阶段所产生的重大情感问题。譬如，在第三个阶段，家庭的重大情感问题是“把新成员接纳到系统中来”。而第四个阶段的问题是，“增强家庭的灵活性，包括容纳孩子的独立性和祖父母的脆弱性”。这些研究为家庭成员在生命周期不同阶段通常存在的成见提供了临床方面的指导。

精神病学家韦恩（Lyman Wynne）根据按个人界定的阶段过渡到按关系发展界定的阶段，提出了一个家庭关系过程的渐进模型。在他看来，以家庭为背景的个体关系发展的复杂性是按下述次序来体现出来的:（1）依恋—抚育；（2）交流；（3）联合解决问题；（4）互惠性；（5）亲密性。

儿童精神病学家齐尔巴赫（Joan Zilbach）根据家庭的历史演变而非家庭的成员来界定家庭的阶段。她提出了七个阶段: 第一和第二阶段称作形成和营巢阶段。第三、第四和第五阶段称作家庭分离阶段，该阶段以第一位家庭成员参与家庭外的系统为开端（例如，儿童上学），并以第一位家庭成员脱离核心家庭而告结束。接下来便是第六和第七阶段，也即两个后期阶段。第六阶段以最后一位依赖家庭的成员离家作为界定的依据，而第七阶段则以配偶的死亡作为界定的依据。

这些阶段的标志是个体进入和离开家庭系统，它们界定了家庭的特征而非个体的发展。譬如，处于第一阶段的家庭有着相似问题，不论它是初次婚姻的家庭还是再婚的家庭。这种分类方法关注的是基本的家庭任务而非个体的发展动机。

儿童精神病学家和家庭精神病学家康姆布林克－格拉汉（Lee Combrinck-Graham）设计了一种“家庭生活螺旋模型”，该模型描述了三代人相互重叠的发展问题（例如，祖父母辈，生儿育女或退休，中年生活重新评价，以及青春期）。她发现，不同的关系过程似乎同时反映了每一代人发展问题的特征。她的观点与家庭关系过程的渐进模型（例如，韦恩模型的观点）不同，她认为，从亲密关系的体验时期到喜欢独立的分化时期之间存在着波动。当一个家庭三代人的个体发展问题堆积起来时，便会出现表明这些世代事件与家庭内部力量之关系的一种螺旋形发展。譬如，与孩子出生同时发生的事件，比如成为爸爸妈妈或爷爷奶奶，会与家庭内部强烈的向心力联系在一起。这些事件通常导致亲密关系的产生，以及家庭参与者的投入。青春期、“40岁的危机”、退休，或者祖父母生活方式的改变等，这些重叠的事件似乎是对离心力的一种反应。这种离心力把家庭成员从家庭圈子中分离出去，进入更大范围的同龄群体，获得新的发展机会。对三代同堂的家庭来说，其成员会经历具有向心力和离心力的家庭的三个循环周期。在向心力家庭，对亲密关系的喜爱超过了自主性；在离心力家庭，情况恰恰相反。基于这些家庭关系的观点，许多有关地位、成员身份和亲近性等许多需协商的问题，可以根据它们对家庭形态的影响而获得理解。

这种家庭演化的模型并不限定正常家庭功能的发挥，而是提供一种平台，使家庭的适应状况可以赖以得到评估。对许多家庭来说，并非三代人都能“按时地”从事一些生活事件。例如，在许多双职工的家庭里，生育孩子的事情可能会被推迟到夫妇30多岁或接近40岁时。生儿育女的家庭向心力形态可能是与成人的职业离心力形态相对应的。把生育孩子的事情推迟到夫妇30多岁或接近40岁时，这样做对于一个职业男性或职业女性来说，意味着可能有获得新工作的机会，意味着可迁往新的地方或者换一个工作；而把注意力集中在家庭生活和照顾孩子上，可能会促使夫妇作出别的决定，譬如，采取上半天班的形式以分担育儿的责任，或者与配偶交替外出工作，甚至干脆父亲留在家里带孩子以便母亲安心外出工作。此外，还有许多其他的可能性。那些“不合时宜的”少年父母，则代表了另外一种“向心力”的刺激，它是在离心力期间发生的。对于这种家庭来说，其适应所面临的一种挑战是：在仍然提供亲密和纠缠于照顾幼童所需的事务环境的同时，如何通过个体化和自主的体验继续推进少年父母自身的发展。关于“不合时宜的”挑战的另一个例子是，在一些再婚家庭，随着一个当了爸爸或妈妈的少年结婚，还有了一批新出生的孩子，于是就出现了有不同“世代”孩子的家庭。

“不合时宜”的家庭的发展既有可能受到孩子出生的刺激，也有可能受到老人死亡的刺激。老人由于衰弱或疾病而死亡是意料之中的事，它对家庭成员的挑战性远不及孩子还小的父母因故死亡来得大。就后者而言，若有新的成员进入家庭起到安慰和帮助作用时，通常会使家庭定义拓宽。于是家庭中的幸存成员寻找一个新成员来顶替去世者的位置以便照料孩子，或者促使重新怀孕或领养一个孩子以取代失去的孩子。这些都是家庭在连续性和一致性面临“不合时宜”的挑战时努力作出的应对策略，即使这时家庭成员正处于变化和发展时也不例外。

七、家庭功能的评价

我们已经有了观察家庭心理健康的框架，例如，由上述八条原理所提供的框架。我们知道了若干维度，借助这些维度可以对组织的和关系的功能进行分类。此外，我们还获得了家庭结构的若干模型，它们随着时间的推移而演化，同时对家庭成员的个体发展作出反应。所有这些框架、维度和模型使得我们有可能评价家庭，以便家庭成员能够认识自己的能量和资源，评价自己如何应对内部和外部的挑战，界定自己想在何处成立家庭或者如何成立家庭，以及为了自身的发展可以采取哪些行动。一种属于准结构研究的访谈，能使家庭参与到评价自身的过程中。它与访谈者通过提问来搜集信息的标准方法不同，这种心理健康访谈试图刺激家庭成员对自身和自身的功能产生好奇心，以便做到能实施自我评价。通过这个过程，家庭成员和访谈者开始以新的方式了解家庭，增加概念和理解的多样性，从而拓宽多种选择和资源。这种访谈的关键过程是强调八条原理中的4条：(1)不存在唯一正确的答案，家庭的每个成员均有关于家庭事件的适当看法；(2)存在着一些可以观察到的互动模式，它们与家庭的稳定性和内聚力相关，有时也与家庭靠什么得以支撑有关；(3)每个家庭都有其自己的胜任能力，这一事实要靠访谈过程的专业技术来揭示；(4)家庭的心理健康有赖于那些为了全体成员的共同利益而组织起来的家庭系统和周边系统。

以此方式开展家庭访谈的许多经验证实，家庭的心理健康一旦获得重视，家庭就会得到动力、希望和能量。即便是那些存在严重问题的家庭和长期依赖福利机构帮助的家庭，也会通过这一过程找到自信和自力更生的源泉。

八、结　论

家庭是心理健康最为重要的源泉和资源。根据健康的观点去观察家庭和家庭的功能，有助于支持家庭在教养、文明等方面的作用，有助于家庭成员健康的个体身份的形成和发展。有关家庭成员的身份、家庭作用的范围，以及家庭发展的各种观点，说明了家庭运作、家庭对其成员的关心，以及家庭在生命周期经历挑战和变化的某些方式。

王正永　赵恒福　译　　李维　校

马克·伯恩斯坦
(Marc H.Bornstein)
国家儿童健康和人类发展研究所
(National Institute of Child Health and Human Development)
罗斯·派克
(Ross Parke)
加利福尼亚大学
(University of California)

为人父母

Parenting

童年期　从出生至成年或社会法定年龄之前的时期,可用年龄加以限定（18岁之前），也可按生理或心理状态予以限定（月经初潮前）。

补偿性抚育　出于某种原因而重新照料,使孩子在健康或发展方面达到可接受的状态。

教学性抚育　父母用来激励孩子熟悉并融入环境，以及跨入学习世界的一种策略。教学内容包括对外部世界的介绍、调节和解释；指导、描绘和演示证实；激发孩子去观察、模仿和学习，或为其观察、模仿和学习提供各种机会。

物质性抚育　父母用来提供、组织和安排孩子物质世界（特别是家庭和周围环境）的一种方法。成人应为孩子提供形形色色所需要的无生命物件（玩具、书籍和工具），以及充满刺激的周围环境，安排自由活动的范围，确保孩子体验时必须安全。

营养性抚育　指满足儿童在生物、生理和健康方面的各种需要。父母有责任促进孩子的身心健康，防止他们生病。事实上，父母应该尽可能用所有的较佳营养品来喂养自己的孩子，为他们提供食物、照料、保护、监护、哺育和爱抚等。对于孩子的生存和身心健康来说，营养是一个先决条件。

社会性抚育　父母用来亲近孩子和控制孩子人际交往的行为，包括拍、吻、抚摸和安慰孩子，对孩子微笑，让孩子感到自己受欢迎，被作为一个人来看待。社会性抚育也包括帮助孩子学会调节自己的情感和情绪，安排家庭活动,分配家庭成员应承担的任务,以及监控和管理孩子与他人（诸如亲戚、其他抚育者、小伙伴等）的接触交往。

特殊性　有具体经验的父母在特定的时间以特殊的方式对孩子成长的某些方面施加特定的影响，以直接刺激、影响孩子的整体功能。

刺激性抚育　用来促进孩子健康和发展的抚育方法。

相互影响　经验随着时间推移会构成个体的特征，正如个体的特征反过来会构成经验一样。父母和孩子具有各自不同的特征，它们相互影响，结果父母和孩子都同样得到改变。

抚育孩子是**为人父母**主要而长久的任务，该任务包括为孩子准备好关于身体、经济和心理社会方面的环境条件，以便孩子在此条件下生存、成长和发展。对童年期儿童的照管和抚育、发展和成长以及适应和成功来说，父母是“最后共有的通道”。抚育孩子时父母将各种文化构念同照管孩子的直接经验和具体任务结合起来。人类显然具有抚育孩子的直觉认识，也就是说，抚育孩子的某些特性可能是我们生物的组成部分。同样，人类的存在也通过所处的文化背景而获得对抚育的补充理解：世代的、社会的，以及有关抚育、儿童和家庭生活的一般意象，在帮助人们形成抚育孩子的观念，引导他们抚育的行为等方面起着重要的作用。值得注意的是，不同文化背景下的父母，在期盼孩子达到不同的目标（生命阶段）或学习各种相关能力方面，年龄上的要求是有差别的。而且，他们对于孩子获得具体能力的重要性，在看法上也是有差别的。抚育孩子的直接经验和抚育孩子的自我构念对父母促成抚育孩子的态度和行为来说同样起着重要的作用。就抚育孩子而言，父母有着一种发自本能的积极性，并在自己力所能及的范围内担负起相应的责任。父母在抚育孩子方面是各有千秋的。本文主要探讨有关育儿问题的性质和范围（包括育儿的环境），父母在抚育过程中的作用，抚育孩子的先决条件，以及抚育孩子所面临的问题等。

一、父母在孩子世界中的特殊地位

父母创造了人。每一代父母主要而又长久的任务是为孩子准备好生存和成长所必需的环境条件，具体包括身体条件、经济条件和心理社会条件。尽管有许多因素影响着孩子的发展，但是父母却是童年期儿童照管和抚育，发展和成长，适应和成功的“最后共有通道”。童年期是这样一个生命阶段，该时期的抚育工作之影响被认为最显著和最突出的：不仅这个时期父母与儿童之间的互相影响数量最大，而且儿童对父母为其提供的经验也特别敏感，反应也较为强烈。事实上，增强父母的影响，拓展儿童的学习机会，被认为是推动人类儿童得以持续发展的一个原因。

在20世纪行将结束之际，由于世俗和历史对现代社会仍然具有强烈的影响，因此抚育问题面临着下述一些动因，具体包括工业化，城市化，普遍的贫穷，家庭规模缩小，人口增长率和人口密度提高，长寿和死亡，以及家庭结构本身也在改变。农村向城市的移民，以及国际间的移民，同样影响着家庭（有时，男方与其配偶分居两地或两国，或是上代人与下代人分居两地或两国）。与此相似，许多母亲从业增加，也会导致孩子抚育方面的一些问题，因为已有证据表明在20世纪的后50年，许多加入有酬劳动大军的妇女人数明显增加（不仅总的妇女劳动力比例增加，而且15岁以上女性所占的比例也增加）。妇女参与劳动的年龄高峰在25～44岁之间，正是妇女通常被要求承担抚育责任的时候。这些因素的作用引起了一个值得注意的变化：近25年来，在家庭结构方面出现了大量以妇女为户主的家庭。此外，伴随若干社会变化，影响家庭的文化现象（包括观念系统、宗教信仰和社会价值等）也发生了变化。最后，社会也在很大程度上对抚育孩子的职责提出问题：单身父母增多，离婚家庭和再婚家庭增多，同性恋父母领养孩子，十多岁的孩子和五十多岁的新妈妈或新爸爸生活在一起。

总之，家庭（特别是抚育孩子）已经成为当今社会的一个热点问题，而且正在变化和重新被审视。社会变迁对儿童抚育问题和亲子之间相互作用的方式产生了不利的影响，因而会波及孩子、影响孩子的成长。对此影响，各级社会机构越来越感到有必要对孩子抚育问题进行调适，通过家庭干预来解决某些社会问题。这种倾向使人们的关注焦点发生了偏离，似乎父母不再是孩子最亲近的保护人、供养人和支持者。要知道，父母是孩子最主要的保护者，亦是最早接近孩子的人。他们是可以依靠并为孩子进行筹划和照料的群体。在父母力所能及的范围内，他们总是尽力为孩子提供促使其最佳发展的环境和经验，以免事后弥补。父母只要适当照管就能够满足孩子的需要。家庭生活史学者认为，父母虽在早先时候就关怀孩子，但却忽视了对年幼儿童的情感投资。事实上，这种情况今天仍然存在，尤其在儿童发生不幸的家庭较普遍。父母通常都会对孩子的行为取向和做法予以指导帮助，他们希望通过下一代来传递自己关于童年时期应有的认同能力和移情能力。不过，也有少数父母试图避免抚育儿童的责任。但总体上说，所有的父母实际上都有这样一种自然倾向：尽力让自己的孩子达到最佳状态。

有关当代家庭的研究表明，抚育孩子时父母总是将共同的文化构念与他们对孩子的直接经验和具体任务结合起来。成人熟悉如何抚育孩子是在他们第一次成为父母之时。人类显然拥有某些抚育孩子的直觉知识。也就是说，抚育孩子的某些特性是被“编码”在我们的生物结构之中的。例如，尽管父母知道婴儿听不懂大人说的话，不会对他们的讲话作出反应，但是他们仍然用一种特别的语音对孩子说话。人类还通过自己所处的文化背景另外获得对孩子抚育问题的理解：代际的、社会的，以及有关抚育、孩子和家庭生活的一般意象，在帮助人们形成抚育孩子的观念，引导他们从事抚育行为方面起到了重要的作用。正因如此，具有不同文化背景的父母，在期盼孩子达到不同的目标（生命阶段）或学习各种相关的能力方面，对年龄的要求是有差别的。此外，他们对孩子在成功适应社会的过程中获得特定能力的重要性，在看法上也是有差别的。抚育孩子的直接经验和抚育孩子的自我构念，在形成抚育孩子的态度和行为方面具有同等重要的作用。一方面，第二、第三胎出生的孩子与第一胎出生的孩子，其家庭生活境况是不一样的。尽管导致这种差异的原因有许多，但其中之一是，父母根据变化积累的育儿经验在抚育孩子。另一方面，成功的抚育必然涉及心理的理解和阐释，而且对文化上明确界定的抚育程序抱有信心。这种关于为人父母综合观点的出现，带来的一个重要的结果，那就是抚育孩子的工作受到教育和文化氛围的影响和调节。

抚育孩子是人为什么会成为现在这个样子的主要原因，亦是人们之间为什么如此不同的主要原因。当代关于抚育孩子的许多研究，基本上是以西方社会为样本的，从科学角度上说，我们对非西方的家庭、孩子和父母还知之甚微。事实上，若要对此作出解释，可能跟为人父母方面会遇到三种不同的文化制约有关:（1）有关当事人资料信息较狭隘;（2）世界文化就其信息来源而言，抽样方面存在偏见;（3）可能研究对象中也存在一定的偏见。此外，即便研究人员具有多重的文化背景，但是他们接受的训练仍主要是纯西方社会科学式的，致使许多研究孩子抚育问题的理论家运用的都是彼此类似的概念和范式。不用说，将西方的观念投射到不同文化背景中成长起来的人的行为和经验上，显然是不适宜的，因为处于不同文化背景下的成人在抚育孩子时会采择不同的行为取向。事实上，这种概念文化的核心所在是，不同的人具有不同的价值、信念和动机，而且会按不同的方式行事。本文根据大量所能获得的当代西方研究资料，介绍有关抚育孩子的理论概要、数据和主要原则。为此，读者需要注意的一个问题是，作为抚育孩子原则的文化普遍性与文化特殊性问题。不过，具有不同文化背景的父母，在他们与孩子的相互作用上，仍表现出某些引人注目的相似性。这种相似性可能反映了一种先天的抚育原理，或者反映了抚育孩子方式的历史趋同性，或者反映了因移居和大众传媒而导致抚育孩子日益流行的一致性。最后，不管什么人，他们都希望提高自己孩子类似的一般能力，其中，有些人以某种相似的方式去促进孩子的能力，而有些人则采取不同的方式去开发孩子的能力。显然，特定的抚育方式都是与特定的文化背景和需要相适应的。

二、为人父母的积极意义

成人被其强烈的自身利益驱动而成为好父母。为人父母是一种天赋的特权和利益。成为孩子的父母有助于促进自身的心理发展、自信和身心康乐。抚育孩子能使成人提高自尊感和成就感，并且也给他们充分的机会去尝试和显示各种能力。父母同样也能从与孩子的交往和活动中找到兴趣和得到愉悦。此外，抚育孩子有助于形成新的可信赖的成人群体，形成生活“画面”的独特景观。起码，上述现象可在那些受过教育、有影响而且较少压力的父母中看到。但是，人类进化的社会生物学说则断言，所有的人都是被动地看待生儿育女的。人们之所以生育儿女，主要是出于这样的原因：该方式能使他们的基因得以传宗接代。

成为父母意味着他们对自己和对别人有了新的责任感。当女性的营养不足时，就可能连累到她的健康发育和社会发展，以至她是否能够生出健康子女的能力也就成了问题。发育不良的女性时常生病，生出的孩子个头也较小。随着生育率的上升，婴儿和儿童的死亡率也随之升高，从而增大了女性身体发育的压力，使她们及其未来的孩子陷入健康欠佳和营养不良的恶性循环之中。

无论哪个地方的父母，面临孩子问世，一开始都会表现出高度的主动性，从事抚育孩子相关的许多事情，而孩子也会相应地回报父母的投入。孩子影响父母，如同父母影响孩子那样。父母认可并欣赏自己精心照管的孩子。从婴儿期开始，孩子就能认识抚育者，对抚育者的形象、声音和气味表现出特别的好感。在出生后的第一年，孩子发展出对父母的深深依恋，而且这种依恋会持续很长时间。父母与孩子的相互关系犹如一条双行的街道，无论父母还是孩子都可以从中获得益处。

抚育孩子是一项每周花时168小时的全天候工作，因为人类新生儿若想存活下来，就得完全依赖父母照料。童年期也是父母通常予以关注和投资的时期（这在全世界无一例外），而且，童年期孩子的父母抚育责任重大。至少，年幼的儿童必须依赖抚育，他们单独应对的能力非常弱小，同时他们似乎最大程度地从父母的养护中得到好处。

在生命的早期，孩子由于尚未发育完全，所以不能以协调的方式来运动其肢体。相比之下，那些发育较为成熟的孩子则能控制肌肉伸缩的复杂顺序，做到自如地行走、伸手伸足或抓握物体。还可比较的是，有些孩子只会哭泣或咿呀发音，而有些孩子则能使用清晰明白的语言，内容丰富地确切表达自己的需要和愿望。童年期是人生第一次去弄懂世界上未知对象的时期，是人生第一次锻炼人际交往能力的时期，亦是人生第一次学习如何表达和认识人类基本情绪的时期。在童年期，个体也是第一次发展自我、人格和社会交际风格，而父母就是通过所有这些戏剧性的“第一次”与孩子朝夕相伴。毫不奇怪，所有这些动态发展都得到父母的关注，也就是说，一切都离不开父母的调教，反过来也促成了父母抚育孩子的行为。此外，发展促成的种种抚育行为通过儿童的相应活动而得到回报：定时地分派些事情给孩子做，以及让孩子同父母一起做游戏，有利于孩子顺利地过渡到学校生活，而父母参与孩子学校生活的有关活动，也有利于提高孩子的学业能力。有些社会学理论家认为，孩子对父母的早期观察，以及与父母的早期交往，为他们继后的人际关系发展奠定了基调和风格。

儿童如果作为孤立的个体而存在，那么他就不会也不可能发展。儿童的抚育涉及儿童最初的和整个身心发展的生态内容。实际上，成人或其他较为成熟的抚育者对年幼儿童的早期体验起着决定性的影响。母亲、父亲和其他抚育者（包括哥哥、姐姐、其他家庭成员，以及非家庭成员的白天照料者）通过直接和间接的方式指导着孩子的发展。直接影响可以分为两类：遗传的影响和经验的影响。父母在生物上给自己孩子一种主要的和一般的遗传结构，为孩子的发展创造了先天的条件。虽然遗传在成长和发展的许多方面对孩子的习性和能力会产生影响，但是，所有权威发展学说都把世界性经验作为个体成长的主要资源，或者说是个体成长的主要指导因素。在大多数情况下，父母和其他抚育者在为孩子提供经验和形成经验方面起了很大的作用。父母既通过自己所持的信念，也通过自己的所作所为，直接影响了孩子的身心发展

父母和其他抚育者的信念，在儿童的身心发展中起着重要的作用。不论父母和抚育者是否知觉到这种信念，对抚育孩子抱何种态度，或者对为人父母掌握多少知识，抚育儿童的信念通常被认为在儿童身心发展中起着关健性的作用。面对孩子时，父母如何以一种特殊的方式看待自己，可能会影响到抚育儿童的思想和行为。同样，以一种特殊的方式看待童年期也有类似的作用：觉得自己能够或者不能够影响孩子气质和智力的父母，他们的育儿模式会相应地改变。最后，以一种特殊的方式看待自己的孩子，可能也会发生这样的情况：难弄的孩子会试图避开自己的父母，而认为自己孩子难弄的父母也可能对孩子的这种行为迹象不大重视或没有反应，这种不予重视和没有反应的行为反过来会阻抑孩子的发展。可见，父母的知觉本身就会助长孩子难弄的气质，因为这些知觉会使父母采用更为消极的方式对待孩子。显然，处于不同文化背景下的父母，对自己抚育行为的意义和重要性，如同他们孩子所作所为和发展的意义和重要性一样，抱有不同的看法。他们按此文化上限定的信念来行事，正如他们根据孩子的经验来行事一样。

当然，在童年期的发展过程中，最为显突的也许就是父母或其他抚育者的行为，他们为孩子提供各种可感知的具体经验。直到孩子正式或非正式地参与家庭之外的社会学习情境时，他们的处世经验实际上主要来自自己家庭内成员的交往。在此背景下，至少西方文化中，两个抚育主角即爸爸和妈妈的言行通常决定着孩子生活经验的大体框架。这种情境可被设想为“纵向的”社会关系，也就是说，最初父母和孩子的作用存在不对称性：童年早期的身心发展责任无疑落到父母身上。父母和孩子之间的权力是不对等的，他们之间的相互作用是互补的和非对称的。纵然如此，仍有某些“横向的”社会关系，表明父母和孩子的关系是平

等的、合作的、对称的和配合的。童年中期的儿童和青少年，在与父母的纵向关系中扮演着日益主动和积极参与的角色，与此同时，他们也越来越频繁地参与到同龄伙伴的横向关系中。在童年早期，父母与儿童之间的情感和协商，说明双方之间的相互依存关系；但是，在青少年之间，联合作出决定已成为人际交往的重要组成部分。横向的社会关系可以产生积极的效应，例如，促进孩子的自主性和自我的重要感。然而，离开了正常的纵向关系，就有可能导致消极的效应，也即父母与孩子的关系过分平等，否定孩子接受教养和知识，否定成功的社交活动需要情境的一定限制。

三、父亲的角色

一位著名的人类学家曾经说过，从生物角度讲，父亲是必不可少的，但从社会角度看，父亲却被描绘成养儿育女的局外人。

在19世纪和20世纪的大部分时间里，我们的文化是与这种观点亦步亦趋的。传统上讲，父亲被描绘成局外人，是指当妻子分娩时在产房外面踱来踱去，不会替婴儿换一下尿布或温一下奶瓶，而且对托儿之事常退避三舍，将育儿的责任差不多全推到自己妻子的身上。由于父亲们把自己的地位界定为养家糊口，因此他们为孩子扮演的角色是强大而遥不可及的角色，而妻子扮演的则是从道德和物质上支持家庭的角色。在这个意义上说，父亲不过是养儿育女的帮手和辅助者，几乎不参与育儿工作。

把父亲视作与育儿无多大关系的局外人，这种传统看法目前是否大量存在，是值得探讨的。有些历史学家争辩说，把父亲视作局外人的这种传统看法，在历史上并不占据主导地位，充其量不过是一种非常简单化的表述。在19世纪，已有两种力量一直在相互发生冲突，一种力量是要求为人父亲者更大程度地参与育儿工作，另一种力量是主张对父亲参与育儿加以限制，认为只须扮演局外人就可以了。因此，从20世纪初至今，早已不存在单一模式的父亲了。有些父亲将抚育孩子置之度外，有些父亲则积极参与育儿工作，甚至还有些父亲自己动手当起孩子的“妈妈”。

我们的社会已经发生技术、经济和思想方面的巨大变化，这些变化也涉及到对父亲的重新界定。今天，有更多的妇女走出家庭，从事全日制工作。这里既有妇女实现自我价值的原因，也有经济上的原因（许多妇女生下孩子后不久便匆匆回到工作岗位）。在这种情况下，父亲承担起更多的育儿责任，也就很自然的了。当然，也有这样的可能，即在孩子出生后相当长的一段时间里，育儿工作实际上依靠家属和亲戚（例如姑妈、阿姨或祖母、外婆）帮忙。由于经济利益驱动导致高度民主的地理性移居，或者说举家迁往经济效益较好的地区，大家庭拆成了小家庭，核心家庭开始增加。法律的裁决也在制约着父亲：与过去相比，现在有更多的离异父亲承担起监护孩子的责任。所有这些变化促使父亲们更加普遍地投入育儿工作。

当然，不单单是由于社会的变迁才使父亲承担新角色的，一种新的思潮也开始冲击陈旧的思想模式。今日的父亲，如果用嘴巴咬着一枚扣搭尿布的别针，已不再成为滑稽可笑的事情。新潮的父亲形象，应当是与妻子一起参加生育培训班，在妻子分娩时陪伴左右，尤其是当妻子回到工作岗位以后主动分担育儿工作。有关父亲身份的一种新的文化形象已经出现，它将原来把育儿置之度外的父亲形象丢在一边。父亲不再是养儿育女的帮手和辅助者，他们中已有许多人积极参与育儿活动，并且直接影响孩子的发展。

虽然纠正早些时候关于父亲不问育儿的神话是颇为重要的，但是，同样关键的是，我们应当考察新的文化理念如何适合父亲参与育儿的现实，现代父亲实际上又是如何真正投入育儿的；应当考察父亲的育儿投入对他的孩子、他的妻子、他的家庭生活和他自己所产生的结果。

最近20年来，心理学家和其他研究者受父亲问题的激励，已经对一系列问题进行了考察，这些问题涉及父亲如何投入育儿工作，父亲如何对孩子作出反应，以及这些反应对孩子的发展会产生哪些影响。由此得出的结论，可能是令人惊讶的，也可能是令人沮丧的。事实上，父亲在抚育孩子方面投入的程度并没有像目前文化所推测的那样厉害。除了引进父亲的新概念，重新强调他们在家庭和社会中的地位外，实际上并不存在所谓父亲意识的革命。为什么变化如此缓慢又如此难以实现呢？改变父亲在家庭中的地位，重建父子关系的决定因素或障碍究竟是什么？为了了解父亲对孩子的影响，我们需要更好地理解决定父亲投入育儿的动力和吸引力。尽管变革的步子不快，但是有一点是十分清楚的，即父亲可以在儿童的发展中发挥着重要的和独特的作用，。

（一）父亲角色的理论

心理学忽视父亲已有一段时间了。忽视父亲的主要原因在于早期心理学关于父母角色的理论。理论是思想运作的方式。它是一种预言，或者说得庸俗一点，它像一种“赌注”。理论帮助我们关注 一些问题，这些问题可能有助于我们对儿童发展的理解。但是，理论也对我们施加限制，使我们有意忽视一些问题。父亲并非是被偶尔遗忘的；他们之所以得不到重视，是由于人们认为他们在影响儿童发展方面没有母亲重要。这些占统治地位的理论是与传统的父亲概念相一致的。在这一历史发展中，有两位理论家起着特别重要的作用：一位是心理学家弗洛伊德(Sigmund Freud)，另一位是英国人种学家鲍尔比（John Bowlby）。

弗洛伊德的重要贡献之一是他的早期社会发展理论。按照弗洛伊德的观点，与人体各个部分（例如口腔、生殖器等）相联系的不同满足，在不同的发展阶段有其不同的地位。例如，在弗洛伊德看来，口部与吃、呼吸、咬和吞噬相联系，这些活动对婴儿十分重要。传统的家庭通常由母亲来喂养和抚育婴儿（至少20世纪初是如此），因此弗洛伊德在婴儿发展上赋予母亲以重要地位。弗洛伊德相信，婴儿与母亲的关系对孩子后来的性格和人际关系有着重要的影响。父亲实际上是被忽视的。弗洛伊德认为，父亲在婴儿期没有多大作用。当然，在弗洛伊德的发展理论中，父亲也有一席之地，但父亲的地位要到孩子的童年期方能体现出来。弗洛伊德的许多追随者接受他关于婴儿期对今后发展具有重要影响的假说，从而强化了他的这种信念：母亲是孩子社会化的主要力量。

虽然弗洛伊德理论中的一些原始细节并没有为后来的理论家所接受，但是他的许多中心思想却以不同形式存在着。在20世纪的40~50年代，西尔斯（Robert Sears）和怀丁(John Whiting)等学习理论家，试图把弗洛伊德的思想转化为现代学习理论的语言。他们假设，儿童是通过基本生物内驱力（例如饥和渴）的减弱而得以满足的。母亲对婴儿之所以重要，是因为她担负起喂养的责任（也就是满足婴儿的饥饿内驱力），而父亲较少参与喂养，因此他在婴儿发展中的作用显得微不足道。

鲍尔比的儿童发展观点与弗洛伊德的观点有些不同，但结论差不多，即母亲被描绘成婴儿期的重要人物。在20世纪40年代，鲍尔比激烈地批评了孤儿院和育婴堂的一些做法，认为那里的孩子不论在社会方面还是情感方面都得不到适当的发展。鲍尔比与其他一些有影响的研究者如斯皮兹（Rene Spitz）和里布尔(Margaret Ribble）一起，指出“母亲的剥夺”是造成这些发展问题的主要原因。基于这些早期的思考，他在其经典性论文《儿童与母亲联系的本质》(The Nature of the Child's Tie to His Mother）中提出了雄辩的论据，认为母亲在儿童的早期发展中具有不可替代的重要性。在后来的论文和著作中，鲍尔比继续发展他关于依恋联系的论点——通过依恋过程，婴儿开始对某个特定成人尤其是自己的母亲作出偏爱的动作。鲍尔比指出，依恋是一种本能反应的结果，它对物种的维系和生存至关重要。啼哭、微笑、呼吸、紧抱和跟随都会引起母亲的注意，从而对婴儿作出保护反应，并促进母婴之间的接触。鲍尔比强调说，母亲是婴儿依恋的第一个重要对象。从生物学角度讲，母亲随时准备对婴儿行为作出反应，就像婴儿对他的抚育者所提供的景象、声音和抚育作出反应一样。鲍尔比坚信，正是由于这些生物方面的作用，使母婴之间发展起相互的依恋。对我们来说，重要的是，鲍尔比强调母亲是儿童早期发展中的一个核心人物。毋庸置疑，核心人物（依恋人物）只有一位，因此父亲只能成为次要角色，最多对母亲起一种支持作用。

在整个西方历史进程中，父亲在抚育婴儿和幼儿方面被认为只起较小的作用。此外，人类学证据也表明，这种模式并非西方所特有。在许多文化中，母亲均被描绘成孩子的主要抚育者，父亲仅起有限的作用。不过，如果由此认为母亲抚育孩子有其不可替代的生物学原因，那就错了。在各种文化中，显然也包括少数民族文化，可以发现长辈对幼儿的抚育责任是男女分担的。例如，在西南太平洋的美拉尼西拉群岛生活着特洛布里安德族人，该种族的男人积极参与幼儿的抚育、喂养和接送。此外，我们还可找到不少类似的情况，包括冲绳岛上的泰拉族人，非洲的阿加族人、格米族人和菲律宾群岛的伊罗科斯族人，这些部族中的父亲和母亲共同分担育儿任务。由此可见，母亲和父亲所起的作用，从生物学上讲并不是固定不变的。另外，在不同的文化中，鉴于社会、思想和物质条件的不同，性别角色的定义也有相当大的差异。

另一种与母亲作用呼应的论点是，从生物学上看父亲不太适宜主动承担育儿工作。因为母性育儿的生物特性源自我们的动物祖先，它们保持着泾渭分明的性别角色区分，雄性的猴子、类人猿和狒狒一般不卷入育儿活动。例如，德伏尔（Irven Devore）对野生狒狒的观察表明，成年的雄性狒狒对幼仔几乎不感兴趣。相反，它们的作用体现在保护群体。对人工饲养的罗猴的研究也发现类似的情况。哈洛（Harry Harlow）和其同事专门研究实验室环境下雄猴和雌猴的育儿反应。结果发现，雄猴和雌猴显然起着不同的作用：母猴对幼猴表示抚育行为的可能性是公猴的4倍，公猴把幼猴视作客人的行为是母猴的10倍。总之，动物与人类相似，有证据表明，与母猴相比，公猴较少参与幼猴的抚育活动。

当然，并非所有的动物研究都支持这种传统的父亲观。有证据表明，雄性动物也会承担抚育幼仔的父亲责任。某些灵长目动物在野生状态下参与幼仔的抚育。在中美洲和南美洲有两只成年猴子积极参与育儿活动。它们不仅在幼仔出生后头几个月里携带幼仔，而且也为幼仔咀嚼食物，有时甚至在母猴生产时助上一臂之力。生活在亚洲和非洲的有些猴子，也参与育儿活动。它们对幼仔实施搂抱、清洁、携带和保护等行为。即便是雄性罗猴，通常在野生状态下极少表现出母性，但在实验室条件下，只要有机会，也肯定会表现出育儿行为。雷迪肯（William Redican）在实验室饲养了一些成年雄性罗猴及其幼仔，他发现这些公猴能与幼仔一起玩耍，保护它们，并且像母猴那样替幼仔做清洁工作。不过，动物之间存在广泛的差异，雄性参与育儿的程度也不尽相同，这要看母猴是否允许公猴参与，以及允许的程度如何。如果得到母猴的允许，则公猴参与育儿的程度就可能很高。总之，动物证据并不支持生物学上父亲不能育儿的观点。即便在有些动物中，雄性没有表现出积极的育儿行为，但在合适的条件下，它们仍有可能表现出抚育行为。

还有一种生物学观点认为，女性之所以具有“育儿”倾向，是由于妊娠期间和生产期间激素分泌发生变化。这种论点暗示，由于父亲并未经历这种激素变化，因此从生物学角度讲他们没有育儿倾向。可是，罗森布拉特（Jay Rosenblatt）、弗莱明（Alison Fleming）和他们的同事以动物研究为依据，对激素是育儿活动必要条件的论点提出了挑战。他们的研究表明，未经交配的雌鼠和雄鼠在接触新生幼鼠时也会表现出育儿行为，因此可以这样认为，环境条件对育儿行为的影响超过激素。而且从长期作用的观点看，环境条件在决定雄鼠（和雌鼠）对幼鼠的反应方面比短期的激素分泌变化更加重要。

性别之间的生物差异有可能使男人和女人以不同的方式实施育儿活动。例如，父亲和母亲与其孩子游戏时，彼此的游戏方式互有差别，但是男人和女人均有能力抚慰孩子，而且所表现的抚慰行为具有高度的相似性。尽管生物学因素使男女两性角色的表现方式或风格可能产生差异，但是这不足以支持“男人从生物角度上讲不会育儿”的观点。

总之，迄今为止还没有任何一种理论证明父亲在育儿方面只能处于次要的地位。尽管有人认为父亲和母亲对他们孩子的影响不同，但也找不出任何理由可说明为什么母亲对儿童发展的影响比父亲更大。我们关于父亲的研究并未依据过时的理论，相反，我们希望直接观察父母的行为和儿童的发展。现在，就我们所掌握的材料而言，涉及到下述内容：父亲如何对自己的孩子作出反应，这种行为与母亲的行为有何不同，以及这种行为可能具有哪些影响。

（二）如何了解父亲

我们中有许多人认为，父亲是通过见面的方式来直接影响孩子的。这一观点意味着父亲对孩子的影响要比母亲少，因为他们与孩子相处的时间较少。但是，实际情况并非如此。

统计表明，父亲与孩子相处的时间因人而异，有些父亲花时多些，有些父亲则花时少些。据大多数报告，父亲与孩子相处在一起的时间实在很有限。科特尔丘克（Milton Kotelchuck）曾对美国波士顿中产阶层父母进行过一项经典研究，他发现母亲主要承担6~21个月婴儿的抚育责任。母亲与婴儿呆在一起的时间比父亲多（母亲每天9小时，父亲每天3.2小时）。在过去的20年中，父亲与孩子呆在一起的时间稍有上升（当母亲离家上班时尤其如此）。不过大多数家庭中，母亲仍然承担主要的育儿责任。其他调查也证实了这些发现。例如，在法国和比利时，母亲花在育儿上的时间要比父亲多得多。当然，花在孩子身上的时间总量，并不是父亲或母亲对孩子产生影响的主要决定因素。时间的绝对量没有彼此相互作用的性质那么重要。对职业母亲的研究表明，母亲参加工作削弱了母子的相互作用，从而会影响到儿童的发展。不过，母亲如何利用她与孩子相处的机会来对孩子的发展起重要作用，时间只是一个参照因子，这种情况同样适用于父亲：关健不是父亲在孩子身上花多少时间，而是他在场时与孩子一起干什么。参与的质量才是最最重要的。

毫无疑问，父亲可以在孩子的发展中发挥重要作用。他们与孩子接触、交谈和逗乐，这些都是影响孩子的方式。父亲也可设法管理并组织孩子的活动。例如，他们可以利用家庭环境来调节孩子的行为。父亲是否鼓励孩子主动探索？是否允许孩子在屋子里爬来爬去，借以了解孩子的世界？是否通过指点和谈话凸现环境的某些有趣特征？所有这些都是父亲管理孩子世界的方式，同样也会影响孩子今后社会和认知方面的发展。

儿童也不仅仅是受父亲影响的被动目标。父子关系或父女关系是一种双向过程，就像父亲影响孩子的发展一样，孩子也会影响父亲。孩子直接影响父亲对待他们的方式，借以探索自己社会化的状况。婴儿因腹痛而啼哭会使父亲彻夜未眠，4岁孩子不小心打碎花瓶恳求父亲谅解，长到青少年大时为了想得到汽车钥匙而与父亲进行谈判，这些都是孩子影响父亲行为的例子。

我们开始认识到，父亲之所以重要，不只因为他对孩子施加直接的影响，而且可借助别人对孩子施加间接的影响。在家庭内，父亲通过影响母亲的行为而间接影响自己的孩子。彼得森（Frank Pedersen）与其同事发现，夫妻关系的质量与母婴关系的质量有一定关系。彼得森观察母亲喂养出生仅4个星期的婴儿，并对每个母亲喂养婴儿的能力进行评估。他发现，能力强的母亲“能够很熟练地喂养，将喂养和打嗝处理得恰到好处，不使婴儿扫兴。在整个喂养过程中，母亲对喂养刺激的需要，或对简短的休息停顿，似乎都很敏感”。借助访谈，彼得森评估了婚姻关系的作用。他的发现值得引述：“当父亲对母亲抱支持态度时，母亲喂养孩子表现得有条不紊。相反，婚姻关系不和谐会导致喂养困难：婚姻关系紧张乃至冲突直接引发母亲喂养的不协调”。父亲像母亲一样，也受到夫妻关系之质量的影响。动不动就争吵、相互指责的夫妇，往往会用同样的方式对待自己的孩子。正如我们将看到的那样，这会给孩子带来伤害。

因而我们得出一个重要的结论：如果我们打算了解父母和孩子之间的关系，我们就必须把父母作为家庭系统的相关部分来对待，并考虑家庭成员之间的所有关系。此外，我们还必须记住，家庭是无法与社会隔绝的。家庭存在于社会系统的宽泛网络之中，这些社会系统包括街坊、社区和文化。为了理解父亲的作用，我们需要考虑家庭和这些社会系统之间的联系。唯有承认父亲受到家庭外社会系统的影响，我们才能更清楚地了解父亲育儿所采取的形式及其原因。

近年来，出现了一种关于父亲角色的终生过程观。传统的观点认为，不管年龄如何，所有的父亲都是一个样，初为人父时的男人当然也不例外。终生的过程观则强调选择，即重视初为人父的时机。年长的父亲和年轻的父亲在许多方面存在差异，不仅表现在他们的精力和健康方面，还表现在他们的教育成就和职业地位方面。因而很自然地使我们意识到，父亲之间存在差异往往随各自的年龄因素而变化。除了初为人父那段时间外，“家庭时间”（或者说把家庭作为一个单位，关注其出现关键性或转折性生活事件的时间），对于了解父亲角色的变化也是很重要的。所谓家庭时间事件包括家庭发生的一系列事件，例如搬家、离婚或分居。终生过程观也考虑“历史时间”，因为历史时间为个人和家庭的变化提供社会背景条件。这方面的例子包括20世纪30年代的美国经济大萧条，60年代的越南战争或80年代的农业危机。区分这些时间很重要，因为发生在个人和家庭中的事件，例如生孩子和成为父亲，对具有稳定职业地位的男性势必会产生一定的影响。要知道，个人和家庭时间是以社会条件为背景的，或者说存在于历史时间的价值之中。

现在，我们越来越认识到一个人成为父亲后所面临的各种变化。处在其他文化中有这些变化，处在我们自己的文化中（包括在少数民族团体中）也有这些变化。爱尔兰的父亲，印度的父亲和印度尼西亚的父亲，他们扮演父亲角色的方式不一定相同，男人的父亲角色是在形形色色不同的文化背景中以各自独特的方式形成的。了解一下非洲裔美国男人、亚裔美国男人、拉丁美洲裔美国男人和美国本土男人初为人父的时间如何接近，颇为重要；与此相似的是，了解不同少数民族团体之间的差异，同样也很重要。尽管比之差异性可能存在更多的相似性，但是，识别这些差异和理解这些差异，已经成为20世纪90年代人们不得不考虑的问题了。

父亲影响孩子，但是父亲自身也受到父亲角色的影响。成为父亲可以多少改变男人思考他们自身的方式。初为人父，有助于男人端正自己的价值观，确立优先考虑的事物。他们如果恰如其分地把握要求和责任，那么将会增强自己的自尊心。反之，他们如果只重视自己的局限和弱点，就可能产生犹豫和沮丧。由于受到埃里克森（Erik Erikson）理论著作的影响，研究者开始探讨初为人父是否有助于形成男人的代际性。埃里克森所谓的代际性，主要是指“对未来一代产品（例如一代新人，新的产品、思想或艺术）作出贡献的任何培养活动”。后面我们还将考察一种证据，它暗示着成为父亲确实有助于增强男人的代际性。格林（Maureen Green）提出："一个父亲从孩子那儿习得的首批经验是，他的需要可以与孩子的需要相匹配。孩子从父亲那儿寻求指示，父亲可以享受发布指示的乐趣。孩子把父亲视作典范，而成为典范的父亲不得不慎重考虑自己的决策。如果他既用自己的眼光又用孩子的眼光来观察自己的壮志和成就，那么对他来说成为父亲这件事情就会显得异乎寻常"。总之，成为父亲对孩子来说是件好事，对男人来说也是件好事。

四、母亲：抚养孩子与早期经验

养儿育女意味着什么？母亲的所作所为目的是什么？她们的职能何在？她们会对孩子产生哪些影响？"谁是母亲"这一问题，是仅仅建立在性别和分娩的基础之上，还是可以越过这些界限？乍一看，这些问题的答案似乎很清楚，因为我们所讨论的是人类的一种普遍特征：自然产生和自主发展的关系。对此，每个人都有体验。正因为这样，我们总是倾向于想当然地将它解释为一种本能，而对母亲疏忽或残忍所造成的事件不屑一顾，好像这不过是一种偶然过失。

然而，进一步考察发现，养儿育女远非那么简单。如果逐一列举某位母亲一天中为自己孩子所做的各件事情（从擦鼻子到摇床，从哺乳到轻叱），可以看出其变化之大实在令人吃惊。如果再从这些行为中任意挑选一项，借以考察不同母亲之间的差异，则可以发现她们彼此之间因文化、阶层、环境和人格的不同，在表达方式、情感强度、发生频率等方面存在显著的差异。当然除了这些差异，她们还有许多共同之处，其中有些还是我们与其他物种所共有的。倘若不是基于生物规律的话，母亲与孩子之间的那种独特关系几乎不可能存在。在一些低等物种中，母亲的活动几乎完全是由先天机制决定的，相比之下，人类通过后天的学习，依靠知觉、判断和推理作出决定并采取行为的能力表现得极为突出。增强知觉、判断和推理是探究科学育儿的关键所在。

所以，育儿是一个非常复杂的问题，它涉及母子两个个体，因而增加了研究该问题的难度。比如，要想确定母子相互作用的性质，以及行为的广泛性和表达方式的多样性，显然很不容易做到。难怪人们对育儿的性质提出很多不同的看法，把母亲看作老师、爱人、向导、法官、独裁者、引诱者、模特儿、训兽员、供食者或保护者等等，不一而足。把母亲的角色说得如此五花八门，既有真实的一面，又有不贴切的一面。说其真实，是因为她们确实履行上述的职责；说其不贴切，是因为罗列上述概念，就促使孩子社会化的母子相互作用的性质而言，并没有提供什么启发。

孩子与母亲如何相处是许多人都关心的问题。对那些从事社会、教育、医学等工作的人来说，面临的挑战是寻求一些方法来改进孩子的抚养状况，谋取更好的条件，以防止孩子生病、行为失调或者天赋发挥受阻。对社会心理学家来说，可以借此机会来了解行为的起源，探寻一些人格如何形成的思路。对家长来说，则是出于一种完全个人化的动机，旨在学会如何正确抚养孩子。

儿童时期的经历总是充满了乐趣，这有两个原因：其一，我们喜欢从童年往事中发掘趣味；其二，我们相信早年的经历在塑造成人的人格中占据重要地位。

第一个原因无须解释。我们的兴趣既是实践的又是理论的，它关系到我们是否正确对待不同年龄的孩子，我们是否希望了解他们行为背后的运作过程。为了得到有价值的结论，我们必须系统、客观地去描述和试验。应当为1岁的孩子设计什么玩具？教3岁的孩子数字概念是否现实？孩子怎样学会并何时学会控制自己的挑衅冲动？……诸如此类与孩子有关的问题还可以提出很多，并期待心理学家通过研究予以解答。关于探究养育孩子的更好方法，乃至如何简单有效地让孩子快乐等问题，这里就不再多说了。

儿童成长充满乐趣的第二个原因，也许不那么明显。它蕴含在“从小看到老”的格言里，借以传达这样的信息：孩子的早期经历会在他今后的生命中留下印记。换句话说，成人的人格可以从个体与世界最早的接触中得到解释，那时个体处在高度可塑的状态。当然，这些接触首先包括与母亲的交往。

（一）人格决定因素的研究

早期的经历决定成人的行为，这种观念已经相当普遍，因而完全可以作为一种常识。大多数家长都赞成这个观点，他们也许不会有意选择一种特殊的照料孩子的方法，以求造成一种特殊的长远结果，但是他们关于这种方法与结果相关作用的信念，多少会使他们的责任感得到增强。

那么，证明这种信念的事实根据是什么呢？答案是，大部分来自对动物的研究，因为给特殊年龄的动物设定特殊的体验并跟踪测试，通常可以了解其对成年后行为的影响。给予幼鼠电刺激，然后比较其形成的情绪与没有遭电刺激的幼鼠有何区别，也可以把出生后各个时期的黑猩猩放在黑暗中喂养，以后分别测试它们的知觉能力。或者，比较当作宠物而隔离起来的狗与正常喂养的狗，观察它们解决各种问题的技能。已有实验表明，老鼠在整个幼仔期都被灌输莫扎特或勋伯格的音乐，然后到成年期对它们进行音乐爱好的测试。结果发现，在莫扎特音乐中长大的老鼠显示出对该音乐特别偏好，而在勋伯格音乐中长大的老鼠，当该音乐响起时，却无任何期待偏好的迹象。许多研究揭示了一个明显的影响：尽管不同物种中关于早期经历与后期效应之间是否存在显著相关仍存争议，但是，系列研究的结果提高了人们对早期经历重要性的认识。

自然，适合老鼠或狗的原理并不一定适合人类。这里除了证据单薄、不够清晰外，对孩子进行实验显然还存在伦理上的问题（至少在让他们隔离或受惊吓时是如此）。因此，我们只能求助“本性试验”，也就是让生命体验自然发生的行为。问题是，虽然借此提出了一些饶有兴趣的问题，但却远未提供结论性的答案。孩子最早建立的关系是否成为此后所有关系的原型？这种关系中的细微差别是否终其一生地持续着？幼儿在日常生活中遭受的挫折和创伤是否会不可避免地体现在他们今后的行为中？诸如此类模棱两可的回答，也许只能供父母参考。

（二）身体照料

弗洛伊德比其他所有作者都相信早期经历的重要性。不过，他并不仅仅满足于作出一般性的断言；他还进一步对各个特殊发展阶段所遭受的各种经历可能产生的特定结果加以辨别。按照弗洛伊德的“里比多”理论，儿童在成长中经历各个阶段（口唇期、肛门期、生殖期），在每个阶段他们有其特别关注的刺激。例如，在口唇期（约在生命最初的一年的时间里），儿童关注的行为主要是吮吸、吞咽、咬。该阶段口唇体验的性质所产生的影响可长可短。如果这些行为基本上得到满足，则他们将会顺利通过这一阶段，进入下一阶段；如果他们遭到挫折，他们就可能停滞在这一阶段，直至成年之后还显示出一些特殊的人格表现（或称之为“口唇性格”），如过分依赖、被动等。同样，停滞在肛门期的孩子将会发展出“肛门性格”，其显著的特征据称是刻板、吝啬和固执。

因此，成人的人格与婴儿时期的生理需求直接相关。在弗洛伊德看来，孩子所得到的是母乳喂养还是奶瓶喂养，喂食是按照需要还是按照时间表，断奶时间和断奶过程的长短，以及训练排便的严厉程度，这些影响都对人格发展起着重要的决定作用。父母育儿实践的差异将会构成后来种种行为的原由。

这种宣称童年时代与成人性格之间相关的理论，至少在两个方面极为重要：首先，它有助于我们理解为什么人与人之间千差万别，并且明确指出了这些差别的根源。其次，一旦它得到证实，就能帮助父母在各种照料孩子的方法中作出选择，以便按照他们的愿望培养孩子的人格。

遗憾的是，弗洛伊德预言的一些证据并不是直接的，它们大多来自成年患者的“回忆”。因此，弗洛伊德的观点至多只能看作是一些建议，它们需要进一步的系统研究。

正因为如此，自20世纪30年代以来，许多心理学家将注意力转向下述领域：

母乳喂养的孩子是否比奶瓶喂养的孩子具有某些心理优势？根据孩子的需要喂养是否比严格按照时间表喂养更容易造就一种自信和平稳的性格？断奶是否会造成心灵上的伤害，它的影响是否持续终生？排便的训练是否真的与所谓肛门性格有关？诸如此类的问题让研究者花费了大量的时间，他们的研究结果最后可以简单地概括为：尚无足够的证据表明，特定的婴儿照料会对孩子的心理产生持续的影响，并在继后的岁月中不断显示出来。弗洛伊德的假设并不可靠：如果说孩子是成人的原型，那么以后的发展并不取决于他是否得到母乳喂养、是否过早接触尿盆等，而是出于其他的原因。

总之，该领域的实验在方法上是不周全的：除了个别事实作过仔细检测，一般不能保证所研究的个体都是如此；实验过分依赖母亲对早期事件的记忆，其所发现的各种差异没有可比性，因为人们对“过早断奶”和“粗暴训练”的理解各有不同；如此等等。不过，单凭这些还不足以提出相反的结论，因为这一理论也有其根据，它的一般性结论很难驳倒。

任何长期的调查研究必然会遇到一些棘手的难题。尤其是当某个人在考察早期经历对成年后行为的影响时，他必然关注特殊阶段的特殊事件。他也许会考察父亲早逝对男孩发展的影响，相应地，他专门比较有此经历的男孩组和无此经历的男孩组。但是在比较时，若没有考虑前一组男孩的母亲是否再婚，或者他们是否有叔叔、祖父或兄长来填补丧父留下的空缺，给孩子提供男性的陪伴，就会忽略可能存在的相关影响。而对动物的研究则可以避免这个难题，因为他可以保证“遭遇到的”和“未遭遇到的”的两组实验动物具有确定的特殊经历。相比之下，这样严密的控制对婴儿就难以做到。

也许，有人会提出争议，照料经历的影响尽管可能受到后发事件的干扰而变得模糊不清，但是至少在当时会产生一定效应，况且婴儿行为方面的差异在很大程度上可从不同的训练中找到答案。事实上，即便有这种联系，彼此的相关性也不一定确凿。例如，孩子对母亲的依恋曾经被普遍认为是由身体的依赖发展而来的。按照这种观点，孩子在最初的几个月逐渐认识到母亲提供了食物和其他身体上的满足，所以进而判断出母亲存在的价值，并出于特定的需要而求助于她。如果真是这样，则可以断定，母亲的照料越是充分，孩子对她就越依恋。谢弗（Earl Schaefer）等人检测了这种关联。他们测量了18个月的婴儿对其母亲的依恋强度，测量了喂食的频度、断奶的年龄、断奶过程的长短、开始训练排便的年龄，以及训练的严厉程度，并有对照供评估。结果，他们没有发现任何这方面的关联。此外，他们还注意到，有时婴儿对从未参与日常照料的父亲、祖父母和年长的同伴等，也会形成强烈的依恋。由此可见，亲近关系源自喂食照料的观点难以成立。严格地说，照料经历对行为差异（甚至对当时的行为）难以产生决定性的影响。

对于研究人格决定因素的心理学家来说，这个结论令人失望。而对父母亲来说，它倒可能是个好消息。如果人格别无选择地受制于特定的抚养行为，则个体注定将永远取决于过去的特殊经历。根据这一结论，母亲可以相信用奶瓶代替母乳本质上不会对孩子继后的人格产生任何影响。甚至在婴儿时期，母乳喂养在生理上无论有多少优点，并不意味着同时会造成心理上的差异。这一结论同样适用于早期照料在其他方面的影响。

五、育儿是一种态度

前面讨论的内容主要针对儿童在特殊年龄所经历的特殊事件。然而，儿童在特殊年龄对特殊事件的反应，只有置于广泛的父母背景之中考虑，才具有意义。根据这种观点，确定提前断奶的原因要比履行提前断奶的事实更加重要：它反映了一种文化观念，是源自母亲对孩子身体亲昵的突然厌弃，还是表达了一种让孩子尽快自立的愿望，等等。接受还是拒绝孩子？抚养的环境是宽容的还是严厉的？儿童与家人的关系较为温暖还是较为冷淡？这些才是更为深刻的影响。它们通常并不限于某一时刻，但却可能决定孩子生命最初几年的个人环境。相同的行为既可以由一个和善的母亲来实施，也可以由一个厌弃的母亲来实施；它既可以发生在一个宽容的家庭里，也可以发生在一个严厉的家庭里；甚至发生的前提可以是爱抚，也可以是怨恨。也许，这些才是左右儿童人格发展的决定性影响。

在20世纪50年代和60年代前期，人们曾经作过大量的研究，以确定和测量父母的态度，并且将其与孩子的行为特征联系起来。许多有关心理测验的专门知识被用于问卷设计和访谈计划，以便划分界限。例如，在一个当时影响很大的研究中，西尔斯（Robert Sears）等人调查了379位母亲各自照料5岁孩子的情况。他们不仅询问了母亲喂食、断奶和排便训练等做法，而且还询问了母亲处理孩子依赖和挑衅行为的方式、她们惩罚孩子的方式，以及她们对怀孕、情感表达和婚姻调适的感受。

由此汇总揭示出许多抚养孩子的启发。其中有两类行为尤其值得注意，因为它们在其他研究中也曾被发现：第一类行为称作“温和－冷淡”行为，其根据源自母亲对孩子的情感流露，接受其玩耍嬉戏的程度，对孩子依赖的接受程度，以及教训孩子的理由等；第二类行为称作“宽容－严厉”行为，涉及母亲对孩子挑衅行为的宽容程度，对孩子礼貌和顺从的态度，以及使用体罚的情况。

当时，在关于母亲的描述中，最为著名的要数是谢弗了。她设计了测试母亲态度的问卷，要求母亲在一系列陈述中圈出自己同意的选项，譬如“孩子将来会对现在的严格训练心怀感激”，“孩子将来会理解我为他们作出的牺牲”，等等。结果发现，母亲的回答显示两类主要行为：“爱－憎”和“控制－自主”。它们所指向的特征与西尔斯等人描述的行为是一样的。由此，谢弗提出了一种母亲特性的“行为模式”，它由两组独立的特征标记，由此划分出四种类型的父母。

当然，其他一些研究人员也发现了许多他们认为重要的行为（例如，情感上的“投入－撤离”等）。但是，划分出上述两类行为已为大多数人所公认。

然而，这些研究在试图联系母亲的特性时，出现了困难。西尔斯等人描述诸如此类的联系，譬如与母亲的冷淡态度相对应，发现严厉的排便训练会使孩子精神极度烦乱；遭受拒绝的孩子比起被接受和容许的孩子更易出现依赖性行为；高度放任和偶尔的严厉惩罚相结合，最易引发放肆和寻衅。这些发现被认为是真实的，而且是有代表性的。然而，行为研究结果是否可信呢？当研究人员后来用相同的方法考察孩子的依赖、攻击行为时，他们却无法证实上述的发现。

六、早期经历是否重要？

那么，孩子在其生命的最初几年受到父母不同的对待，这对他们后来的人格有着怎样的影响？早期经历是否因为它早才具有特殊意义？孩子在那个时候是否最具可塑性？

父母能在孩子生命的最初几年对他们施加一种长远的影响，这种影响将会持续孩子的一生，而且不会为后来的经历所消除。这种观念已为人们广为接受。它的极端形式就是华生（J.B.Watson）在1925年提出的观点：“给我一打健全的儿童，让我把他们带到我所设定的环境中抚养成长。我保证，可以随便挑选一个孩子，把他训练成我所希望的任何一种类型的人才，例如医生、律师、艺术家、商界领袖等，当然也可以是乞丐或小偷，而不管他有怎样的资质、嗜欲、脾性、能力、天赋和种族。”如今，也许很少有人再会确信这种塑造孩子的理念。不过，无论是父母还是专业工作者，仍然相信孩子与世界的最初接触具有持久的塑造作用。

这种信念得以建立的基础是信条，而非事实。人的发展要比这种假设复杂得多，而且也没有非此即彼的决定性可言。心理学的研究表明，单一的经历不会留下什么持久的印记，无论创伤多大，无论经历多早，均是如此。如果不是这样的话，如果我们确信在生命的最初几年里人的人格就被不可更改地确定下来，那么我们就不得不相信：（1）孩子一旦受到创伤，任何帮助都将无济于事；（2）孩子后来的经历对他们来说是无关紧要的。倘若这两种信条付诸实践，结果将会贻害无穷，因为它们不仅过高地估计了早期的经历，而且还过低地估计了后来的经历。这种危险已从帮助弱智儿童的努力中得到印证：对这些儿童，人们只顾强调学前阶段的相关训练，希望以此补足他们未来认知发展的需要。事实表明，这种“速成训练”特别关注某一阶段，不再继续努力使之与个体的一生相结合，以为就能改变人的整个发展过程，这是一种多么不切实际的想法。

（一）发展的持续和中断

关注早期经历的信条是以“关键阶段模式”为基础的。该模式认为，儿童或动物具有某些特定的发展阶段，而且对每一阶段的特殊影响特别敏感。这种敏感性的一个显突例子就是“印记”现象。早期的生态学研究表明，某些动物如小鸭、小鸡等，会跟随它们所遇到的第一个活动物体，并且形成持续的依恋。这种依恋在发展过程的早期阶段极有可能发生，而且会影响继后的各种关系。例如，如果一个动物跟随一只网球，它以后就有可能与网球为伴。如果动物在关键阶段被隔离，则它在继后的生活中就会表现出反应麻木的行为。

然而，值得注意的是，关键阶段并不像以前所想象的那样不可改变，而且，在那个阶段进行的学习也不像以前所想象的那样历时短暂、影响持久。正鉴于此，心理学家用“敏感阶段”这一术语来替代“关键阶段”。当我们把“关键阶段”概念用于人的发展时，其适用性同样值得怀疑。无疑，一个人对某些特定的影响确实在某个发展阶段要比另一个发展阶段更为敏感，但是，为什么会在这个阶段特别敏感，“关键阶段”的概念无法作出合理的解释。

问题还出在方法论上，在个体的成长历程中，父母总希望能为孩子提供一些具有塑造作用的特殊事件，但是这些特殊事件不会孤立发生影响，相反，它们常与其他各种影响结合成系列的刺激。例如，父亲之死的事件对孩子的刺激不只限于丧亲本身，它还通过丧亲对母亲的持续影响而影响着孩子，甚至可能改变母子之间的关系（由于经济困难，母亲只好外出工作；或者组建新的家庭，重塑一种新的生活方式）。可见，一个事件可能产生众多的影响，而且反复出现，持续多年。把孩子后来出现的所有异常都归结为单一事件作用的结果，会促成错误的导向，无论如何那只是创伤链中的一个环节。任何一个事件（或者确切地说，所有的事件）都与孩子的成长状况有关。难怪研究人员发现，研究动物时这样做较为简单有效，因为他们对动物施行实验，可保证只有一个事件是可变因素，而排除其他事件的影响。

现在，我们已经认识到，在陈述儿童早期关系的作用，以及这种早期关系对儿童后来人格发展的影响时，应该非常慎重。譬如，埃里克森提出，成人的成熟是建立在所谓“基本信任”基础之上的，而“基本信任”的基础又是在婴儿时期建立的。证实这样一种有趣的观点在实践中极其困难。因为导致婴儿信任的关系，在童年时期及其以后仍在继续发生作用，而且就导致信任而言，我们不能断定一个阶段的关系比另一个阶段的关系更为关键？同样，在缺乏信任的条件下（假定孩子的家庭破裂了），儿童的行为很可能跟不如人意的照料等一系列不幸相关联。

不过，发展的中断只有在偶然情况下才会发生。研究人员在理解早期经历的作用时，对中断现象产生了特别兴趣。戴尼斯（Wayne Dennis）提供了这样一个例子。她曾观察过黎巴嫩养育院中的婴儿（他们均为弃儿）。在那里，由于管理、成人照料和玩具都没有相应跟上，婴儿被集中安置在一个空房子里，整天让他们躺在床上，严重剥夺接受各种刺激的权利。第一年的测试发现，尽管有迹象表明他们在出生时完全正常，但是他们的平均发展水平只达到正常的一半。其中有些孩子后来被人收养，过了几年，他们的发展得到显著恢复，平均智商达到85。2岁之前被收养的孩子，平均智商达到96；2岁之后被收养的孩子，平均智商在80左右。没有被收养的孩子，继续留在原来的养育院里，直到6岁才被分别转到专门收容男孩或女孩的其他孤儿院。女孩孤儿院的情况和养育院的差不多，管理有限，而且缺乏关心。她们长到12～16岁时接受测试，平均智商只有54。也就是说，她们的整个童年智力始终停滞在一个不变的水平上。另一方面，男孩孤儿院的管理则完全不同，儿童可以获得许多鼓励和活动，包括做游戏、接受教育和看电影，以及外出玩耍等。一年之后，对这些男孩进行测试，发现他们的平均智商为80，表明有了相当程度的恢复。我们从被收养孩子和进入孤儿院男孩的例子中看到，婴儿时期智力和社会经验的匮乏不会造成不可逆转的后果。

第二个例子来自凯根（Jerome Kagan）等人的研究。他们观察了居住在印地安村庄里的危地马拉儿童。结果再次表明，刺激经历中断会给孩子的生活留下印记，尽管他们一直都呆在自己的家里。在印地安村庄，刺激经历中断是由于该地区抚养孩子的做法所造成的。婴儿大多数时间都被放在狭小、阴暗的茅屋里，很少让他们在地板上爬来爬去，虽说他们总是和母亲在一起，但是缺乏言语交流和游戏，也没有什么东西可供他们玩耍。如果母亲到市场上去买东西，孩子就被留在家中，因为母亲害怕外面的阳光、空气和尘土会给孩子造成伤害。观察这些婴儿，展现在人们面前的是一幅令人吃惊的图景：他们呆滞不动，胆小惊惶，难得一笑，而且出奇的安静。很多孩子对周围的声音毫无反应，不会回头张望，即便有人教他们说话，他们也不会哇啦哇啦地跟着学。到了1岁时，各种测试揭示存在严重的障碍。简言之，这些儿童与黎巴嫩养育院里的儿童没有什么两样。然而，事实证明，这种令人沮丧的状况并没有对后来的发展作出准确的预示。到了2岁，这些孩子开始学会走路，离开茅屋参与户外活动。不久，随着活动内容的丰富，这些行动迟缓、无精打采、活动能力相对较差的孩子变得活跃、顽皮起来，并具有一定的接受能力。也就是说，与戴尼斯在孤儿院里看到的孩子一样，这些危地马拉孩子的情况说明，在生命最初1~2年遭遇的阻碍是可以恢复的，早期经历不一定成为后来行为的决定因素。

（二）相互影响的关系

由于孩子成长的背景在发生变化，因此很难根据早期的事件预见以后的行为。根据关键阶段之概念的解释，早期事件的冲击非常强烈，以至于其他因素可以毋须考虑。看来，这种观点过于简单：孩子不会因为在某个时期由奶瓶喂养而非母乳喂养就会发展成另外一个模样，或者由于过早断奶而非晚些断奶就会发展成另外一种成人。单个事件不会给孩子的人格带来重大改造：它是在跟环境持续不断的相互影响下决定着后来的发展的，其本身并不能决定后来的发展结果。只有在极其少数的案例中，一个特殊的经历才会造成巨大的影响，例如重度脑伤等恶性事件。至于轻度脑伤，在有些家庭其影响可能得到缓解，甚至趋于正常化；而在有些家庭，则可能成为相当严重的行为问题的缘由。父母给特定行为贴上标签的事实说明，有些父母把不太好动的孩子视为"恬静"的孩子，而且认可并接受孩子的表现；同样，有些父母可能把好动的孩子视为"冲动"的孩子，并试图使他们有所改变。看来，只知道孩子有些问题（譬如轻度脑伤），而不知道他们处于怎样的环境下，是无法得知他们如何发展的。

所以，若想理解孩子成长的历程，我们与其追求所谓关键阶段的模式，还不如采择相互作用的模式（记住，在孩子成长的各个阶段，父母与孩子是同步实现改变的）。一个孩子提前断奶的事实，或者亲子之间短时间分离的事实，或者轻度脑伤的事实，或者失去父亲或母亲的事实等，本身并没有告诉我们孩子最终的发展结果。孩子与其社会环境须臾不可脱离，无视照料者对他们产生的影响和他们反过来对照料者产生的影响，就不可能作出正确的判断。父母和孩子双方都处于一个共同的系统之中，一方的行为在影响另一方行为的同时，也改变着自己的行为。我们必须考虑相互作用的整个网络，而不能像关键阶段模式所主张的那样，只顾首尾两个环节而忽略了其他一切因素。

参考文献

Baumrind, D. (1989). Rearing competent children. In W. Damon (Ed.), *Child development today and tomorrow* (pp. 349-378). San Francisco: Jossey-Bass.

Belsky, J. (1984). The determinants of parenting: A process model. *Child Development,* 55, 83-96.

Bornstein, M. H. (1989). *Maternal responsiveness: Characteristics and consequences.* San Francisco: Jossey-Bass.

Bornstein, M. H. (Ed.). (1991). *Cultural approaches to parenting.* Hillsdale, NJ: Lawrence Erlbaum Associates.

Bornstein, M. H. (Ed.). (1995). *Handbook of parenting* (Vols. 1-4). Mahwah, NJ: Lawrence Erlbaum Associates.

Bronfenbrenner, U., & Crouter, A. C. (1983). The evolution of environmental models in developmental research. In W. Kessen (Ed.), P.H. Mussen (Series Ed.), *Handbook of child psychology: Vol. 1. History, theory, and methods* (pp. 357-414). New York: Wiley.

Dennis, W. *Children of the Creche* .New York: Appleton-Century-Crofts, 1973.

Elder, G. H., Modell, P.J., & Parke, R.D. (1993). *Children in time and place: Developmental and historical insights.* New York: Cambridge University Press.

Erikson, E.H.1950. *Childhood and Society.* New York: Norton.

Goodnow, J. J., & Collins, W. A. (1990). *Development according to parents. The nature, sources, and consequences of parent's ideas.* Hove, UK: Erlbaum.

Gottfried, A. E., & Gottfried, A. W. (Eds.). (1988). *Maternal employment and children's development: Longitudinal research.* New York: Plenum.

Harkness, S., & Super, C. M. (Eds.). (1996).*Parents cultural belief systems: Their origins, expressions, and consequences.* New York: Guilford Press.

Kagan J., Klein, R.E. Cross-Cultural Perspectives on Early Development. (1973). *American Psychologist,* 28, 947-961.

Maccoby, E. E., & Martin, J. A. (1983). Socialization in the context of the family: Parent-child interaction. In E. M. Hetheringrton (Ed.), P. H. Mussen (Series Ed.), *Handbook of child psychology: Vol. 4. Socialization, personality, and social development* (pp.1-101). New York:Wiley.

Minuchin, P. (1985).Families and individual development: Provocations from the field of family therapy. *Child development,* 56, 289-302.

Sigel, I., McGillicuddy-deLisi, A., & Goodnow, J. J. (Eds.). (1992).*Parental belief systems.* Hillsdale, NJ: Erlbaum.

Schaefer,E.S. A Circumflex Model for Maternal Behavior. (1959). *Journal of Abnormal and Social Psychology,*59, 226-235.

United Nations General Assembly. (1990). *Convention on the rights of the child.* New York, NY:

United Nations Children's Fund.

Watson, J.B.(1925). *Behaviorism*. New York: People's Publishing Cmpany.

王正永　译　　李维　章晔　校

埃利斯·阿特金森
(Alice M.Atkinson)
依阿华大学
(The University of Iowa)

儿童照料

Child Care Providers

一、美国的儿童照料
二、儿童照料：儿童发展之本
三、儿童照料的质量
四、儿童照料的“生态学”：儿童与父母
五、家庭式儿童照料
六、亲属看护
七、农村的儿童照料
八、政府和个人对儿童照料项目的支持
九、总结

集中式照料　在全天或一天的部分时间里，对处于住宅之外环境里的一群儿童进行照料。

儿童照料　指由父母之外的其他人对儿童进行辅助性看护。

适应发展的实践　依据“幼儿教育全国委员会”制订的各项指标，有助于推动某年龄段儿童的相应能力，以及个别儿童兴趣和能力的看护。

家庭式儿童照料　在照料者家中对少量儿童进行看护。

幼儿　从出生到8岁之间的儿童。

儿童照料这一术语意指由父母之外的其他人对儿童进行的辅助性看护。众多研究和关注的热点一直集中在父母外出工作时如何对子女进行看护的问题上。为那些容易受到伤害的儿童提供专门的干预和帮助，以及设计丰富儿童阅历的项目，也是辅助看护的重要类型。看护者在家中对少量儿童进行家庭式儿童照料，是父母办得到的白天看护服务的重要部分。

一、美国的儿童照料

美国劳动大军的一个显著变化是，家里有幼儿的职业母亲的人数正在增长。由于现在大多数父母都要外出工作，白天看护满足了父母照料儿童和给予教育的迫切需求。父母会使用各种方法照顾他们的子女。有些职业母亲并不求助任何辅助看护，因为她们在家工作，或者外出工作时间不长，她们的配偶也可以分担看护孩子的责任，或者有条件让孩子自己照顾自己。对儿童进行辅助看护和教育可以分为三个主要类型：集中式照料、家庭式照料，以及亲属、保姆和其他个体实施的照料。这些类型无论在出现原因、服务对象，还是服务类别方面都存在明显的差异。

集中式儿童照料一般提供全天服务，儿童数量从15名到100多名不等。尽管有关的规章制度大相径庭，但它们均需有国家颁发的执照。集中式儿童照料有两种：白天看护中心和幼儿园。白天看护中心由早期的儿童福利项目演变而来，其创立的最初目的是为了对那些来自贫穷家庭而母亲外出工作的儿童提供看护。它提供全天服务，首要目标是改善儿童的健康状况，解决他们家庭无钱请保姆的实际困难。相反，幼儿园的创立是为了给那些来自中上阶层家庭的儿童提供教育与丰富生活经历，它在一天的部分时间里提供服务。这里，父母的教育是重要的组成部分，也就是说父母作为助手，协助那些受过专门培训的幼儿教师教养孩子。现在，这两种集中式照料之间的差异正在日益缩小，因为白天看护中心也包含了教育成分，而许多幼儿园为了满足父母的需要延长了服务的时间。

课前和课后的照料也随之创立，这样一来，儿童入校读书后尽管学校的上课时间与父母的工作时间有冲突，也一样有人看护。这类照料一般设置在校内。看护者的职责是监督儿童完成家庭作业，保证儿童安全地与同伴一起活动，直到他们的父母下班后接他们回家。其他一些为数不多的集中式照料包括自愿性组织（例如为白天工作的母亲提供服务的组织）或者由父母管理、没有任何专业人员参加的合作照料。

家庭式儿童照料是指在个人家中对少量儿童（一般是6名或少于6名）进行看护。家庭式儿童照料，美国各州都有相关政策，但是这些政策因州而异。许多家庭不申请许可证或者不进行登记也属合法操作。一个明显的区别是，家庭式儿童照料者提供的教育与培训的水平逊色于集中式照料。但是，由于儿童数量较少，他们可以提供更多的一对一的看护。有些家庭式儿童照料是在行政机构的倡议下组织起来的，这些机构为看护者提供服务，推荐看护对象。家庭式儿童照料中心被授权看护更多的儿童，这些儿童一般需要至少一名14岁以上的人给予帮助。

各种个人看护者也为幼儿提供了大量的照料。这类照料几乎没有规章可循，出现这类照料的原因往往是为了消遣和休闲，受派遣和聚会，或者为了打工。为数不少的幼儿看护是由祖父母或其他亲属（例如姑妈、姨妈、姐妹、姑嫂）提供的。通常情况下，这类看护是无偿提供的，即便有报酬，也很低。保姆一般是由父母以较高的工资雇来的，她们在儿童家中进行全日看护。有些保姆吃住在儿童家中。最后一类个人看护是非正式安排的临时看护。临时看护者涉及亲朋好友和青少年，他们一般在儿童自己家中给予看护，这种看护常常是不定期的。

在美国，从周一到周五，许多儿童醒来就被安排白天看护，因为他们的父母每周需要工作40小时，外加路上的交通时间，在此期间需要有人看护孩子。这意味着从早晨六点钟、甚至五点半开始，一直到很晚都必需有人照料孩子。从周一到周五的照料看护最容易找到，但是晚间、过夜和周末的看护不易找到。如果父母的工作时间没有规律，或者需要轮班，则寻找看护就更为困难。父母也应有后备的看护人选，以备保姆或看护者在恶劣天气、度假或患病而不能来时有所准备。为了满足家庭中孩子的不同需要，许多家庭需有数名看护者。为生病或正在恢复健康的儿童寻找看护者较为困难。许多父母不得不从工作日中抽出大量时间看护自己的子女，尤其当他们的子女经常生病或看护者不能令人信赖时，父母必须面临艰难的选择。

最后一种看护是自我照料。随着儿童年龄的增长，这种看护形式会变得十分常见。自我照料适用与否取决于一系列因素，诸如儿童对这种看护方式的接受程度、他们的成熟状况和技能掌握水平、居住环境的安全，以及是否可以通过电话与父母或其他成人取得联系等。因为可供估计的数字常常发生变动，我们尚不清楚自我照料儿童的具体人数。

据估计，约有1 200多万5岁以下的儿童，至少在某段固定的时间里由他们父母之外的人来提供看护。学龄前儿童中约半数以上的孩子是由他们亲属之外的人来看护的。在这些儿童中，30%由看护中心照料，17%属于家庭式照料，而5%是由家中的保姆照料。其他儿童则由父亲（16%）、其他亲属（26%）或工作中的母亲（6%）照料。稍大一些的儿童被送入设在公立学校的幼儿园和小学就读。直至20世纪90年代早期，大多数儿童在进入幼儿园之前已经有过集中式照料的经历。

二、儿童照料：儿童发展之本

辅助性儿童照料不仅解决了职业父母在照料儿童上的后顾之忧，也为儿童提供了更多接受教育、丰富经历和人际交往的机会。许多研究都将重点放在白天看护可能会带来哪些积极效应和消极效应上。许多研究者和政策制订者起初曾认为，儿童由母亲之外的其他人照料会带来不利的后果。第二次世界大战期间的儿童抚养和孤儿院里发生的事实证明，儿童一旦与他们的父母分开，会带来不可避免的消极影响，儿童对大人不再产生强烈的感情，而且许多儿童的综合发展大大延缓。但是，在受创伤情况下父母与儿童完全分开，同父母与儿童的关系在不断发展情况下彼此每天分离和团聚，这两者具有重要的差别。目前，许多争论都围绕非家庭成员对婴儿进行的看护，以及这种看护会给父母与儿童之间强烈而有安全感的关系带来什么影响而展开。重要的变量涉及辅助性看护者的反应能力和稳定性，看护的质量，儿童适应新情境的能力，以及什么时候适宜更换照料者等。

接受白天照料的儿童可以获得与同龄伙伴和成人进行成功交往的经验。每天与其他儿童交往有助于一个孩子学会如何与同龄伙伴商量，如何成为团体的一个成员，如何学会这个团体所期待的行为方式等。如果经过专门培训的老师努力帮助儿童发展技能，引导他们进行社会交往的话，则此类经验将更为宝贵。接受群体照料的儿童从小就开始与同龄伙伴交朋友，这对他们来说无异于开辟了信息渠道，获得了社会支持，尤其当他们处在情况变动或困难时意义就更大。

有关儿童认知能力发展的研究表明，参加诸如“从头开始”早期活动项目的儿童，其智力水平显著提高。然而，持批评意见的人士也注意到，标准化智商测试和成就测验所测得的数值在小学阶段呈下降趋势。对学前参与性项目带来长期影响所进行的分析证明，它还有其他一些益处，例如，参加此类项目的儿童后来较少归入“特殊化教育”之列，较少出现留级、少年怀孕、少年犯罪和领救济金等现象。由此推知，早期让儿童接受照料，其收益与支出的比率有着更为深远的内涵。

儿童照料也为儿童在关键的早期学习阶段提供了一个良好的学习环境，因为照料儿童的场所要比家庭拥有更多的设备和更多的活动，从而使儿童获得更加丰富多彩的玩耍机会。看护人员有着与孩子的父母不同的经历和知识，可以拓宽孩子的学习视野。这些有利条件也为生活在负面影响较大的家庭（居住环境）的儿童提供了十分重要的支持和保护。

一般说来，儿童照料能为儿童提供一个较为安全的场所，极少出现意外伤害或儿童受虐待的状况，尽管这些研究结论来自大学的实验室。随着儿童照料的项目获得社会支持和科学指导，促使许多看护中心和家庭为儿童提供营养丰富的饮食和小吃。问题是，儿童每日在白天看护中心用餐，人们会担心疾病传染，因为疾病很容易被儿童和工作人员所“分享”。所以良好的卫生设备和洗手习惯，对于将疾病的传染减至最低程度极为重要。

关于婴儿白天照料是否合适，人们展开了广泛的讨论。早先的报告指出，婴儿与父母分开会导致其安全依恋感的下降。但是，后来的研究却未证实这一结论。婴儿照料的关键方面与一般的儿童照料似乎是类似的，同样都包括外部环境，儿童和看护人员的数量，以及儿童和成人之间的关系。

三、儿童照料的质量

儿童照料的质量是影响儿童发展的一个重要因素。目前，为人们广为采用的“适应发展的实践”（Developmentally Appropriate Practices），是在专门的组织“幼儿教育全国委员会”（National Association for the Education of Young Children）的指导下，根据许多幼儿教育者的反馈经验而制订的有关准则。该方案的目标是通过设计适合孩子活动的项目，为高质量的儿童照料提供指导。看护者的行为既要考虑与那些处于正常发展中儿童的年龄特点相匹配，又要创设适合儿童个性并着眼于儿童个体能力和兴趣的活动。尽管有人批评这些指标源自美国文化背景下人们的期望，但是它在营造适宜儿童成长的环境方面，确实提供了可借鉴的明确指导。

决定家庭式儿童照料质量的因素与集中式照料有些不同。研究表明，在家庭式儿童照料中，照料的质量高低和照料者的特点（例如受教育程度、培训与否、相关经历等）二者间的联系不如集中式照料那般严密。人们发现，那些照料质量较高的照料者往往兼职看护过很多儿童，并且照料过她们自己的孩子。儿童的发展主要随他们的家庭背景和家庭式儿童照料的质量而变化，并不是受照料者的特点或照料条件所左右。

人员配备是创造高质量儿童照料的一个重要变量。照料者一直在做看护工作是照料质量的重要指标，而这种照料工作的稳定性与照料人员的工作条件有着密切联系。《全国儿童照料人员研究》（The National Child Staffing Study）报告说，教师的薪水是预示教室环境和教学效果的最好说明。然而，儿童照料人员的平均工资相对较低，要意识到，成功地与儿童打交道需要高超的技术。

家庭和照料场所反映在价值观念上的契合程度，以及它们彼此之间的关系，也是一个重要的变量。为了更好地理解那些特殊儿童（包括生活在少数民族文化背景下的儿童，生活在不同的家庭结构中的儿童，生活在农村地区的儿童，在学校中学习遭受挫折失败的儿童，有着特殊需要的儿童，成长发展较为延缓的儿童，以及没有固定家庭的儿童），需要开展大量的研究。母亲对工作的渴望和对待照料儿童的态度，也会影响儿童在白天接受看护时的境遇。

四、儿童照料的“生态学”：儿童与父母

早先，人们关于儿童照料的研究主要着眼于儿童照料和儿童发展之间的关系。为了揭示不同类型的课程对儿童社会情感和认知能力的影响，研究者付出了辛勤劳动。现在，研究的重点则放在照料者、教师、儿童和家庭彼此之间的关系上，以及家庭或学校雇工、社区支持和社会政策又是如何影响儿童照料的。

（一）儿童

儿童照料对儿童的影响是由看护的性质、儿童的特点，以及儿童家庭状况决定的。越来越多的研究显示，质量上乘的看护至少包括以下几个参数：干净、安全和颇具激励性的外部环境，这些是最重要的因素。儿童与成人的数量比，看护小组中的儿童人数，看护者接受教育和培训的水准，这些是需要特别指出的结构参数。总体上说，看护小组规模较小，儿童与成人之比较低，看护者受过良好的教育和培训，看护者调整不大等，是儿童照料质量上乘的基本保证。过程参数（看护者与儿童的互动，以及儿童之间的互动）对白天照料建立温馨、教养入微和反应敏捷的氛围至关重要。研究发现，照料者同儿童，儿童和儿童伙伴经常在一起是再好不过了。一个规模不大的小组，一个熟练的照料者，以及一个安全的、颇

具激励性的环境等，往往会在照料者与儿童之间营造一种良好的关系。

儿童本身的许多特点也会影响他们白天受照料的经历。儿童的性格和情感趋向对儿童经验的形成至关重要。性格随和的儿童对生活中新事物的适应能力要比那些性格“乖僻”的儿童强得多。那些过分活跃的儿童，往往会作出消极的反应，而且其需要也没有规律可寻。他们的经历与那些安静、积极、行为有规律的儿童截然不同。儿童的年龄也有一定的影响。处于情感依恋阶段的幼儿比起那些对自己的世界已有清楚认识的儿童，更难适应看护人员的更换。有关研究表明，在白天照料中，男孩表现出的消极影响比女孩更大些。

（二）父母

几乎所有的研究都表明，选择水平较高且适合看护儿童的照料人员是父母的首要职责。一种常见的现象是，父母对他们所选择的照料者往往评价较好，而且他们会将自己的满意公开表露出来。许多母亲也表示，如果她们不得不重新选择照料者的话，她们会同样选择她们，而且还会将自己选择的照料者介绍给朋友。

母亲选中一个照料者，主要是因为她们对此人感觉良好，并颇为信任其个性和经验。许多母亲宁愿选择家庭成员或她们熟识的人来带孩子，也不愿把一个自己看不中的人雇为照料者。照料者所出示的正式凭证，诸如教育证书或开业许可证等，好像并非是决定她能否被录用的主要条件。总体上说，父母大多强调孩子在看护期间的安全，照料者与父母相互沟通和协调，照料者与儿童之间温馨和默契的关系等。

母亲对白天照料的满意程度与旁观者衡量的质量评价这二者之间似乎没有必然的关系。原因在于，父母和旁观者（甚至儿童照料专家）衡量看护满意与否的标准不同。有些父母可能并不具有足够的知识、时间或精力去寻找理想的儿童照料者，他们只能找到质量一般的看护者，或者说他们根本就没有其他的选择。他们之所以觉得满意，是因为在他们看来，自己所选择的照料者是他们所能找到的或经济上所能负担的照料者中最好的一个。他们关于儿童照料的信息来源，包括亲朋好友传递的信息，对于高质量的儿童照料特点仍缺乏了解。研究表明，越是要求高质量照料儿童的父母，所能获得的高质量看护的可能性越小。

传统观点认为，女性应对幼儿的照料负有主要责任。其实，父亲也应该关心并参与对儿童的照料，尽管他们参与照料的方式可能不同。在帮助儿童为白天照料作好准备，以及接送儿童去白天看护场所方面，父亲的参与机会较多。在紧急情况下，或者在儿童生病时，父亲也可提供相当数量的照料。虽然在谈到儿童照料的责任和评价儿童照料时，母亲总是首当其冲，但是在涉及儿童照料的评价和决定时，父亲不能袖手旁观。在白天照料场所，父亲能为儿童的教育和活动提供支持，或者积极参与到教育儿童的活动中去。从社会角度看，父亲积极地收集有关白天看护和孩子活动的有关信息，可以作出对儿童颇具影响的决策。那些“为人父亲”的政治领袖，就是这样以自己的体验来决定与儿童照料有关的政策。

父亲在参与子女的照料中，就时间长度而言，从每日几分钟到全天不等；就深度而言，也有参与性不高和参与性较高的区别。父亲在家庭中最能体现其重要影响的一个因素就是家庭结构。双职工家庭的父亲与单职工家庭的父亲不同。对后者来说，父亲应花更多的时间同孩子直接交流，这样孩子才更接近他们。专门照顾家庭的父亲，以及单亲父亲或继父等，他们在参与看护孩子的程度上也有微妙的差异。

下述几个因素会影响父亲在照料儿童中的参与程度。在职父亲（以及在职母亲）如果在子女照料方面投入大量的时间和精力，那么就不得不牺牲或推迟自己的某些职业目标。父亲的一些男性朋友也会批评他把时间无端地耗费在子女的看护上，因为他们认为看护子女用不着花那么多时间，况且看护孩子在传统观念上被视为男性逃避责任的借口。有些母亲也不支持父亲参与儿童照料，她们认为孩子的父亲并不胜任这项工作，或者她们想在这个领域保持自己的权威。某些机构拟定的制度，包括工作外可自由支配的机动时间非常有限，也不利于父亲参与白天照料。[参见《父亲》(Fathers)]

五、家庭式儿童照料

家庭式儿童照料是指在一个与孩子有亲戚关系或没有亲戚关系的家庭，对为数不多的幼儿进行看护。在要求看护的家庭申请许可证和进行登记之前，美国各州对照料儿童的数量有着不同的规定。相关的区分参数涉及：儿童的数量（通常为6名或6名以下），儿童的家庭与看护者有否亲戚关系，以及接受看护的家庭数目。当看护者照管较少的儿童，或者她们与儿童有着亲戚关系时，家庭式儿童照料的家庭可以不受国家规定的约束。然而，有许多看护家庭，它们本应登记或申请许可证，但却在不合法地运作着。

家庭式儿童照料是一个相当独特的职业。该项工作主要在看护者家中进行，其职业组织和职业规范很欠缺。在这样的家庭，通常不住其他朋友或同事，看护内容包括对儿童给予母亲般有规律的照顾，以及承担与儿童有关的一些杂务。

家庭式照料者比集中式照料者更能灵活地决定看护时间、服务费用，以及接受哪些儿童给予照料。有些家庭式白天照料者在傍晚、夜间或周末也提供看护。在许多社区，此类看护对于那些经常换班或轮班，每周工作时间不固定，或周末上班的父母来说，估计是最受欢迎的。家庭式儿童照料对学龄儿童较为重要，因为他们在上学之前或放学之后的一段时间里，在夏季或学校放假期间必须有人看护。小规模的家庭式儿童照料在婴儿的看护中更是被人看好。

一般说来，家庭式儿童照料比集中式儿童照料或家庭请保姆花费便宜。有些亲戚免费提供家庭式儿童照料。总之，家庭式儿童照料的费用，视亲朋好友提供看护的质量而不等，未经培训的看护者开出的价格最低。有时，家庭式儿童照料的费用与集中式儿童照料的费用一样高，甚或更高。对收入菲薄、经济来源有限的家庭来说，费用也许是选择儿童照料时必须考虑的一个因素。

（一）家庭式儿童照料者

家庭式儿童照料者大多是女性，她们自己的子女往往年纪也很小。她们没有一技之长，不能外出就业以获得一定的经济收入来支付自己子女的看护费用，因此在家中从事看护工作，既能照料自己的子女，又能获得一份收入。如果子女的看护费用较高，接送子女又有一定的困难，那么在家里工作就显得非常实惠了。这些女性的丈夫大多收入有限。丈夫和妻子对待生活的观念较为传统，他们认为家庭的生计应该主要由丈夫负责。家庭式儿童照料恰好符合由丈夫养家糊口的观念，妻子的工作事实则被隐匿起来了。

也有一些家庭式儿童照料者是年纪较大的女性，她们缺乏外出谋生的技能。有时，这些看护者与儿童有着亲戚关系，帮助那些不能看护自己子女或找不到其他看护手段的父母照顾儿童。有些家庭式儿童照料者是没有孩子的年轻女性。另外，也有为数不多的家庭式儿童照料者是男性，他们大多是愿意与孩子呆在家里的父亲。关于这类看护者我们所知甚少。

总的来说，家庭式儿童照料是一个收入较低的职业。研究表明，家庭式儿童照料者的收入大约占其家庭总收入的1/3。仅凭家庭式儿童照料所得的报酬，是不能养家糊口的，但是她们的报酬却是她们丈夫收入的重要补充。家庭式儿童照料的工作不包括福利，诸如社会保障、医疗保险或病休假期。少数看护者还得与看护对象的家长协商一年有没有假期，甚至每周休息一天的问题。

家庭式儿童照料也有若干矛盾。人们发现，看护时间越长，家庭式儿童照料者从工作中得到的满足感、责任感和安定感就越强，这也许是她们对儿童照料这一职业所赋予的重大责任使然。然而，看护儿童是一项艰巨的任务，压力也相当大。这份差事既能照顾自己的孩子又能通过照顾别人的孩子而获得一定的报酬，虽然不失为是家庭式儿童照料的一种形式，但是，当照料者自己的孩子在场时，由工作带来的满足感和责任感会随之降低。

按理，照料者必须对委托人的家庭提供始终如一的服务，但是她们发现，有些父母在需要看护的时间上并不固定。父母因为失业会暂时地或永久地减少让其看护的时间。有时他们会要求增加额外的服务，如整夜看护或周末看护。尽管父母每周的标准工作时间为40小时，但是他们工作起来有时无法保证。这样一来，他们的看护者必须提供远远超出40小时的看护。委托人为了赶去上班而提早将孩子送到看护者那儿，有时他们接孩子的时间也会推迟。

照料者经常会发现，她们与孩子父母的关系是家庭式儿童照料中较难对付的一个问题。父母可能会将照料者看作“母亲”，而非一个专业人员或从业人员。而且，他们可能并不按时缴付费用或按时接孩子回家。许多看护者将这份工作看作友谊所系而非出于商业目的。她们并不签订书面合同，以规定服务时间、延迟付费的后果以及其他服务条款。孩子的父母有时也会要求看护者提供很难予以满足的特殊服务，如换尿布达到什么频率或给孩子读书时间要多长。由于照料者做了许多父母确实也该做的事情，并且这些任务又常常是无偿的，于是照料者的需要或照料者的职业地位可能很少得到应有的尊重。

在家庭式儿童照料中，尚需依赖成人的儿童看护是由两个家庭共同分担的。这种共同分担的责任往往会使照料者对所看护的儿童产生深厚的感情。照料者与其委托人的关系常常是很私人化的。这种关系会加强父母与照料者之间的交流，使得两个看护环境中的生活习惯很类似。他们也会因为共同的体验建立起某种友谊，从而会削弱照料者与父母之间的隔阂。然而，这样的友谊也会使得照料者很难实行或坚持某些约定，很难向原本就较困难的朋友提出增加费用的要求。正是鉴于这样的原因，一些照料者拒绝为自己的亲戚提供看护服务。

在看护过程中，照料者必须始终留心，以保证每个孩子的安全和康乐。由于儿童的需要大相径庭，照料者很难对其一天的活动预先作出安排。婴儿的反应很难预测，他们也没有等待的耐心。一些孩子有时比较“投缘”，会在一起玩上一段时间，但有时他们又会“分道扬镳”。还有一些孩子需要时刻关心。因此，纵然看护工作毋须准时准点到位，但是她们几乎不能对自己整天的活动作出有计划的安排。

越来越多的研究都以详尽的资料表明，照料者承担着很大的压力。研究人员曾比较了三类母亲所承受的压力状况，她们分别是家中有年幼子女的照料者，家中有年幼子女而自己没有工作的母亲，以及家中有年幼子女而自己又有工作的母亲。结果发现，照料者反映出的心理压力明显高于其他两类母亲。她们承受较高心理压力是由诸多原因造成的：当被看护儿童进入她们家庭之后，她们全天每时每刻都要确保他们的安全和康乐；照料者不得不与亲朋好友减少来往，以保证对儿童的看护；她们缺乏其他职业应有的社会支持。人们通常认为家庭式照料者不是专业人员，她们只不过替代孩子的生母做一些力所能及的工作，因此其专业技术不会得到太多的认同。父母有时会对照料者的看护时间“揩油”，他们想当然地认为，照料者原本就呆在家中，因此早送孩子或晚接孩子她们不会介意。再有照料者认为自己是被雇佣的，工作的性质充其量是带孩子而已。[参见《应激》(Stress)]

照料者也会因为她们确保儿童康乐的权力有限而感到有压力。尽管她们在看护孩子时能为孩子提供一个安全和利于成长的环境，但是她们却不能对亲生父母看护孩子的方法指手划脚。况且，孩子从照料者那里得到的看护时间相对较短，而父母所给予的照顾则是永久性的。如果照料者对某个孩子照看时间很长，致使孩子成为家庭中的一个不可或缺的部分，那么当这个孩子离开时，她们就会有一种失落感。照料者既是一个客观的经营者，又要关注孩子的需要、言语和习惯，以便提供相适宜的照料。她们必须在两者之间取得平衡。在建立这种平衡关系时，照料者必须意识到孩子最终会离她而去这一事实。

如果能够揭示哪些因素导致照料者对其工作感到满足，那么这对于制止照料者人数的减少是十分重要的，因为据估计全美每年有30%-50%的照料者离开看护儿童的岗位。照料者从事家庭式儿童照料有多种原因，她们对成功的预期也大相径庭。照料者既要像母亲一般照顾孩子，又不失为照料者的职业角色，要想在两者之间维持平衡相当困难，也许正是这一原因，致使一些照料者终止看护工作。其他参数，诸如她们受教育和培训的程度，她们的经济回报等，也会在工作的满足感和从事多长时间的看护工作上造成极大的差异。照料者最有可能在两个时段结束看护工作，即她们从事看护的第一年和她们看护的最后一个孩子入学之时。需要进一步研究的是，照料者的受教育水平、培训水平和期望水平，她们自己的子女是否应该一起接受看护，以及与她们的职业化程度有关的社会和情感方面的支持程度等。

（二）家庭式儿童照料对照料者家庭的影响

由于家庭式儿童照料是在照料者家中进行的，因此别人家庭的儿童的出现必定会对照料者的配偶（通常是丈夫）和子女产生一定的影响。配偶可能会对额外的烦乱、嘈杂，以及与白天看护有关的琐事感到恼火。看护儿童的活动也会使家庭的住房和物品遭到意外的磨损和损坏。为了满足白天看护儿童的需要，她们在家庭内的布置也许会发生若干变化，如增加额外的储藏物品的空间，腾出儿童午睡、吃饭和玩耍的房间，以及备置专门的设备和玩具。照料者的家人不会自愿帮助照料者从事家务劳动，因为他们认为照料者原本就整天呆在家中。但是，从照料者角度看，她们除了白天要为看护儿童的到来作好准备外，还要在儿童走后整理打扫房间，也就是说她们承担了双份的家务劳动。

丈夫仍然期望从其妻子那儿得到同样的服务，他们很少意识到妻子尽管整天呆在家里，但她却在从事一种压力极大的职业。丈夫下班回到家里，自然非常不愿看到家中杂乱不堪，也不愿看到那些接受看护的孩子吵吵闹闹。丈夫白天工作中，一直在与其他成人打交道，因此希望回家后能够得到平和与宁静。相比之下，照料者全天都在看护儿童，她们非常盼望与成人进行言语交流。尽管研究发现，丈夫参与家务劳动的程度和妻子的收入之间存在着一种正相关的联系，但是这种联系对照料者来说并不现实。照料者的丈夫与子女和照料者在一起的时间要比其他家庭少得多。这个结论对照料者提出了很高的要求，她们必须对自己子女的数量、丈夫的收入、以及和家人在一起的时间等情况作出统筹考虑。

照料者的孩子会对家庭式白天看护的儿童产生妒忌心理，这方面的问题值得重视。照料者的孩子不愿与白天看护儿童分享自己的玩具和房间，尤其是当白天看护儿童粗暴地对待并损坏他们的玩具时，表现更突出。面对白天看护儿童，照料者孩子的行为规范较难约束，他们对行为准则的理解会感到非常迷惑。如果家里有足够的空间，孩子有专门的卧室，可让他们在卧室之外的其他房间里玩。但是，如果家里地方不大，照料者就不得不让白天看护儿童利用家中的所有空间。在处理这个问题时，照料者之间所采取的方式不同。有的照料者强调对所有的孩子一视同仁，而有的照料者则会给自己的孩子一些额外优待。这些优待包括：给孩子单独的房间以便让其保留隐私，给孩子喜欢的玩具，或者给孩子更多的关注。照料者如何安排好自己的子女，往往是决定其从事看护工作长短的一个重要因素。

从积极的意义上说，照料者的孩子也有可能与白天看护儿童成为好伙伴，尤其到了周末，当这些儿童不再到他们家里来时，他们会感到非常乏味。照料者评价说，因为有其他孩子在场，她们的孩子学会了轮流做游戏和对他人负责的道理。由于白天看护儿童的出现，照料者会组织更多的教育性活动。在照料者孩子年龄较大的家庭，照料者夫妻俩人会很高兴看到自己的周围有一些年幼的儿童，更何况他们已不必再为自己的孩子操心。丈夫会以嬉戏和诱导的方式帮助妻子照管儿童，但有时他们会暂时忽略对妻子的关心。

照料者会采用多种方法来控制非家庭成员加入所造成的影响。她们一般会通过非正式的途径（例如朋友等）而非报纸和其他广告的形式寻找看护对象。这样，她们可以通过与其经历和价值取向类似的朋友介绍，筛选出合乎要求的看护对象。如果照料者认为某个孩子较难看护，完全可以拒绝照料，这种联系牵涉到一种深刻的情感交流，这里不排除照料者觉得自己可能难以与孩子或其父母建立一种积极的关系。另外一种筛选手段是填写信息表。从要求看管孩子的父母那儿了解孩子的有关信息，包括健康状况和允许范围，以及与孩子和服务有关的具体要求，借以明确父母所期望的家庭式白天看护的服务事项。

照料者会尽力把自己的家庭生活与白天看护分开，以减轻自己的心理压力。她们常会将白天看护儿童的活动空间置于房间的某些区域，为他们创设一个单独的空间。有些照料者会挑选专门的地方作为储藏室，把看护儿童的物品和家人的物品分开。尽管儿童可以进出整个房子，但是许多照料者认为划定专门的区域用于白天看护是一种理想的举措。照料者也会把控制看护时间作为一个区分白天看护和自己家庭生活的方法。严格规定看护时间可以通过经济补偿的手段来予以落实。

（三）父母与家庭式儿童照料者的关系

父母和照料者的目标是非常相似的，即为儿童创造一个安全、有利于看护的环境，使儿童能够得到较好照顾，以便健康地成长。然而，父母和照料者在一些具体的问题上仍然存在一定的差异，主要原因在于他们和儿童的关系不同。父母对自己孩子的整个一生都很关心，这种关心从孩子出生时就开始了，一直延伸到对孩子未来的美好憧憬。父母与孩子之间的关系是一种深厚的情感关系，孩子的健康和幸福是父母关注的首要问题。照料者虽然也会与儿童建立起个人之间的关系，但是相对来说她们看护儿童的时间要短得多，而且还仅仅局限于她们为儿童提供看护的那个阶段。照料者对儿童的关注和期望，一般建立在她们对儿童了解的基础上。

由于父母和照料者与儿童的关系不同，因此他们评价和衡量儿童照料质量的标准也不尽相同。专业人员一般将照料者受教育培训的状况和许可证的颁发作为衡量看护质量的标准。可是，另一方面，父母往往会挑选他们认为足以信赖、能为他们的孩子提供良好经验，像看护自己孩子那样尽心尽责的人。此外，道德背景和经济状况也是考虑因素之一。父母还必须考虑他们的工作与孩子请人看护的关系，譬如需要看护的具体时间、看护的费用，以及便于接送的看护地点。如果寻求看护的途径有限，父母会相应地降低自己的要求。父母也会根据孩子的年龄和他们认为孩子的需要来选择照料者。对于年龄较小的孩子，父母会寻求更加家庭化的看护服务，而对年龄大一些的孩子，父母则会倾向于教育型的看护服务。

如果父母与照料者的文化背景和经历不同，那么两者之间在儿童照料的标准和日常活动的安排等方面会有很大的分歧。有些分歧无碍大局，可以通过协商解决；而有些分歧则是根本性的。例如，父母和照料者对母亲该承担什么角色会有不同看法。身边携带自己孩子的照料者很可能对母亲在外工作持否定态度，她们会对职业母亲把孩子交给别人看护颇有微词。有意思的是，在母性角色上持有传统观念并对自己在外工作抱内疚感的母亲，很有可能选择家庭式照料，而不是集中式照料。父母对孩子该如何看护有一定要求，这一事实说明照料者在看护孩子方面并不具有最终的发言权。

就两者的满意度而言，照料者与父母的关系也十分重要。父母和照料者之间的关系常与照料者的工作满足感相关联，照料者也可能为外出工作的孩子父母提供情感上的重要支持。当照料者获知她们在为儿童提供高水平的看护，并且成为该家庭事业成功的重要一环时，她们往往会获得莫大的满足。

六、亲属看护

上述关于家庭式白天照料的研究，大多都着眼于和儿童没有亲属关系的照料者。然而，照料者的另一重要组成部分是孩子的祖父母、姑嫂、姨妈等亲属。随着许多父母选择集中式照料，亲属看护的比例趋于下降。然而，亲属仍是非常重要的照料者，尤其对于婴幼儿来说。导致亲属看护越来越少的一个原因是，他们同样需要工作，致使他们看护孩子的时间受到限制。尽管如此，一旦时间上许可的话，许多亲属仍会继续提供看护服务。

母亲寻找亲属看护的动机各不相同。亲属看护多数是无偿的，或只收取较低的费用；只有不到一半的亲属按规定接受现金。因此，收入较低的家庭比收入较高的家庭更有可能寻找亲属看护儿童。黑人和拉美裔母亲比白人母亲更倾向于让亲属看护孩子。接受救济金的家庭也更有可能依靠亲属进行看护。有些母亲之所以更愿意寻找亲属看护，是因为她们认为这样做在观念和看护方法上比较相近。对有些母亲来说，亲属可能是提供看护的唯一选择。那些要上晚班或夜班的母亲，也比兼职工作的母亲更有可能寻找亲属帮助看护孩子。

人们也许认为，有亲属关系的人比没有亲属关系的人更可能为儿童提供温暖，并与儿童建立深厚的感情。当然，亲属可能更加了解儿童，与他们共享过去经历的回忆，甚至发展长远的持续一辈子的关系。但是，有关研究表明，亲属与儿童之间的关系并不稳定。如果儿童的亲属面临一定的社会压力，过着贫穷、与外界几乎隔绝的生活，照料时就不可能为儿童提供一个温暖的、适合成长的家庭环境。他们提供看护的原因仅仅是儿童的父母别无选择，而他们作为照料者的责任也往往较为有限。在这种情况下，儿童照料的质量不会很高，儿童也不会与亲属建立一种稳定的情感关系。低收入家庭采用的家庭式照料和亲属看护，不同于看护中心的看护，其质量往往低于那些高收入家庭采用的看护。

七、农村的儿童照料

在美国，大约1/4的人口居住在农村地区（这里，农村地区的界定是居民少于2 500人的开阔乡村）。过去，农村妇女外出工作的数量很少，但是，现在15岁以上的农村女性大多上班工作。农村儿童像城市儿童一样也面临着同样的看护问题。

人们发现，农村地区的母亲大多采用亲属看护而非毫无亲属关系的家庭式白天照料或集中式照料，其比例远远高出城市地区。对于低收入的家庭来说，如果他们寻求集中式照料，还可多少获得一些资助。农村地区母亲采用儿童照料的数量少于城市地区，她们需要的照料者也较少，但是看护时间却很长。像城市家庭一样，农村地区的许多亲属看护并不收费。农村地区和城市地区的母亲都会根据她们与照料者的关系、寻找看护的可能性、看护的费用或场所等因素，综合考虑如何选择看护。在儿童照料中，农村地区的父亲扮演着重要的角色，大多数父亲都会经常提供一些看护。

农村地区的母亲也可能通过朋友而非报纸和机构寻找照料者。大多数2岁以下的儿童是由亲属在儿童家庭之外给予照料。在农村，家庭式儿童照料者的素质较低，因为她们所受教育程度较低，很少接受过专业培训，而且成人与儿童的比例较高。那些缺乏儿童照料条件的家庭，可能很难寻找合适的儿童照料者。这个事实表明，农村地区缺乏儿童照料者，尤其因为人口稀少而缺乏群体性的看护设施。

八、政府和个人对儿童照料项目的支持

在美国，儿童照料的花费已经成为家庭、地方和联邦政府的一项主要支出，因为父母和联邦政府每年用于支付和资助各个年龄阶段儿童看护教育服务的开销已经接近400 亿美元。其中，家庭承担了儿童照料的大部分费用。研究人员曾估算过，1990年儿童照料支付的费用占消费者所有支出的70%-75%。这笔费用还随家庭收入的不同而有很大的变化。对年收入低于1 5000美元的家庭来说，儿童照料的费用可能占他们收入的1/4或者更多。年收入超过54 000美元的父母，则可能只需将其家庭收入的6%或更少用来支付儿童照料。

联邦政府和下属州及地方政府都为儿童照料提供经济资助，其中大部分资金由联邦政府开支。税收金返还主要用于幼儿看护和发展性照料两个项目。税收金返还的幼儿看护项目由联邦政府出资，但地方团体也需支出25%的资金，它的首

要服务对象是有3～4岁儿童的低收入家庭。该项目包括儿童成长、早期教育、社会福利、健康和营养等方面的服务。尽管该项目质量较高，但是目前投入的资金还不能保证所有需要照料的儿童都能获得此项服务。实际情况是，低收入家庭能够获得资助性质的看护，而高收入家庭支付得起设备条件较好的集中式照料的费用，结果两者均能得到看护。目前的问题是，低收入和中等收入的家庭往往只符合设备条件和看护质量都较低下的照料项目。

税收金返还的发展性照料项目是对儿童照料提供社会帮助的主要措施，该项目的支出主要用于中等收入水平和高等收入水平的纳税人。凡有经济来源，而且花钱请他人在自己工作时照看13岁以下孩子的父母，有资格返还他们向联邦政府缴纳的所得税。他们可以获得很高的金额，但是他们必须在返还税金时提供看护的书面证明。州政府也会提供税收基础上的经济补助。

儿童和成人照料膳食项目是专为获得营业许可证和注册的儿童照料中心和家庭式儿童照料家庭提供的联邦政府基金和营养教育。如果儿童每日基本上不在自己家中用餐，饮食和点心的营养质量就成为一个关键的问题。该项目的前景目前尚不可知。尽管用于幼儿看护的学龄前项目和2000年公立学校项目的社会资金有所增加，但仍不能满足享有该资格的所有儿童的需要。

人们已开始把儿童照料看作家庭福利改革的重要组成部分，因为工作福利改革的举措意味着日趋增多的收入较低的母亲必须寻求工作或参加工作培训。1996年，原先由联邦政府出资的几项儿童照料项目（年幼儿童家庭援助、过渡性儿童照料和疾患环境中儿童照料）已为单一的儿童照料和发展补助金所取代。现在，州及地方政府将对许多人力服务项目承担更大的责任，其中就包括儿童照料。至于如何为那些收入较低且又必须全日工作的父母提供足够数量的优质的儿童照料，仍有许多问题需要解决。

日益增多的证据表明，较好的儿童照料可以提高员工的生产力，尽管公司和企业为儿童照料提供的经济支持并不多。经济支持看护的例子包括在办公场所安置儿童照料房间，或与员工共同成立儿童照料中心。有些公司提供儿童照料资源和推荐照料者的服务，或者提供资助性质的儿童照料证书。纳税之前灵活的福利政策使父母可以选择自己最需要的看护帮助。有些单位给母亲休假，但是，并非所有的母亲都能获得假期而不扣薪水。对许多家庭来说，儿童生病和出现紧急情况时很难找到照料者，因为这种看护有着不同寻常的需要，而且价格往往较为昂贵。

私人组织[例如支持当地人力服务的社区组织“联合之路”(United Way)等]也为儿童照料项目，尤其是低收入家庭所需服务项目提供资金。众多的私人机构为新项目启动时筹款或现有项目的拓展提供一次性资助。许多组织也通过无偿服务和物资供应来对儿童照料提供直接的帮助。当然，最为重要的隐性资助是由照料者本人付出的，她们从事看护工作获得的报酬远远少于她们从事其他职业所能获得的报酬。

专业组织还为照料者提供与看护有关的信息和教育，使照料者成为信息网络的组成人员。这些组织会发现一些常见的问题，并且身先士卒，千方百计地解决各种困难。许多州和地方机构设定了培训计划，内容涉及儿童照料的诸多方面，包括良好的经营惯例，安全和健康问题，课程和教学计划的制定，以及惩戒措施。在实施这些计划的过程中，有很多计划对提高儿童照料质量非常有效。

九、总　结

父母的工作形式和地方所发生的变化对儿童照料产生了深远的影响。由于目前大多数父母在外工作，对年幼儿童的辅助性看护的需求不断增长。尽管人们对于非家庭成员提供看护的质量和适宜性仍然存有忧虑，而且这种忧虑短时期内不会消失，但是应该看到，它对于儿童和家庭也有积极的作用。

通过研究，现在已经能够界定儿童照料所涉及的几个方面，它们是创建有利于儿童及其家庭之环境所必需的。集中式照料一直是研究的重点，家庭式照料也是照料儿童的重要渠道。照料者的角色在期望和要求等方面存在许多矛盾，如果这些矛盾得不到解决，可能造成照料者的心理压力，导致她们终止看护工作。然而，大多数照料者感到，她们与儿童在一起的工作经历是令人满意和有回报的。

儿童照料是一个有许多人参与的系统，其复杂性正在逐渐为人们所理解。儿童、父母和照料者等直接参与者的特点及其认识，均是一个个重要的参数。他们的行为又进而受到家庭之外各种因素的影响，包括文化观念、工作体制、经济状况和政府计划等。重视所有参与者的需要和影响是一项十分迫切的任务，它对于创建全新、质量上乘的儿童照料系统是必不可少的。

参考文献

Atkinson, A. M. (1992). Stress levels of family day care providers, mothers employed outside the home and mothers at home. *Journal of Marriage and the Family, 54*,379-386.

Atkinson, A. M. (1994). Rural and urban families' use of child care. *Family Relations,* 43,16-22.

Behrman, R. E. (1996). Financing child care. *The future of children,* Vol. 6, No. 2 (Summer / Fall). Los Altos, CA: Center for the Future of children, the David and Lucille Packard Foundation.

Bredekamp, S. (1987). *Developmentally appropriate practice in early child programs serving children birth through age eight.* Washington DC: National Association for the Education of Young Children.

Casper, L. M. (1995). What does it cost to mind our preschoolers? *Current Population Reports,* U. S. Department of commerce, P70-52, Census Bureau.

Craven, H. (1993). *Before Head Start.* Chapel Hill: The University of North Carolina Press.

Deery-Schmitt, D., & Todd, C. (1995). A conceptual Model for studying turnover among family child care providers. *Early Childhood Research Quarterly,* 10, 121-143.

Galinsky, E., Howes, C., Kontos, S., & Shinn, M. (1994). *The study of children in family child care and relative care: Highlights of findings.* New York: Families and Work Institute.

Kontos, S.(1992). *Family day care: Out of the shadows and into the limelight* (NAEYC Research Monograph Series). Washington, DC: National Association for the Education of Young Children.

Kontos, S.(1994). The ecology of family day care. *Early Childhood Research Quarterly,* 9, 87-110.

Mallory, B., & New, R. (Eds.). (1994). *Diversity and developmentally appropriate practices.* New York: Teachers College Press.

Moss, P., & Pence, A. (Eds.). (1994). *Valuing quality in early children services: New approaches to defining quality.* New York: Teachers College Press.

Nelson, M. (1990). *Negotiated care: The experiences of family day care providers.* Philadelphia: Temple University Press.

Peters, D., & Pence, A. (Eds). (1992). *Family day care: Current research for informed public policy.* New York: Teachers College Press.

宋颉 译　　李维 校

约翰·斯纳里
(John Snarey)
埃莫里大学
(Emory University)

父亲

Fathers

生育子女的父亲　从生物学角度上讲具有生育能力的男性，他能生育儿女，而且为婴儿提供最初的照料。

抚育子女的父亲　从抚育者的角度上讲具有生育能力的男性，他为儿童和青少年提供照料。

父亲的参与　父亲对维持家庭作出贡献的水平，包括参与育儿和从事家务劳动。

生育伦理　指照料孩子方面的伦理；一种首先考虑对子代施加影响的伦理见解。

生育能力　心理学家埃里克森（Erik H. Erickson）用于描述成年中期或生命周期第七阶段主要发展任务的术语，具体指：关心下一代，对下一代的生活作出贡献。

生育沮丧　指成年人因生育能力受到威胁而产生焦虑。

消极的认同　一种强加的消极同一性，指在为人父亲期间，将父亲角色看作是可以不照顾孩子，可以肆意虐待孩子，可以贫困潦倒，或在照料孩子方面无能为力，或者可有可无的。这种认同与积极、有生育能力的认同形成对照。

社会的父亲角色　从社会文化角度上讲具有生育能力的男性，他们关心年轻人的成长，或者对社区的康乐和延续作出贡献。

心理社会发展阶段　埃里克森关于人的发展的预期模型，它包括以下八个阶段：(1) 信任对不信任；(2) 自主对疑虑，在出生后头两年；(3) 主动对内疚，在童年初期；(4) 勤奋对自卑，在童年后期；(5) 同一性对同一性混乱，在青春期；(6) 亲密对孤独，在成年初期；(7) 生育对停滞，在成年中期；(8) 整合对绝望，在成年后期。

父亲对自己孩子生活的贡献远远超出传统意义上养家糊口的范围。如今的夫妇、心理健康工作者，以及社会科学家均日益意识到父亲是主要且不可或缺的儿童抚育者，在育儿或科学研究的环境变量方面不适宜排在第二位。将“父亲”一词予以这样或那样的界定，此类尝试均是从以下三个方面进行思考：(1) 孩子生物意义上的长辈；(2) 实施家长育儿功能的男性家长；(3) 创建或对一个较大社会实体担负起责任的男性。

心理学家埃里克森（1902~1994）的生育概念（为子代的生命提供照料和作出贡献）为人们提供了一个关于父亲的发展模型（它包括上述三种角色）。生育能力为父亲角色的研究提供理论框架，也为本文提供了统一的理论框架。借助生育能力的透镜去观察父亲，也有助于我们勾勒父亲角色的研究如何促进心理健康。

一、具有生育能力的父亲

对大多数男性来说，为人父亲是成年时期一项主要的心理社会任务。具有生育能力的父亲这一概念将心理学、社会学和伦理学的观点同为人父亲的经历结合了起来。

（一）生育能力和照料

根据埃里克森的观点，人的发展经历一系列心理社会的任务，它使纵贯整个生命周期的八个心理社会阶段有序排列中的危机或转折点更加突出。例如，在成年中期（也即第七阶段），挑战性的任务是实现生育对停滞或自我专注的平衡。广义上讲，生育能力包括任何一种抚育活动，后者促进儿童的发展，或者对人类世代繁衍的生命活动作出独特的贡献。

如果一个人顺利解决了埃里克森勾勒的八个阶段心理社会任务中的每项任务，那么他或她便会形成一种特定的人格或美德。成功地实现生育有助于形成关怀或照料的自我力量（包括对业已产生的爱、困惑和机遇的关注）。生育的照料克服了与不可逆的道义责任有关的矛盾心理，这种不可逆的道义责任就是关注一切已经创造出来的东西。与此形成对照的是，从停滞和自我专注中产生出来的东西是抗拒性，而所谓抗拒性是指不愿将特定的个体或团体纳入个人生育照料的范围。

（二）具有生育能力的父亲的三种类型

生育阶段比生命周期中的其他任何阶段都要复杂和多样，之所以如此，部分原因在于它比其他阶段跨越更多的岁月。因此，埃里克森将它分为三种生育类型，这三种生育类型与下述三种情况有关：（1）生物意义上的生儿育女；（2）抚育意义上的为人父母角色；（3）社会意义的生产力或创造力。于是，研究父亲角色的学者将父亲角色划分为：（1）生育子女的父亲（生物意义上的生育能力）；（2）抚育子女的父亲（抚育意义上的生育能力）；（3）社会方面的父亲角色（社会文化意义上的生育能力）。所有这三种父亲角色都是相互关联的，因为每一种角色都潜在地对世代繁衍的家庭生活作出贡献，生生不息。因此，父亲的活动是与别人（父亲的父亲，父亲的母亲和妻子，子女的子女，以及家庭范围以外的其他人）的生活交织在一起的。这些关系可用来解释为什么父母抚育孩子和家庭心理健康之间存在显著的相关。

二、生育子女的父亲

成年初期的大多数男性都经历过第一种生育类型，即成为一个生育孩子的父亲。在美国，全体成年男性中90%以上的人最终会结婚，而在这些已婚的夫妇中间，90%以上的夫妇最终会有一个或多个孩子。

（一）成为父亲

生育孩子的父亲常较亲密，也就是说，埃里克森关于发展的第六阶段（即亲密性）与为人父母的生育能力相关。成为一个父亲常使男人强烈地意识到世代的繁衍。生物意义上的生育能力促使男性与其伴侣精力充沛地拓展他们的共同兴趣，关心他们的未来小宝宝。成为一个父亲或母亲是成人生涯中最复杂和最重要的心理社会里程碑。[参见《为人父母》(Parenting)]

根据科特雷（John Kotre）的观点，生物意义上的生育能力包括婴儿出生后第一年对孩子的照料。在婴儿出生后头几个月，他们有机体的存活能力是其父母首先需要考虑的内容。因此，如果没有为孩子生物意义上的生存提供必需的照料，所谓生物意义上的生育能力便是不完整的。适当的教养有助于婴儿在完成信任对不信任的任务时获得较大的成功（埃里克森心理社会发展第一阶段）。

（二）担负新的父亲角色

像初为人母一样，许多初为人父的男性由于从生物意义上同生育后代挂起钩来，所以会油然产生一种成就感。孩子的降生会占用父亲的时间和精力，就像他们占用母亲的时间和精力一样。父亲的直觉情感表明，在孩子诞生以前他已与孩子建立起联结的纽带。在成为父亲的为时21个月的过渡时期（包括妻子怀孕时对父亲角色的期待时期，以及孩子出生后第一年成为新爸爸的时期），许多男性感到他们已成为一个成年人，而且与自己的父亲保持更多的联系。

孩子出生后的父亲角色开始承受若干压力。格林伯格（Martin Greenberg）等人已经观察到这样的事实：新爸爸都体验到一种日益加重的经济责任和义务。此外，压力也与下述意识相联系，即自己意识到现在必须照料子女了，否则嗷嗷待哺的子女随时可能死亡。即便如今的新爸爸会对自己能否成为称职的父亲持怀疑态度，可是社会对双职工家庭中的男性抱以极高的期待。作为对这些和其他有关应激原的反应，夫妇有时会体验到婚姻的幸福感开始下降。霍金斯（Alan Hawkins）和杜拉海特（David Dollahite）指出，一个新爸爸必须在两种极端的社会期待之间创造一种平衡的认同：一种社会期待是，认为父亲帮不上忙或可有可无，这种看法导致了一种强加的消极认同；另一种社会期待是，认成父亲应该十全十美、无所不能，这种看法夸大了父亲的作用。这种进退两难的境况促使某些新爸爸去反省生活的含义，它可能成为许多初为父母者钟情教堂和成为宗教团体成员的原因。[参见《应激》(Stress)]

贝尔斯基（Jay Belsky）建议应该让新爸爸认识到，作为一个父亲，以及照料婴儿每天需要经受身体、心理和社会方面的许多压力和劳累。他们只有事先预料到可能碰到的困难，才能正视压力，并把压力降至最低限度。也许是由于仁慈宽厚的缘故，随着孩子的成长，这些早先存在的应激原开始被逐渐淡忘。然而，对那些曾经历过压力的男性来说，不会忘却的应激牵涉到出乎意料的恐惧或担心，它可能与缺乏照料孩子的经验有关。

（三）生育沮丧

除了一些令人注目的例外，大多数夫妇在20岁不到和30来岁这段时间里已经生儿育女了。生物基础为生物意义上的生育规定了时间界线，强调人们按"时间表"生育孩子的社会期待。与生物意义上的生育相对的是不育。当今美国所有育龄夫妇中间，原发性不育率（primary infertility rate）为15%。不论在何种历史和社会的背景下，这一百分率值得注意地保持恒定。

不育的体验可能导致一个男性首次遭遇"生育沮丧"，这是由斯纳里（John Snarey）杜撰出来的一个埃里克森用语，表现为自我感到有限的焦虑意识，这种意识源自潜在的有关孩子丧失的厄兆。由派克（Ross Parke）、霍金斯和杜拉海特撰写的著作也提示，生育沮丧的体验可能与迟到的父亲角色和单身的父亲角色有关。由此可见，不育是生物意义上生育沮丧的一个具体例子，它直接威胁一个男性生物意义的生育能力，间接威胁他成为抚育者的生育能力，从而削弱他担负社会的父亲角色或社会文化意义的生育能力的准备。[参见《不育症》(Infertility)]

尽管人们经常假设女性要比男性在不育问题上经历更大的心理社会压力，但是研究表明这种假设是错误的。男性往往能最大限度地降低因社会期待而引起的不育对个人的影响。人们曾对男性遭遇生育挫折所致的心理反应作过慎密的观察，结果表明他们有下述各种体验：严重焦虑，意识到明显的丧失（地位或威信的丧失，自信的丧失，希望的丧失等），以及有沮丧感，等等。一个丈夫可能会因为剥夺了妻子生孩子的权力而深感内疚，或者因为自己的妻子剥夺了他生孩子的权利而颇觉悔恨。幸运的是，约50%的不育夫妇最终怀上了孩子，加上领养，致使许多夫妇成为抚育孩子的父母。

三、抚育子女的父亲

抚育孩子的父亲出自照料孩子的需要，以及为了使自己的孩子在身体、社会情感和智力方面得到发展，会展示他们作为父亲的生育能力。然而，父亲之间在为孩子提供照料的方式和数量上存在显著的差异。现在，人们已用各种不同的研究方法对这些差异进行评估。

（一）参与抚育和责任性

人们用来研究父亲的最早也是最为简单的方法，是将父亲划分为参与抚育和不参与抚育两类。这种宽泛性研究结果通常被人们释述为，父亲不参与抚育能够预示孩子的反社会行为、认知不成熟、学习成绩不佳、性别认同冲突，以及自尊的下降。然而，这些研究发现是错综复杂的，释述应当持谨慎态度。例如，关于父亲不参与抚育的最新研究结果表明，社会支持系统能够缓解父亲不参与抚育的影响。除此之外，父亲不参与抚育的研究难以揭示父亲抚育孩子的方式有哪些重要的差异。[参见《社会支持》(Social Support)]

另外一组研究则关注父亲在一周内有多少时间花在管理家庭上，既包括抚育子女的时间，也包括家务劳动的时间。自20世纪60年代以来，有关美国这方面的数据表明，父亲贡献于家庭的时间约占总时间的1/5。这一显著的差异反映了“养家糊口”的父亲相对于全日制家庭主妇而言，二者在日常时间安排方面的实际情况。自20世纪80年代中期以来，美国父亲用于管理家庭上的时间数据表明，他们贡献于家庭的平均时间已上升到总时间的1/3。最近十年间，父亲和母亲花在育儿时间上的这种差异将进一步缩小，尽管拉斯莫森（Rasmussen）等人指出，男性在家务劳动方面所担当的责任并没有实质性的增加。

研究人员也在询问，父亲是怎样为其孩子负起整个抚育责任的。他们发现，在一天的某个时段单独负责育儿工作，要比共同分担或随时随地可协助育儿工作，更加适合育儿家庭的需要。例如，一个全面负起育儿工作责任的父亲，必须认识到儿童的需要和发展的方方面面，包括身体、智力和情感等。父亲在全面负责育儿工作方面所花的时间，明显少于母亲在全面负责育儿工作方面所花的时间，但是，抚育时间上的这种差异也正在缩小。例如，一项研究作出这样的估计，自20

世纪70年代初期以来，父亲每周仅花1个小时单独负责育儿，而母亲报告说她们每周花在单独负责育儿上的时间平均约40小时。与此情况相对照，1987年美国人口调查报告表明，在双亲家庭中，父亲花在照料学龄前儿童的时间约占总时数的25%，而他们花在照料学龄儿童的时间约占总时数的11%（这些学龄儿童的母亲大多兼任非全日制工作）。20世纪90年代，盖洛普民意调查（Gallup Polls）对母亲和父亲进行的调查表明，当孩子患病在家而未上学时，父亲较多承担起照料孩子的所有责任。普莱克（Joseph Pleck）和拉姆布（Michael Lamb）曾对迄今为止有关父母参与育儿的调查予以详尽的分析，他们得出结论说：在过去的30年间，男性承担育儿责任的比例有了明显的增加，但是，若要达到父亲和母亲平分秋色，尚有许多工作要做。

（二）花在具体抚育任务上的时间

一般说来，父亲花在具体抚育任务上的时间视具体标准和历史时期的不同而异。30年以前，大部分报告认为父亲每周花在育儿任务上的时间约为2小时（例如，喂食、换衣服等）。与此相对照，涉及育儿范围稍广的（例如，喂食、洗澡、讲故事、外出旅游等）较新估计表明，父亲每天花在育儿上的时间平均接近2小时，而不是上面提到的每周2小时。总之，20世纪60年代中期与90年代初期在美国实施的全国性调查数据比较表明，父亲在具体抚育任务上所花的时间正在逐步而又稳定地上升。

一项涉及具体任务且特别让人感兴趣的调查方法，是询问父亲花在与孩子一起玩耍的时间有多长。有时，人们错误地认为与孩子玩耍不属于抚育或照料孩子，因为许多关于父母抚育孩子的研究都把重点放在母亲那里。这种局限性使得许多研究人员一开始就低估男性花一些时间与其孩子做游戏或一起参与体育活动的重要性，即便父亲花在这些活动上的时间很多，也容易被忽视或低估。这类带有偏向的研究从男性成为婴儿的父亲时就已开始，它表明父亲的照料与母亲的照料是不同的：父亲的照料包括更多的肢体活动、主动的唤起和独创性，而且一般说来，这些活动是杂乱无章的。与此形成对照的是，母亲的游戏则包括较多的视觉注意，以及较多的言语互动。父亲并没有把他们对富有刺激和令人振奋的体力或体育活动的偏爱硬性用在抚育幼儿方面。随着儿童进入学龄阶段，父亲也常常参加家庭范围以外有组织的活动，例如，少年棒球联合会的活动和童子军的活动，所有这些活动都是以体力或体育为取向的，并且超出家庭的范围。父亲在与年龄稍大的孩子的互动中还经常喜欢使用幽默言语和体力游戏。与此相似，父亲在与步入青少年的孩子一起活动时会花费大量时间来促进他们的自信，而不只是培养礼貌。

从出生到青春期，以某种“参与游戏”的形式抚育孩子，是父亲育儿活动区别于母亲育儿活动的特点之一。

（三）广义的生育能力

尽管测量父亲花在育儿上的时间是有一定好处，但是并非完全合适，因为这样有可能掩盖各种育儿活动之间的许多差别，而且也可能淡化发展的观点。这种情况使得人们难以意识到，各种类型的父亲育儿活动会随着不同年龄段儿童发展的相应变化而有所不同。从发展的角度看待男性抚育者，也有助于我们进一步了解父亲，包括父亲最初是怎么育儿的，以及各种育儿实践具有哪些影响。

斯纳里（Snarey）运用过一种生育能力的育儿研究方法，借以分析“格鲁克跟踪调查样本”（Glueck Longitudinal Sample）中的240名父亲的抚育经历。该样本取自20世纪20～30年代出生于美国波士顿、马萨诸塞州等地的工人阶层和中产阶层的男性。父亲生育能力的概念是通过观察儿童发展过程中所有建设性的照料实例进行评估的，其数据按照四十多年来对男性进行的访谈记录。每个男性实际的抚育实践都根据孩子发展的三个领域和抚育的两个时期来划分。结果，这种方法评价了父亲影响孩子发展的六种类型：

（1）童年时期的社会—情感发展；
（2）童年时期的智力—学业发展；
（3）童年时期的身体—运动发展；
（4）青春期的社会—情感发展；
（5）青春期的智力—学业发展；
（6）青春期的身体—运动发展。

该研究发现，许多父亲以下述方式来促进他们孩子的成熟：

- 父亲通过与孩子同伴式的活动促使孩子社会、情感方面的发展。例如，父亲把儿子带到海滩边静静地散步，然后与他谈论女朋友的问题。又如，父亲带着自己的女儿去观看一场垒球比赛，并且利用这一机会与女儿谈论她所关心的事情。
- 父亲通过智力技能的传授和认知活动来提高孩子智力—学业方面的能力。例如，父亲教儿子识别星座和鸟类物种；又如，父亲指导女儿如何计算垒球得分。
- 父亲通过运动技能的传授和医疗保健活动促进孩子身体—运动的发展。例如，当父亲与孩子比赛谁跑得快时，或者当父亲指导自己的女儿如何固定马靴时，他们关心的都是子女的身体—运动能力。

对“格鲁克跟踪调查样本”中的父亲来说，他们可能在某个领域为童年时期的孩子提供特别强有力的抚育支持，而在其他领域则不一定提供同样的支持。如果一个父亲在某个具体领域为童年时期的孩子提供过积极的支持，那么在孩子长到青少年时他也往往会在同一个领域提供积极的支持，也就是说，父亲的育儿风格具有某种稳定性。可是，当孩子跨入青春期时，在某个特定领域（例如，社会—情感发展）育儿积极的父亲，也往往会主动涉足其他领域（例如智力—学业发展和身体—运动发展），也就是说，父亲可能在追求一种综合的抚育方法来促进其青春期孩子的发展。总之，综合上述三种抚育方式，约24%的父亲非常乐意参与育儿活动，40%的父亲参与一些很重要的育儿活动，还有36%的父亲很少参与育儿活动。换言之，三类父亲中有两类父亲明显参与日常的抚育子女活动。

四、父亲育儿的前辈影响

研究已经揭示出许多主动积极参与儿童抚育工作的男性前辈。那些，在其童年时期受到过其家庭良好抚育的男性，成年后往往就是育儿能力最佳的称职父亲。研究人员为此初步提供了两种假设，以解释良好的父亲抚育的代际现象：（1）榜样作用，父亲借助榜样力量重现他曾经受到过的父亲抚育；（2）重新运作，父亲对其曾经受到过的父亲抚育之局限性加以修正。

（一）榜样作用的研究

榜样作用的假设认为，那些容易亲近、有抚育责任和颇具威望的父亲，会成为他们儿子最具影响力的榜样。儿子通过对父亲的认同或模仿，一旦自己有了孩子，就会仿照或模拟曾经受到过父亲抚育的那种育儿方式。

支持这种榜样假设的实证证据来自若干研究。这些研究指出，凡是在童年时期接受过父亲热心抚育的男性，会积极主动地参与自己子女的抚育活动。比勒（Henry Biller）等人观察到这样的事实：那些抚育、鼓励和重视子女行为的父亲，实际上在为自己的子女提供榜样，因为其子女反过来会认同父亲的育儿角色（例如，在玩偶游戏活动中扮演父亲的角色，或者在男性特征的测量中获得高分）。

男孩时期与成年时期之间的关联已由“伯克利跟踪调查研究”（Berkeley Longitudinal Study）予以证实：那些顺应良好的父亲，其儿子长大成人后更有可能成为这样的父亲，即与母亲共同分担育儿的责任，并且身体力行。长达40年的“格鲁克跟踪调查研究”也表明，参与这项研究的男孩，像成人一样，会想望或充当自己父亲的角色：

- 父亲受过良好的教育，其孩子长大成人后也往往会对自己处于童年时期的孩子给予社会—情感发展方面的许多帮助。
- 父亲受雇于较好或较复杂的蓝领工作，其孩子他长大成人后也往往会对自己处于青春期的孩子给予社会—情感发展方面的许多支持。
- 那些在父母亲密无间、并且对子女的要求一致的家庭中长大的男孩，当他们成为爸爸以后，会对自己处于青春期的子女的社会—情感发展给与更多的关怀和支持。

这种模式提醒我们，一个团结和睦的家庭需要父母双方的主动合作。正如彼得森（Bill Peterson）和克罗内（Eva Clohnen）所说的那样，具有生育能力的女性也会投入到抚育子女的过程中去，并为男孩的未来行为提供榜样。

（二）重新运作的研究

与榜样作用的假设相对照，重新运作的假设认为，若父亲相对较为疏远、没有尽到抚育责任和不具威望，其儿子长大成人后也会格外尽心尽力使自己成为好爸爸，以弥补自己爸爸的某些欠缺，为自己的孩子提供较好的抚育。

许多证据支持这种假设。若干父亲角色的研究得出结论说，凡在童年时期经历过令人不满、低水平父母关爱的儿子，长大成人后既有可能采纳这种消极的抚育方式，也有可能作出补偿，即花费许多时间与自己的孩子呆在一起。他们具有对不良的父亲抚育方式进行补偿的能力，这个发现与科尔伯格（Kohlberg）等人的纵向研究结果相一致。科尔伯格等人的研究表明，童年时期产生的情感问题，虽然会对他跨入成年时期的顺应产生长时间的影响，但是这些影响并不显著。

长达40年的“格鲁克跟踪研究”就父亲的关怀问题提供了三个专门的例子，具体涉及成年男性抚育孩子时如何重新运作，以抵消自己父亲的缺点。

- 童年时期与其父亲的关系疏远或父亲没有尽到抚育责任，这些人长大成人后会在社会—情感发展方面给自己处于青春期的孩子提供平均水平以上的关怀。
- 童年时期在身体—运动方面未能得到父亲自始至终关注的儿子，长大成人后往往会在身体—运动发展方面给自己处于童年时期的孩子提供高水平的支持。
- 童年时期曾经受到父亲体罚或体罚威胁的儿子，尽管这种体罚或体罚威胁使他恐惧不已，但是当他们长大成人后，往往会对自己处于童年时期孩子的身体—运动发展给予较高水平的积极关注。

总之，研究表明，男性在童年时期接受父亲的抚育，不一定会限制他们将来成为自己孩子的好爸爸的能力。

（三）榜样作用和重新运作之外的因素

人们经常作出这样的推测，即榜样作用的假设和重新运作的假设是相互排斥的。但是，有关研究却对两者提供了更为合理的解释：父亲的育儿既可发挥积极的榜样作用以供仿效，也可作为一个消极的例子影响孩子并供孩子重新运作时修改。埃里克森在研究成人发展的个案时曾经提出过这种观点，既说明社会榜样对个体发展心理社会方面的生育能力具有重要作用，又说明个体通过某种生育能力的发展过程来改变以往的消极体验。毫无疑问，所有父亲在抚育自己的孩子时，既包括可供模仿的体验，又蒙受不太妥当有待改进的问题。

上述研究结果具有实际的含义。为人父亲者会有意识地注意到榜样作用和重新运作两方面的有机结合。当一种育儿情境使人引发起自己父亲的美好回忆时，他们就会试图以父亲的育儿方式为榜样来指导自己的育儿；但是，当一种育儿情境使人想起自己父亲的消极行为时，他们就会把握机遇来改变父亲的育儿方式，寻求处理情境的更好方法。

五、父亲育儿的条件

就父亲育儿的预示因素而言，除上节谈到的前辈影响外，还涉及眼下的一些条件，或者说他的妻子、儿女，以及自己本身的特征。

（一）妻子的特征

妻子的就业、受教育水平以及对待父亲角色的态度等，是预示父亲总的生育能力的重要因素。

妻子外出就业是预示其丈夫是否重视育儿的一个有力因素。随着妻子也承担起养家糊口的责任，可以预示丈夫的育儿责任会逐渐增强。不同年龄段的孩子（包括青春期在内），当母亲外出工作之后，他们往往会花很多的时间与父亲呆在一起。例如，克劳特（Ann Crouter）等人的研究表明，双职工家庭中父亲单独花在负责育儿上的时间，是单职工家庭父亲用于育儿时间的2倍。当妻子从事兼职工作而非全日制工作时，丈夫花在育儿工作上的时间很可能会增加，因为妻子从事兼职工作时夫妇只好轮流照料自己的孩子。不过，要是夫妇双方均从事全日制工作，他们就需要求助于组织有序的家庭外的育儿系统。

“格鲁克跟踪调查研究”证明，妻子的就业促使丈夫暂时生发一种要多多照料或抚育孩子的念头。但是，该研究也指出，一旦出现这种情况，父亲在童年时期与自己父亲的关系，仍能有效预示他们会特别关注子女哪些具体领域的发展。究其原因，父亲与母亲相比，可能在如何发挥自身作用方面体验到更多的文化自由。

教育也是一个重要的因素。“格鲁克跟踪调查研究”表明，如果排除妻子就业这一因素，则妻子的教育水平能用来预示丈夫总的育儿投入量。跟丈夫较少参与育儿的妻子相比，那些热心参与育儿的父亲，其妻子的受教育程度相对较高。不过，教育水平较低的母亲，其丈夫也有可能比较关注育儿工作。

妻子对家庭里父亲角色的态度也有助于预测其丈夫的育儿行为。康格（Rand Conger）等人的研究表明，当夫妇双方都认为父亲一方参与抚育活动有利于孩子的发展和成熟时，丈夫就更有可能参与建设性的育儿活动。有关双职工家庭的研究也显示，当妻子抱着无所谓态度时，她的丈夫会较多地参与育儿。但是当妻子抱着传统态度对待这件事情时，她的丈夫就很少参与育儿。当老丈人对女婿的育儿持积极的态度时，丈夫则会经常参与育儿。这些情况可能反映了妻子的愿望，即让其孩子尽可能少地经历父亲受挫折的体验。

（二）孩子的特征

孩子的人口统计特征反映了上述研究中提及过的另一组预示因素。下面，我们将概述与年龄、性别和生育沮丧有关的研究结果。

孩子的年龄有助于预示父亲的育儿状况，因为卓越的为人父亲是一种互动的过程，目的是让孩子调整不同水平的能力和经验。例如，在婴儿时期，父亲和婴儿之间的互动是两个具有完全不同经验和能力的个体之间的互动。随着孩子在童年期和青春期这种互动平衡的逐步转变，父亲也必须相应调整自己的育儿行为。

来自这方面的横向研究结果表明，父亲通常在幼儿身上花的时间较多。不过，当我们纵向考察不同类型父母的生育能力时，研究结果便变得十分复杂了。就“格鲁克纵向研究”中的父亲而言，其孩子的年龄能用来预示他们总的育儿水平，具体包括他们对孩子在社会—情感、智力—学业、身体—运动等方面发展状况的关注。一般说来，父亲对童年期孩子的抚育关注程度要超过对青春期孩子的抚育。而且在这两个时期，父亲更多地关注孩子的社会—情感方面的发展（比之其他方面的发展而言）。他们对童年期的孩子还鼓励其身体—运动方面的发展，但是当孩子进入青春期后这种关注有所减弱。与此情况相对照的是，父亲对孩子智力—学业方面的关注在青春期明显增加，要知道在童年期此类关注非常之少。有趣的是，非常关心童年期孩子身体—运动发展的父亲，随着孩子进入青春期，他们的关注重点会发生转移，转向鼓励青春期孩子如何在智力—学业上获得更好发展。这些情况反映了如下的变化：父亲意识到孩子的能力和发展任务正在变化，会相应地关注不同的发展领域。

作为父亲育儿工作的预示因素，孩子的性别也被予以广泛的调查，可惜研究结果不太一致。斯纳里指出，调查涉及孩子的年龄，只能部分地解释研究结果为何不一致。例如，关于父亲和婴儿的研究表明，父亲对儿子比对女儿表现出更大的兴趣。但是，与此情况相对照，父亲同儿童、青少年的研究却表明，父亲的育儿活动与孩子的性别之间极少存在显著的相关性。人们还专门研究其他一些背景和文化变量，结果发现，这些因素可能削弱儿童性别对父亲育儿的影响。例如，克劳特等人进行的研究发现，单职工家庭的父亲会花费大量时间用于父亲—儿子的一对一活动，而父亲—女儿的一对一活动所花费的时间则较少。但是，在双职工家庭中，父亲花在儿子和女儿身上的时间则一样多。

正如前面讨论过的那样，生育沮丧是指一个成年人因生育能力受到威胁而引起的焦虑。当孩子生了一种不易治愈的疾病时，父亲就会典型地经历生育沮丧。对自己依恋的孩子其他形式的潜在丧失，例如遭受监护权诉讼，也有可能引发同样的生育沮丧。“格鲁克跟踪调查研究”曾对生育沮丧进行调查，结果表明，生育沮丧会明显激励父亲的育儿热情，增加育儿投入量。此外，生育沮丧也预示着父亲将在下述三个特殊领域提供高水平的育儿活动：（1）在童年时期和青少年时期提供身体—运动的支持；（2）在青春期提供社会—情感的支持；（3）在青春期提供智力—学业的支持。凡是经历过生育沮丧的父亲诉说，生育沮丧触动了他们，决不能掉以轻心，父亲的角色并不始终逊于自己的职业。

这些研究结果无不表明，父亲与孩子之间在生育方面的遭遇是与生命周期同步的。孩子为父亲提供了父亲实施其生育能力的需要，而父亲通过他们的生育能力促进了孩子的发展。

（三）父亲的自身个体特征

许多成年男性的个体特征和境况是与他们的育儿水平相联系的。下面予以讨论的是智力、就业状况和婚姻关系。

智力是由智商分数来表示的，它在参与育儿的父亲中往往占较高的比重。父亲的智力既预示着育儿的程度，也预示着父亲对孩子智力—学业发展的专门关心程度。值得注意的是，正如我们在前面提到过的那样，对这些参与育儿工作的父亲来说，他们妻子的受教育水平也往往要略高于平均水平，尽管他们的母亲相对来说所受教育水平较低。这一规律告诉我们，那些在学业上能力较强的男人，往往通过娶教育水平较高的女人为妻，来弥补自己母亲教育水平较低的不足，这样可促进孩子学业能力的发展。

就业状况和工作条件对父亲的育儿行为也会产生重要的影响。埃尔德（Glen Elder）和康格（Rand Conger）等人曾以文献形式记载了失业的消极影响。失业、经济拮据、工作地位低下等，能预示父亲面临婚姻关系紧张，与孩子的关系受影响，以及失去对自己孩子的影响力。父亲与孩子之间关系之所以不如往常，原因在于失业的父亲会变得越来越失去耐心，容易发火和以势压人，加上他们的孩子由于经济来源打折扣而不得不降低自己的要求和抱负。这些应激因素综合作用，转而又可预示他们的孩子将会产生这样或那样的行为问题和情感问题，诸如抑郁、敌意和攻击。[参见《失业与心理健康》（Unemployment and Mental Health）]

父亲即便就业收入颇丰，他也会在抚育职责和养家糊口职责二者之间体验到某种程度的应激。这种应激将会导致父亲在忠于职守和家庭生活之间产生消极的冲突和损耗。一些横向比较研究指出，社会经济状况的成功与尽心尽力育儿之间存在某种负相关。不过，跟踪研究表明，在一段时间内，社会经济状况的成功与尽心尽力育儿之间存在正相关，尽管这种相关并不显著。如同失业会对父亲—孩子的关系产生消极影响一样，职业的灵活变动会对父亲—孩子的关系产生积极的影响，究其原因，部分是由于这种流动增加了经济的安全性，使成年男性产生较高的自尊，从而抗衡可能产生的压力。例如，为期40年的“格鲁克跟踪研究”揭示，倘若父亲积极主动参与育儿，实际上不会妨碍其长期的职业成功。与那些只关注事业的年轻男性相比，人到中年尽心尽力积极参与育儿的男性，在事业方面甚至可以取得较出色的成就。

婚姻关系是另一个重要的因素。它涉及到丈夫在家庭处于不可避免的动荡变化时继续承担对妻子的义务。许多研究发现，婚姻关系的质量是预测父亲生育能力的一个有力的和重要的指标。例如，那些孩子处于学龄前阶段的父亲中间，妻子对其丈夫的尊重是同丈夫给予孩子的赞扬相互关联的。而孩子稍大和处于青少年阶段的父亲中间，夫妇之间剧烈的矛盾冲突往往跟要否对孩子进行惩罚有很大关系，而跟要否把说服教育作为一种抚育手段没有关系。贝尔斯基等人曾对夫妇进行过短期的跟踪研究，他们从四个方面评价了第一个孩子出生后头3年的婚姻关系。结果发现，凡是对妻子承担的义务呈下降趋势，并对婚姻的持久性表示怀疑和担忧的丈夫，与其他丈夫相比，他们会以更加消极和突如其来的方式与其孩子互动。

另一方面，凡在婚姻关系方面并未表现疑虑和担忧态度的丈夫，显然会用较为积极的情感与自己的子女进行交流，并以一种反应和鼓励的方式与子女交谈。其他研究也已发现，就那些处于童年时期和青少年时期的孩子来说，父母的婚姻关系既能预测父亲对其社会—情感发展方面的关心程度，又能预测父亲总的生育能力。

尽管一些研究表明积极参与育儿的父亲更有可能成为良好婚姻关系的维持者，但是我们仍须看到下述的可能性，即在整个成年时期，婚姻关系与父亲的育儿行为是互动关联的。父亲的育儿活动，以及父亲—孩子之间关系的改善，都有可能促进婚姻关系的改善，正如丈夫—妻子之间关系的改善能够改善父亲—孩子之间的关系一样。然而，婚姻关系质量仍对父亲的育儿方式产生重要而积极的影响，这是因为婚姻关系担当着主要的社会支持系统的功能，这种社会支持系统能随时为父亲所利用，而且会对父亲的生育能力产生直接的影响。［参见《婚姻健康》(Marital Health)］

六、父亲育儿的结果

父亲为其子女提供关怀和照料的质量如何，会给他们今后的生活产生重要的影响。父亲参与抚育要比母亲的抚育更能预测子女行为的变化，因为父亲育儿时所显示的个体间差异要比母亲育儿时更大些。值得一提的是，父亲参与育儿在有些方面对女儿较有利，而在另一些方面则对儿子较有利。这里，我们将概述父亲为童年时期和青少年时期的子女提供抚育，对他们进入成年早期后在受教育和事业方面取得成功有一定的影响。

（一）抚育女儿获得成功

近年来，在科研领域正在兴起的一个课题是，父亲对童年期女儿在身体—运动方面发展给予支持的重要性。比勒等人提出，父亲对促进孩子的身体健康和运动能力能起重要的作用。凡是鼓励女儿参与体育活动的父亲，反过来有助于扭转性别偏见，促进性别角色的认识灵活性。派克 (Parke) 等人从事的研究支持这一观点。他们发现，凡是经常参与父亲安排的体育活动的女儿，在与同伴交往时更受欢迎、更加自信。其他一些研究人员发现，父亲剧烈、富有挑战性的行为，能够促进女孩在社会独立性方面获得发展，而且往往不会被动地应付环境。

“格鲁克跟踪研究”发现，凡在童年时期得到父亲在身体—运动能力方面训练的女孩，当她们步入成年初期时，容易在学业上取得成功。显然这些女孩子体验到自己的父亲是那么富有挑战性,因而映证自己有自主性和精力充沛的活动能力。与此情况相对照的是，父亲在女儿的童年时期施以社会—情感的培养，对她们后来有何影响则不甚清楚。拉亭（Norma Radin）指出，父亲在女儿童年时期投入大量的抚育活动，反而会抑制她们在认知发展和性别角色方面的灵活性。有关童年时期的追溯性研究也已发现，那些在学业上获得很好成绩的女大学生回忆说，尽管她们的父亲在自己童年时期颇具挑战性，但是他们并没有过分运用权力，让女儿畏头畏尾，无所适从。“格鲁克跟踪研究”的证据表明，如果女儿在童年时期获得父亲一方高度的社会—情感方面关注的话，则这种类型的育儿方式往往会预示消极的后果，即女儿在今后的学业中灵活机动性较差。凡在出生头十年从父亲那儿获得过度社会—情感方面的关注，那么该女孩与那些得不到这类关注的女孩相比，步入成年初期后在学业上的水平相对较低。

父亲—女儿的关系在孩子跨入青春期时也十分重要。例如，早期关于“父亲不参与抚育”的研究表明，父亲不参与对女儿的抚育所产生的消极影响（例如难以保持父女关系、自尊心低下、青少年违法犯罪等），要到她们进入青春期后才开始显示出来。与此情况相对照，有关女强人（例如，女博士、女经理和女领导等）的追溯性研究表明，她们常常会提及自己的父亲是这样的一种人：当她们处在青春期时，父亲常和女儿一起努力投身于各自的事业中。父亲的这些风格在女儿看来有积极、鼓励的作用，也较为风趣幽默和振奋人心，当然其中也可能夹杂父女间的矛盾和冲突。此外，关于青少年的跟踪研究也表明，密切的父女关系发生在婚姻关系和抚育关系稳定的家庭氛围中，能够预示女儿后来在学业和事业上取得成功。

希斯（Douglas Heath）的“哈佛福德跟踪研究”（Haverford Longitudinal Study）以一些妻子为样本，结果发现，那些在工作中取得成功的女人在回忆自己父亲时说，其父亲在社会—情感风格上是沉着稳定的，但不温柔。她们还回忆说，自己父亲激励女儿的智力发展，并积极地督促她们在学业上取得成功。希斯报告说，那些督促女儿积极参与体育运动的父亲，也对女儿成年后取得成功起到了重要的作用。

参与“格鲁克跟踪研究”的女儿报告说，她们在青少年时期跟父亲曾经经历过一对一的高投入活动，尤其在身体—运动和社会—情感发展方面得到很大的关心，致使她们一跨入成年便在学业和职业上表现出非凡的业绩和进步。父亲在身体—运动方面的关怀能力预示女儿能有所作为，这表明，父亲的身体—运动方面的关怀能使女儿有实力跨出家庭与男性进行竞争。在童年时期和青少年时期这两个阶段给予身体—运动方面的关怀和照料，既揭示了父亲—女儿的这种关系本质上是朝气蓬勃、充满挑战性的，也证明了女儿确实具有自主活动的能力，以及超越传统文化关于性别角色的偏见。与此情况相对照，由传统的父亲抚育模式培养出来的女儿，可能在竞争中处于不利的地位。

（二）抚育儿子获得成功

关于父亲育儿实践和儿子个人特征的横向比较研究及相关研究均发现，父亲在社会—情感方面的培养能较好地预示男孩的学业技能、学习成绩、认知发展水平、智商分数，以及其他标准化的测验分数。另外显示，父亲的婚姻关系也与男孩的智力活动相关。与此相对照，父亲的某些欠缺则与上述发展呈负相关。

希斯的“哈佛福德跟踪研究”发现，成年初期在工作中取得成功的男性，或者在心理上十分健康的男性，要比参与该研究的其他男性更经常地回忆起自己童年时期的父亲，觉得那时候父亲随时提供帮助、非常接近和可亲可爱，常常辅导自己完成家庭作业，并且鼓励自己多注意身体—运动方面的发展。就“格鲁克跟踪研究”所涉及的儿子而言，他们的父亲在其童年时期给予智力—学业发展和社会—情感发展的关心程度，能够很好地预示其今后的学业状况。此外，他们今后在职业上是否有所成就也能从其父亲在身体—运动发展方面的关心程度预测到。由此可见，就所有这三种发展类型而言，父亲在儿子童年时期所给予的关怀都会对他们的社会升迁有明显影响。

父亲在促进青春期儿子成熟时所采取的抚育类型，与促进青春期女儿成熟时所采取的抚育类型也有区别。横向比较研究和追溯性研究的证据均表明，父亲是否参与青春期儿子的抚育活动，与儿子成年后的事业成功和职业能力呈正相关。贝尔的一项跟踪研究记录了父亲、其他成人，以及兄弟姐妹分别充当男孩角色榜样的程度，并且跟踪调查这些男孩在高中一年级时的表现，以及他们中学毕业第7年的表现。在中学毕业后第7年，贝尔从6个方面测量了男孩的就业状况和行为表现。被试报告说，在所有的职业角色模型中，父亲的角色榜样与他们中学毕业10年后的职业行为关联最大。那些为孩子树立积极角色榜样的父亲，后来大都使其孩子实现了职业目标，并对工作境况表示满意。令人感兴趣的是，对这些被试来说，在他们步入成年后，即便他们的父亲已经不再成为其重要的角色榜样，即父亲的地位已被老师、雇主、其他成年人或同伴所取代，但是父亲早年在他们心目中留下的角色榜样之影响依然存在。

“格鲁克跟踪研究”表明，父亲对处于青春期的儿子予以智力发展的关心，显然对儿子后来学业的长进或事业的发展产生影响。但是，父亲给予青春期儿子社会—情感和身体—运动发展的关怀，则不会对他们后来学业的长进或事业的发展产生多大影响。

（三）解释和评论

上述研究结果符合埃里克森的理论，而且也告诉我们，具有出色生育能力的父亲为什么对处于童年时期和青少年时期儿子和女儿的抚育活动有所区别。

在童年时期，不论儿子和女儿都需要父亲的帮助，即帮助他们妥善处理埃里克森关于人的发展的前四项心理社会任务。但是，父亲在促进儿子和女儿的成长时，其抚育类型并不始终相同。对于男孩，童年时期的部分要求是：他们必须与母亲分离，并且认同父亲，因为父亲属于相同性别的家长，这是男孩性别角色发展的组成部分。父亲对儿子身体—运动、学业—智力和社会—情感的发展给予热情、密切和指导性的支持，有助于促进这方面的过渡和转化。与此相对照，女儿的主要认同对象是母亲。父亲友好（但不太热情）、温柔的育儿活动，对女儿来说也是一种重要的支持，而且这种支持并不影响她们对母亲的认同。父亲令人激动和充满精力的身体—运动方面的影响，也有助于女儿避免对极端传统的性别角色的认同。

在青春时期，儿子和女儿都力求确立他们独立的、与众不同的角色。父亲有助于青少年完成这些任务的抚育类型在儿子和女儿身上再度表现出不同。对青春期的儿子来说，他们的心理社会任务包括与父亲的分离此时已达到一定程度。例如，父亲的支持既有助于他们实现与父亲的分离，也为他们提供了一种回归家庭的桥梁。因此毫不奇怪，在青春期，父亲对儿子的抚育影响较弱。与此相对照，对青春期的女儿来说，父亲主动、精力充沛地参与有关抚育活动，能促进她们实现与母亲某种程度的分离。当女儿步入青春期时，父亲的关怀有助于女儿确立自主角色，并为她们提供与男性进行建设性、有自信的互动机会。

在孩子青春期之后，父亲继续支持他们的身体发展、情感发展和智力发展，使子女成为有能力、高效、具有多种能力的成人。因此，父亲必须懂得，孩子喜爱的任何活动，都可能为他们社会、智力和体育方面的发展提供机会。

七、社会方面的父亲角色

当父亲步入中年时，他们中许多人对抚育的贡献已经超过20年。这时，父亲的角色已超出家庭范围，既起到刺激促进的作用，也可作为下一代生育能力的榜样。

（一）社会生育能力

父亲在参与抚育活动的同时，也发展了自己的抚育能力。随着抚育活动的继续，甚至贯穿生命周期的始终时，子女开始长大，最终离开家庭。与此同时，社会也需要成熟的年轻人，以便完成世代延续的任务。埃里克森认为，对于一些年轻的成人来说，如果他们具有抚育孩子的体验，那么他们履行社会生育能力也许更加容易一些。不过，他在讨论抚育孩子问题时也曾谨慎地承认，有些人出于各种原因，通过其他乐善好施的机构来体现他们的生育能力，而不是通过抚育儿童来体现。父亲的生育能力促进了社会的生育能力，但是，如果不与自己的孩子生活在一起，也不一定会阻碍他们的社会生育能力。

社会生育能力是指一个人通过担任导师、领导，以及通过下一代的力量和延续来作出贡献，以对年轻的成年人提供关怀。步入中年时期的男人，凡是具有社会生育能力的，往往会对年轻成人的成长、健康和领导能力担负起持久的责任，例如在师徒关系中扮演师傅角色，充当工会领导人，成为体育教练，入选学校董事会，或者担任行政管理人员等。由此可见，与其他类型的生育能力相比，社会生育能力从社会角度上讲更具广泛性和包容性。与此相对照，停滞的主要特征表现为不能形成上述种种社会生育能力。埃里克森指出，缺乏生育能力可能威胁到社会全体人员生活的未来，因为生育能力联结着生命周期和世代周期。

（二）纵向研究的一些发现

横向比较的研究表明，那些在抚育方面卓有成效且反应敏感的父亲，往往在心理社会成熟度的测量上获得高分。然而，更具权威性的发现则来自一项以男性为样本、长达几十年的跟踪研究。

希斯的“哈佛福德跟踪研究”对一批男性进行了跟踪研究，时间从他们进入大学起一直持续到他们步入中年为止。希斯之所以实施这项研究，目的是为了验证埃里克森的观点，因为埃里克森认为抚育子女的活动会影响一个人后来的社会生育能力，为此，他就这批男性离开大学后所感觉到的父亲抚育的影响与其他影响进行了比较。希斯发现，作为一个胜任的父亲，其综合评价既与成年男性人格特征的评价相关，也与不同角色的一般能力的综合指数相关。父亲角色显然促进了这些年轻成人对自我能力的了解，促使他们更同情地认识别人，因而有利于整合自己的各种情感。希斯还发现，那些喜欢自己当上爸爸的男人，也更有可能在社区的领导岗位上担任职务。正如希斯得出的结论那样，作为一个爸爸所获得的体验，能促进他以别人为中心的宽宏大量的性格。

范伦特(George Vaillant)的“格兰特跟踪研究”(The Grant Longitudinal Study)也发现,适应为人父亲也跟以后超越家庭范围的各种心理社会适应有关。具体地说,范伦特调查了男性的个体适应水平、家庭适应水平和职业适应水平,并且把它们与男性的心理社会状况相联系。结果发现,在有着较高社会适应水平的男性中间,只有13%的人报告说,他们与孩子存在心理社会方面的差距,这是自己始料不及的;而在有着较低社会适应水平的男性中间,有50%的人报告说,他们与孩子存在心理社会方面的差距。类似地,那些已经完成成年初期亲密关系发展任务的男性,随着稳定的婚姻关系的确立,社会生育能力显著提高,尤其是他们对单位中其他成年人的关怀和发展显然负有明确的责任。相反,那些被评价为低社会适应水平的男性,缺乏起码的工作责任心,因而社会生育能力较差。

由斯纳里实施的关于父亲如何关怀别人的“格鲁克跟踪研究”,特别提到了具有抚育经历的父亲角色对其后来社会生育能力的影响。参与该研究的被试共240名男性,根据他们47岁时的访谈,对每个被试的社会生育能力进行评级,而评级者对他们原来的抚育孩子情况毫不知晓。结果表明,最终成为父亲的男性与那些没有孩子的男性相比,同样步入中年,前者变得更具社会生育能力。此外,那些积极参与育儿活动的父亲,也可能在中年时变得更具社会生育能力。父亲若关心童年期孩子的社会—情感发展,以及关注青春期孩子的社会—情感发展和智力—学业发展,那么我们可以推知,该男性家庭之外的社会生育能力不会低。

最后,普鲁特(Kyle Pruett)在“抚育孩子的父亲跟踪研究”中调查了17位父亲,他们均能积极参与育儿活动和家务劳动。该研究是在父亲成为主要抚育者以后进行的,为期8年。普鲁特并没有发现父亲抚育与就业类型之间有何规律性的关系,相反,他发现,所有被调查的男性都能较出色地履行主要抚育者的角色。他观察到,父亲的角色使得这些男性能够有效地解决许多心中的苦恼,而这些苦恼均是他们与自己父亲互动时产生的。他们成为积极参与育儿的父亲,这种角色是他们曾经期盼自己父亲做到而实际上未能做到的。普鲁特还观察到这样的情况,即父亲的抚育角色促进了他们发展社会生育能力的自信,也就是说,他们认识到自己应该做一个慷慨大度的男人,并对他人的健康和发展负起责任。父亲的角色已经成为他们生活的核心内容。

这些关于跟踪研究的汇总结果同埃里克森的假设相一致,也就是说,父亲抚育的体验或活动为个体步入中年后获得社会生育能力打下了基础,尽管它还不是一个充分的条件。

（三）父亲的工作

历史上，不同时代的人对人生中的各个不同阶段抱有不同的兴趣。例如，在女权运动对价值观念进行变革之前，或者在男性的育儿活动极少得到鼓励的时代，那些迈入成年并从事重要职业的男性，很可能把他们的职业看得比为人父亲的个人生育能力更为重要。与此情况形成对照的是，研究人员发现，一批新爸爸的同层人的涌现——他们是后女权主义时代的父亲，可以通过抚育子女来表现他们的生育能力。这些历史性对照强调了对父亲角色予以社会支持的重要性。

今天，不少父亲面临着许多实际的困难，因为他们无法去做他们“必须”做的事情。普莱克（Pleck）观察发现：大多数雇主仍然认为，父亲参与育儿活动和家务劳动不应该优先于他所从事的有酬工作，而母亲参与育儿活动和家务劳动可优先于她所从事的有酬工作。这种冲突源自工作场所的政策，因为那些政策对家庭生活是不问不闻的。工作场所的意义被理解为是父亲和母亲在家庭之外做一些事情，正因如此，许多父亲和母亲所处的非家庭环境就是工作场所。

在克罗威尔（Nancy Crowell）和利珀（Ethel Leeper）看来，新政策也许能使社会对男性爸爸更加友好一些。例如，如果丈夫和妻子对自己的工作计划和工作环境具有较大的驾驭能力，那么他们就能在工作和家庭生活之间创造一种良性平衡。领取工资的育儿假期对母亲和父亲来说将具有很重要的意义，它能显著改善父亲—孩子之间的关系。一种不论性别、给父亲和母亲享受育儿假的政策，为育儿提供了有益的保障，有助于父亲和母亲与他们的新生儿（或领养的婴儿）较早建立稳定的联系，反过来同样也使婴儿与父母双亲建立这样的联系。可供选择的工作计划也十分关键。如果父母均能对自己的工作计划作出必要的调整，以允许某种程度的轮班，则父亲就能与母亲一起积极投入高质量的育儿活动。家庭支持服务也应该拓展至工作场所，以克服工作场所某些组织方面的缺陷，要知道正是这些缺陷使得男女两性在遭遇育儿困难时无处求助。因此，有必要制定有关的政策和计划，为工作场所推行父母生育能力的伦理标准服务。

如同家庭心理健康是由多方面因素决定的一样，父亲抚育孩子也是由多种因素决定的，并且产生相应的多种后果。然而，父亲抚育孩子的一般模式仍然比较简单：从心理学上讲，孩子对父亲及其心理社会的发展十分重要，反过来，父亲的育儿工作对子女、家庭甚至社会也具积极和重要的作用。正如霍金斯和杜拉海特所指出的那样，生育能力方面的为人父亲是男性要做的事情，借以建立世代之间的联系。实际上，为人父亲的生育能力可能是男性最重要的活动方式。

参考文献

Belsky, J. (1995). *The transition to parenthood.* New York: Dell.

Biller, H. B. (1993). *Fathers and families.* Westport, CN: Auburn house.

Crowell,N. A., & leeper, E. M. (Eds.). (1994). *America's fathers and public policy.* Washington, DC: National Research Council of the National Academy of Sciences.

Erikson, E. H. (1982). *The life cycle completed.* New York: Norton.

Hawkins, A. J., & Dollahite, D. C. (1997). *Generative fathering.* Newbury park, CA: Sage Publications.

Lamb, M. (1997). *The role of the father in child development* (3rd ed.). New York: Wiley.

McAdams,D. P., & de St. Aubin, E. (1997). *Generativity and adult development: Psychosocial perspectives on caring for and contributing to the next generation.* Washington, DC:APA Press.

Parke, R. D. (1996). *Fatherhood.* Cambridge, MA:Harvard University Press.

Peterson, B.E., & Kohnen, E. C. (1995). Realization of generativity in two samples of women at midlife. *Psychology and Aging,* 10(1),20-29.

Pruett, K. D. (1988). *The nurturing father.* New York: Warner Books.

Rasmussen, K. S., Hawkins, A. J., & Schwab, K. P. (1996). Increasing husband's involvement in domestic labor: Issues for therapists. *Contemporary Family Therapy,* 18(2),209-223.

Shapiro, J. L., Diamond, M. J., and Greenberg, M. (Eds.). (1995). *Becoming a father.* New York:Springer.

Snarey, J. (1993). *How fathers care for the next generation: A four-decade study.* Cambridge, MA: Harvard University Press.

黄正平　李维　译　　章晔　校

埃塞·格林格拉斯
(Esther R. Greenglass)
约克大学
(York University)

心理健康的性别差异

Gender Differences in Mental Health

一、诊断、精神病与性别
二、精神病及其患者的性别比
三、社会角色、性别和心理健康
四、应激、心理健康和性别
五、应激、处理策略和性别
六、社会支持和性别：应对的含义
七、心理治疗与性别
八、药物治疗
九、结论

应对 改变行为和思想的过程，以控制包括应激原在内的情境。

性别角色 一组与男女性有关的具有社会意义的活动。

性别的定型 涉及男女两性特征或者适合男女两性活动的有关信念。

惊恐发作 在不引发恐惧的情境里出现强烈恐惧的一种焦虑障碍。

社会支持 从朋友或家庭成员那儿接受情感、物质、实践或信息方面的资源。

本文的讨论将围绕精神病的诊断，以及精神病如何因**性别差异**而变化。在精神病的各种指标中，我们不仅检测性别的比例，同时还检查社会角色、性别和心理健康之间的关系。性别角色的社会化会倾向性地使每种性别具有不同类型的精神病。接着，我们将讨论社会文化模型和心理社会模型怎样被用来解释男性、女性精神病的病因。此外，与应激有关的心理健康模式，也在男女之间进行了比较。人们如何处理自己的应激，对心理健康来说是十分重要的，事实上，其表现会因性别的不同而不同。社会支持与心理健康呈正相关，性别在此关系中的作用我们也作了检测。此外，本文还回顾了心理治疗的作用，比较了传统的疗法和主张男女平等的疗法（feminist therapy）。与此同时，还介绍了药物治疗。

一、诊断、精神病与性别

男女两性常在精神病方面得到不同的诊断。根据分类系统进行诊断，是治疗的一个必要的组成部分。在北美，由美国精神病协会制订的《精神疾病诊断与统计手册》（Diagnostic and Statistical Manual of Mental Disorders，简称DSM）已经成为心理健康专业人员进行诊断时使用的标准。目前，《精神疾病诊断与统计手册》第四版也已被推行。临床医生利用该分类系统将患者的症状与相关的描述相对照，然后根据五种轴里的每种轴作出诊断。前三种轴提供诊断，后两种轴则提供评价应激原和总的功能状况。该手册由200多种不同的诊断所组成，并且附有疾病特征性症状的描绘。女性较高比例的治疗，以及在某些类别中观察到的性别差异，已经使有些人认为《精神疾病诊断与统计手册》存在某种性别偏见，尤其在轴Ⅱ的人格障碍诊断方面显得更为突出。有些人格障碍在女性中较为普遍，有些人格障碍则在男性中较为普遍。由于这些障碍的描绘显得有点夸张，或者多少带有男女两性角色定型的味道，因此人们将《精神疾病诊断与统计手册》的分类系统贬之为“偏见的分类系统”。[参见《精神疾病诊断与统计手册》第四版(DSM-Ⅳ)]

由于《精神疾病诊断与统计手册》第三版的修订本（DSM-Ⅲ-R）尚在修订之中，因此专门负责女性治疗的人员认为，修订本应该包括若干新的类目，因为原有的类目对女性来说含有消极含义。其中有两个类目尤其引人关注：一个类目是“经前烦躁症”(premenstrual dysphoric disorder)，现在称作“黄体后期烦躁症”(late luteal phase dysphoric disorder)；另一个类目是“自我挫败人格”(self-defeating personality)。这两个类目分别对应于人们通常所称的“经前期综合征”(premenstrual syndrome)和“受虐性人格”(masochistic personality)。这些做法无异于给女性体验和定型的女性特质贴上精神病症状的标签。尽管遭到人们的普遍反对，但是它们现在仍被编入《精神疾病诊断与统计手册》之中。[参见《经前期综合征》(Premenstrual Syndrome，简称PSM)，《经前期综合征治疗措施》(Premenstrual Syndrome Treatment Interventions)]

人们之所以反对上述这些标签，是因为他们观察到人格特质是一种持续而又稳定的行为模式，或者说是关于自我的思考。其中的一个例子是受虐狂(masochism)，因为许多人把受虐狂看作是一种特质。然而研究表明，与此类目有关的许多行为，在受害者离开受虐环境时会减少。随环境变化而作出的反应如此迅速，既可用来作为反对潜在病理的证据，也可用来作为赞同对行为进行情境解释的证据，因为引发行为的刺激存在于个体的周边环境中。受虐狂的标签淡化了心理社会环境和文化环境在决定行为方面所起的作用，并且将一些问题归咎于妇女的性别。在《精神疾病诊断与统计手册》中，存在的性别偏见不只限于女性。该手册的有些诊断类目似乎取自某些对男性角色的看法，例如，所谓“反社会型人格障碍”就是对传统男性角色的一种夸大。这种反社会型人格被描绘成对别人的权利漠不关心，甚至违背他人的意愿行事。而且，正如人们所预料的那样，与女性相比，男性更易给予这一诊断。其他一些研究表明，关于男性的定型显然也会对其行为产生影响，例如，人们发现，治疗人员常会敦促那些有着非传统生活风格的男性改变自己的行为，以便符合传统的男性行为规范。

关于性别定型用于诊断的争论，不仅超越了《精神疾病诊断与统计手册》的范围，而且事实上也影响了对精神病的诊断。人们的许多批评都指向对女性的偏见，即把女性的一些特质称作精神上有毛病。关于性别定型及其与诊断的关系，最早的一个研究是由布罗维曼（Inge Broverman）与其同事在20世纪70年代初实施的。在此研究中，他们检测了心理健康专业人员关于男女两性的心理健康标准，这些专业人员包括心理学家、精神病学家和社会工作者。研究结果表明，临床医生对心理健康功能得以正常发挥的成年男性和女性持有不同的标准。例如，比起理想的健康男性来，临床医生把理想的健康女性描绘成顺从，缺乏独立性和冒险性，容易受到影响，缺乏攻击性和竞争性，碰到一点点危险就会激动，容易受到伤害，容易情绪波动，考虑问题欠客观，以及对数学和科学不感兴趣等。此外，他们关于健康男性的标准则与成熟成人的标准相似（未说明性别），但是，他们关于健康女性的标准却与这两者差别甚大。从该研究得出的一个结论是，女性陷入双重困境之中。如果她们符合成熟成人的标准，那么她们就会被界定为非女性的，因而是顺应不良的；如果她们符合女性的心理健康标准，那么与成熟的成人标准相比，她们又是不太合格的。研究还表明，就有关男女两性的适宜特征而言，临床医生持有与他人相同的流行信念。

今天，尽管治疗人员已经不再列举各种不同的特征，认为这些特征较适合心理健康的男女两性，但是，研究结果表明，他们在实际判断患者时，仍然容易受到性别角色定型的影响。对治疗人员及其患者进行自然状态下的研究表明，性别偏见依然盛行。因此，我们可以说，心理治疗的实践倾向于不论男性还是女性均保留传统的性别角色。

二、精神病及其患者的性别比

男女两性在给予疾病诊断方面是有差别的。临床医生似乎达成了一种共识，即认为有三种类型的精神病，一般较易出现在女性中而非男性中。这三种精神病是抑郁症、厌食症和广场恐怖症。据统计，约有20%-26%的女性在其一生的某个时段被诊断为抑郁症，与之相比，男性被诊断抑郁症的比例则为8%-12%。此外，据估计，因抑郁症而接受治疗的个体中，女性与男性之比为2：1。患有抑郁症的个体用消极的言语描述自己的情绪状态，譬如感到悲哀；他们也许会失眠，感到疲劳，食欲不振，言谈迟缓，犹豫不决和绝望，以及产生莫明其妙的不适感觉。[参见《抑郁（症）》（Depression）]

至于抑郁症的原因，既可在医学模型中找到，也可在社会模型中找到。根据医学模型，女性从生物角度上讲是更易患某些疾病，尤其像抑郁症。女性在内分泌激素变化时期，例如月经期、产后期和绝经期间，被认为患精神病的风险最大。有三种综合征已被认为与女性生殖周期的各个阶段相关。这三种综合征是：经前期综合征、产后抑郁症和绝经期综合征（或称“更年期综合征”）。然而，与生殖相关的症状却通常得不到确切的界定，致使在诊断和医疗方面缺乏医学上的共识。事实上，女性理论家已经批评说，关于女性行为的生物决定论常被用来淡化女性生殖经历中社会背景和政治背景的影响。根据昂格尔（Rhoda Unger）和克劳福德（Mary Crawford）两人的观点，存在所谓的生殖综合征有助于证明女性在生物方面低劣的信念是合理的。

研究支持了下述观点：抑郁症有其社会原因。人们认为，女性之所以常蒙受抑郁症困扰，原因在于她们的社会地位低下、缺乏增援、无助、遭受暴力和贫困。据文献记载，生活在贫困线以下的人大多数是女性和儿童，这一现象被称作“贫困的女性化”（the feminization of poverty）。该现象转而又与下列因素相关，例如，以女性为家长的单亲家庭的比例逐渐上升，离婚以后儿童抚养费欠缺，以及无力承担育儿和住房等费用。证据还表明，较高的贫困率造成了她们较高的抑郁症发生率。例如，已有研究发现，生活贫困的女性（尤其是还要抚养幼儿的女性），其抑郁症的发生比例较高。此外，遭受性虐待和体罚也易使她们患上抑郁症。

其他一些研究人员也对抑郁症的原因进行过分析，他们认为，女性角色若传授以如何用软弱的方式对应激作出反应，会助长她们的无助感，从而使她们易患抑郁症。塞利格曼（Martin Seligman）的“习得性失助理论”（learned helplessness theory）可以作为抑郁症的一种原因用来解释女性为何易患抑郁症。在塞利格曼看来，抑郁症患者都有其习得难以成功驾驭或控制自己生活的经历，因而生活中容易产生消极的情感。

她们学会了把自己视作“失助者”。塞利格曼所说的那种失助感和缺乏控制感，听起来很像“无力感”（powerlessness），它是许多女性的特征。如果说我们社会中女性缺乏力量的话，那么这是由于某种“失助感”在起作用，因而也是抑郁症在起作用。认为个体的行为不能对结果产生影响，这就是一种失助感，它还可以迁移至新的情境。这样一来，个体就会觉得自己的行为在处理应激情境时没有什么效果，从而进一步促使她易患抑郁症。与此同时，当男性感到压抑时，他们就会从事一些与自己感觉有别的活动。男性的社交活动使自己变得较活跃，从而可忽略掉某些虚弱感。人们告诫男性要自立自强，不要因抑郁而寻求帮助，而涉及女性角色的有关期望则可能强调下述的信念：女性必须关注自己的心境，并且寻求帮助。

神经性厌食症是一种饮食障碍，其特征表现为因减肥而过度控制饮食。这种障碍主要存在于女性身上，因为90%的厌食症患者是女性，其中大部分还是青少年。据估计，每250个女性青少年中就有1人受此影响。该障碍的主要症状是体重丧失20%或20%以上。厌食症患者的身体意象遭到歪曲，患者实际上已很消瘦，但是她们仍然认为自己很胖。另有一种饮食障碍也不成比例地存在于女性身上，那就是神经性贪食症。患有该障碍的女性会大吃大喝，然后通过呕吐或服用轻泻剂等方法将热量从体内排出。有关大学生的研究表明，多达13%-20%的女大学生具有贪食行为。[参见《神经性厌食症和神经性贪食症》(Anorexia Nervosa and Bulimia Nervosa)]

与饮食障碍有关的若干因素已经得到确认。其中一个主要因素与媒体有关。过去，女模特的体重比一般女性轻8%，可是，到了今天，她们的体重比一般女性轻23%。此外，现在的媒体所展示的一般女性形象也比95%的女性体重更轻，看上去更瘦。媒体宣传的模特形象，社会上无处不在的瘦身压力，加上同龄群体对身材苗条抱乐意接受和欢迎的态度，所有这些因素结合起来使得女性青少年很容易患饮食障碍。其他一些可以预示的因素包括：家庭关系不和、失去男友，以及认知歪曲(例如身体意象歪曲)。一旦出现过度的节食，那么个体的注意力就会放在如何加倍实行减肥上。[参见《节食》(Dieting)]

广场恐怖症是指患者身处某些地方或遭遇某个情境时产生焦虑，难以摆脱这些地方或情境所带来的恐惧，或者在这些地方或情境中出现惊恐发作时予以帮助可能也无效。广场恐怖症常见于女性。这种焦虑会使个体力图回避可能产生焦虑的情境。广场恐怖症是一种焦虑障碍，而且被视为心理治疗人员最为常见的恐惧反应。广场恐怖症患者把自己定性为焦虑而非愤怒或悲伤。此外，他们还认为自己害怕批评，害怕他人不赞成自己的观点或遭到拒绝。具有这种障碍的患者通常是被动的、依赖的和犹豫不决的，而且缺乏表达自己情感的能力。对广场恐怖症病因的解释常以性别角色为依据，即对女性角色和男性角色处理恐惧所抱的期待不尽相同。例如，女孩常被鼓励不要控制自己的恐惧情绪，而是把这些情绪表现出来，借以显示失助和需要依赖。与此相反，社会对男性的要求则鼓励他们控制恐惧。有人曾经提出这样一种假设：当受社会影响的依赖者一旦被迫成为独立者时，广场恐怖症就可能发作。患有广场恐怖症的妇女表现出与女性性别角色有关的一些个体属性的极端形式，例如，失助、过度依赖和消极被动。同样，缺乏诸如工具性(主张有用即真理，为了达到目的可以不择手段)、自信和能力等传统男性的特征，也是男性广场恐怖症患者的特征。那些在工具性、驾驭和控制等方面水平较低的女性，往往可能有失助的期待加上消极的期待结果而产生绝望，由此导致各种精神病的发作。现有的证据表明，如果运用基于性别理念的模型，则有助于理解恐惧对心理健康的影响。[参见《恐惧症》(Phobia)]

在物品滥用方面，尤其在酗酒和违法吸毒方面，男性的人数超过女性。关于物品滥用具体类型的诊断，不仅取决于个体是否有酗酒和吸毒等行为，而且还取决于他们对这些物品是否表现有强烈的嗜好欲望，以及是否由于使用这些物品而其社会活动或职业活动产生影响。男性酗酒者与女性酗酒者的比例约为3: 1，不过，就目前的情况而言，饮酒女性的数量呈上升趋势。人们发现，现在年轻的女性（年龄在21~29岁之间）与前几代同龄女性相比，其酗酒的比例要高得多。研究表明，在女性青年中间，尤其那些就业的女性，要比家庭妇女更有可能成为酗酒者。据假设，男性和女性中酒精中毒的比例正在接近，部分原因在于性别角色的改变，使得饮酒行为在女性中变得可以接受。然而，与男性醉酒相比，女性醉酒则被认为是不可容忍的。女性酒精中毒被视作难以认可的严重问题。就吸毒的比例而言，男性也高于女性，男性使用的毒品有海洛因、苯异丙胺（amphetamines）、可卡因和大麻等，且吸毒者同时酗酒。有人提出过这样一种观点：与女性相比，男性更有可能利用毒品和酒精去掩盖自己的抑郁症，而不承认自己的虚弱。[参见《酗酒问题》（Alcohol Problems），《物品滥用》（Substance Abuse）]

在《精神疾病诊断与统计手册》中，有些精神病的类目似乎夸大了传统男性的角色影响。有两个类目主要针对男性而非女性，它们是精神分裂样人格障碍和反社会型人格障碍。前者的特征是“脱离社会关系，在人际情境中，情感的表示范围受到限制”；后者的特征是“完全不顾甚至无视他人的权利”。这些障碍反映了男性的性别角色，其中尤其强调独立、分离和力量。在男性中，严禁情感表示（除了愤怒之外）也许是最为有力的男性心理特征之一，它对男性及其行为产生影响。男性的“无情感表示”（inexpressiveness）是始于童年初期的性别角色社会化的结果。男孩常被教导说，情感表示是女性的一种特征，男孩必须学会不让自己女性化。同时，男性的社会化影响导致并鼓励男性的攻击行为。男性要比女性更多地参与暴力犯罪，包括武装抢劫、虐待配偶和虐待儿童，以及强奸等。由于在体育运动和军事环境中，攻击行为得到社会的认可和奖励，因此，与男性角色相联系的社会演示也包括竞争和攻击，竞争和攻击已被社会视作是男性的应对风格。[参见《攻击》（Aggression），《犯罪行为》（Criminal Behavior）]

由于女性常以内向和抑郁的症状来表示自己的痛苦，而男性则常以不同的方式来处理自己的情感，因此男性更有可能情感外向化，行为变得具有攻击性，或者通过参与各种活动来摆脱或转移情感。男性之所以会对女性行使各种形式的暴力，部分原因在于这个社会是男性主宰的社会，在此社会里，男性认为自己能在许多不同的情境里控制女性。研究还告诉我们，在一种父权社会里，权力、性的控制和攻击在男性中间具有放大的效应。男性暴力对心理健康的影响表明，有必要重新审视男性性别角色的界定。男性和女性的性别角色的社会化使得男女两性分别倾向于患不同类型的精神病，这种观点可视作社会文化模型和心理社会模型在精神病病因学中的实际应用。诸如此类的发现使得我们有必要考查社会角色与精神病之间的关系。

三、社会角色、性别和心理健康

当我们考查婚姻状况与心理健康的研究结果时，我们发现这些研究结果有时也因性别差异而不同。由此可见，受社会作用的性别角色显然影响着心理健康。早期的研究表明，在精神病的问题上，性别与婚姻状况之间存在着互动关系，也就是说，已婚男性要比已婚女性不容易发作精神病，但是，未婚男性的精神病发生率要比未婚女性高。据报道，与单身女性相比，已婚女性较为消极被动，而且更易患恐惧症和抑郁症。与已婚男性相比，已婚女性既容易体验心理和身体方面的焦虑，也容易表现出惊呆行为。不过，最新的一些研究表明，尽管已婚女性要比已婚男性表现出更多的心理压抑，但是就未婚者而言，心理压抑方面的性别差异也许并不存在，如果存在的话，则女性的心理压抑要比男性多些。此外，心理学的研究表明，婚姻对男女双方的心理健康都是有益的。

实证研究提供的证据表明，多重角色的组合对心理健康有利。一个人参与多重角色能够拓宽潜在的可用资源（包括自尊和社会支持等），而所有这些资源均能促进心理健康。就业角色可为女性和男性提供经济、心理和社会方面的资源。就业的已婚女性与未就业的已婚女性相比，前者的心理压抑就较少。对男女两性来说，工作给从业者提供了与社会支持者的重要联系。[参见《自尊》(Self-esteem)，《社会支持》(Social Support)]

但是，研究结果正在不断地提示这样一种观点，个体所体验的角色质量和角色转换时的质量（非仅指担当角色本身），对于我们了解心理健康的结果是颇为关键的。与男性相比，女性更有可能在工作场所体验到较高的要求，但是，她们对这些要求的驾驭程度却较低。低质量的角色（例如受到时间限制的角色，缺乏计划的角色，以及控制程度较低的角色）都会损害心理健康。相比之下，高质量的角色则有助于维持和促进心理健康。女性对所处环境要求的控制程度如何将直接关系到其积极的心理健康水平。有关研究支持这样一种观点：女性的心理健康与女性在婚姻关系中是否平等和是否拥有抉择权利有关。

扮演多重角色并不都具有积极的效应，对女性来说尤其如此。在劳动大军中，女性同时承担着大部分的家务劳动，而且，一般说来，她们在家务和育儿等方面要比男性花费更多的时间。妻子负责约2/3的家务劳动和育儿工作，她们在家里比男性多干13至17个小时的工作。就业的已婚女性有时要比就业的已婚男性表现出较高比例的心理压抑。带着幼儿的已婚就业女性有时要比没有孩子的已婚就业女性或男性体验到更多的心理疲惫。当把女性的就业角色与其家庭角色结合起来考虑时，许多女性往往会体验到角色之间的相应冲突，而且感觉到角色负荷过重。女性承担家庭的义务常优先于就业的义务。与父亲相比，母亲更有可能将自己的就业安排服从于家庭的需要。女性的角色决定了她们容易应激，这是因为女性将自己的责任确定为如何对他人作出反应（这里的他人既包括年龄幼小的孩子，又包括老人）。对老年父母和亲属的非正式照料，主要是由女性来提供的。这种状况无疑是女性容易紧张的根源，同时也对她们的心理健康产生影响。伴随女性性别的这些因素可能损害女性的心理健康，为家庭成员和亲戚提供照料，常给她们的情感和身体造成巨大的消耗，尤其是在男性参与家务劳动相对缺乏的情况下，她们经常疲惫不堪。[参见《为人父母》(Parenting)]

深入的研究表明，父亲自身参与育儿角色，能够对自身产生积极的心理健康效应。一份关于父母参与育儿的研究报告指出，那些积极参与育儿活动的父亲，既能使他们在育儿能力方面体验到自信，又能使他们在父亲角色的满意方面体验到自信，同时，还能全面增强自尊。如果我们将男性的性别角色重新予以界定，把抚育孩子方面的责任也包括在内，那么我们不仅能将男女两性置于同等的双重角色中，而且也能对促进男性的心理健康产生影响。[参见《父亲》(Fathers)]

四、应激、心理健康和性别

研究表明，女性不仅要比男性经历更多的应激，而且要比男性表现出更多的症状。女性接触应激性生活事件的机遇明显高于男性，从而使她们具有较高比例的心理压抑，包括较高比例的妇女患有焦虑症和心境障碍。女性比之男性在心理上更觉苦恼，这是因为该领域研究较多使用所谓“结果测量”(outcome measures)的缘故，也就是说，倾向于使用涉及症状的“自陈测量”。人们通常作出这样的假设：如果个体的应对能力较为出色，那么他或她就会摆脱焦虑和抑郁。这种有效应对的见解导致一种研究结果的偏见，即认为女性要比男性更易表示心理压抑。有人认为，女性之所以要比男性更觉心理压抑，原因在于她们常常陈述各种症状。性别角色因素能对个体报告症状和寻求帮助的程度发生作用。传统的男女两性角色在容易寻求他人帮助和容忍度方面是有差异的。传统上，男性被视作坚强和不脆弱的，这种观念阻碍了男性在出现精神病症状时寻求帮助。传统的女性性别角色则允许甚至鼓励女性在遇到问题时表现出脆弱性，从而使她们会动不动就报告疾病的症状。[参见《处理应激的策略》(Coping with Stress)，《应激》(Stress)]

尽管女性在心理症状的表现方面比男性张扬，但是研究表明，女性表现出较高比例的心理压抑有其多方面的原因。虽说女性的就业形势被人看好，不过她们仍然囿于女性化的那些职业，包括教育、保健、文秘、家政和服务性行业等。女性较少得到晋升机会，所挣报酬也较少，而且通常没有“关系网”，所有这些都在不同程度上阻碍了她们的事业发展。女性专业人员和女经理也常受制于社会关于女性角色的消极定型（一些消极的态度），这种消极定型把女性描绘成无力适应男性的那些工作领域。性别歧视和性骚扰在单位里仍然颇为流行。这些态度不仅不利于女性加薪和职位提升，而且也损害了她们的心理健康。

女性的生殖事件（例如月经、妊娠、生育和绝经）对女性来说都带有应激性质，雌性激素的波动无法解释她们对这些事件所作出的反应。研究表明，神经内分泌反应因社会角色和其他社会文化变量而变化。个体和社会方面的应对资源会对女性如何对这些变化作出反应产生重要影响，因而人们有必要把生命中的生殖事件（包括月经、妊娠、生育和绝经）放到更为宽泛的心理社会背景中予以观察，以便了解它们对女性的影响。

五、应激、处理策略和性别

性别影响人们处理应激的方式。对男女两性来说，社会上存在一种定型的观念，就是说，在处理应激的过程中，男性是围绕问题展开的，而女性则偏重于情感。例如，曾有报道说，男性要比女性更有可能参与改变应激情境的应对活动。有些人还坚持认为，男性在处理应激时具有独特的心理属性（包括自尊和控制），这些心理属性影响着他们的应对努力。然而，正如其他一些人指出的那样，涉及到控制或相关的那些特征（诸如自我效能等），所表现出的性别差异很可能与彼此社会经验的差异相关。人们已经发现，始终反应迟钝或消极的环境会影响个体的自我效能，而受到影响的自我效能转而又会导致焦虑和抑郁。关于心理特征方面性别差异的研究揭示，应激和处理应激的模型是主要以男性为对象发展起来，很少考虑女性的作用和经验。而且，诸如此类的模型也未涉及应对的其他方面，例如，关注人际关系的应对技术。

研究表明，当教育、职业或地位等因素不予考虑时，人们在处理策略方面几乎找不到任何性别上的差异。当个体处理应激时，他或她所使用的应对类型常与地位、资源，以及与个体地位相联系的权力挂起钩来。比起男性来，许多女性从事较低层次的工作，在此领域，用于解决问题和指导行动的策略选择余地较小。此外，正如上面已经指出过的那样，女性也有可能面对比男性更高的要求，而她们在工作场所把握这些要求的控制权限却较小。

处理策略的研究把个体的行为作为分析单元，并将自主、动因和独立行为等视作有相同效应的应对。但是，研究表明，处理策略对个体和情境来说都是高度具体化的。在我们得出结论说我们有了一般的应对理论之前，重要的是要调查人们所体验到的各种应激情境，并且将此结合到研究的样式中去（这些样式是用于探究性别与应对之间的关系）。在男女混合的群体中，女性可能采取较为被动的方式行事，因为在这样的群体中，定型的角色和社会规范可能得到严格的强化。但是，当这些女性单独行动或者在同一性别群体中行动时，她们的表现则可能因人而异。

六、社会支持和性别：应对的含义

已有证据表明，社会支持对个体的心理健康具有积极的效应。同时，也有研究提示，与女性保持社会联系要比与男性保持社会联系更有利于促进当事人的心理健康。比起丈夫来，妻子既是较好的工具性支持的提供者，又是较好的情感性支持的提供者。此外，在配偶支持系统中，妻子要比丈夫更能经常性地发挥作用。男性经常从自己同女性的交往中获益，而女性则有所不同，她们常从自己与同性朋友的交往中获益。

亲密的人际关系能够帮助一个人应对心理上的痛苦。在亲密的交往中，人们能够表露并讨论有关问题，共同关注彼此涉及的事情，并且接受对各自的心理需要来说颇为关键的建议。这种亲密关系还能提供有用的信息和实践建议，并且鼓舞士气，而所有这些支持有助于个体处理自身碰到的应激原，减少心理压抑。研究表明，社会支持和处理策略二者间的关联在女性身上表现得较显著。女性能够利用更多的处理策略，其中包括利用人际关系。其他一些研究结果也提示，女性通过相互之间的交谈来获得他人的支持。女性能够较有效地利用自身的支持网络，因为她们交谈的话题大多涉及处理应激的途径和方法。女性也更易从情感上卷入他人的生活，并且在宽泛的群体网络中充当抚育者的角色。女性的角色使她们感到有责任对别人的需要作出反应，这种关心和照顾亦是她们心理健康的重要因素。

七、心理治疗与性别

当人们遭受心理压抑或情感痛苦时，常会求助心理治疗。在心理治疗中，人们通过接受帮助来对付自己遇到的问题。女性要比男性更愿意咨询治疗人员。有些人认为，传统的心理治疗是一种社会控制的形式，因为他们发现，治疗像婚姻一样，能够把女性置于依赖权威人物的关系中（在此情境里，权威人物就是心理治疗人员）。而且，如同精神病诊断可能存在偏见一样，心理治疗和治疗人员也会显露出性别歧视的观念。有些报道披露了对女性患者予以性别歧视的事件，或者说心理治疗人员以传统的性别定型看待女性患者，而没有意识到她们的社会处境。就传统的心理治疗来说，存在的另外一个问题是，这种治疗并未将注意力集中在社会环境上，而且有些心理治疗人员（尤其是坚持心理动力学理论的心理治疗人员）常常把问题归咎于患者本身，而没有看到社会环境的影响。一种常见的情况是，当女性出现问题时，她们本人往往将它视为心理压抑的根源。因而治疗的目标则是帮助她们去顺应情境，而不是改变情境，其实，后者才是问题的根源。传统治疗的性别歧视基于这样的看法：通过改善患者自身（对现状视而不见）可以促使女性心理压抑“痊愈”。

随着人们意识到传统治疗存在的问题，尤其是关于性别角色的问题，人们开始倡导另一种疗法，那就是所谓的“主张男女平等的疗法”（feminist therapy）。该种疗法抛弃了传统的行为性别定型假设，接纳了这样的观点：男女之间不同的性别角色和地位对男女两性来说都有潜在的风险，只不过对女性格外明显。主张男女平等的疗法的基本假设之一是：“个体的问题实际上是政治问题”。意思是说，女性的问题反映了社会的人际结构和政治结构。这种疗法鼓励患者从社会和政治的角度来看待自己的问题，以取代过去那种只关注个体自身困难的治疗。治疗期间，患者学会了解社会在导致其个人问题方面所起的作用。与此同时，学会评价自己的经验，探索认识自己的价值。在主张男女平等的疗法中，赋予患者一定的主动权，缩短治疗人员和患者之间的距离，使治疗过程不再令人感到神秘莫测。主张男女平等的疗法并非专门用于为女性治病，因为男性也可以成为主张男女平等的疗法的当事人。不过，与女性相比，男性接受这种主张男女平等的疗法的比例还是很低的。他们之所以不愿意为自己的问题寻求治疗，也在某种程度上反映了男性性别角色的特征，其中主要包括强调独立和不承认脆弱。

八、药物疗法

除了心理治疗外，药物也常用于治疗情感痛苦或心理压抑。影响精神状态的药物被经常用来治疗心理问题，其中包括抗抑郁剂和安定药等。结果表明，比起男性来，这些药物更多用于女性。药物广告以不同的处方模式对男女两性施加影响。广告形象表现女性患者的传统形象，也就是说，她们常被描绘成容易焦虑、抑

郁、紧张和应激的。[参见《精神药理学》(Psychopharmacology)]

九、结　论

性别角色的社会化往往使男女两性得到不同种类的精神病诊断。男性或女性的一些传统特征常被视作精神病的症状。性别偏见在很大程度上影响着精神病的诊断。性别角色的效应是使某些疾病更有可能发生在男性身上或女性身上。女性性别角色鼓励女性关注自己的情感，并且予以放大；男性性别角色则鼓励男性通过各种手段来摆脱自己的一些情感。过去，人们曾经认为，女性与男性相比，心理健康水平要相对低得多。现在，人们逐渐认识到，社会上流传的性别角色可能影响心理健康，而且发现，这些研究结果有时会因性别而异。如同精神病诊断存在性别歧视一样，传统的心理疗法也存在性别偏见。传统的疗法把患者的问题归咎于患者自身，它们只关注改善患者的行为，而不去注意患者的社会背景，以求找到“治愈”的办法。以往，对精神疾病和心理健康的解释主要依据源自生物的中介因素，而心理学的研究在不断告诫我们，社会背景、社会期望和社会化影响对我们了解人类行为颇为重要。

参考文献

Brannon,L. (1996). *Gender: Psychological perspectives.* Needham Hts., MA: Allyn and Bacon.

Greenglass, E. R. (1991). Burnout and gender: Theoretical and organizational implications. *Canadian Psychology,* 32,562-572.

Greenglass, E. R. (1995). Gender, work stress, and coping. Special Issue on gender in the workplace (Ed.) J. Struthers, *Journal of Social Behaviour and Personality,* 10, 121-134.

Lips, H. M. (1993). *Sex and gender: An introduction* (2nd ed.). Mountain View, CA: Mayfield.

Phares, V. (1996). Conducting nonsexist research, prevention, and treatment with fathers and mothers: A call for a change, *Psychology of Women Quarterly,* 20, 55-77.

Russo, N. F. & Green, B. (1993). Women and mental health. In F. L. Denmark and M. A. Paludi (Eds.), *Psychology of women: A handbook of issues and theories* (pp. 379-436). Westport. CT: Greenwood Press.

Unger, R., & Crawford, M. (1992). *Women and gender: A feminist psychology.* Mew York: McGraw-Hill.

Waldron, I. (1991). Effects of labour force participation on sex differences in mortality and morbidity. In M. Frankenhaeuser, U. Lundberg & M. Chesney (Eds.), *Women, work and health: Stress and opportunities* (pp. 17-38). New York: Plenum Press.

黄正平　李维　译　　张诗忠　校

乔奇·达拉纳
(Jorge H.Daruna)
图拉尔大学医学院
(Tulare University School of Medicine)
帕特丽夏·巴恩斯
(Patricia A. Barnes)
路易斯安娜州立大学医学院
(Louisiana State University School of Medicine)

心理健康的个体差异

Individual Differences in Mental Health

一、心理健康的界定
二、心理健康的量化研究
三、行为、生物学与心理健康
四、个人特质与心理健康
五、社会环境与心理健康
六、心理健康最大化的含义

般配婚姻(Assortative mating)　指男女个体由于彼此都具有一个或多个类似的特质而结合为夫妇。

脑的有序组织　指大脑神经网络的具体层面及其活动如何及时随同外界刺激形成高度有序的动态结构，以调节应答。

神经网络　神经元之间相互联结形成特殊的神经环路,使某种脑结构内部和不同脑结构之间保持联系。

社会背景　社会相互影响的各种类型,这种社会影响既指一个人在其环境里通过观察他人体验到，也可直接与他人发生联系体验到。

状态空间(State space)　包容所有变量之可能结构的多维构架，这些变量规定了一个系统和一个复杂实体的状态。

心理健康根植于一定文化背景下人们对行为的理解。在本文中，心理健康这一概念按动态方式予以阐述。心理健康被视为多维构架（状态空间）内的一个领域，该构架包括行为、状态，以及决定心理健康的文化。**心理健康的个体差异**因而可理解为贯穿在这样一种状态空间之中。我们考察了心理障碍的流行病学研究，从而使评价心理健康的现状成为可能。我们认为，生物学观点是最为适宜的多维构架，它不仅可用来联系影响心理健康的全部因素，而且也有助于理解个体早期的社会经历为何具有相对的重要性。同时还认为，绝大多数心理特征跟心理健康有着一定的联系。此外还须强调，在谈及一个人追求和维持心理健康的时候，社会背景、人际交往和社会支持的作用不可低估。

一、心理健康的界定

心理健康的概念是个体在不断演变的思想意识影响下，通过彼此之间的交谈逐渐形成的。这一概念植根于这样一种认识，即个体的思想决定了他的行为举止。于是便形成了一种构架以便用来对行为举止作出价值上的判断。如果行为表现异常，那么行为者的思想就被认为有问题。由于产生健康这样一种理念，因此人们习惯性地把它归因为机体的功能状态，于是心理同机体之间蕴含着某种联系。心理健康并不是一个通用的概念，因为客观上存在着文化的变迁。从某种程度上说，所谓心理健康是指合乎时宜。

考察心理健康必须动态地看，它不是静止不变的概念。促使这样认识的一种构架依赖于行为的状态空间概念。所谓行为的状态空间，包括个体可能作出的全部行为和全部反应，它跨越一切可达及的文化，涉及人们可想象的一切状态。这就势必牵涉到一个范围广泛的空间区域。不过，我们可以通过想象，把它高度简化成三维模样的，因而仍然可能知觉出来。这三个维度分别是行为、状态和文化，它们可借助单一维度分别予以描述。该状态空间中的任何位置，将构成某种行为、某种具体状态和某种特定文化的汇合交叉点。倘若属于某种文化的一些成员将处于具体状态的特定行为视为正常，那么就可以在该空间位置中找到其对应点。对空间中每一个可能的位置重复地这样做，便会产生用于界定正常的许多个点的三维结构。按这种三维结构规定的行为空间状态的区域可以认为是心理健康亚空间。心理健康亚空间依靠剧烈变化的许多点来描绘异常，因而变得非常错综复杂，而且彼此的界限也随着文化内统一维度的混和掺合而模糊不清。最后，心理健康亚空间由于引入时间维度，可以进一步描绘成一种正在变化的实体。

借助行为的状态空间这一概念，我们才能在面对心理健康各种定义作出选择时，不至于陷入困境。从根本上说，所有关于心理健康的定义都处于行为的状态空间中。一个人只要持有某种特定的文化观，那么他就可以在这样一种行为状态空间背景下选择某些通行的看法。比如说，在西方文化背景下，人们关注心理健康要比谈论谁没有心理障碍更为普遍。它表明，从心理健康的要求出发，一个人应该对自己持积极的态度，而且生活中的言行举止要有追求和奋斗目标。同时还进一步表明，一个人对自己的发展应该实事求是，不应完全取决于别人的种种评价。因而，一个人必需很好地融入周围环境之中，做到能身体力行地驾驭环境。这些理念在所有试图阐明什么是心理健康的各种论述中常常可以见到，虽然某些问题时而会引发什么是现实主义价值的讨论。此外，还有自主（相对于相互依赖）和控制、驾驭（相对于融洽、和谐）之价值观的广义文化上的变化。尽管想法具体一点的尝试会很快导致这样一种共识，那就是随便哪种行为其意义都高度依赖于其状态，但用来描述心理健康的准则依然相当抽象，正因为存在如此的复杂性，我们最好尽可能放在行为状态空间中讨论什么是心理健康。

心理健康的个体差异可以概述为诸个体自幼年至死亡的种种行为状态轨迹。在任何时候，每个人的表现都跨越地分布在行为状态的空间之中。因此，如果有人每隔一段时间从某个群体取样进行调查，他将观察到各种各样的行为变化，其中有些人力求保持心理健康，有些人心理健康表现得较不稳定，另一些人则在行为上顺应不良，表现为傲慢自大。这样我们可以在任何时间根据随便哪个点的位置想象那些身体衰弱的个体，他们所处的位置与心理健康亚空间相毗邻。

二、心理健康的量化研究

在某群体中表现为心理健康的个体数量，完全取决于选择赖以用来评价每个个体状况的定义和程序。文化和经济因素也会在确定谁承认自己有心理健康问题或者认为自己有心理健康问题的个体数量方面起一定的作用。例如，在某些社会里，心理健康服务是怪吓人的，人们非常愿意把自己说成身体有毛病，或者将精神障碍的症状看成是需要宗教干预的超自然原因所致。在美国这样的国家里，心理健康服务构成一种重要的行业，人们很乐意被诊断为患有精神疾病，尤其在保险行业里更是如此，因为只有被医生诊断为精神疾病，才可能获得经济上的赔偿。而且患有精神障碍的个体由于没有能力支付款项和履行其他金融赔偿形式，这也会使一些人将自己说成长期患有精神障碍。

心理健康的流行病学研究主要针对普通人群开展精神障碍的数量统计。已经尚有少量的比较研究试图用数量方法直接表示积极向上的心理健康。因此，我们在试图用数量统计方法分析心理健康状况时，需要依靠精神障碍的统计。[参见《精神病的流行病学》(Epidemiology: Psychiatric)]

国家共同发病率研究（The National Comorbidity Study，简称NCS）按照《精神疾病诊断与统计手册》第三版修订本的界定，最近尝试对主要精神障碍发生的特征进行描述。它于1990年9月首次采用概率取样法对某美国群体开展研究，前后持续了18个月。研究表明，在结构性诊断访谈之前的这12个月内，该群体中有30%的人（15～54岁）至少符合一种严重精神病障碍的诊断标准，这类精神障碍包括情感障碍、焦虑障碍、精神分裂症、反社会人格、物品滥用等。严重抑郁症是人群中最容易患的一种精神病障碍(10%)。人一生中患随便哪种精神病的概率，男性为49%，女性为47%。严重抑郁症是最多被诊断出（17%）的，它在女性中的发生率（21%）要比男性中的发生率（13%）高。大约十多年前，从国家共同发病率研究所获得的精神病发生率要比流行病高发区（Epidemiological Catchment Area，简称ECA）研究观察到的数据高。这项研究揭示，在此前12个月内，大约有20%的样本(N＝20 000)至少符合一种严重精神病的诊断标准。人一生中患某种精神病的概率是32%。而样本中只有6%的人被诊断患有严重抑郁症。该项研究所采用的方法在某些方面有差异，但重要的是，人们已注意到其绝大多数的差异是由于严重抑郁症的诊断存在不一致（NCS＝17%，ECA＝6%）。国际流行病学研究也已显示人一生中严重抑郁症的流行率有显著变化：台湾是1.5%；

韩国是2.9%；西德是9.2%；意大利佛罗伦萨是12.4%；法国巴黎是16.4%；黎巴嫩贝鲁特是19%。其他情感方面的疾患例如双相性精神障碍并不显示类似的显著变化（差异幅度从0.3%到1.5%），这表明严重抑郁症无论源自哪种原因(包括文化、研究方法、遗传以及境遇方面的等)都反映了非常显著的不确定性。关于这个问题值得一提的是，设计用来改变此现状的心理干预（例如认知疗法）对治疗抑郁症特别有效。[参见《认知疗法》(Cognitive Therapy Depression)，《抑郁(症)》(Depression)]

最近美国已经着手开展针对儿童、青少年精神疾病的流行病学研究，这项关于儿童和青少年心理障碍流行病学方法的研究揭示，至少就一种精神病（例如焦虑障碍、抑郁症、注意力缺陷多动症、对抗性行为障碍）诊断而言，虽然根据所采用的有关功能性障碍的定义，该精神病的流行率有的高达51%，有的低至5.4%，但大体可认为其流行率是21%。这项研究发现，所诊断的精神障碍中，流行率最高的是焦虑障碍（13%），紧挨着的是破坏性行为障碍（10%）。近年来在美国及其他一些国家，着手进行的有关儿童和青少年精神障碍流行病学的研究表明，精神病的平均流行率是17%(变幅从7%到22%)。这些数据显示，精神病的流行率比20世纪70年代晚期呈上升态势，因为当时总的流行率大约是12%。亚洲国家所作的早期研究也表明，精神病的平均流行率是10%-13%，它是根据老师或家长报告其学生或孩子有否行为方面的障碍得出的。1965年至1980年期间在苏丹进行的研究发现，1965年被诊断有精神病的人只占调查样本的8%，而到1980年这个数字增加到13%。而且，在该同一时期年轻人中精神病的流行率却有很大好转，即从原来的63%降低至47%。[参见《焦虑》(Anxiety)，《行为障碍》(Conduct Disorders)]

根据流行病高发区的调查，老年人（65岁及65岁以上）中心理障碍的流行率好像比中年人和年轻人要低些。据某项研究，人一生中各年龄段的心理障碍流行率是32%，但65岁及其以上老人只有21%。严重抑郁症在人一生中发病较突出，它的流行率在65岁及其以上老人中只有2%，而在整个调查样本中为6%。另外，它在整个样本中12个月的流行率是20%，而在65岁及其以上老人则为17%。很显然，65岁及其以上老人中只有极少数在弥留人间的最后12个月有精神病。这可能是一种同层人效应，而且也反映了生命早期具有精神障碍可能会给一个人的长寿带来影响。

总之，上述证据说明：（1）最近的研究已经指出精神病流行率居高不下，因而意味着一般人群中心理健康的状况可能在下降；（2）在任何时候，一般人群中大约有20%的个体由于患一种精神病而苦恼，只有50%的个体从未受过严重抑郁症的折磨。因此我们认为，无论什么时候，心理健康的个体数量必定低于80%。当每个人要求保持积极健康的特质而不是仅仅满足于没有种种心理症状时，我们才可能突破这个心理健康人数的最大比值。要知道，如果满足于仅仅没有各种心理症状，一个人的心理健康水平就会大打折扣，因为那样的话，一般人群中心理健康的个体数量将会降至50%以下。将来的流行病学研究必须把调查工作与更加精确地运用数量方法评估心理健康这二者很好地结合起来。

三、行为、生物学与心理健康

光立足于行为表现研究心理健康，这样做是很不够的。敢于探究到底是什么在支撑着行为，想必很重要，换句话说，研究者要触及神经网络的动力学。这是基础性的工作，因为只有在神经动态变化的层面上，我们才可能正确认识各种因素是如何改变行为的，因而人的心理健康才能对自身的行为施加影响。也正是在这个水平上，才有可能对自身的发展获得清晰明了的透视，才能认识到那些生前显露的迹象也许非常重要。神经网络并不完全是集合在DNA中的一种程序的简单展现。生前形成的脑是如此的复杂，以致仅依靠人的基因组内那些通用信息是无法予以说明的。在结构上说，脑虽然明显受到个体基因组的制约，但是它同时也必然受控于后天因素的影响，比如母亲在应对社会的和非社会的因素作用时神经内分泌方面的各种反应，也会给胎儿脑的发育带来影响。这样认识似乎是有理由的，因为母亲的内部环境，可以通过作用于正在发育中的脑，给胎儿创造某些不可多得的有利条件，提供刺激脑发育的良好环境。

为数不多的研究已提供证据表明，社会境遇和种种应激原刺激着正在怀孕的母亲，会对其孩子产生可预料的影响。这类研究将注意力投向那些存在这样或那样问题的孩子身上。其中一项有趣的研究调查了成年人的心理健康记录，他们的父亲死于二次世界大战期间，那时他们还在母亲肚子里尚未出世或出生才1岁大。研究者考证了这些成年母亲给他们早期心理健康造成创伤的具体时间。结果发现，精神类疾病发生率有所提高的孩子，其母亲怀孕的时间正好是其父亲被杀死之际。尤其是精神分裂症，它的流行特点更加明显地印证了这种相关性。当然，该项研究结果并不能归结为出生时由于遭遇错综复杂的境况。但是我们看到了这样一种可能性，即某些功能活动非凡的个体也出现在这类人群中——他们的父亲在自己出生之前已经过世。换句话说，母亲遭遇不幸事件会增加孩子未来发展变化的趋异性，而不是单单提高孩子功能障碍的发生率。[参见《产前紧张和人一生的发展》(Prenatal Stress and Life Span Development)，《精神分裂症》(Schizophrenia)]

范围很广的各种非社会因素可能会影响脑的发育，它是通过干扰脑细胞增殖、迁移和分化时必需的化学信号而起作用的。已有文献正式报道妇女怀孕时大量饮酒和过多吃药，会给孩子带来这方面不利的影响。怀孕的时候有病毒感染，会给胎儿脑的发育造成危害。电离辐射有很大的破坏作用，特别是当脑细胞处于迅速增殖时，若遭遇电辐射伤害就更大。诸如此类的因素都会导致发育着的脑的变化，这种变化有些是微妙、难以捉摸的，例如神经递质受体数量改变；有些是显著、可察觉的，例如神经元的数目和序列出现异常。这些异常变化转而影响神经动力学特征，使个体的行为发生变化。这是就神经网络精细结构是否受到影响而言的，要知道，精细的神经网络是婴儿个体行为特征（如气质）赖以存在的基础。总之，神经网络的组织结构发生畸变，至少会使某些个体行为表现异常，其中有的学习出现障碍，有的则最终因发生诸如精神分裂症等严重的精神疾病而感到苦恼。

环境可能会给胎儿脑组织结构带来影响，它跟如下事实相一致，那就是脑组织结构的某些细微变化可能并非由遗传决定的。于是就导致了当前该如何估计遗传力的问题，因为许多人都不太重视生前环境对胎儿的影响。比如以精神分裂症为例，人们对遗传影响的推断来自双生儿的研究，一般认为，同卵双生儿患精神分裂症的一致性（48%）要比异卵双生儿（17%）高许多，后者又比兄弟姐妹（9%）高。其实，异卵双生儿在遗传上的相似性并不比兄弟姐妹高，他们之所以很相似，是因为彼此在遭遇基因－环境－生活年代相互影响方面可能较接近。最终，我们将直接检测每个人的遗传组成（即是否具有特定的等位基因），以便用最恰当的方式评估基因与环境相互作用的效应，当然某些等位基因在特定背景下可能更多地是以天然状态存在着，若实验方法无法专门予以鉴别就很难把它们的作用区分开。[参见《遗传对心理健康的影响》(Genetic Contributors to Mental Health)]

人出生后在外界环境的刺激下，脑的生长及其结构化以很高的速率延续着。这个过程的一个重要方面表现在：随着神经网络的功能化，神经元之间的联结变得不再像以前那样无限伸展。从本质上分析，神经结构可塑性的降低，换来了神经功能特征的稳定性，而这种转变是按一种依赖环境的选择方式完成的。研究这一转变过程最有说服力的例子是感觉系统、尤其是视觉系统神经细胞的组织化。其中一项基础性的观察，就是发现新生儿视觉皮层的神经细胞高度联结。在大体上与早期的视觉实验相吻合的某敏感期，视觉系统接受正常刺激会导致某些神经细胞联结不可逆的消除和导致其他方面的稳定性。因而显示，在敏感期所发生的种种神经活动方式会借助特定的动态变化促使稳定神经网络的建立，而这种神经细胞的动态特征最终是以行为的方式表现出来。由此可说明早期的经历为什么如此重要，人的早期经历不只是刺激一个业已形成的大脑，实际上它以一种动态的和常常不可逆的方式构建了大脑的神经网络结构。[参见《大脑发育与可塑性》(Brain Development and Plasticity)]

有足够的理由可让人相信,在选择和建立具有特定反应性能的神经网络方面,早期的社会经历要比早期的视觉体验重要得多。本质上说，这种同他人相互作用的基本指导规则在婴儿直接的社会性联系中已开始确立。大脑并不知晓这种相互作用的方式，而且开始时所遭遇的社会刺激可能并不典型。即刻所发生的好像是以一种自发方式关联的。关于这一点，语言的获得可提供一个很好的说明。婴儿早期的语言能力似乎相差无几，不论婴儿出生在哪种语言环境中概莫例外。不过出生后没多久，婴儿的发音越来越同他生活环境中所讲的语言特征相吻合。随着发音特征不断适应周边生活的环境，他逐渐丧失了某些并非环境特征的语言发音能力。于是人的这种加工语言的神经网络受到选择，并且以妨碍将来学习能力的方式稳定下来。要知道，人们在学习第二语言或者无论什么年龄因语言能力丧失需要恢复时，人类在言语能力方面的这一特点就较明显。由此说明，大脑最大程度的可塑性往往受到年龄的限制(即受敏感期的限制),而且正在获得的语言能力暗示着可塑性的相对丧失，因为这种可塑性高度依赖于时下的神经网络。

照料者同婴儿的互动联系是大脑结构得以形成的动因之一,而期间大脑神经网络对婴儿的社会性行为起到关键的作用。我们可以想象，营养供给、情绪影响、大人忽视或者物品滥用是否会对脑的构建产生影响，各种因素的协调一致将促使大脑以最适合此类情境的方式构建整合。当相互作用不协调时，大脑的构建整合可能形成不稳定的神经网络,从而使人表现出无规律或者看上去不太和谐的行为。这种早期的体验具有持久的效应。支持这种观点的证据来自早期社会经验对灵长类行为影响的研究。该项研究令人信服地显示早期经验确实具有持久的效应。例如，早期对个体进行社会隔离，结果其物种个体间正常交往的能力丧失。若将以往隔离的动物个体放回该物种的社会群体中，它们会按照原来的活动方式自行其事，或表现过度、不适当的攻击行为，甚至连性行为也难以顺利进行，若是雌性个体，则表现出虐待自己孩子的行为。不过，这种后果在所有动物物种中并不都很明显。多达30%被隔离的动物个体行为似乎并不表现异常。因为如果允许那些被隔离的成年猴子同幼年小猴生活在一起，相互影响一段时间，也有可能使其行为习性得到一定的恢复。让不适宜的照料者（如同龄伙伴）护理也会产生相当微妙、难以捉摸的效果。因为当观察它们在栖息环境中的所作所为时，这些猴子的行为似乎并不特别怪异。然而，若将它们带离熟悉的环境，以隔离方式生活，它们就会在行为和内分泌方面极度痛苦地表现出来，而且这种行为倾向持续到成年才有所好转。

大脑有序构建中可察觉的种种变化延续至青春期会越发明显，这时它是以一种神经突触缺失和髓鞘化的方式表现出来的。髓鞘化的持续变化即使过了青春期也能觉察出来。不过，比之出生前和出生后早期阶段所发生的改变，这些变化则较难以捉摸。毋庸多说，个体新的生活经历能够改变大脑的神经网络，但是其影响可能并没有早期阶段那么显著，因为这时脑的可塑性区域已有很大的限制。神经网络的这种联结可在神经组织水平上检测出来。有一点最好能意识到，那就是:基因在大脑构建中所发挥的作用是绝无仅有的，因为它在敏感期以依赖于个体经历的方式几乎勾画着大脑的绝大部分网络结构。这一过程可能是以个体获得应对环境的能力作为其特征，同时它使个体丧失了某些适应不同环境所必需的灵活性。我们应该认识的是，培养心理健康时许多因素似乎与此有关。

认识到行为是神经动力学特征的一种表现形式，有助于我们坚持这样一种见解，那就是各种非社会因素能够左右大脑的神经网络活动，因而影响婴儿的心理健康。这里，一个人会遭遇两类因素的影响: 有害的因素和有益的因素。潜在的种种影响将是长期的，从消极有害的一面看，它包括有毒的化学物质、辐射、机械性损伤、感染、营养缺乏以及其他器官功能失调。从积极有益的一面看，显然各种药剂和电惊厥治疗，对于许多遭受某些精神疾病折磨的患者来说，能起到缓解情绪和改善行为的作用。比如说，像碳酸锂这种简单化合物对那些情感表现不稳定的人有显著的缓解功能。另一方面，像铅这种金属元素若不经意地在机体内日积月累，将会导致一个人社会行为严重失调，并且随着时间的推移而加剧，可能引发反社会的生活风格。有关心理功能方面的其他非社会因素也会因免疫系统功能活动的改变而导致心理障碍。大脑的功能因免疫系统细胞释放一些物质（如抗体、细胞因子）而变化。其运作机制可能是由于衰弱性病症而导致行为改变（如慢性疲劳综合征）以及扰乱思维过程（如精神分裂症）所致。[参见《心理神经免疫学》(Psychoneuroimmunology)]

纵观人的一生，心理健康若按行为加以界定的话，那么其本质则是神经动力学特征的一种表现形式，这种动力学特征是在大脑敏感期形成的，具体说就是通过某些基因、以知觉为中介的体验以及接触周围物理环境的诸多因素这几方面的相互作用相互影响，另外还加上机体其他器官系统活动的配合。

四、个体特质与心理健康

应该看到，许多人都保持着健康的心理状态。其中少数人能做到完全不顾异常不利的各种境况，哪怕心理障碍之遗传风险不断提高，哪怕碰到长期健康方面的麻烦，或者遭遇过度的消极事件，照样能保持心理健康。近年来这后一类人群已经引起广泛关注，人们期待能习得有关这方面的个人特质，以便使自己可免遭灾难的困扰。

一个人的特质如何确定有赖于年龄。个体特质的评估，一般来说在婴儿和幼儿时期主要依靠别人（比如父母、老师）的介绍。等长到少年时期，可以从同龄伙伴那里了解。进入青春期和成年以后，习惯做法常常是用行为和态度的自陈报告来评估当事人的特质。还有借助结构性访谈和测量等其他评估方法，这些评估方法不仅调查当事人的行为，同时还涉及人的生理反应，诸如心率、血压、皮肤导电性、血液化学成分以及大脑活动状况。这里，我们主要讨论行为以及似乎跟心理健康相关的一些个人看法。与此有关的是，我们更加愿意讨论如何预测和保护，因为许多跟心理健康关联的个人特质可能印证了心理健康的方方面面，它们并不是截然区分和独立存在的。因此，我们简要介绍保持心理健康的那些人是怎样言行举止的，或者描述他们一生的各个时期是如何表现的。

婴儿的行为特征，可从其活动水平、活动规律、对变化的反应、情绪特性以及注意广度等几方面加以考察。所谓气质的看法，通常归结为婴儿行为的上述这些变量。具有“平静从容”气质（指活动常较有规律，适应外界变化，具有较为适度的积极情绪以缓和自己的激烈情绪）的婴儿比之具有“烦躁难弄”气质（指活动无规律，不适应外界变化，具有非常强烈的消极情绪）的婴儿，显然不大可能会患行为障碍。因此，前一种气质可能是最早一组跟心理健康密切相关的行为。[参见《人格》(Personality)]

通过调查那些不论境遇如何不利而能够保持适应性行为的儿童，研究者发现他们比之那些行为障碍的儿童往往更具有社会意识，拥有一种幽默感，不大容易冲动，而且认知能力较强。围绕该领域研究而重新提出的一些题目，涉及儿童的心理健康可能跟如下因素相关，它们是：积极的自尊，可控制的情感，认为环境能够预测，将生活基本上看作是一种积极的体验，以及社会交际能力和智力等。关于儿童和青少年的研究几乎都这样认为，即一个人的社会关系对心理健康至关重要，关于这个观点下面一节将要详细讨论。

谈到个人特质，自我功能(ego function)的概念值得关注，因为我们发现许多特质是同心理健康相关的，以前人们将心理健康曾看作为自我的功能。根据弗洛伊德（Freud）的观点，自我是人格的某一侧面，它可保障环境迫使情况下个人的需求得到满足。自我本质上可归为各种心理活动，从而能较为适应地解决问题。自我功能随着人的一种认知体验而发展，即认识到一个人在缤纷复杂的世界中就最终统一的同一性发展而言是独立存在的。自我力量或恢复力是自我功能的成分，它表示一个人在面对挑战时自我功能的稳定性。自我力量的自陈测量已得到开发，正如人们所期待的那样，从反面看它与测量心理悲痛和心理障碍相关。

耐性是自我功能的另一种成分，它通常表示一个人在应对苦难或不幸时，似乎能使负面影响健康和快乐感的效应达到最小。据说，坚韧不拔、有耐性的个体将生活看得充满意义，认为生活是一个人该承担的一种义务和许诺。他们相信耐性属于个人驾驭境况（控制）的能力范围，任何境况无论是不利的还是其他什么样的，对个人来说，都将提供一种有利个人成长（或带来挑战）的机会。耐性这一自我功能的成分一般通过自陈加以评估，它跟自我力量呈正相关，跟心理受损的测量呈负相关。[参见《健康领域的耐性与效率》（Hardiness Health And Effectiveness)]

关于归属耐性成分的控制概念，在较早的各种成分中也是显而易见的，比如控制点和自我效验等，已有人提出，它能对人们在如何处理当前情境（以往曾经历过）时所表现出的行为差异作出解释。控制点是指个体的期待，它涉及良好的结果将如何发生。一般认为，良好结果若看作是碰巧或是由他人促成的，持有这种想法的人便具有一种外在的控制点；而良好结果若看作是自己的行为造就的，持有这种想法的人便具有一种内在的控制点。自我效验是指个体的信念，他能成功地为获得所想的结果而身体力行。内在的控制点和高度的自我效验这二者，弄得不好往往会反过来同心理障碍相关联。

通常，对自己处理情境的能力抱乐观态度的人，似乎充满着上述这些自我功能的成分，同时还包括其他普遍自尊和无条件的积极自我关注。确实，气质性的乐观主义此刻增添到这些自我功能成分系列中，往往会跟心理快乐和心理健康联系起来。显然，由许许多多此类活动凸现的是这样一类信念，即引发事件的原因和一个人的能力可视为一种内在变化的动因，它促使自己的所作所为有利于培育快乐、增进健康。当面临不利情境或者遭遇挫败时，它可以用来解释这样一些事件，那就是说，一个人的归因风格可成为随后如何活动的一个决定因素。我们可以按照下面三个基本维度来划分有关因果的归因：（1）内在的与外在的；（2）稳定的与不稳定的；（3）普遍的与具体的。例如，一个人找不到工作之后他可以对自己说："雇主对我的技能完全适宜于做那项工作没有把握"，或者可对自己说："我没有能力找到工作"。前者的因果归因是把问题推向雇主（外在的），关于是否适合那项工作（具体的），关键是雇主不相信我的能力（不稳定的）。这样他所采取的应对行为就较为主动，关注的着眼点是问题。与之相反，后者的因果归因风格是把问题归咎于自己（内在的），因为自己缺乏找到任何工作（普遍的）的基本能力（稳定的）。在这种情况下，他所持有的看法往往使自己很难面对挑战。[参见

《乐观主义、动机与心理健康》(Optimism, Motivation, and Mental Health)]

跟处理逆境持类似看法有关的一个重要问题，牵涉到一个人面对逆境时能多大程度地身体力行适应之，即使在某些人看来这纯粹是从心理健康角度考虑。一般说来，那些心理健康较好的人往往对自己抱有相当积极的认同感，他们会夸大个人自我驾驭事物的能力，而且抱有高度乐观的态度。已有大量证据表明，现实地评价各种情境往往会使一个人容易产生很典型的情绪抑郁。因此，自我功能成分的部分失真好像会使一个人保持一种积极向上的看法，因而可能有利于维护心理健康。

个体特质的最后一种成分涉及性别。正如前面指出的那样，性别往往跟抑郁有关，而且还跟牵涉抑郁的其他心理特性有关。要知道，性别方面的差异在某些心理障碍发生之前就已经存在。比如，研究已经揭示，女性在出现沮丧之前常常情绪焦虑，容易心烦意乱，有症状躯体化现象，以及同时表现出缺乏自尊。而男性则不同，他们会不时表现出反社会行为，对别人不太友好，也不易被人直接察觉机能障碍方面的问题。类似地，就那些已被诊断患有精神分裂症的个体来说，女性常常在功能上表现出患病的预兆。这些发现再简单不过地表明，性别作为一种因素通过行为的状态空间影响着一个人的健康与患病状况。[参见《心理健康的性别差异》(Gender Differences In Mental Health)]

事实上，若抱一种积极向上的态度对待自己的言行活动，并且坚信自己能够面对和驾驭生活中的各种挑战，那么应该承认，这样的人所具备的个体特质基本上符合心理健康的主要标准。因此有关文献指出，在心理健康亚空间中状态良好，将有助于他或她一直保持健康和快乐，即使这个人由于所处环境改变或者遭遇不幸的事件(如生病、失业或离婚)，使他或她的地位、状况发生这样那样难以预料的变化，也不例外。这里关键的问题似乎是，一个人如何从一开始就使自己处于较为积极有利的位置？对此，我们所要关注的是那种十分重要的社会关系。

五、社会环境与心理健康

沿用习惯做法，首先探讨社会环境即母亲与孩子的关系是怎样影响心理健康的，因为随着呱呱落地，胎儿便直接投身到人与人之间的社会关系之中。其实，社会对个体的影响可能是在其出生之前就已经发生，毋须多说，孩子在出生前那段时期，母亲同她所处社会环境的相互作用对胎儿也会有影响。社会环境的故事在小生命发生的相当早阶段就已经开始，是完全可能的。换言之，我们要考虑的是，行将编码未来个体的那些特定基因在母亲怀孕的瞬间起是如何跟母亲一同受到社会故事影响的。

我们对此的简单答案是：社会上的人际亲近具有决定性的意义。那些经常接触的非亲属个体多半是知交伙伴。社会上的这种亲近就发生在特定文化和特定环境中。毗邻生活在一起的人具有特定的统计学特征，他们在附近学校里和作为社区的部分环境里一同玩耍、相互影响。不管在哪个社区，这种人与人之间社会交往的性质主要取决于特定交往风格的个体有着多大程度的互动。社区内若大多数人彼此关系疏远、不重友情，那么可以预料所构成的社会环境将犹如一盘散沙。如此的社会环境加上狐朋狗友集聚在一起，二者协同作用，就必然会自我强化地选择某些基因。在某种意义上说，遗传因素影响行为是一种社会现象，其效应似乎会通过人群而增加个体表现型的变异，因为较好的表现型和较差的表现型都会以极端的行为方式凸现出来。于是，遗传因素和社会力量以自我不断循环的方式交织在一起，维持着人类行为的多样性。

胎儿的众多基因在社会环境施加的各种紧张中经受着选择，随后小生命出世。在这个时期，其基因的表达对社会因素保持着高度的敏感性，这些社会因素既有直接作用的，例如社会刺激直接引起胎儿的神经内分泌反应；也有间接作用的，例如母亲滥用药物而影响到胎儿。一些证据已经表明，社会因素会对大脑的发育产生影响。还有的研究指出，母亲在怀孕期间若人际关系长期紧张（例如婚姻生活不协调），往往会导致所生的婴幼儿发育异常，行为出现这样或那样的问题。经济条件本身好像并不构成一种影响孩子成长的社会因素，尽管那些长期存在人际关系问题的个体在社会经济地位低下的人群中总是比较多。与他人相处得不融洽，既跟其经济收入不富裕有一定关系，也可能会影响到其子女在健康和行为方面表现欠佳。因此，我们最好把社区内人与人之间不相适应的互动交往视为社会经济地位低下与心理障碍之间通常存在相关性的指示物。[参见《社会经济地位》(Socioeconomic Status)]

不过应当注意的是，人际交往能力低下的个体绝不是在真空条件下无缘无故地“滑落”到较低社会经济地位的。他们常常是由于别人通过特定经济政策为表现形式的价值观和态度的潜移默化而与其他隔离开来。于是乎，一种屏障或者称之谓不敏感的区域便围绕这样的社区周边产生，使得该社区里的人们较难忍受，也不容易摆脱。

出生以后，婴儿开始直接且更多地接触周围的社会环境。在同社会的相互影响中，婴儿的气质成为一种重要的因素。正如早就注意到的，有气质性问题的婴儿在童年时期就开始表现出行为上的异常。不过，婴儿的行为表现多少受到抚育者的影响，也就是说，抚育者处理自身挫折的能力，反应上的始终如一，以及在同婴儿互动过程中所表现出的那种随机应变和足智多谋，会影响着婴儿。因而此期间就开始了抚育婴儿的过程。在抚育婴儿中所发生的一些事件，都毫无保留地左右和制约着孩子早期社会生活的几乎各个方面。根据所收集的资料看，很显然，孩子行为表现不如人意往往跟父母所作所为有密切关系，牵涉到的具体例子包括：不恰当的抚育管教，教养的口径不一致，正面教育不够，父母忙于其他事情很少管教，家庭的亲和力较低，此外还有家庭成员不时吵架，彼此不融洽等。

抚育孩子是家庭生活的一个重要方面，孩子的成长由于不可避免接触家庭成员而受到影响。在家庭里人际的相互影响是错综复杂的，它涉及夫妇彼此的情感交流，也包括父母与孩子以及兄弟姐妹间的交流。家庭的大小也影响到孩子将会从家长那儿得到多大程度的关心；调查发现，家中的老大以及只生一个孩子的话，他们得到家庭的温暖明显要多得多。

家庭生活的井井有条是培养孩子解决问题能力的一个因素。生活在温暖关爱家庭（家中所有成员都感到亲密无间）里的孩子，比之生活在四分五裂家庭（家里有的成员被驱逐在外）里的孩子，前者不大会发生行为问题，而后者不是陷入三角恋爱，就是与他人有矛盾，闹得不可开交。

夫妻不和、时常争吵，会给孩子的行为调适带来负面的影响。当然，孩子因性别差异这种影响可能有所不同。任何群体内人与人之间难免会发生一些争执，问题是这类争吵过多会对当事人的身心造成伤害。倘若导致人际不和的争吵是经常性的，给人的情感伤害极大，还会影响到孩子:由于争吵没有及时排解可能无缘无故地责备孩子。关于这方面应该注意的是，孩子养成的性格既可能成为父母争吵的导火线，也可能使父母争吵所产生的影响得到一定的缓解。

早期父母的关爱，对培养孩子安全依恋于主要爱抚者，以及促进孩子在整个童年期（即使在家庭外的环境里）主动适应环境均有一定的作用。人们观察发现，孩子在随后生活岁月中如果持有这种安全依恋，那么可以预料他们适应环境的一系列社会能力将与日俱增，并且顺利地跨入青春期。具有安全依恋的婴儿往往是在别人对他抱有积极期待的环境中长大，他们充满自信，而且与同龄伙伴关系亲密友好。人们猜测，这种状态还通过早期形成的融洽关系以及对自我控制的期待而不断得到调整。从而使他们养成一种参与社会的风格，即始终伴随着满意和快乐。[参见《依恋》(Attachment)]

跟踪调查的资料显示，幼儿早期阶段（大约4岁）父母的抚育风格对于他们在成年早期养成理想的调适习惯将产生十分重要的可预期影响。事实上，年幼儿童的父母若总是以独断独行的家长面貌出现，对孩子动不动加以训斥或责备，无缘无故地流露不满的情绪，有时又慈爱备至让孩子变得很懦弱，那么在这种家庭中长大的孩子就很容易焦虑，防范意识过强，面临压力六神无主，一旦遭遇挫折则半途而废。这些孩子往往缺乏人格激情和个人同情心，缺乏同他人密切交往的能力，而且也不大喜欢别人或者不被别人所接纳。[参见《为人父母》(Parenting)]

在抚育幼儿时，一个特别重要的方面牵涉到父母如何指导孩子应对各种消极情绪。孩子出现消极情绪时，家长采取容认接纳的态度，并且当孩子在对付和显露这类情绪时给予指导帮助，那么他们的孩子在初中学习阶段就能较出色地完成学业，跟同学关系融洽，而且身体也很健康。

到了青年期晚期，这些孩子家庭环境的氛围特征对他们成年后能力的直接影响开始削弱，而代之个体的信仰追求、价值观念和生活方式的影响大为上升。家庭环境对孩子生成类似乐观主义倾向那样的影响看来很早就已发生，这种影响在孩子早期是相当稳定的，而且有利于促进孩子的心理健康。

家庭氛围的一个重要方面表现在，兄弟姐妹为彼此间复杂纷繁的交往提供了各种机会。学者们讨论的问题之一是，父母在兄弟姐妹的交往中会给予多大程度的干预，以及该采用怎样的干预风格。某些人不喜欢父母老是进行干预，因为孩子在与他人发生争执时家长少插手，他才能无拘束地施展自己的技能。有些人甚至认为，同胞姐妹之间的互动对于从小灌输果断的抗争技能和培养公平理念称得上万分宝贵。这些理念会进一步加以推广，并运用到其他人际交往中，比如与同龄伙伴如何打交道，并成为一个人生活中能否长期适应环境的有效标志。

兄弟姐妹之间互动关系的纵向研究表明，他们具有积极向上的人际关系往往源自家庭，这类家庭尤其是父亲对他们的互动有非常积极的作用，碰到有的孩子用消极不良的方法对待别人时，父母态度鲜明公正，家庭成员情同手足、不分你我，这些孩子逐渐就会养成一种没有任何困难不能克服的气质。人们由此进一步发现，同胞兄弟姐妹之间在行为调适方面的差异至少部分是由于父母的不同管教方式造成的，如果父母对孩子采用高压、独断专行的家长作风，将会直接导致孩子将来行为调适能力低下。假若在如何对待孩子行为举止方面家长的态度前后迥然不同，那么就会使孩子原本贫乏的情感雪上加霜。兄弟姐妹们对父母与孩子之间关系的微妙变化十分敏感，此外还对父母的婚姻状况以及彼此的性格特征也十分敏感。就孩子的心理健康而言，这些因素都显示出同样的重要性。因而有人认为，跟同胞兄弟姐妹关系和谐融洽，是心理健康不可缺少的一个方面。

家庭中出现互助、争执和好感等各种关系，正是不久的将来与同龄伙伴和不熟悉的成人打交道的预习，而父母与孩子的互动恰好为孩子同他人交往创造了条件。父母言教身传让孩子学会如何与他人交往，其意义也在于此。父母在为孩子创造与他人交往机会的时候可予以指导。与他人的相互交往转而产生反馈，也会影响到家庭成员之间的互动。像这样更大社会背景下的复杂交往，会对一个人产生难以预料的结果。同龄伙伴之间的交往很重要，因为人们发现它堪称一个人心理健康的晴雨表。当然这并不等于说，与同龄伙伴关系不好就预示有什么毛病，而是说他们可能预示早期受损的迹象，这种受损最终会在外表上显示异常，比如患精神分裂症、形成反社会人格，直至行为调适轻度失调。

遭同伴拒绝或抛弃常常跟个体行为调适不良和有心理障碍有关，这已经得到许多文献资料的证实。有关文章指出，这类人往往处在心理失调、身体患病的较大风险中，有些得不到社会支持的人甚至会过早地死亡。社会支持的程度可根据一个人与他人接触的次数加以衡量，它不仅见于组织有序的社会环境如教堂、学校和工厂中，而且也见于朋友圈和远近亲属。例如，有人发现，面临应激时有规律地参与宗教性质的服务活动对心理健康很有好处。

据有人推测，在实施社会支持的过程中，让他人知道某些事情有时具有积极的作用。因为别人了解以后，可以消除疑虑，谈出不同的看法，提供有关信息，或者可以给予具体的帮助。当然也可三言两语很简要地告诉他人，或许就能从中收益，因为有人发现向别人表露个人重要的一些事情，能促进健康。

社会支持显然离不开与之来往者的关系状况和交往技巧。有的时候，社会性支持和社会性损害可能出现在同一种关系中，例如夫妻就是这样。有证据表明，社会性损害可变性非常大。因此，许多社会遭遇可能产生截然不同的效应，至少在某个时候对某些当事人来说是这样。当然，就很大的社区样本而言，社会支持会对健康起促进作用。令人遗憾的是，大家并没有身体力行地使之成为现实。比如，研究已经揭示，那些处于极度悲痛的人和那些非常需要社会支持的人，往往极少得到社会支持，因为表露出内心的痛苦，不知为何反而拒绝潜在的种种社会支持。事实上，这些人需要得到专业人员的帮助。应当认识到，形式多样的心理疗法和各种其他类型的心理健康治疗实际上就是专门化的社会支持。[参见《社会支持》(Social Support)]

六、心理健康最大化的含义

心理健康是一个动态的概念，它作为文化进化的一种功能是在不断变化的。许久以前，人们就已经不再把同性恋视为一种心理障碍。此外还有这样的一种情况，即人存在着一种抽象的个体特质，比如保持高度自尊的能力，维持良好人际关系的能力等，这类个体特质表现始终如一，可作为积极向上心理健康的指标。

一个人如何逐渐具有这些个体特质（它界定人的心理健康和保障心理特征的

稳定），似乎深深地根植于所生活的社会环境中。社会环境协同相爱的配偶使得体内的那些基因在受孕的一瞬间彼此融合。社会环境其实早在胎儿发育、未出生之前就已经为他们母亲的社会交往活动搭好了舞台。随后，家庭中的社会关系在进一步塑造孩子的发展，它是以一种人际关系具体预期意向的方式施加影响的。这种预期会同社会环境，加上面向未来彼此相互作用，产生各种连绵不断的体验，从而使一个人终将坠入社会互动模式的网络之中。在这种广义的社会中，个体的行为会变得很不适应，于是可能表现为心理障碍。

由此可见，社会上的各种因素对一个人发展具有重要的作用，但是它们并不代表作用因素的全部，因为正如前面所指出的那样，人的各种行为归根结底是靠生物机制调节的，它受到可影响大脑功能的各种各样机体因素的制约。认识人的精神活动和行为机制的生物学基础，对于理解个体的机体基因、人的社会经历以及决定人一生发展历程的敏感期间起作用的机体因素这三者间如何相互影响必不可少，否则将一事无成。更加需要指出的是，由于大脑作用机理极其复杂，人的某些行为可能属于个体现象，不能简单地通过还原为基因、外部表现、经历或者彼此的相互作用予以解释。那些可用来清晰说明心理健康为何较差的生物学观点，不管出于什么原因，往往能用来解释某些人在遭遇其他风险因素时为何抵抗力较差。例如，仅次于社会支持丧失的消极情感因素的增加，往往会使一个人的免疫功能受到相对的抑制，因而机体较容易受病菌感染或者生恶性肿瘤，于是大脑的功能受到影响，心理健康受到威胁。另外一个病理学实例是，那些依靠酗酒、物品滥用来应对情绪悲痛的个体，会导致社会支持瓦解，大脑和其他器官也因此受到损害，这样长此以往，其心理障碍变得日益严重。

心理健康方面的个体差异，或者行为方面的各种表现，反映了多种因素的运作状况。显而易见，如果一个人在胎儿时就中止某些因素的作用，那么他今后的所作所为将很类似于其家族的基因型格调，当然要非常精确地规划一个人的生活旅程实际上是不大可能的。倘若胎儿在母亲妊娠第3个月之前，根据其神经组织的发育状况来描述他简单的行为举止，通常认为这是可行的。当孩子长到2岁至4岁的时候，行为倾向似乎越来越明显地成为后继行为和心理健康的指示物。由此表明，趋于发育成熟的大脑神经组织可能开始具备相对稳定的神经网络特征，它决定着人的活动方式，而个体的行为表现赖以引发出社会性应答，正是后者才导致了个体愈加根深蒂固的行为活动方式。举例来说，预期别人会发起攻击的人，以及随之动不动会冒犯旁人、从而做出攻击行为的人，将会迫使别人发怒，甚至一触即发引起暴力纷争。[参见《攻击》(Aggression)]

根据我们目前的认识，要想最大程度地提高心理健康水平，主要依赖于人的发展和社会方面的影响，其中前者在生命早期的敏感阶段已经开始启动，后者对大脑神经网络的成熟乃至人的行为都会起到非常巨大的作用。因此，用来促进和保障心理健康的服务和程序，必须在生命诞生的相当早时期就开始。影响人发展的重要事件在胎儿时期已经形成，在母亲和家庭为主的社会情感条件下所作出的种种努力应当视为产前保健的组成部分。在这方面，非常有必要开展大量的精心研究，以证实胎儿期所遭遇的事件同继后个体发展状况的关系。此外，对出生后1个月婴儿合乎标准的护理保健，及其在家庭中婴儿与他人的互动，也是很重要的。

促进心理健康的种种干预应该延续到亲属，把它作为日常护理手段的主要一部分，并且以后贯彻到学校里。在学校里，社会背景的作用可以通过有关社会影响的课程予以弥补，以促进个体及其行为的发展。传统的心理健康服务必须做得更加有声有色、行之有效。它对于帮助人们克服适应不良的倾向，重新认识个人以往的所作所为是十分必要的，或者说通过接受治疗对克服心理障碍也是必不可少的。另外，有必要超越心理健康服务的范围，重视家庭中所发生的各种不利心理健康的氛围，应帮助面临危机的家庭重新构建良好的社会互动关系。这类服务在小学那样规模的街道内也适用。街道邻里的氛围状况将决定此类服务的能力。这类服务的主要目标是预防抵制有损心理健康的不良行为习惯。当人们在达到某种程度的稳定状态后，再要治疗和纠正其适应不良的行为习惯相对来说要困难得多。因为即使他们具有一定程度的可塑性和行为修正能力，但此时要做的是重新构建神经网络（个体选作自我永久保存的那部分）。

人们必然会期待更广泛的服务程序，这恰好多少勾勒出大家在经济方面的拮据和忧虑。经济资源是不是能为这样的服务程序提供帮助，促使我们追溯到文化和价值观念的领域考虑问题。关于这一点，值得注意的是，着眼于个体水平的服务若效果不好，往往会牵涉整个社区健康快乐的各种人的赢利状况。如果这种服务同样在社会水平上加以推行，那么不难预料，当心理健康水平下降时，优先考虑个人的金融赢利便会以损耗社区的健康快乐为代价，随之甚至会削弱人们的心理健康乃至将来的心理健康。在面临经常性地削减心理健康服务基金的威胁时，我们是否看到服务中的这种动态变化？当然，大家很不愿意看到，但是大规模地促进心理健康的活动并没有置于十分优先的地位，倒是一个不争的客观事实。

参考文献

Coan, R. W. (1977). *Hero, artist, sage, or saint? A survey of views on what is variously called mental health, normality, maturity, self-actualization, and human fulfillment.* New York:Columbia Press.

Desjardais, R., Eisenberg, L., Good, B., & Kleinman, A. (Eds.). (1995). *World mental health: Problems and priorities in low-income countries.* New York: Oxford Press.

Edelman, G.M. (1992). *Bright air, brilliant fire: On the matter of the mind.* New York: Basic Books.

Funder, D. C., Parke, R. D., Tomlinson-Keasy, C., & Widaman, K. (Eds.). (1993). *Studying lives through time: Personality and development.* Washington. DC: American Psychological Association.

Kauffman, S. A. (1993). *The origins of order: Self-organization and selection in evolution.* New York: Oxford Press.

Luborsky-Levin, B., & Petrila, J. (Eds.). (1996). *Mental health services: A public health perspective.* New York: Oxford Press.

Mrazek, P. J., & Haggerty, R. J. (Eds.). (1994). *Reducing risks for mental disorders: Frontiers for preventive interventions research.* Washington, DC: National Academy Press.

Peterson, C., Maier, S. F., & Seligman, M. E. P. (1993). *Learned helplessness: A theory for the age of personal control.* New York: Oxford Press.

Plomin, R., & McClearn, G. E. (Eds.). (1993), *Nature, nurture, and psychology.* Washington, DC: American Psychological Association.

Rutter, M., & Rutter, M. (1993). *Developing minds: Challenge and continuity across the life span.* New York: Basic Books.

张诗忠　译

桑德拉·格拉哈姆-伯曼
(Sandra A. Graham-Bermann)
密歇根大学
(University of Michigan)

家庭暴力干预

Domestic Violence Intervention

家庭暴力 由一个伴侣对另一个伴侣实施的身体暴力，意在造成对方躯体疼痛或伤害。暴力形式包括推搡、掴打、猛击、用东西敲打、用武器造成伤害，或者用武器相威胁。这种暴力所造成的伤害，大约使95%的女性受损。因此，家庭暴力这个术语既指配偶遭受虐待，又指女性遭受虐待。根据受到伤害的统计数据，女权主义者认为，女性遭受虐待是一个更为确切的术语，因为它反映了家庭暴力的实际状况。至于配偶遭受虐待，则可能不包括那些虽然没有嫁给施虐丈夫但仍遭受虐待的女性。

情感虐待 对女性施以心理上的虐待，包括经常性的言语攻击（例如威胁、辱骂、贬低和其他表示反对的言词），以及施暴者所采用的试图控制和限制女性行动和行为的手段。施暴者利用情感上的虐待来折磨女性，使她与人隔绝，以便在两人关系中居于支配她的地位。家庭暴力始终包括来自伴侣一方的威吓和污辱，这种心理虐待既可能涉及身体上的攻击，也可能不涉及身体上的攻击。

婚姻冲突 言语上的不一致，包括意见上的微小分歧到婚姻双方的激烈争吵。婚姻冲突和家庭暴力两者有着若干重要的区别。第一个区别是，婚姻冲突限于言语上的互动，而家庭暴力既包括言语上的攻击，又包括轻微或严重的身体攻击。第二个区别是，家庭暴力是对女性施以心理虐待，目的在于控制她的行动和行为。其他一些重要区别是，家庭暴力涉及亲密关系的整个范围，包括已婚夫妇、同居者、分居者和离婚者的行为。

创伤后应激障碍（Posttraumatic Stress Disorder，简称PTSD） 一种精神病，其诊断根据是患者目睹或经历极端悲痛事件至少3个月后仍然发生种种明显的异常行为。在此背景下，由亲密伴侣施以的身体上的伤害所导致的创伤性反应，在暴力事件发生后还持续着。创伤后应激障碍的诊断标准包括：对暴力事件作出强烈的消极反应、做恶梦、回避与事件有关的人物或地点，以及每次想起该事件就会出现生理性唤起。为了确诊创伤后应激障碍，当事人的行为反应必须与特定的创伤事件相联系，而不仅仅是一般的应激症状。当各种症状至少在事件发生6个月后初次表现出来时，创伤后应激障碍的延迟症状便开始呈现。被殴打的妇女和目击该暴力行为的孩子，都会产生创伤后应激障碍的症状。

一级预防、二级预防和三级预防 致力于识别社会问题而作出的公共卫生方面的努力，称作一级预防。针对受虐妇女的一级预防包括制订各种计划和方案，旨在改变那些导致和支持对妇女施暴的态度和行为。二级预防是指设计具体方案，帮助那些处在已察觉问题风险中的人们。针对受虐妇女的二级预防包括制订一些帮助受虐妇女、儿童的计划、预防暴力的计划，以及从教育上大力下功夫，教会儿童若干社交技能，以改变他们与人交往时的有害做法。三级预防专指一些补救措施，以便在虐待和伤害已经出现后对受害者进行治疗。因此，三级预防通常称作治疗性干预。

如今，**家庭暴力**已被认为是一个严重的公共卫生问题，因为在美国每隔15秒钟就有一个妇女遭受殴打。因遭受殴打而到医院急诊室就诊的妇女人数，超过了那些因意外事故和强奸而到医院急诊室就诊的人数，有些妇女甚至被施暴者打死。虐待妇女是指妇女的伴侣对其实施身体上和心理上的虐待，通常发生在两人的亲密关系尚在或刚刚结束的背景下。对妇女施行身体上的虐待旨在行动上控制她并对她进行威吓。这些行动包括羞辱、威胁、强迫、孤立和其他一些压制妇女的行为，这样在两人关系中使她处于从属地位。对大多数施暴者来说，身体攻击的行为较少发生。可是，言语的谩骂，如威胁说要杀她或令她致残等，同样能够产生有害的影响，而且，对于那些先前有过创伤经历的妇女来说，这种言语谩骂尤其能够造成有害的影响。

我们从全国性调查中得知，至少有330万儿童生活在其母亲备受虐待的家庭里。过去，人们曾认为，凡是亲历自己母亲受虐的孩子，是家庭暴力的“非故意受害者”，然而，最新的研究发现，对妇女施暴同样也是对目睹这种暴行的孩子施暴。此外，许多受虐妇女的孩子在施暴事件中直接就处于受虐和严重伤害的风险中。家庭暴力是一种罪行，一种社会问题，一种危害公共卫生的流行病，同样，它也是国家的政治问题。因此，我们必须采取各种手段努力干预和预防家庭暴力。

一、对男性施暴者的干预

（一）谁是施暴者？

在目前的研究文献中，关于虐待行为是否会代际相传的问题，以及如何代际相传的问题，存在着相当大的争论。追溯性研究发现，施暴行为代际相传的比例较高，约60%以上的施虐父母或施虐伴侣报告说，他们自己在童年时期曾被施暴过。另一方面，前瞻性研究发现，施暴行为代际相传的比例约在18%-40%之间。追溯性研究和前瞻性研究之间的差别表明，当前许多施虐的父母或伴侣在童年时期曾经受到过虐待，但是受到过虐待的儿童长大成为施虐者的比例却较低。此外，一些研究表明，那些生活在暴力家庭（或是配偶受虐，或是儿童受虐）的男孩要比女孩在成为青少年后更有可能卷入约会暴力的陋习中。其他一些环境变量也可能会加剧这种风险，例如生活在人际之间暴力盛行的社区，观看过许多对女性施暴的电影媒体，或者逮捕和起诉施暴者的比例较低，等等。虽然还有其他一些因素会影响受虐儿童成年以后是否会卷入到施暴的人际关系中去，但是证据表明，童年时期的受虐经历确实是后来青春期和成年期人际关系出现问题的一个重要风险因素。

关于施暴者类型的研究结果揭示，根据暴力行为、家庭历史、人格特征和人格障碍，施暴者至少可以分为三种亚类。第一种亚类涉及那些只在家庭施暴的人，他们对伴侣的情感施虐和暴力施虐程度较轻。这类男性不可能成为家庭以外的施暴者，实施心理虐待的概率也较低，而且他们往往报告说自己对婚姻感到满意。另外，与其他类型的施暴者相比，他们并不具有童年时期的受虐史。他们的暴力行为与物品滥用有着一定的联系。家庭内的施暴者似乎并不患有临床程度的抑郁或愤怒，不过，他们确实具有妒忌心理，并能最大限度地减少其暴力行为。在接受治疗的施暴者中间，约有一半人符合这种只在家庭施暴的亚类。

第二种亚类涉及那些“泛暴力”的施暴者，或者那些反社会的施暴者。在接受治疗的施暴者中间，约有1/4的人符合这种描述。一般说来，泛暴力的施暴者最有可能严重侵犯、殴打其伴侣，而且最有可能在家庭以外的环境中行施暴力。毫不奇怪，这种人大多为物品滥用者，或者吃过官司，或者卷入司法纠纷。他们在童年时期可能遭受过严重的虐待，对自己的婚姻状况表现出中等程度的满意、愤怒和抑郁。他们在反社会型人格障碍或心理病理方面得分较高。也就是说，他们意欲凌驾于他人之上，强行霸道，对自己的施暴行为没有一点内疚感，而且对受害者缺乏同情心。

第三种亚类涉及那些烦躁不安或患有边缘型人格障碍的人。这种人在情绪上是抑郁的，在心理上是痛苦的，在行为上是反复无常的。他们对伴侣实施中等至严重程度的心理虐待、性虐待，直至施以身体暴力。他们喜欢依赖妇女，同时猜疑她们的活动和动机。这种人的重要特征是具有强烈的妒忌心理。在接受治疗的施暴者中间，约1/4的人是具有人格障碍的施暴者。

物品滥用既有可能伴随施暴行为，也有可能在施暴行为之前就已存在，甚或根本与施暴无关。我们知道，约一半左右的暴力案件与服用或滥用毒品、酒精有关，但是两者之间没有必然的联系。[参见《物品滥用》(Substance Abuse)]

（二）治疗的范围和假设的理论依据

干预施暴者所实施的最佳方案，是对暴力问题采取综合的调适手段。也就是说，推行社区干预与警方和司法干预联系起来的治疗方案，包括为受虐者提供服务。这样的干预比起那些只盯住问题的某一方面的干预，更有利于监控施暴者的所作所为，从而做到从一开始就制止施暴行为直至让施暴者接受几年的治疗。有些社区开展反暴力的教育活动，同时制订以学校为基础的反暴力方案和强制性逮捕的政策，并且配备熟悉施暴者动态和行径的法官，以及监督缓刑犯的官员。显然，如果专业人员能对家庭暴力作出有力的和即时的反应，那么就能降低这类家庭暴力再次发生的机率。设计用来制止施暴者暴力行为的心理教育干预方案可以采取多种形式，大多数方案采纳各种策略的有机结合。下面，我们将解释各种干预方案的特点。[参见《社区心理健康》(Community Mental Health)]

立足于行为学习的干预方案首先鉴别那些促使和维持施暴者对妇女采取暴力行为的因素。这些暴力行为包括不让伴侣拥有金钱和其他资源，在她外出时监视其行为，限制她接触朋友，用言语攻击的方式诋毁其能力感，或者用殴打的方式来强化其他形式的威胁恐吓。由此可见，除了身体上的攻击以外，施暴者控制和限制妇女的行为也应成为治疗的重点。治疗施暴者的干预方案大多属于团体性计划，即利用技能训练来教会他们文明的行为。就大多数干预方案而言，一个先决条件是让施暴者对其行为负责，而不是一味责怪妇女，借以开脱他的施暴责任。将干预重点放在施暴者的行为上，而不是纠缠在他对事件的解释上，这样做的目的是促使施暴者认识到他对施暴行为具有不可推卸的责任。

有些干预方案采用认知建构方法，强调认知或思维在施暴行为发展的过程中所起的重要作用。许多研究人员描绘了认知—行为模式，并将重点放在技能训练和态度改变上。这些方案适用于反社会的施暴者，以及一般的施暴者。该治疗模式假设，那些在童年时期遭受过虐待的施暴者，对女性抱有一种苛刻的成见，而且社交技能较差，他们需要接受面对面的指导和教育，而不仅仅依靠与团体的领导和成员建立信任和发展的关系就可以了。那些在童年时期缺乏适宜的角色榜样的男性，可能学习不到适宜的人际交往技能，成年后在处理人际关系方面可能仍然依赖歪曲的认知和不恰当的问题解决技能。如果不予干预，则这些男性在生活中与重要人物互动时，就会继续做出破坏性和伤害性的事情来。

认知—行为干预小组一般由6～10名参与者组成，并设1～2名组长。他们使用一种习得和训练的模式，包括每星期做好家庭作业和专门的功课。新观念和新行为的练习，均按认知—行为的标准做法履行。例如，参与者学习鉴别和重新解释自己对应激事件的反应，并且学习有区别地思考各种适当反应。每周的讨论都有一个重点，或者放在促进交流上，或者放在培养认知技能上，或者放在提高男人对女人地位的认识上，或者放在对女性施暴的行为纠正上。

小组讨论时，小组成员报告一周来有关虐待伴侣和控制的情况。在小组长的帮助下，施暴者纠正自己不合逻辑的思想，提高要对自己行为负责的认识，以便在生活中以适宜方式与伴侣相处在一起。认知一行为小组一般讨论如何在女性面前控制住愤怒，寻找表达愤怒和宣泄消极情绪的其他方式，同时学会尊重他人的权利和愿望，包括尊重妻子、伴侣、孩子的权利和愿望。认知行为小组通过小组的反馈和强化，通过社会性学习（一个成员模仿其他成员和领导的行为），来实现上述这些变化。[参见《行为疗法》(Behavior Therapy),《认知疗法》(Cognitive Therapy)]

另一种计划是以人际关系为依据的干预方案，被认为最适合干预童年时期经历过创伤的施暴者。心理动力学的理论认为，施暴者当前的行为是努力应对过去目睹暴行或受虐经历的结果。也就是说，有些男人由于无法克服童年时期那种不适当的人际关系，因此就有可能借施暴来应对，或者，他们试图用发泄愤怒和行凶攻击等方式来压抑自己那创伤的回忆。过程—心理动力的治疗模式把重点放在重访过去的关系上，以便在某种支持性的团体环境中缓解和克服创伤。[参见《精神分析》(Psychoanalysis)]

这些治疗小组不以某种教程见长，而是允许每位参与者有机会去探究其早期的受虐经历，揭示这些经历造成了今天人际关系的不健康模式。通过揭示过去的创伤，并且把它放到支持性小组的环境中进行讨论，帮助施暴者意识到当前的暴力行为是试图控制过去的受虐回忆，以及与创伤有关的不适感。治疗目标是让男性在对童年时期的自我进行洞察和移情以后，做到尊重和同情他人。在小组讨论时，团体成员与组长和其他成员之间的关系是坦诚的，这种坦诚关系为团体成员自我探索提供所需的支持。该方法是治疗施暴者的一种相对较新的方法，可是迄今为止尚未得到广泛运用。

（三）当前对男性干预的问题

1. 个体治疗和团体治疗

就大多数心理问题和行为问题而言，存在着各种形式的治疗方案，其中，团体治疗被认为是治疗施暴男性的一种选择。团体治疗的时间可以根据设计分为6～32个星期不等。鉴于个体治疗采用上面描述过的行为疗法、心理动力疗法和认知疗法，因而该领域的大多数专家认为团体治疗是最为有效的。其理由如下：首先，在其他施暴者面前讨论施暴行为有其独到的好处。许多施暴者常矢口否认自己的施暴行为，然而，他们却能从别人身上辨认这种行为。因此，团体治疗可以帮助每个成员认识到自己的消极态度，明白自己实际是在对伴侣施暴。这里，暴力文化受到团体的挑战。其次，当团体成员发现其他一些像他们那样的人也在童年时期有过类似的痛苦经历,而且在对待生活中的压力和女人时都遇到过同样的挫折,他们就能得到慰藉和支持。团体领导人是非暴力男性的生动典范，他的一言一行对于他自己和别人来说都十分敏感。

2. 夫妻疗法是否安全?

人们对于能否将存在家庭暴力的夫妻安排在一起进行治疗的做法，持有不同的看法。夫妻疗法的假设是，施暴丈夫和受虐妻子双方都能充分地参与治疗，而且每个人都可以自由地讨论有关他或她自己及其夫妻双方的问题。然而，当伴侣一方正在遭受虐待或被另一方所支配时，这些治疗假设就无法推行。也就是说，受虐妇女可能不会充分地参与治疗，阐述她们的观点，或者不能讲出施暴者的行为。受虐妇女清楚地知道，一旦将虐待情况披露出来，其后果是非常严重的（她们有可能受到谴责、被伴侣殴打、甚至杀害）。我们从研究报告中得知，当送到急诊室的受虐妇女被问到受伤的原因时，只要施暴者在场，她们就不会吐露真情。同样，在夫妻治疗中，受虐妇女也不会毫无顾忌地讨论她们生活中许多重要和迫切的问题（包括她们所受的伤害）。

心理学家认为，在实施夫妇疗法时，问题的重点可能转移到施暴者与受虐者之间的互动上，因而施暴者会将其施暴行为的责任转嫁给妇女或夫妇的某些特征上。自然，许多施暴者都想参与夫妻疗法，因为在这种疗法中，他们的行为将被认为是治疗系统的组成部分。该系统触及受虐妇女的人格，她对暴行的反应，甚至包括证明施虐有理的行为。施暴者通常运用否认伎俩，把责任推到受害者身上。这里，唯有施暴者意识到要对其暴力行为负有责任，而且能够通过非夫妇疗法改变自己的行为，否则的话，夫妇疗法将收效甚微。考虑到夫妇疗法对妇女带来身体上和情感上的后果，因此只有在施暴者成功地完成了专为他们设计的制止暴行的干预计划以后，人们才会认为夫妻疗法是安全的。

一些赞成用夫妻疗法来处理家庭暴力的专家认为，并非所有躯体施暴都是严重的或经常发生的，也并非所有的暴力都该由施暴者承担责任，加之受虐妇女希望继续维持他们的夫妻关系（尽管这样做使她们面临一定的风险），因此夫妻疗法不妨一试。然而，许多治疗专家可能对施暴的互动关系不甚了解，可能低估妇女受虐的危险性，甚至把施暴看作是婚姻冲突的肆意夸大。所以要指出的是，妇女参加夫妻疗法面临受伤害的威胁，或者直接遭到伤害，要意识到这种疗法的风险性。此外，我们知道，当妇女受虐时，身体遭攻击只是伴侣施加支配和控制等诸多形式中的一种。然而，当施暴者成功地完成了团体干预计划之后，只要治疗专家牢牢把握家庭暴力的动因，并在监控施暴者行为时保持警惕，那么夫妻疗法就可以成为一种合适的选择。[参见《夫妻疗法》(Couples Therapy)]

（四）治疗的效验

关于施暴男性的治疗方案是否具有效验，这方面的研究尚未达到共识，且存在着许多问题。即便如此，已有初步的证据表明，对一些正在接受治疗的男性而言，有些治疗确实能够降低重新施暴或意外攻击的频率。最近的许多研究试图筛选出那些方案的做法是有所帮助的，它对某些男人较有疗效。

1. 研究方案和成功的标准

这方面的比较研究较困难，因为所测量的对象是不同的。例如，有些治疗方案以改变行为为基础，有些治疗方案则以改变观念为基础，还有一些治疗方案把重点放在如何成功地探索童年时期的创伤经历上。所有这些治疗方案的目的都在于中止暴力，改变对待女人的态度，提高男性的行为责任感，降低他们的愤怒水平。从传统角度看，方案是否成功取决于制止暴力的效果。目前，正在进行的研究取得了一些成果，包括减少性虐待和情感虐待的数量，消除妇女的恐惧，避免暴力行为给儿童造成虐待。

根据上述初步的研究结果，我们可以说，与不进行治疗相比，接受治疗有益于降低暴行的发生率。在控制良好的研究中（这些研究随机安排治疗团体），导致结果变化的原因不在于治疗团体类型上的差别，而在于特定团体中施虐者形形色色。1996年，桑德斯（Saunders）发现，认知—行为疗法对一般施暴者或反社会施暴者的效果要比对其他类型施暴者更好些，而过程—心理动力疗法对依赖型施暴者的效果比对其他类型施暴者更明显。就这些团体而言，约一半不到的参与者在治疗后两年又施暴了。没有证据可以证明夫妇治疗方案在制止暴力方面较有效，或者说比男性团体治疗的方案更理想。与此相似的是，我们也没有证据可以表明个体疗法比团体干预方案更有成效。

2. 疗效保持和再犯的比率

研究样本方面的一个主要问题涉及被试的“流失”，也就是说，被试在研究终结前中途退出治疗。我们知道，那些中途退出治疗的施暴者大多是年轻人，他们具有物品滥用陋习（例如，酗酒、吸毒等），而且有着长期的施虐史。还有一些中途退出者属于违法的暴力者，他们问题严重，被认为是不可治疗的，从而被法院、缓刑执行官或社区机构排除在干预对象的范围外。这批违法的暴力者极少被纳入治疗结果的研究领域内。此外，有些妇女一开始就不想参与研究，有些妇女则不想继续参与研究，个中原因十分复杂，包括仍想回到施暴者的身边，对研究不感兴趣，或者害怕再度施暴等。

3. 当前的评价问题

在评价研究方案时，需要获得施暴者行为的各种信息。因此，多元方式的研究得到青睐，其中包括警方报告、逮捕记录、施暴者的报告、受虐妇女的自陈，以及来自医院的验伤单等。此外，拓展的治疗后评价研究更具说服力，因为它们能够提供更多的证据，用以说明干预所具有的持续影响。例如，有些早期的研究仅仅依靠6个月的时间来检测施暴者是否已经改变了他们的行为方式，而有些研究则单凭施暴者所陈述的暴行次数得出结论。最近，许多研究追踪施暴者达2~4年，甚至更长时间，而且依靠各种信息源。最后，对施暴者行为的评价应该包括治疗的预期变化是否已经发生。研究不能局限于记录施暴者被重新逮捕的次数（这是因为，如果据此统计，受到身体伤害的妇女大约只占1/10)，还应包括对妇女进行盯梢、骚扰、违反保护规则，以及对妇女进行心理虐待的比率等。

二、对受虐妇女的干预

（一）对妇女施暴产生的影响

暴力和情感虐待使受虐妇女在身体上和心理上面临高度的风险。对15~44岁的女性来说，受到亲密伴侣虐待是她们受到伤害的主要原因。遭到殴打的女性可能出现挫伤、血肿或骨折，甚至可能被杀死。许多遭到殴打的妇女不会因自己遭创伤而求医，只有那些受伤十分严重的人才会去求医，而且通常也不是第一次受伤后就去求医。

从临床上看，许多受虐妇女情绪抑郁。与那些虽有严重的家庭关系问题但没有暴力问题的妇女相比，受虐妇女更可能患严重抑郁症。抑郁症和自尊低下反过来影响妇女的应对能力。当她们变得行动不便时，她们会逐渐不活跃和回避。这样的反应促使施暴者进一步剥夺妇女的自我控制能力，以便变本加厉地支配她。关于庇护所里受虐妇女的研究报告指出，约40%-60%的妇女患有创伤后应激障碍，这种创伤后应激障碍与她们的生活面临威胁、经常受到身体攻击，以及受虐的广度和深度有一定关系。不过，随着施暴关系的暂时结束，创伤后应激障碍的发生率会下降，抑郁症状减少，而且她们能够接受帮助，再次表现出对生活的驾驭感。[参见《抑郁(症)》(Depression)]

（二）立足于庇护所的治疗

1．目标和服务范围

保护受虐妇女的运动始于20世纪70年代。当时，建立了第一批妇女、儿童庇护所。至今，美国已有1 300多家庇护所和上千个服务方案。大多数庇护所十分拥挤，即便如此，还有人在排队等候。许多庇护所的主要目标是为妇女提供安全。对于那些带伤而来的妇女，庇护所也提供紧急医疗服务。附带的目标包括为妇女提供法律援助，帮助她们寻找工作，以及提供社会服务等。许多庇护所还以团体治疗和个人支持等形式进行帮助，有的包括对她们的孩子提供服务。总之，如果受虐妇女选择离开施暴者的话，那么她们就需要寻求经济上承受得起的庇护所，或者谋求独立的生活方式。

2．支持受虐妇女的团体

大多数支持团体的主要目标是保证妇女的安全，使她们免受伤害，并且提供妇女受虐的动因教育。此外，支持团体也常成为一系列信息的来源，具体涉及有效的抚育方式到如何获得住所。支持团体的一个主要话题是妇女所遭受的虐待。对于那些第一次离开施暴者的妇女，或者那些从未向他人吐露过受虐实情的妇女，可以听听在教育、经济和文化等方面背景不同的姐妹如何受虐的故事。只有那些具有相同经历的妇女，才能对彼此的遭遇产生强烈的共鸣。因此在庇护所里，支持团体能够帮助妇女共同分担和揭露她们所遭受的苦难，以便她们在寻求安全和避免受虐方面获得帮助。[参见《支持团体》(Support Groups)]

3．庇护所的抚育团体

当受虐妇女选择去庇护所时，目的是为了逃避严重的攻击。她们常在半夜三更离家出走，带着孩子和财物逃到一个不为人知的地方。这种遭遇常使妇女和儿童感到困惑、焦虑和愤怒。妇女总是想照料好自己的孩子，尤其在感到难以完成这一任务时更是如此。此外，因暴力而受损的儿童常常烦躁不安，也会产生攻击行为，从而使母亲的处境变得更加困难。当许多儿童挤在一个小房间里时，这个矛盾就更加突出了。因此，在受虐妇女的庇护所里，帮助抚育孩子的技能支持是一项日常性的工作。庇护所的抚育团体把重点放在教授行为控制技能、辨识儿童情感，以及满足儿童发展的需要上。

4．物品滥用

有些受虐妇女是否由于她们滥用物品而招致攻击，或者是否因为对受虐作出反应而服用药物，这方面目前还存在争论。一般认为，存在着两类妇女：有些受虐妇女在受虐之前就有酗酒或吸毒等行为，而有些受虐妇女在受虐之前并不滥用酒精或毒品。最近研究指出，施暴者促使她们去酗酒或吸毒的可能性较大些。某些妇女指出，施暴者强迫她们一起酗酒或吸毒。许多庇护所都较重视毒品和酒精的依赖问题，努力帮助受虐妇女生存下去。所采取的措施是上课、团体支持，以及相互交流等。

5. 辩护和安置

为自己辩护是许多庇护所安排应对计划的一个重要内容，因为许多受虐妇女面临着如下的抉择：是否提出控告，是否摆脱那种施暴的关系，是否要寻找工作、住所或食品等。所有这些都是她们在受虐事件中恢复过来时必须加以考虑的。许多受虐妇女面临着一系列的调整，以便在受虐后采取必要的行动。对有些妇女来说，治愈过程伴随着精力的恢复、抑郁症状的减少，以及与受虐有关的恐惧和恶梦逐渐消除。然而，对有些妇女来说，治愈过程则要花更多的时间。许多受虐妇女在与施暴者分手多年以后，仍有创伤后应激障碍的症状，并对重遭攻击的现实感到恐惧。

（三）齐心协力的社区反应

保护受虐妇女的运动已经涉及成千上万名基层工作者和专业人员，她们曾是受虐妇女，现在则与针对妇女的暴力行为进行斗争。许多城市设有热线电话、信息查询中心、辩护计划，以及受虐者服务机构。许多庇护所和社区组织与执法机构、法官和社会服务机构通力合作，以便从接到紧急求助电话开始，直到判决、治疗和追踪等过程对各种服务进行协调。在美国的许多州，志愿者和庇护所的工作者已经为争取实行强制性拘留和反跟踪等立法而开展斗争。1978年，成立了“全国反家庭暴力联盟”(the National Coalition Against Domestic Violence)，以便对全国各地工作者的努力予以协调，同时传递有关各种家庭暴力的信息。

1. 医院、急诊所的干预

全国范围正在努力培训急诊所工作人员和医学院学生，以便识别和干预针对妇女的暴行。目前，医学院很少把时间花在评价和治疗因家庭暴力而受伤的妇女问题。有关医院门诊和急诊所的研究表明，许多医生不了解受虐待的症状，医生很少询问妇女是否处于某种暴力威胁中，或者她们的伤口是否因为人际冲突所致。当施暴者陪同妇女一起前往急诊所时，当问起妇女受伤的原因时，施暴者也不与妇女分隔开。看来，为急诊所人员提供某些策略十分必要，目的是为了保护妇女，便于她们起诉施暴者。如同强奸案那样，当妇女对施暴者的诉讼得到医学报告和受伤照片的支持时，该案件在法庭上就将得到有力支持。许多女权主义者认为，只有当拥有夫权的男人对这种家庭暴行采取“零忍受”(zero-tolerance)的态度时，妇女受虐才会得到制止。这就需要采取一级预防计划。正因如此，有些社区正在进行通力合作，即对警察、医生、检察官和法官进行培训，以便提高他们对家庭暴行的敏感性。

2. 社区团体支持妇女

许多社区建立了可供受虐妇女自由参加的团体，其目标是与庇护所的目标一致的。这些团体根据妇女的实际需要提供支持，主要开展教育和提供治疗服务，并为受虐妇女诉说自己的遭遇创造机会。团体负责人可以是志愿者，也可以是曾经遭到过虐待的妇女，还可以是专业人员。参与者人数每周都有变化。许多妇女将加入这些团体作为获取帮助的首要步骤。因此，她们与继续住在庇护所里妇女的主要区别是，前者仍与她们的伴侣生活在一起，她们中有些人可能正处于离别家庭的过程中，或者离别后复又回家。再者，参与支持团体的重要意义在于，受虐妇女有机会倾听其他有着相同经历的妇女的陈述。社区中的这种支持团体大都受到社会帮助，并且作为庇护所计划的组成部分开展工作。其中，有些支持团体还得到精神卫生诊所、社会服务机构或私营机构的帮助。

有些社区为受虐妇女设立长期的临床干预团体。这种团体跟临时给予安慰的团体不同。它较为稳定，例如，受虐妇女每星期可去那里，而且经常是在社会工作者或心理治疗专家在场的情况下提供干预。这种团体采取多种形式，无论何处均能持续几周到几年。有些支持是免费的，有些则收取少量费用。

1985年，拉罗什(Ginette Larouche)在加拿大魁北克省创设了一种以男女平等生态模型为基础的计划，目的在于帮助妇女克服受虐给生活带来的影响。女权主义者认为，虐待妇女源于以男性统治为象征的社会，因此，结束这种暴力的责任在社区。男女平等生态模型的目的是谴责虐待妇女的行为，将暴力的责任归咎于男方而非受害的女方，并且致力于协调受虐妇女的消极效应。

这些团体采取一种社会和心理教育的方法，包括聆听妇女的呼声、提供积极的支持、澄清一些事实、揭露施暴者的谎言等。例如，许多妇女开始时将暴行的起因归咎于自己，因为施暴者常解释说双方的小磨擦才引起自己施暴的。久而久之，有些受虐妇女开始把施暴者的话当真，并通过加倍的辛勤劳动来避免冲突。这样的努力非但没有取得成功，反而导致自尊下降、自责和内疚，同时受到伤害的风险更大。支持团体为受虐妇女提供有关她们权利和理应享受资源的信息，鼓励她们扮演范围广泛的性别角色。沿着这样的思路，受虐妇女开始认识到紧张关系的缘由，借助支持来减少暴力行为，并且恢复自主的感觉。

3. 个体治疗

受虐妇女因受虐待而接受个体治疗的确切数字尚不清楚。显然，她们是否接受个体治疗，一个重要的因素取决于她们的社会经济地位。尽管有些社区的心理健康中心接受费用低廉的客户，其中也包括受虐的妇女，但支付能力是与私人治疗服务相联系的。有趣的是，受虐妇女的社会经济地位通常并不反映整个家庭的收入。许多受虐妇女无权掌管钱财，因而她们只得依赖公共服务。另一个制约因素是利用保险去获得治疗。如果保险公司对客户进行赔偿的话，则该客户往往就是施暴者。正因如此，对治疗信息予以保密，以及让受虐妇女远离配偶等努力通常是徒劳的，有些受虐妇女不值得去冒此风险。

妇女参与个体治疗有许多原因,大都是由于夫妻关系破坏和抑郁等情感失衡。受虐妇女只要能够找到一个有支持能力的治疗专家，一个真正了解虐待妇女之动因的人，则双方就能在探求当前生活所需的治疗和克服困难等方面建立起合作的关系。

（四）哪些因素在起作用，为什么会起作用

我们可在保健提供者和庇护所工作人员那儿经常听到这样一种抱怨，即不管他们怎样努力，还是有许多受虐妇女选择回到其施暴者那儿。然而，需要指出的是，仍有许多受虐妇女最终确实离开了她们的施暴伴侣。一项研究发现，约67%的受虐妇女最终与其施暴伴侣分手或者离婚，永远不再回去。

很少有研究探讨治疗和干预受虐妇女的效果。治疗受虐妇女的目的通常不是制止暴力，而是应该把重点放在让她们认识权利、提高自尊、减少抑郁和增强自主等方面。总的治疗效果表明，那些接受治疗的妇女要比没有接受治疗的妇女进步得更快。

人们曾经研究过家庭暴力与妇女成功地离开施暴者之间的关系，结果表明，顾及妇女的生活实际情况和主观因素是十分重要的。从客观上讲，受虐妇女常把恐惧、缺钱、无业，以及其他一些经济因素作为她们回到施暴者身边的原因。从主观上讲，失去朋友、失去与施暴者的亲密关系、孤独、亲戚对她们离家的愤怒，以及她们对夫妻关系功能失调的责任归因发生错位，也是促使她们最终回到施暴者身边的原因。然而，我们知道，当施暴者深信两人的关系已告结束时，许多受虐妇女受伤害甚至被害的风险就会增高。因此，考虑到这些因素的治疗计划，才最有可能获得成功。

对许多妇女来说，社区不一定存在如何对付暴力的资源。如果受虐妇女得不到帮助，那么她们就摆脱不了施暴者。比如说，虐待妻子的男人极少被逮捕和定

罪。在许多社区，如果施暴者在家庭外攻击某个人，那么他被逮捕的机会就较大，如果施暴者攻击自己的伴侣，那么他被逮捕的可能性就较小。许多受虐妇女得不到支持帮助，警方也不会到她家里来逮捕施暴的人，加之没有庇护所为她们提供住处，没有法官为维护她们的权利去制约施暴者，更没有财力来负担住房、孩子的教育和治疗。看来，援助计划应该把妇女寻求帮助的历史因素列为治疗的组成部分。

正如施暴男性有不同的类型一样，受虐妇女的体验也各不相同。研究表明，受虐妇女的各种体验是与其离开施暴者的能力相关的。约1/3的受虐妇女可能离家出走，对她们来说，伴侣关系极不稳定，施暴情境具有突然爆发和非常严重等特点。约1/5的受虐妇女很少受到身体上的虐待，但却经常受到严重的情感虐待。这些妇女往往与施暴者有着稳定的关系，因而最有可能留下来。另有1/5的受虐妇女长期受到各方面的虐待，在成功摆脱施暴者和独立生活以前，曾有多次离家复又回家的经历。约1/10的受虐妇女，只有当施暴者开始虐待孩子时，才选择离家出走。那些最不可能离去的妇女，尽管遭受严重的身体虐待，仍会反复多次地回到施暴者身边。这些妇女可能具有暴力行为的家庭史，并在童年时期受过虐待，因而认为暴力是不可避免的。帮助受虐妇女的计划应把这些受虐类型考虑进去，以便使干预服务适应每个妇女的需要。未来的研究应把整个社区作为一个样本来看待，借以了解教育方面的努力能否对态度的转变产生影响，暴力重犯者是否减少，对违法者的逮捕率是否上升，以及每年遭受暴力的妇女人数是否下降，等等。

三、对遭受家庭暴力的儿童的预防干预

（一）儿童目睹家庭暴力后的反应

目睹母亲遭受身体暴力和情感虐待的儿童，被认为是家庭暴力的牺牲品。我们从研究中了解到，儿童之间对家庭暴力的反应是不一样的。有些儿童产生严重的心理障碍和创伤后应激综合征，而有些儿童若无其事、心情愉快，似乎没有受到家庭暴力的影响。约40%-60%目睹自己母亲受虐的儿童，在情绪和行为测量上得分超出临床基线。也就是说，需要对他们的焦虑、抑郁和攻击行为予以临床治疗。一项研究发现，约50%以上目睹家庭暴力的儿童患有创伤后应激症状，其中约13%的儿童完全符合创伤后应激障碍的诊断标准（这些标准最初是用来诊断那些从战场上归来的老兵的，由于他们在战场上目睹了各种暴行，因此患有极其严重的应激反应）。

与未曾目睹家庭暴力的儿童相比，许多目睹过家庭暴力的儿童对父亲的行为和母亲的康乐感到担忧和关心。他们之所以感到焦虑，是因为他们无法将这种可怕的家庭丑闻向朋友倾诉。在这种情况下，他们便可能与社会少接触。有些儿童则因为发现自己不被他人接受，或遭社会歧视和回避，便用攻击的方式对待同伴。如果不进行干预，这些体验和反应可能影响儿童社会和情感方面的发展。然而，对儿童来说，诉说自己的感受、担忧和恐惧，或者获得新信息的机会常常十分有限。[参见《童年期应激》(Childhood Stress)，《创伤后应激》(Post-Traumatic Stress)]

（二）儿童干预计划的理论假设

社会学习理论告诉我们，由于儿童目睹自己母亲受虐的情境，他们逐渐学会暴力和攻击行为。在此过程中，儿童形成了对待暴力的态度，知道了人际关系中权力的作用。他们往往会认为父母的冲突至少有些是他们自己造成的。在有些家庭，家庭争执被直接归因于儿童。随着儿童的长大，他们对身边发生暴力的原因有了更深的了解，并且会作出别的解释。然而，在家庭暴力中成长起来的儿童，可能讨厌父母之间的相互攻击，也有可能尝试将这些攻击行为整合到自己的行为中去。这两种处理方式都有问题。对大多数儿童来说，这种冲突的角色模型阻碍他们用清晰的意识看待问题。

儿童对暴力的反应受制于他们的认知发展水平。学龄前儿童被认为是自我中心的，也就是说，他们以自身认识出发来了解世界。因此，年幼儿童更有可能由于父母冲突而责怪自己，而且对施暴者造成的种种威胁予以猜想。他们虽然感到恐惧，但是又讲不清楚正在发生什么事情。6~12岁的儿童懂得，在对不同情境或事件作出反应时，一个人可以产生与他人不同的感受。就了解家庭暴力而言，学龄儿童已能想象出导致暴力的种种原因，甚至能从与自己直觉无关的方面寻找家庭暴力的原因。他们也能推断或想象出家庭冲突会造成其他什么样的后果。[参见《攻击》(Aggression)]

（三）学龄前儿童的干预方案

许多社区虽有专门用来帮助和支持受虐妇女，以及对付施虐者的方案，但却很少有专门针对儿童的干预方案。在许多社区，甚至没有为受虐妇女的孩子提供服务的计划。即便存在这样或那样的服务，也大多采取在庇护所里临时让他们接受团体干预的形式。为儿童设计的干预应以提供支持、树立自尊为目标。鉴于年幼儿童的认知发展尚不成熟，他们不大会思考和认识家庭中所发生的一系列痛苦事件。我们从有关受虐妇女的学龄前儿童的研究中得知，与没有接触过这种暴力的儿童相比，具有家庭暴力的儿童在调节消极情绪和解决社交情境问题时常较为困难。因此，那些强调要适当参与社会互动的计划可能对这些儿童有帮助。

人们普遍认为，帮助儿童的最佳途径是帮助他们的母亲。因此，那些以发展良好的抚育技能为重点的计划，除了保障母亲的安全以外，只是间接地帮助儿童。凡是那些既涉及母亲又涉及儿童的干预，常常较为成功，因为它们把重点放在互动上，为促进和支持母亲的种种努力创造了条件。然而，许多受虐妇女在关注孩子的需要之前，自己首先需要得到支持。在此情况下，关怀学前儿童，成立相关团体，就变得十分必要了。再者，许多受虐妇女有多个孩子，年龄最小的孩子常常可以得到年长兄姐的照料。总之，努力减轻这些年长孩子的负担，培养他们的有关技能，也许是一种满足学前儿童需要的必要手段。[参见《为人父母》(Parenting)]

（四）为6~12岁儿童服务的方案

小型团体服务是人们广泛推荐、为受虐母亲的儿童提供服务的一种策略。这些团体可以是固定的（同一批儿童在某一时间相聚），也可以是临时的（每个星期的聚会者不尽相同）。临时团体对庇护所的儿童较适合，而固定团体则对社区的儿童较适合。那些与受虐母亲一起来到庇护所的儿童，既需要一个接纳他们的环境，也需要让他们参与提高自尊的活动，而临时的团体通常可以满足这些要求。这样，儿童可从中得到支持以控制焦虑，但对生活中的暴力却无法袒露自己深深的恐惧和担忧。

在期望儿童讲出生活中的创伤之前，首先必须与他们建立一种相互信任的关系。随着这种关系逐渐变得日益牢固，环境氛围能促使儿童袒露心声，接受团体的支持。因此，在儿童来到庇护所之前或以后，团体形式的帮助被看作是最为合适的干预策略，在此团体中，儿童既能与团体的领导建立关系，又能与团体的其他成员发生联系。团体领导和治疗专家致力于帮助儿童消除有关家属和性别角色的消极印象，以及被歪曲的期望，其重点在于体验上的操练，正如下面描述的团体干预方案那样。角色扮演或演木偶剧等策略与直接的教学、会话或单纯的讨论等策略相比，前者能够更为有效地改变儿童对家庭暴力经历的认识。

“儿童俱乐部：对受虐妇女的孩子的预防性团体干预计划”是一种有着时间限制、为期10个星期的临床计划，它由格拉哈姆-伯曼(Sandra Graham-Bermann)于1992年设计。该干预计划分为三个层次：(1)在认知层次上，其目的是提高儿童用各种方法解决家庭暴行和冲突的知识。让儿童通过表达和辨识与家庭争执有关的感受、恐惧和担心，了解与自己年龄相同的其他孩子是怎样对暴行作出相似的消极反应。制订安全计划的讨论可以教会儿童用各种方法应对暴力。(2) 在社会层次上，其目的是让儿童掌握技能，改变与他人互动的行为。这里，讨论性别角色和练习其他解决问题的方法，是便于讨论人际行为和期望。(3) 在人际关系层次上，其目的是让儿童建立信任，从团体领导和团体成员那里获得支持。与团体其他成员的关系十分重要,因为与其他一些有着相同家庭暴力遭遇的孩子在一起，会使儿童获得一种特别宽慰的感觉。在诸如此类的氛围下，孩子虽然遭受痛苦但不再感到孤立无助，因为彼此能借以交流信息和感受，印证愤怒和悲伤的情感。

6~12 岁儿童可以根据其不同的年龄而被接纳到两个团体里去：他们既可以与施暴者生活一起，也可以不与他们生活在一起。每个团体配备两名治疗专家，他们的工作每周监督一次。这些团体领导是具有硕士水平或博士水平的临床心理学家和社会工作者。为儿童设立的课程是帮助他们议论家庭暴力的具体内容，以及这种暴力如何影响日常生活。当然，团体领导和专家不会给儿童施加任何压力，迫使他们参与议论或者揭露自己或家庭的隐私。事实上，所有的活动都使用替代法，也就是说，团体领导设法探寻儿童的想法，在儿童面前表现为“洞察孩子真实想法的专家”，从而使儿童感到安全，愿意谈出自己的想法。

让儿童参与团体活动，目的是帮助他们认识父母之间的冲突并非孩子的过错，他们有权对施暴者表示愤怒，包括对自己的母亲感到愤怒，同时，他们还可以运用各式各样解决冲突的技能来应对父母的冲突。此外，还要让他们了解身体虐待并非是解决家庭矛盾和冲突的可取办法。

（五）抚育孩子的支持和教育方案

1994年，格拉哈姆-伯曼和莱文杜斯基（Levendosky）设计了一种方案，旨在强调受虐妇女的需求，即她们能够抚育自己的孩子。许多受虐妇女并未意识到她们自身的需要，也不愿为自己寻求帮助，但是，她们却非常担忧自己的孩子。另一方面，许多受虐妇女把孩子的需要视为自己仍然与施暴者呆在一起的主要原因。她们需要一个家庭，认为父亲对孩子来说是重要的，并且担心自己是否有能力单独抚养孩子。随着社会强化男人作为一家之主的重要性，许多受虐妇女感到困惑：就孩子的发展而言，有个施暴的父亲是否比没有父亲更有利。此外作为母亲，这些妇女没有相应的权力，也没有能力掌管自己的家庭。受虐妇女常常因为孩子而在维护母亲的权力和处理暴力的问题上发生思想斗争。

抚育孩子的支持计划为受虐妇女提供有关家庭暴力的基本教育，鼓励她们接受社区的服务，并且设立一个支持团体，让她们在该团体中能够共同处理跟暴力和孩子抚育有关的问题(这些问题在家庭环境中有许多是很难解决的)。两名受过训练的临床专家（社会工作者或临床心理医生）充当团体领导，每个团体由大约5~8名妇女组成。团体领导每周检查一次，目的是为了缓解这些妇女每周听了许多真实而又恐怖的故事后可能引起继发性创伤（secondary traumatization)。

团体活动开始时，每个妇女讲述自己的故事，包括目前的处境和忧虑。对孩子的担忧和有关孩子抚育方面的问题予以记录存档。每次团体讨论既涉及情感虐待和身体虐待，又强调抚育孩子的问题。通过这种方法，一些抚育孩子的问题得到了强调，例如，孩子的遵纪守法、孩子消极行为的控制、母亲对孩子的担忧、虐待妇女对孩子的影响、了解孩子的发展需要、与孩子开玩笑、帮助孩子辨识情感，以及母子间的交流等都将得到重视。此外，在团体活动的同时，还应为这些受虐妇女提供活动所需的庇护所，提供律师、医生等其他支持者，以及有关社区服务设施，以便提供帮助。

该计划专门让受虐妇女思考与家庭暴力和抚育健康孩子有关的问题，所以，其目的并不是花几个小时来谈所有的问题，而是为妇女提供一种机会，以便她们发现共同关心的事情，并在处理孩子的各种实际问题时学会一些新的方法。通过这种方法，受虐妇女能够体验到一种力量感，因为她们确实可以成为孩子的好母亲。

（六）对预防效果的评价

尽管最佳方案是以理论为基础的，而且参考了以往有关目睹家庭暴力的儿童的研究结果，但是我们对这些方案是否有效，以及它对哪些儿童最有效等问题，仍知之甚少。应当予以考虑的若干风险变量是: 虐待的持续时间，施暴伴侣的数量，其他一些应激的家庭事件和邻里冲突，孩子在家庭暴力中扮演什么角色，以及施暴者是否对孩子进行身体虐待。保护因素包括为儿童和母亲提供支持的数量，社会对暴力的反应等。评价的时间，与暴力相关的事件，也应加以考虑，因为许多目睹家庭暴力的儿童在评价时并无功能失调的迹象。也许是因为这些儿童具有恢复力，也许是因为他们没有受到这些事件的影响，也许是因为症状要过一段时间才表现出来。最后，如果母亲参加受虐妇女的援助团体，或者通过分居和离婚而远离暴力环境，那么她们的孩子比那些整天生活在暴力环境中的孩子有可能更好地完成干预计划。

有些父亲也能成功地完成用来处理家庭暴力的计划。研究表明，接受过家庭暴力治疗计划的男性，对孩子的虐待有所下降。这样一来，儿童不仅习得了解决虐待的办法，而且还目睹了家长根据孩子利益行为有所改变的迹象。有些受虐妇女的孩子与祖父、男性老师等有着积极而广泛的接触，后者也可以充当替代的模范角色（替代施暴父亲）。目前，美国的几个州正在努力评价由“国家伤害预防中心”（the National Injury Prevention Center）提供资金的儿童干预计划的效果（该预防中心位于佐治亚州亚特兰大市的疾病控制中心内）。

四、对遭受家庭暴力的青少年的预防干预

（一）青少年发展的潜力和需要

青少年时期是一个重要的过渡时期，在此期间，他们获得了独立的意识，扮演起家庭外的其他角色，而且热衷于与朋友建立社交关系。此外，在青春期，他们与伴侣形成较为亲密的关系。对母亲受到虐待的青少年来说，由于成年男性的有害的榜样作用（这些成年男性的不良行为既是青少年目睹的，也是身受其害的），他们如何发展变得复杂起来。此外，与没有家庭暴力的青少年相比，目睹家庭暴力的青少年更有可能患抑郁症，并以反社会的行为方式行事，包括情绪焦虑和对他人施以身体上的攻击。不过，他们也容易从身体虐待和伤害中恢复过来。与年幼儿童相比，他们常常会对父母的争执进行干预。

青少年的认知技能明显超过幼儿的认知技能。大多数青少年已能考虑暴力事件的多种原因，进行抽象思维，推测事件可能造成的后果。与幼儿相比，他们的目光较为远些，能够清楚地看到自己的前途。与此同时，生理上的变化要求他们对愤怒、爱情、性冲动等强烈情感予以控制和调节。在设计满足他们需要的干预方案时，必须考虑到他们有着面对家庭暴力的较长经历，以及具有自我发展的任务的意识（即把自己看作是有能力、能够独立于家庭的人）。

有关研究还告诉我们，目睹家庭暴力对男孩和女孩所产生的长期影响是不一样的，比如许多男孩在家庭以外与人交往时可能容易发生暴力行为。那些跟随使用权力和控制手法的男人成长起来的男孩，需要学习别的交往方式，学会用非暴力手段解决人际冲突。那些目睹自己母亲受到虐待，或者自己也受到虐待的女孩，需要发展一种认为自己有能力的意识，学会更好地保护自己，并对各种形式的虐待和骚扰采取不容忍的态度。由于人的发展变化情况会渐趋复杂，因此春春期被认为是进行干预的最佳时机，这时青少年正在形成他们自己的亲密关系，而且开始实践他们已经习得的模式。

（二）对青少年实施的家庭暴力干预方案

1994年，沃尔夫（David Wolfe）创设了一种方案，称作“促进健康的非

暴力关系：预防妇女受虐和人际暴力的青少年团体疗法”。该方案以沃尔夫的临床观察和针对生活在暴力家庭中儿童的研究为基础。它由三个主要部分组成：信息传递、技能发展和社会活动学习。这个方案较为独特，因为它利用了青少年与异性个体建立和保持健康关系的兴趣。它对青少年的发展抱以积极的态度，而不像有些干预计划那样持有“年轻即问题”的观点。最后，该干预方案还包括让青少年自己在社区生活中寻找解决妇女受虐问题的办法。

在该干预方案中，约1/3的内容致力于了解性别偏见、对待妇女的态度，以及亲密关系中的暴力问题。随着青少年探寻由文化和传媒传播、涉及歧视妇女的种种传说和做法，诸如此类的观念便被置于更为宽泛的社会背景中。团体活动的形式包括社会调查、主动操练、电视报道和团体讨论，借以揭示偏见，获得事实真相。此外，约会暴力的讨论也包括在内。另外约1/3的干预致力于发展技能，要求每个青少年有所提高。促使参与者努力改善与异性成员接触的方式。男性侧重学习非强制性交流和聆听的技能，女性则学习自我保护的安全技能。加强自信训练的目的是让青少年能够对人际交往的种种迹象和结果负责。

最后约1/3的干预致力于社会行动，即积极地让团体成员共同辨识自己社区中的一些暴力问题，并且对它发起挑战。首先，让团体成员从事一系列练习，目的是教育他们在社区中为青少年、男性和女性提供支持资源。其次，团体成员开展某种社交活动或筹款活动，包括在大型商厦举办如何制止性攻击的展览，出售T恤衫为当地受虐妇女庇护所筹款，等等。通过这些方法，青少年将自己的技能用于范围广泛的社区领域。同时，他们也学会了相互尊重和自我尊重，有区别地认识各种性别角色和家庭角色。随着彼此协同来制止对妇女的暴力行为，他们之间也发展起一种更加健康的关系。

五、社区环境的预防干预

究竟将干预责任归属于业已建立的公共机构（传统上说，这类机构是不收留受虐妇女的），还是将它归属于以社区为基础的服务机构，这方面仍有相当大的争论。当然社区给予帮助是义不容辞的。另一个相类似的争论是，志愿人员或专业人员是否有能力为受虐妇女和她们的孩子提供有益的帮助。当这些争论相持不下时，偏激的观点也就随之出现了。例如，不承认那些帮助受虐妇女的专业人员，不认可专业人员志愿者，以及不承认庇护所工作人员接受过专门的培训。于是，许多理论家和研究人员采取一种生态学的观点，他们把问题概念化，从不同层次提出解决妇女受虐的办法。在社会层次上，一级预防是把重点放在国家政策上，借以关注暴力问题，获得干预所需的资金。在社区层次上，专业人员和志愿者携手开展二级预防工作，既提供服务，也对儿童开展预防工作。下面主要描述二级预防。

目前，许多学校已经提供社交技能和预防暴力的计划。这些计划旨在教育所有的儿童，尤其是针对目睹家庭暴力的那些儿童，内容主要包括识别与暴力有关的感受，学习和模仿解决问题的技能，以及在家庭、学校和社区内表示不容忍暴力的态度。事先提出问题，而不是等到暴力行为发生后才提出来。该计划希望所有的儿童都有能力对暴力作出反应，希望对那些在家里目睹暴力的孩子有所帮助。与此同时，有些学校开始着手训练教师和辅导员，教会他们如何对目睹家庭暴力的孩子作出反应，以及如何提供帮助。

有些社区也为警察提供下列培训：如何处理家庭暴力，在何种情况下应该对施暴者实施拘捕，如何辨认受虐妇女，以及在家庭出现暴力后如何为妇女和孩子提供所需的帮助。这些培训计划包括让警察了解家庭暴力对妇女和儿童的影响，告诉他们如何处理受虐妇女在控告施暴者时经常出现的混乱陈述，如何指导妇女进行自我保护，以及如何为受害者争取服务等。有些警察部门还设立了家庭暴力科，雇用社会工作者和心理学家（他们在法庭陈述，以及与妇女和儿童一起工作等方面接受过专门的训练）。

在有些社区里，警察部门与受虐妇女庇护所携手追踪施暴者，识别哪些妇女可能再会遭受虐待，并对施暴者的服刑状况进行监控。这些做法是非常必要的，因为从警察接受培训及其对家庭暴力案件所持的态度看，许多警察回避妇女受虐的求救电话，或者不能迅速处理这类案件，原因在于他们感到处理这些案件不太方便。然而，人们对有关家庭暴力的司法理解毕竟日益深入，过去把它看作一种“家庭问题”，现在把它视为妇女和儿童以至社区的情感问题、社会问题和经济问题。

与此相似，法律界已经扩大了对家庭暴力的理解，意识到自己在为妇女和儿童提供保护时需要做些什么。因此，美国许多州已经制订了强制性拘留法和反跟踪条例，并且附有严厉处罚和判刑的具体条款。可是，关于强制拘留是否会减少家庭暴力的发生，或者是否会使妇女处于受虐的更大风险之中，目前还存在争议。此外，拘留施暴者的花费也已成为某些社区的沉重负担。研究表明，即便制约法令得以公布，年轻的施暴者和那些具有犯罪劣迹的人，往往要比年老和较少有暴力倾向的男子更易行使暴力。围绕强制性拘留施暴者是否能起作用，以及谁能起到最大作用等问题，未来的研究应当提供更加确切的答案。正因如此，政策和法律也可能被修订，以适应惩罚暴力者和保护受害者的需要，并对家庭暴力作出最有效、最安全和最经济的反应。

有些社区倡导新颖的教育措施，包括在地铁和公共汽车上招贴宣传画，利用广告牌和报纸上的广告制止对妇女施暴。有些城市也开始行动，打出了容易为人理解的标语口号，例如，“对妇女施虐采取零忍受的态度”。在有些地区，商界和其他志愿者团体与当地的庇护所合作，动员整个社区行动起来制止暴力。这些努力反映了人们认识的日益提高，也就是说，那些宽恕对妇女施暴的态度必须改变。在社区，对暴力的文化挑战是保护妇女的另一种方式，从童年时期开始就要灌输终生反对实施暴力或容忍暴力的做法。

六、结 论

在美国，家庭暴力是一个严重的公共卫生问题，它给妇女和儿童造成深远的影响和后果。为了制止暴力，人们已经采取许多措施，它涉及各种机构，例如社区庇护所、学校、法庭、医院、诊所和研究所。

尽管预防干预结果的研究仍然处于“婴儿期”，但是，已有一些初步的证据表明，某些干预对特定的施暴者较有效，某些传统的干预手段对有的违法者没有帮助，不过，即便是简单的干预也比根本没有干预要好。团体干预的效果通常要比个体干预或夫妻干预好。那些中途退出干预的施暴者，会成为最难治疗的人，并且有可能沦为具有长期施暴史的物品滥用者。

对妇女的干预通常采用庇护所干预和团体干预方案。然而，真正用来满足目睹家庭暴力的儿童之需要的社区干预计划还很少。当然多数受虐妇女最终会离开其生活伴侣，但是相对而言，那些获得社会支持和经济支持，并在社区保护下感到安全的妇女，更易离家出走。

目前，有些社区努力采用生态方法或其他各种方法来解决妇女受虐问题。也就是说，它们根据一级预防、二级预防和三级预防计划来对家庭暴力作出相应的干预反应。一级预防包括反对妇女受虐的教育计划，改变对妇女施暴的不良文化，以学校为基础让学生学会非暴力解决问题的方法和社交技能。二级预防包括青少年聚会中抵制暴力的计划，针对目睹家庭暴力的儿童实施心理教育干预。我们希望，在未来的社区生活中，人们能够预先主动地同那些虐待妇女的迹象作斗争，这样的话，就不再需要在暴力发生后实施干预和求助警察处理。

参考文献

Buzawa, E. S., & Buzawa, C. G. (1996).*Domestic Violence: The criminal justice response* (2nd Ed.). Thousand Oaks, CA: Sage Publication, Inc.

Edelson, J. L., & Eisikovits, Z. C. (Eds.) (1996). *Future interventions with battered women and their families.* Thousand Oaks, CA: Sage Publication, Inc.

Edelson, J. L., & Tolman, R. M. (1992). *Intervention for men who batter: An ecological approach.* Newbury Park, CA: Sage Publications, Inc.

Graham-Bermann, S. A. (1992). *The kids' club: A preventive intervention program for children of battered women.* Ann Arbor: University of Michigan, Department of Psychology.

Graham-Bermann, S. A., & Levendosky, A. A. (1994).*The moms' group: A parenting support and intervention program for battered women who are mothers.* Ann Arbor: University of Michigan.

Larouche, G. (1985). *A guide to intervention with battered women.* Montreal: Corporation professionnelle des travailleurs sociaux du Quebec.

Saunders, D. (1996). Cognitive-behavioral and process-psychodynamic treatments for men who batter: Interaction of abuser traits and treatment models. *Violence and Victims,* 11(4), 393-414.

王正永　李维　译　　徐宏发　校

安妮特·斯坦顿
贝斯·迪诺夫
(Annette L. Stanton
and Beth L. Dinoff)
堪萨斯大学
(University of Kansas)

不育症

Infertility

不育症（以下简称不育）　在不采取避孕措施的情况下，经过12个月的正常性交仍无法怀孕。

生育力受损　指实现怀孕有困难或有危险。

不育是指在经过12个月的正常性交后仍不能怀孕。本文在对不育问题予以简要描述后，将集中讨论引发不育的心理社会因素，包括不育对个体心理健康和夫妇正常生活带来的影响。我们还将提出若干因素，它们在个体面临不育时会促进或损害其心理的适应功能，并且讨论在该领域如何进行心理干预。

一、不育：定义和流行

1988年美国开展了一项"全国家庭成长调查"（Nation Survey of Family Growth），它涉及8 450名15岁至44岁女性组成的全国性样本，据此估计，美国已婚夫妇的不育现象约涉及230万人，或者说不育率略低于1/12。其中一级不育（指根本不会生育孩子），在过去的20年间已由50万对夫妇增至100万对夫妇，这些夫妇均无怀孕史。二级不育1988年为130万对夫妇，这些夫妇至少生过一个孩子，以后就不会生育了。至于生育力受损，它包括难以实现怀孕或者怀孕有危险，这些夫妇约占260万对。

尽管一级不育率呈现上升趋势，但是过去20年间总的不育率变化仍较小。由于担忧不育问题而去看医生的人数急剧上升，1968～1988年间不育的就诊率差不多增长了3倍，究其原因不外乎：一级不育率上升、治疗不育症的技术提高，以及领养可行性下降。采用医疗手段而实现健康怀孕的夫妇约占50%（依据胎儿的成活率）。当然，采用不同的诊断和治疗方法会导致不同的生育成功率。

大约80%-90%的病例其不育的生物原因可以得到诊断。但是，仍有近10%的病例经过医学鉴定后仍得不到解释。女方因素的不育占40%-50%，其中主要原因在于骨盆异常、排卵出现问题，以及内分泌或免疫功能失调。男方因素的不育约占不育总数的30%-40%，其中主要原因跟精子的生成或运输有缺陷相关。夫妻双方都有不育因素的不育约占总数的20%。

二、不育对个体的影响

就不育的病因而言，尽管心理社会方面的应激和环境的应激起着一定的作用，并且可能影响精子的生成和排卵，但是，总的来说，科学研究尚未发现人格或其他心理因素会造成不育。例如，没有可靠的证据可以证明这样的信念：领养孩子会促进以后怀孕。实证研究的注意力已经从心因分析转向详细说明不育夫妇和不育个体所面临的心理社会后果。

临床文献传递的信息是，不育会导致心理社会性功能破坏。1991年，沙伊特（Dunkel Schetter）和洛贝尔（Lobel）概述了30多例有关不育后果的定性描述，这30多例描述主要由研究不育夫妇的心理健康专业人员提供。不育的心理后果涉及下述四个方面：（1）情绪影响，包括悲伤、愤怒、内疚、震惊和焦虑；（2）对未来失去控制，包括无法预测或规划未来；（3）对自尊、认同和核心信念造成影响；（4）社会影响，例如对婚姻、两性关系和人际方面的活动产生影响。总之，不育的性质被视作一种生命危机，它对上述的每个方面均有可能产生负面的影响。

沙伊特和洛贝尔还查考了与不育人群心理功能有关的实证研究文献，他们的回顾于1995年被斯坦顿（Stanton）和伯格（Danoff Burg）加以扩充，具体涉及31项调查，其中不育人群的标准化测量分数同对照组的数据进行比较。这些研究样本主要来自因不育而寻求治疗的妇女。与上面的临床描述相反，实证研究文献认为，关于心理社会功能下降的证据并不充分。那些在临床意义上达到标准化测量水平的大多数个体并未报告有忧伤现象。有些研究揭示，在心理变量方面（例如抑郁和焦虑），不育样本和生育样本之间确实存在明显的差异，但是这些发现在许多研究中并不一致。事实上，不育样本和生育样本之间并不存在明显的差异，这方面的研究结果绝不是个别的。这种情况表明，不育人群在某些心理社会领域仍然能维持正常的功能，这些领域包括自尊、婚姻、两性关系，以及忧伤和康乐。

为什么临床研究和实证研究会产生如此大的差异？原因在于，临床研究人员可能过高估计了不育对心理社会功能的破坏作用，因为他们所遭遇的临床样本大多是一些十分痛苦的个体。同样，实证研究人员可能过低估计了不育对心理社会功能的破坏作用，因为他们对不育样本使用了敏感度不够的测量方法，或者参与研究的志愿者是一些功能状态良好的不育人群。我们的观点是，这两种文献均有价值。不育对有些人会构成很大的危机，致使在某些生活领域带来严重的消极影响。临床研究人员所提供的大量不育人员不幸遭遇的描述，可为保健人员安慰那些历经痛苦的个体提供参考，因为他们的基本工作就是应付那些处于极端痛苦的个体。也许，在那些面临不育的人们中间，大多数人能够应对挑战，不会使生活质量严重受损。这一发现由于同经历其他严重疾病的人群的研究结果相一致而得到重视。即便被诊断为患有癌症的人，事实证明也具有恢复心理社会活动的能力。许多人既把不育看作是一种应激的过程，又把不育看作是一种需要予以控制的风险因素，对于这些人的态度和环境资源，我们需要好好地加以了解。

三、不育对夫妇的影响

调查不育对心理健康的影响，研究人员的注意力主要集中在女人和男人的个人体验上，而不是围绕夫妇的幸福探讨不育对他们的影响。尽管有些人追求没有子女的生活，但是大多数人仍想拥有父母亲的身份。因此，不能怀孕的心理负担无疑是由夫妻双方共同来承担的，而不应考虑哪个配偶该对不育负责。研究人员以夫妻双方为背景，探索了不育夫妇与生育夫妇在婚姻和两性关系等方面的满意度，配偶之间心理社会功能的发挥状况，以及不育夫妇的体验运行轨迹。

（一）不育夫妇与生育夫妇在婚姻和两性关系等方面的满意度

对已经建立婚姻关系的大多数夫妇来说，他们中许多人均想象自己会成为生物学意义上的父母。如果把这个愿望视作是生活的核心目标的话，一旦不能实现这个愿望就会产生剧烈的和过度的应激。临床报告表明，内疚、焦虑、孤独、愤怒、抑郁、悲伤和无用等感觉可能会影响不育夫妇的功能发挥，尤其常见的是人际交往和夫妻性行为等方面受到束缚。例如，有些夫妇评论说，治疗的折磨以及把注意力集中在生育的目标上而引发的应激，会减弱他们的自发性行为，降低性欲，甚至产生对性功能的担忧。在某些情况下，性功能的减退加剧了不育。

有些实证研究评价了不育夫妇样本与生育夫妇样本的关系和在性生活方面的满意度（后者是为了比较而专门采集的）。艾比（Abbey）及其同事于1991年实施了这种比较研究。该研究的规模较大，样本包括185对被诊断为一级不育的夫妇（他们主要征募自专门求助不育医疗的门诊病人），以及90对具有生育能力的夫妇（他们主要征募自妇科病人和婚姻登记人员）。所有夫妇都已结婚，没有孩子，但都希望有孩子（具有生育能力的夫妇报告说，他们希望在数年内有孩子）。结果发现，不育夫妇与具有生育能力的夫妇相比，在婚姻质量和性生活的满意度等方面没有明显差异。

这些研究结果与另外一些基于标准测量的研究结果结合在一起（后者将不育夫妇的婚姻和性生活的满意度与标准数据进行比较），表明不育夫妇的表现仍处于正常范围之内。尽管不育夫妇也迫切追求为人父母的感觉，但是他们报告说婚姻和性生活领域的满意度相对较高，而且配偶之间满意度彼此呈正相关。问题是，当配偶之间在亲密活动方面经历如此严重的挑战时，他们是如何保持活力的呢？也许，这一不育应激原的性质会产生一些积极的作用。有些研究评价了不育体验的积极效应，即参与研究的不育者常常提到由于夫妻之间加强了相互交流和亲昵，因而得到不少安慰和快乐。此外，人们发现，配偶之间卿卿我我，才不会在情感上受到不育问题的伤害。由于这一动机得到激发，他们便将注意力集中在夫妻关系的积极方面。研究还发现，十分痛苦的夫妇不大可能去求助专门的生育治疗，也不大愿意参与心理社会方面的研究。当然，这些解释还需进一步证实，正如许多不育夫妇保持满意关系的机制需实证研究一样。

（二）不育夫妇的心理社会性功能

配偶双方都会体验到不育带来的心理社会后果。有些研究探索了经历不育的配偶如何进行相对调适的问题。调查发现，配偶之间在婚姻和性生活满意度等指标方面总的来说并未表现出明显的差异，但是，有些研究却指出女性比男性在不育的体验方面感受到更大的苦恼。若干因素可以说明其中的原因。

女性常因接受治疗而感到自己负有不可推卸的责任。研究表明，女性要比男性更有可能认为自己对不育负有责任，即便当诊断结果并不归咎于她们时情形亦如此。此外，女性更加密切关注自己身体所发生的生理反应，以检查有否怀孕迹象，也就是说，她们几乎每个月都会具体面对有否身孕的暗示。在一个强调以母亲身份为中心角色的文化背景中，妇女经常反映说，生孩子对她们来说要比丈夫更重要。不育夫妇在该变量上的巨大差异是与夫妻双方较低的婚姻满意度相联系的。最后，我们应当注意到，同样是消极事件，女性要比男性更易将它们视作应激事件。对此，我们应该运用实证的方法来探索不育女性对待生活的反应机制，并且设计一些干预措施来帮助夫妇成功地处理不育的现实。[参见《应激》(Stress)]

（三）不育体验的运行轨迹

关于夫妇在不育过程中心理社会方面的体验，一些横向的比较研究表明，对婚后一年尚未怀孕的夫妇开展医学调查，往往会使这些夫妇感到特别紧张，尤其当他们面临进一步的治疗要求，以及认识到存在具体生育问题时，情形更是如此。随着夫妇逐渐习惯于不育的诊断及其治疗，苦恼的情绪会暂时消失。但是，随着不育的现实一直没有得到改变，由此产生的紧张和苦恼情绪又会重新抬头。然而，其他一些研究并未表明不育的持续和心理功能的发挥之间存在某种联系。另外，包括从多个视角评估不育体验的跟踪研究对阐明不育是最大的应激原，显然是必不可少的。

尽管夫妇们报告说，他们对由于不育而接受专门的医疗服务是满意的，并且能以乐观的态度配合新的治疗措施，但是，不育的现实仍被视作是一种压力。这一过程需要花费实实在在的时间和金钱为代价，而且也跟个人功能是否愿意充分地发挥有关。尤其对女性来说，当一种新的治疗措施未见疗效时，其苦恼情绪有可能与日俱增。例如，研究人员发现，夫妇对体外受精的尝试往往估计过高，认为它极易成功。一旦这种代价昂贵的试验失败，常会使夫妇极度失望和沮丧，继后的苦恼会长期维持在亚临床水平上。至于那些并不选择医学治疗的人，其心理社会方面的体验我们所知甚少。还有，在不育症的治疗方面，技术进步是显而易见的,这种进步不仅给那些不大可能享受这种进步的夫妇带来了心理方面的问题，而且也给那些不惜一切经济和心理代价去追逐各种治疗途径的人同样带来心理问题。

也有一些研究，专门探讨曾经患有不育症后来又成为父母的心理社会效应。1994年，艾比、安德鲁斯（Andrews）和霍尔曼（Halman）用数据形式纵向描述了这种过渡。正如我们经常可在已婚夫妇身上发现的那样，以前不育的夫妇，一旦生了孩子，当上了父母（或者领养孩子当上了养父母），其婚姻的生活质量将会随之下降。由于为人父母会产生众多压力，加上不育夫妇为实现自己拥有孩子的理想而作出的种种努力，婚姻生活非常紧张。不过，应当指出的是，一般说来他们的婚姻生活还是令人满意的。对不育的妇女来说，成为母亲与其生活质量的普遍提高有关,因为心理社会的奖励会随着她们成功地当上母亲而自然地得到增长。

总之，正如文献中报道的个体活动那样，研究数据也突出反映了不育夫妇在心理社会反应方面的多样性。尽管研究发现女性配偶一般要比男性配偶对不育更觉紧张，但是夫妻双方似乎都能继续维持适当的生活质量。当然，不育的现实会在有些夫妇身上引发严重的生活问题。为此，我们需要研究有关的原因，因为它们增强或损害了不育夫妇的幸福。

四、不育对心理调适的影响

描述不育夫妇心理社会功能的预测因素与描述性研究没有多大的关系，至于对他们调适水平进行统计学控制的纵向研究就更少了。此外，这个领域的研究通常不是用理论来推动的，它大多采用一种危机模型，借以假定二者反应的一致性。应激和处理应激的理论为我们理解不育夫妇反应的多样性提供了一种模型。根据这些理论，个体特质和情境因素都是一个人作出认知评价和应对策略的决定因素，它们转而决定个体对应激情境体验的调适。这些理论已经成功地用于分析人们在遭遇不幸时有关健康体验的某些领域，而且研究人员也已开始考查与不育者的调适有关的因素。在这些理论所涉足的范围之内，有关不育的心理调适包括三个问题：(1)以前存在的哪些个人特质会影响调适；(2)哪些情境因素会影响个体；(3)认知评价和应对策略是如何增强或阻碍不育者的调适的。由于这些问题的研究还刚刚开始，所以下面所提出的对不育者调适的一些影响基本上是属于推测性的。[参见《处理应激的策略》(Coping with Stress)]

（一）预测调适的个体特征

拉札勒斯 (Lazarus) 和福克曼(Folkman)认为，个体的承诺和信念是决定应激情境中认知评价的重要因素。承诺具有持续的动机属性，并且反映了对个体而言重要的或有意义的东西。与不育的调适过程有关的承诺包括核心的生活目标，它尤其归结为跟其他目标相关联的父母身份，以及夫妻之间就未来怀孕次数所达成的承诺。

对许多成年男女来说，为人父母的愿望是他们生活的核心目标，而且自以为在实现这一目标方面没有任何困难。一旦该目标受挫，个体就会体验到威胁和不适，因为这种生活目标是与他们想当父母的承诺相对应的。如前所述，女性具有较强的承诺，这一现象可以部分地解释她们与男性相比为什么具有更大的不育苦恼。就夫妇意欲成为父母的承诺而言，不育夫妇之间的这种差异会引起彼此关系紧张。人们普遍认为，由于成为父母的目标是与其他占据优势的生活目标相联系的，比如与寻求幸福或者追求一种有意义的生活目标联系在一起的，因此，不育者将会体验到很大的生活痛苦。这一点的潜台词是，对不育者来说，他们应该在其他一些有价值的方面加大投入(例如在职业、社会交往等方面加大投入)，或者寻找其他一些能使个体的目标得以实现的途径，以避免因不育而带来的各种痛苦。

一个人与自己的配偶保持亲密联系的价值代表着一种承诺，它能保护个体在面临生育问题或遭受不幸时不再过分痛苦。此外，为人父母的承诺和他们彼此亲密关系的承诺均有助于配偶双方坚持进行长期的和昂贵的诊断与治疗。可是，如果这一过程干扰了一些比成为父母还要重要的目标，那么他们就会终止追求为人父母的目标。例如，一对夫妇高度珍惜相互之间的承诺，而把为人父母作为次级目标，那么他们就会决定终止不育症的治疗（即使这种承诺导致的过度应激会严重影响他们的关系）。看来，个人的和夫妻之间的承诺，以及他们对不育后心理调适的影响，是值得进一步开展深入研究的。

个体的核心信念代表着另外一种变量，它也可能影响一个人对不育的调适。当一个人面临自己的信念系统遭到挑战的情境时，这种核心信念就会凸显出来。这时，控制和驾驭信念堪称这方面的一个范例。夫妇遭遇不育并共同丧失对信念的控制，是最具应激的一个方面。在这个意义上说，不育的体验会对一个人驾驭此类环境的一般信念形成挑战。

艾比及其同事关于不育夫妇和生育夫妇的样本研究表明，个人一般信念的控制无论对不育的还是对生育的男女两性来说，均会在一段时间内使他们感觉到生活质量比原来提高了。或许，有些不育的个体能够维持其一般的信念控制，也就是说，他们通过致力于信念控制下的生活（例如，职业追求），或者将注意力集中在相对来说可控制不育的那些方面（例如，选择药物治疗），从而在心理上获益。

那些将无法控制自己生育的事实泛化到其他生活领域中去的人，会从此动摇一般化的信念控制，从而也就更有可能体验到严重的生活痛苦。据发现，女性如果因为不育的现实而对生活感到失去控制的话，她们对体外受精（例如试管婴儿）的失败所作的反应往往是更加抑郁。而这方面结果的积极期待（也就是性情乐观），则能保护这些女性免遭抑郁的体验。

尽管研究的重点放在信念的控制上，但是其他一些核心信念（例如，强烈的信念力量或相信生活的公正性和可预测性）也可能因为不育的体验而改变，并且反过来影响心理的调适。这些问题以及有关不育调适的个人属性等，都需予以进一步的研究。

（二）预测调适的情境特征

情境特征也决定着个体的评价、应对策略和调适。这些特征包括新奇性、可预测性、事件的不确定性、不育的持续时间，以及生命周期的时机选择等。许多人会发现，不育是一种新的、不可预测的和不希望出现的体验。一旦这些属性叠加起来，就会产生严重的、可察觉的威胁。尽管这个论点尚无可靠证据，但是那些预先知道自己不能生育的人（例如，那些被诊断为先天畸形的人），可能要比那些把大量精力投入到怀孕中去但结果仍然失败的人，更易于顺应他们目前的状况。而且，一些个体有可能得到帮助，以发展他们的调适策略，办法是通过将自己的不育体验同其他重大的应激原相比较（后者已经成功地予以控制），借此降低对新情境的不适感。

除非一个人被明确诊断为终生不育，否则的话，不育仍然是模棱两可的，因为它无法保证这个人最终是否会有孩子。而且，成功地追寻另一种选择（比如领养孩子）的可能性也是不确定的。此外，当前生育研究技术的突飞猛进可能会增加成功怀孕的概率。正因如此，是否要治疗或终止治疗，以及何时治疗或终止治疗，其不确定性也在增加。模棱两可或不确定性均蕴含着这样的希望：追求成功，回避威胁。

业已受到实证研究关注，并且跟模棱两可有关的一个问题是不育症的原因。虽然有些研究表明，患有原因不明的不育症的个体要比那些原因明了的不育症个体更加苦恼，但是，其他一些研究却指出，当男女一方获悉不育的诊断，或者当不育的原因和情绪的苦恼之间无任何联系时，他或她会表现出更大的痛苦。因此，评价不育的原因和评价有无诊断的意义也许是有益的，包括让不育者察觉到可能获得成功治疗，以及告诉他们不育的诊断会引起个体间的相互责备（例如，对男子气或女子味意识的攻击）也许有益。在决定心理影响的问题上，情境的客观特征是通过个体的知觉透镜来过滤的。

应激原的持续时间是另一种情境变量，它会影响评价、应付和调适过程。由于不育的诊断至少要在为期一年的怀孕过程以失败告终后方可作出，因此，从界定的意义上说，不育过程本身便是一种长期的应激原。引人注目的是，一些参与研究的不育者报告说，他们追求为人父母的身份已经持续了20多年。有些老年人则发表感叹说，伴随着终生不育的是那种持久的、深刻的、挥之不去的失望和沮丧。对许多人来说，接而连三的治疗失败会导致一种间歇的和刺痛的体验（发现月经重新来潮时产生的体验），从而加剧了不育的长期性。

有关不育的持续时间与心理调适的关系，这方面的研究结果是混杂的，而且也没有任何证据表明长期不育与调适之间存在线性的和指数函数的联系。再者，被不育搞得精疲力竭，由于长期不育和应激导致越来越苦恼，以及适应性情绪习惯等，都很可能归因于这种体验的一种功能，或者被认为是指向该挑战的内在和外在的对策。

最后，值得一提的是与生命周期有关的该应激原的时间问题。由于不育的个体偏离了通常期望成为父母身份的时间，由于期望成为三口之家等因素给新婚家庭带来越来越大的社会压力，由于不育的夫妇经常接触业已成为父母的同龄人，并且意识到潜在的生育年龄已剩不多，所有这些都会使不育的夫妇体验到更大程度的苦恼。不过，另一方面，如果那些推迟怀胎计划的人受到推崇的话，则这样的社会舆论有助于缓和不育带来的紧张，有助于创制一些控制应激的方法。

从个体和情境两方面分析与不育有关的调适，既表明这些因素对心理功能的发挥具有潜在的影响，又表明我们根据个体及其跟其他变量相互作用对这些因素进行归因时需要考虑其背景的重要性。例如，长期的不育会在那些尚未发展其他价值作用的个体身上预示极度的苦恼。还有，在男性被诊断为不育之源的时候，惟有那些将诊断视作贬抑其性功能和男子汉特征的男人，才会认为这种诊断具有威胁性。重要的是应该考虑认知评价和应对策略，它们会通过对不育的适应来调适个体与情境的关系。

（三）评价和应对是调适的指示物

每种情境都可能具有两种评价，即消极评价（也就是威胁评价）和积极评价（也就是挑战评价），它们各自包括个体控制该情境的评价（例如，对控制和效验的次级评价），这些评价都属于认知评价。认知评价对一个人以后的应对过程具有重要的决定性影响，它们转而又影响不育个体的调适。研究人员发现，不育者既有可能积极地看待他们的处境，也有可能消极地看待他们的处境。至少在妇女中间，威胁和挑战这两种评价以消极或积极这两种方式与调适相联系。艾比及其同事也指出，可以觉察到的与不育有关的应激预示着较低的婚姻生活质量，然而，如果能在不育中发现一些积极的含义，则会有助于婚姻生活质量的提高。

至于调适对策的评价，研究人员是根据与不育有关的控制程度来进行判断的。坎贝尔（Campbell）及其同事发现，在不育的某些方面，女性感到要比男性更有控制能力。例如，女性常认为自己在下列方面可能有一定的控制能力，例如是否想怀孕，医疗的选择，以及对不育的情绪反应的控制。这里，察觉到要对医疗选择和情绪反应加以控制是与良好的心理调适相联系的。人们也已发现，对不育过程的控制和对不育选择的控制都与更为有利的适应相联系。艾比及其同事发现，一般化的信念控制（并非意识到要对不育原因或解决办法加以控制），是与提高自身的生活质量相联系的。可以肯定的是，如果一个人认为自己可以控制某种结果，那么他或她就会顺应与此信念相一致的情境。因此，我们有理由认为，在不育领域内控制评价与调适的关联只能发生在保证某种控制措施的情境之中（例如，医疗措施），而不是发生在控制受到限制的情境之中（例如，出现能够生育的结果）。

若干研究还调查了应对过程和顺应不育之间的关系。根据对不育的女性和男性的调查，所获得的一致的研究结果是，运用回避和自责来应对不育，往往会导致更大的痛苦；同时从配偶身上或社会网络中的其他人那儿得到情感上的支持，则预示着更为积极的调适。对现实采取回避态度，包括从认知上和行为上逃避这些应激因素，往往会引起明显的顺应不良，这一发现已在其他一些长期应激体验的研究中得到证实。证据还表明，试图回避现实，不仅无效，而且有可能引发反作用，因为它会使一个人的思想被不断增加的应激想法所困扰。此外，有些逃避现实的行为（例如，过度饮酒以借酒浇愁），其本身就是顺应不良的表现。这种逃避现实的应对方法还可能妨碍与朋友和家人的接触。例如，当不育者感到有孩子在场的聚会对他们来说是一种痛苦时，他们就会采取谢绝聚会的态度，结果导致重要的支持之源被剥夺。应当注意的是，就处理应激的量表而言，其中有些要求选择回避的条目本身就反映了某种心理功能的失调（例如，处理应激的量表上有这样一个选项："比往常睡得更多"。它可能暗示一种抑郁的症状）。有些研究指出，配偶在应对过程中存在性别的差异，然而，这种观点尚须深入研究。

总之，就着手研究的进展而言，有关面临长期应激遭遇的认知评价和应对理论，对理解不育的心理调适已被证明是有益的。正如艾比及其同事所陈述的那样，"心理社会方面的对策，例如个人控制和社会支持，有助于提高女性和男性可察觉的生活质量。不论是不育的夫妇还是能育的夫妇，不论是有孩子的夫妇还是没有孩子的夫妇，个人控制和社会支持均有助于提高他们的生活质量。"由此可见，尽管不育会引发一些独特的挑战，但是它与其他应激原具有性质上相同的效应。这种情况意味着关于不育的研究和干预不仅对业已存在的应激还是对应对理论和研究均有所帮助，并能从中获益。特别在试图了解亲密配偶共有的长期应激原方面，夫妇不育提供了一种极为理想的研究媒介。

五、对不育个体的心理干预

对不育的个体和不育的夫妇来说，现有的研究和理论为他们的心理干预带来哪些益处呢？很显然，心理健康专业人员应当意识到下列的证据：那些面临不育的人们一般来说能从自己的经历中觅得积极的意义，而且继续保持各方面的心理社会活动的恢复能力。许多已经接受医疗的人也许认为自己不再需要其他心理社会方面的服务，或者只需要短暂的教育和支持干预就可以了。其实，当不育的夫妇在参与诊断和治疗程序时，或者在接受特定的生育技术治疗之前，以及在有可能遭遇治疗失败的时候，为其提供心理社会服务可能特别有用。

心理健康专业人员应该具有这样的思想准备，即不育夫妇在心理反应方面表现多样，有些个体甚至会体验到极度的痛苦。就顺应不良夫妇而言，他们可能经历各种风险，这些人把为人父母看作是压倒一切的生活目标。他们对于自己能否控制和支配环境的能力抱有较低的预期，他们所处的社会环境是缺乏支持的环境，他们把不育的现实看作是对生活的威胁，无法从自身的体验中寻得任何帮助，或者，他们通过自责和逃避现实的态度来对付面临的痛苦和风险。于是相对应的是，下列一些干预已被证明是有效的：它们主要用来使夫妻双方认识到处理不育的过程中会面临许多应激，明确不育对自己将意味着什么，从而改善社会支持和人际的亲密关系，增强对若干可能加以控制的知觉程度，提供另外一些与为人父母核心生活目标相关的途径，以及减少逃避现实和自责的应对策略。然而，我们并不知道采用治疗手段设法改变长期使用的应对策略（例如逃避现实等）会产生什么后果。重要的是，这些干预措施必须谨慎实施，并对其有效性加以监控。

由于女性要比其男性配偶更易体验到与不育有关的应激，而且，也由于女性更有可能寻求团体支持一类的心理社会干预，因此，有些干预服务或许对女性更有效果。可是，鉴于不育是夫妻双方一起面临的应激原，加上适应性交往和社会支持是顺应的重要组成部分，所以应鼓励夫妇共同参与干预服务。

就现有的心理社会服务而言，一个为不育的夫妇提供信息和支持的全国性网络称作RESOLVE。许多城市创办了自我帮助的支持性团体，许多专门的医疗生育机构也提供心理咨询。关于促进不育者调适的心理社会干预的对照研究较少，但也已经有报道。其他一些无对照的研究表明，不育女性参与团体的认知—行为疗法后痛苦明显减少。这种方法把若干要素（例如放松训练、应激控制、认知重组和社会支持等）结合起来，致使不育夫妇在参与认知—行为疗法结束后6个月内怀孕的比例达到32%。这种源自心理社会干预的潜在生育收获，需要开展对照研究予以证实。至于人们从哪种心理社会干预中获益最多，以及心理社会干预应该在不育过程的哪个环节提供帮助，这些问题尚待进一步考查。

六、结　论

不用说，在此领域，心理社会方面的研究已经比早先将女性的人格缺陷指责为会引起不育的做法有了长足的进步。我们现在知道，许多夫妇能够正视不育的诊断，并且保持心理社会方面的恢复能力。我们还知道，有些不育的个体面对不育的现实会表现出极度的痛苦，而且面临功能减退的风险。一些导致顺应不良的风险因素已被鉴别，而应激和应对的理论在揭示这些因素方面已被证明是富有成果的。

为了继续说明不育的风险因素和保护因素，我们还有很长的路要走。尤其需要指出的是，我们应该把夫妻作为一个整体来考虑。而且，该领域的大多数研究是跨专业的，而不只是纵向的或实验的，并且这些研究得有赖于问卷调查或访谈数据。至于风险因素和保护因素的结论性研究，要求我们超越专业作必要的描述性报道。此外，研究的样本主要来自白人，受到较大影响的个体还需专门予以治疗。当然，参与治疗的个体是众多的，不只限于白人。看来，有必要对具有多样化背景的夫妇进行概括，尤其是对医疗条件有限的夫妇进行概括。显然，运用有效的实证方法说明影响不育的可预防原因（例如，性传播性疾病），以及为面临不育症挑战的人们提供心理社会方面的援助，也是必不可少的。

参考文献

Abbey,A., Andrews,F.M., & Halman,L.J. (1991). Gender's role in responses to infertility. *Psychology of Women Quarterly,*15,295-316.

Abbey,A., Andrews,F.M., & Halman,L.J. (1994).Psychosocial predictors of life quality: How are they affected by infertility, gender,and parenthood? *Journal of Family Issues,* 15, 253-271.

Berg,B.J., & Wilson,J.F. (1995). Patterns of psychological distress in infertile couples. *Journal of Psychosomatic Obstetrics and Gynecology,* 16,65-78.

Domar,A.D., Zuttermeister,P.C., Seibel, M. ,& Benson,H. (1992). Psychological improvement in infertile women after behavioral treatment: A replication. *Fertility and Sterility,* 58,144-147.

Lazarus, R.S., & Folkman,S. (1984). *Stress, appraisal, and coping.* New York: Springer.

Litt, M.D., Tennen,H. ,Affleck,G., & Klock,S.(1992). Coping and cognitive factors in adaptation to in vitro fertilization failure. *Journal of Behavioral Medicine,* 15, 171-187.

Mahlstedt,P.P., Macduff,S. ,& Bernstein,J. (1987). Emotional factors and the in vitro fertilization and embryo transfer process. *Journal of In Vitro Fertilization and Embryo Transfer,* 6, 242-256.

McQueeney,D.A., Stanton,A.L., & Sigmon,S.T. (1997). Efficacy of emotion-focused and problem-focused group therapies for women with fertility problems. *Journal of Behavioral Medicine,* 21,313-330.

Mosher, W.D., & Pratt,W.F. (1990). Fecundity and infertility in the United States, 1967-1988.*Advance Data from Vital and Health Statistics,* no. 192. Hyattsville, MD: National Center for Health Statistics.

Rodin, J. & Collins, A. (Eds.). (1991).*Women and new reproductive technologies: Medical, psychosocial, legal, and ethical dilemmas.* Hillsdale, NJ: Erlbaum.

Seibel,M. (Ed.). (1990).*Infertility: A comprehensive text.* Norwalk, CT: Appleton-Lange.

Stanton, A.L., & Danoff-Burg, S. (1995). Selected issues in women's reproductive health: Psychological perspectives. In A.L. Stanton & S.J. Gallant (Eds.), *The psychology of women's health: Progress and challenges in research and application* (pp. 261-305). Washington, DC: American Psychological Association.

Stanton, A.L., & Dunkel-Schetter, C.(Eds.). (1991). *Infertility: Perspectives from stress and coping research* . New York: Plenum.

U.S. Congress, Office of Technology Assessment. (1998). *Infertility: Medical and social choices,* OTA-BA-358. Washington ,DC: U.S. Government Printing Office.

李维 译　　章晔 校

克兰·沙利文
(Kieran T.Sullivan)
圣克拉拉大学
(Santa Clara University)
安德鲁·克里斯藤森
(Andrew Christensen)
加利福尼亚大学洛杉矶分校
(University of California,
Los Angeles)

夫妻疗法

Couples Therapy

鉴别 指一个人或一对夫妇对自身的情感系统（即本能反应）和理智系统（即运用推理和交流复杂理念的能力）能够予以区别的程度。

围绕问题的情感交融 指夫妻双方把注意力集中在各自的痛苦体验上，而不是囿于责备各自的过失。

消极的归因 烦恼的夫妇倾向于将对方的消极行为归因于其不变的性格，而不是归因于各种暂时的外部情境。

问题－解决循环 夫妻双方尝试用控制或缓和问题的方法解决问题，实际上该问题仍然存在着。

投射的认同 夫妻一方把他或她压抑的对象或自我的某些方面投射到另一方。

漫不经心的选择 指痛苦的夫妇倾向于非常清晰地记住给彼此关系带来消极影响的事件，而对彼此关系有积极意义的事件怎么也回忆不起来。

本文主要围绕**夫妻疗法**这一题目介绍五种方法，并讨论了它们各自用来处理夫妻关系不和睦的相对效果。其中的每一种方法建立在一种夫妻关系不和睦加剧的理论上，并建议采用专门的治疗方法以帮助改善这种不和睦关系。同时，本文还介绍了最近整合的两种治疗方法，这两种方法综合了以往所用方法的要素，意图是为了提高干预的效果。另外，本文讨论了对患有精神疾病夫妻的干预方法，以及其他别的干预方法，比如针对群体的夫妻疗法及其预防。

一、导　言

乔(Joe)和黛安妮(Diane)最近对他们的婚姻生活感到很不满意。黛安妮认为乔将自己的大部分时间用在工作上，一直不关心自己在家庭里该负的责任，尤其忽视了对女儿的照料。她觉得很寂寞，对丈夫有一肚子的气愤。乔呢，则认为黛安妮过于苛求，每当他回到家里，面对黛安妮的责怪和唠叨，就感到不知所措。他们看上去争吵得越来越厉害，并且性生活也明显减少。由于他们自己不能解决诸如此类的问题，所以就向夫妻疗法专家求助。

当碰到像黛安妮和乔这样的夫妻在生活上陷于困境时，理论上通常有许多不同的方法可用来处理他们的问题。有些治疗专家把注意力集中在夫妻消极的互动关系上，比如，当黛安妮对乔发火生气时，关注乔是如何对黛安妮作出消极反应的。有些治疗专家则可能重视家庭系统中所存在的问题，想了解黛安妮同女儿的关系是不是比乔同女儿的关系更加亲密。当然，还有一些治疗专家可能通过他们各自的家族血统去探究黛安妮和乔的彼此关系，从而揭示这些关系是如何影响他们婚姻生活的。

在过去的20年间，已经提出了许多用来解释和处理夫妻关系不和睦的模型。本文从夫妻疗法的演变历史着手，介绍五种在实践中行之有效的方法，以便用来治疗关系紧张、相互不和睦的问题，采用上述例子的目的是便于对每一种干预类型作出说明。值得注意的是，这些方法可能同社区中经常采用的方法不相一致。要知道，这些方法是立足于夫妻疗法的理论模型之上的，为了评估它们的治疗效果，其中绝大多数参与研究的当事人均设置临床对照试验。这些临床对照试验的结果是在介绍每种方法之后再阐述的。

为了给夫妇们提供最佳的治疗方案，夫妻疗法的研究者已经发展了不少干预方法。这些干预方法将不同理论的有效之处结合到一种通用方法中。我们在介绍了五种核心模型之后，将简要介绍两种整合的治疗方法。文本使用夫妻疗法（couples therapy）一词（涉及历史资料的除外），而没有使用婚姻疗法（marital therapy）一词，目的是为了反映近年来所发生的干预演变路线，它是从仅偏重婚姻问题的干预转变为关注寻求治疗的各种类型的夫妻不和睦。

二、夫妻疗法的历史

将夫妻和家庭视为同一个系统，并认为对它进行心理方面的干预是适宜而有益的，这是相对较晚近才出现的现象。在这一部分，我们将围绕第一次世界大战后至今这段时期，集中讨论一些有关夫妻疗法的重要运动、历史演变以及对夫妻疗法的发展有影响的贡献者。

第一次世界大战后的一段时期，来自各个学科的专家们开始将人的性活动列为科学研究的一个合法领域，并呼吁对公众开展有关性问题和生育问题的教育。由希施菲尔德（Hirschfield）在德国率先，埃利斯（Ellis）在英国和考茨基（Kautsky）在奥地利相继建立了遍及整个欧洲的公共教育中心，旨在促进公众对这些问题的意识和了解。在这些公共教育中心里，所提出的建议围绕避孕法、优生学、心理问题，以及其他相关的问题。然而，随着德国纳粹的兴起，这些教育中心关注的焦点越来越偏向优生学。正如科普（Kopp）在1938年所指出的那样："迄今为止，在美国，婚姻咨询主要集中在解决以下几个方面的问题上，那就是有关性、生育、家庭和社会关系的心理学问题和生理学问题。而在欧洲，人们所关注的主要目标则是改良人的生物血统。"

虽然有关性改革者们的理想主义幻想在欧洲受到遏制，但夫妻疗法和家庭疗法却在美国得到持续的发展。社会工作者认为有必要扩展干预治疗的范围，包括将家庭纳入其中。教育家们在全国中学高中阶段推行了家庭经济学课程。教会和大学举行了有关家庭和婚姻问题的专题讨论会。最后，新的精神分析理论（如对象关系理论）打开了心理干预的大门，不再仅对单个个体进行心理干预。

随着上述各个领域的进展，围绕婚姻的咨询运动孕育诞生，它既是兼收并蓄的又是注重实效的。早期针对夫妻的咨询服务主要由大学教授、内科医生和妇科医生作为第二职业参与运作。大约在20世纪30年代初，第一批相关协会建立起来，其主要功能是提供夫妻疗法。这些协会包括洛杉矶的美国家庭关系学会，纽约的世界范围的婚姻中心，以及费城的婚姻委员会。

1945年，为了确定婚姻咨询服务的标准、交流信息，以及促进发展大家对婚姻咨询服务的关注，成立了美国婚姻咨询协会（American Association of Marriage Counselors ，简称AAMC）。在最初成立的美国婚姻咨询协会中，专家"不少于50%的成员主要来自医学专业领域，其余的成员则代表社会学、心理学等领域。"在20世纪整个50年代和60年代早期，美国各地相继建立了许多婚姻咨询服务中心，编写了供一般专业工作者阅读的婚姻咨询课本，制定了供婚姻问题咨询的标准，并且认证了一批培训中心。不管怎么说，除了这些进步外，婚姻咨询服务这一崭新的职业还需要有一个鉴定其职业意义的明确说法。对大多数从业者来说，婚姻咨询服务还是属于第二职业性质的工作，所以婚姻咨询服务的地位依然处于边缘性质的职业。

到了20世纪60年代后期和70年代初，婚姻咨询服务这个职业终于被广大公众接受。该时期最为重要的发展也许是一本大众化的刊物正式问世，它的名称叫《婚姻和家庭咨询服务杂志》（现在已改名为《婚姻与家庭治疗》）。也正是在这个时候，婚姻专家和有关的研究者相继提出并开发了各种结合治疗的方法。1970年，美国婚姻咨询协会改名为美国婚姻与家庭顾问协会（American Association for Marriage and Family Counselors，简称AAMFC），表明这一时期婚姻和家庭方面的咨询服务已经相当普遍。

在以往的20年间，许多婚姻与家庭问题的专家一直将他们的职业视为一种自主而别具特色的工作。1992年，联邦注册局正式宣布婚姻与家庭治疗是第五大主要的心理健康职业（另外四大心理健康职业是指：精神病学、心理学、社会服务、精神病护理）。到1993年底，美国有31个州履行了婚姻与家庭问题治疗专家的审批程序。然而，把它作为自主性的职业并不是没有争论的。虽然支持婚姻和家庭问题治疗这一职业的仍囿于业已确立的职业范围（例如心理学、精神病学等），但是它有特殊的优势，比如容易获得研究和临床治疗所需的经费，以及赔偿当事人的损失。如今，正如希尔兹（Shields）在1994指出的那样，婚姻和家庭问题治疗“已经部分地成为心理健康职业的一门主要职业，但是它仍然处于宽泛的社会领域内，维持着令人感到沮丧的边缘性。”[参见《家庭疗法》（Family Therapy)]

三、实施夫妻疗法的理论和方法

（一）夫妻行为疗法

1. 有关苦恼的理论

夫妻行为疗法(behavioral couples therapy，简称BCT）重视夫妻双方行为上的互动交流，强调此类行为的前因后果。虽然行为主义者承认情感和认知在夫妻孕育和维持苦恼中的作用，但是，他们关注的焦点仍然是外在的行为因素，并把它作为对陷于苦恼之中夫妇进行干预的落脚点。治疗专家用行为主义的专门术语帮助苦恼的夫妻说明存在的问题，并帮助他们巧妙地处理问题发生之前和之后的情境遭遇，最终获得问题的解决。他们给夫妻讲授彼此交流和解决问题的种种技巧，力图使夫妻苦恼的互动行为降低到最低程度，同时将互为有益的交流达到最大化。[参见《行为疗法》(Behavior Therapy)]

2. 不满的加剧

根据行为理论，人们选择生活伴侣取决于相互交往过程中所获得的实际的和预期的激励因素，这些激励因素包括性愉悦、情感亲昵、财产等等。随着时间的推移，由于激励因素所带来的最初那种满意感觉会逐渐削弱，变得习以为常，或者因为彼此接触太多、生活发生一些变化，使得夫妻间的不协调越来越多地凸现出来，而这些不协调在他们恋爱时期是不明显的。这时，面对大量行为上的不协调，夫妻就会中止先前互为有益的交流，不再表现亲昵行为，双方都想以自己的意愿强制对方行为上该如何如何。当夫妻一方对另一方采取的这种强制性方法表示屈服时，作为配偶的他或她因为使用这种方法而强化，以后便得寸进尺，变本加厉使用这种方法。比如，就上面提到的例子来说，黛安妮可能向乔唠叨个不停，要他做好应该分担的家务。如果乔后来对黛安妮的唠叨作出让步，黛安妮的唠叨行为就会得到强化。用让步的方法来消除不良刺激，作出让步的夫妻一方的行为可能也会得到反面强化。这样长此以往，将来乔可能会对黛安妮的唠叨行为表示屈服，因为对他来说，经常让步、屈服对方也许能使她唠叨行为中止。可是随着夫妻双方逐渐习惯于这种不良互动，强制性唠叨的一方还是经常使用这种刺激手段。同样，遭受强制的一方也会忍受这种唠叨以息事宁人。于是，本来彼此较为满意的一对夫妻，可能会形成给双方都带来痛苦的消极互动模式，而且从此变得一发不可收拾。

3. 干预

夫妻行为疗法中的重点在于改变当事人的行为，特别是改变引发夫妻一方满意而另一方面苦恼的行为。用来促进这些行为变化的最常用方法，是行为互动策略和交流、解决问题策略。在行为互动时，治疗专家帮助夫妻确认正在强化的行为，并运用各种策略指导他们。通过这种行为上的互动能使双方的苦恼较快得到缓解，从而为双方本来较困难的交流协商铺平道路。指出双方需要相互多交流，这样才能有利于问题的解决。治疗专家要向夫妻双方讲授一些非强制性协商和解决冲突的方法，并让他们结合最近所遭遇的体验来练习如何解决冲突。干预的最终目的是，无论什么时候产生新的冲突，夫妻双方要学会运用这些方法来解决问题。

4. 具体的治疗技术

在实施行为互动时，治疗专家让夫妻双方自己选择正在强化的行为，指导他们提高表现这些行为的频率，并询问他们努力作出这些改变后有哪些体验。就理论角度分析，夫妻双方选择的行为总是使接受者的行为强化得到最大化，而给予者所付出的代价则最小化。通常认为，低成本的行为是这样的，它不会使夫妻近期发生冲突，不需要学习新的技巧，且较为积极主动。治疗专家可考虑直接让夫妻双方经常表现自己所选择的行为，或者指导夫妻双方在某个特定的时间（比如“爱情日”或“体贴日”）频频表现所选择的行为。最后，治疗专家询问他们行为改变过程中的体验。在此期间，受鼓励的接受者认可对方的行为，并主动地强化行为施予者经常表现出的积极行为。

在练习交流和解决问题的策略时，让夫妻学会按两个明显有别的步骤达到问题的解决，其中第一个步骤是界定问题，第二个步骤是解决问题。之所以分两个步骤，目的是为了避免在条件尚不成熟的情况下冒然解决问题。在界定问题期间，鼓励夫妻双方承认彼此争论中存在一些积极因素。然后，鼓励夫妻用特定的行为方式表述自己的问题，表达各自的感受，鼓励他们认可各自在这个问题中所起的作用，并且鼓励他们就这些问题作出简短的概括性陈述。在我们上面所举的例子中，对乔和黛安妮来说，问题之一可能是乔经常下班后很晚回家，并且因为受到妻子的责备使他更晚回家。在干预时，应当赞许黛安妮有这样的认识，就是她的指责可能导致乔的晚回家，并鼓励她在乔晚回家的时候说清自己的感受。而乔呢，则鼓励他承认自己的晚归事实，并希望他表白听了黛安妮的指责后有何想法。在解决问题期间，夫妻可先尽可能地提出各种解决问题的妙主意、好方法，此时不要再进一步讨论问题的是非曲直。然后根据成本－效益原理，夫妇一起分析评估这些方法的效果。最后，达成一个共同的具体解决方案，并最好形成文字协议。在整个讨论过程中，为了保证耐心倾听和避免打断对方，要指导夫妻双方在一段时间只讲述一个问题，集中谈谈自己的看法，而不预先假定配偶的看法会如何，这样才能真的弄清楚对方的观点。

5. 治疗方法的效验

围绕夫妻行为疗法实施的临床试验，要比其他任何治疗方法设置更多的对照组。其最后结果是错综复杂的。虽然有2/3接受夫妻行为疗法的夫妇，在治疗结束后均认为各自的满意度增加，但是长期的跟踪资料揭示，认为得到成功治疗的夫妇中，有30%在两年后旧习复发。因而，大约有一半接受夫妻行为疗法的夫妇应该围绕他们的相互关系，继续给予这方面的治疗。

（二）围绕认知的夫妻行为疗法

围绕认知的夫妻行为疗法（Cognitive Behavioral Couples Therapy ，简称CBCT）是随着大量相关研究而问世的一种疗法。这种疗法较强调在夫妻关系恶化和持续的过程中认知因素的重要性。该疗法采用跟夫妻行为疗法一样的基本结构和治疗策略，同时还包括对夫妻双方不适合的认知进行评估和干预。由于涉及行为方面的问题前面已经描述过了（见夫妻行为疗法），下面我们将围绕认知的夫妻行为疗法专门介绍其中的认知因素。

1. 有关苦恼的理论

研究人员已经确定认知上有五个方面跟夫妻苦恼有关。一是选择性疏忽，它指苦恼的夫妻双方往往都非常清楚地记住那些消极的互动事件，而对积极的事件却一点也想不起来。二是消极性归因，它指苦恼的夫妻双方相互将消极的行为归咎于对方不变的性格的时候，没有想到这可能由于暂时的外在环境使然。其三和四是指，夫妻双方可能对未来抱有不切实际的预期，以及对应该如何处理矛盾抱有不切实际的设想，从而导致夫妻情绪苦恼。最后，第五个方面涉及夫妻关系应该依据什么样的标准，因为该标准常会妨碍他们对当前相互关系的满意程度。

2. 苦恼的加剧

围绕认知的夫妻行为疗法中，苦恼加剧的情况跟夫妻行为疗法中所谈到的有些类似。其中的一个区别是，不相适应的认知不仅给自己带来苦恼，而且也会引发痛苦的各种行为。

3. 干预

在实施围绕认知的夫妻行为疗法时，其做法较灵活，允许随求治者的行为、认知和情感的不同而相应变化。当夫妻出现苦恼等情绪问题，或当他们的行为显然妨碍行为技能的练习时，治疗专家会提出当事人顺应不良的认知症结。治疗专家在这里所起的作用是主动地给予指导。在测量或评价当事人的认知状况时，关注的焦点是当事人的认知内容，而不是拘泥于夫妻双方之间发生争执的具体过程。这样做的目的显然是为了仔细弄清楚双方在认知方面存在的问题，从而可以分析夫妻的认知现状，让他们知道自己的认知是如何影响生活中的行为和情感的。在整个干预过程中，夫妻双方将逐渐懂得认知的作用，懂得如何评价自己的认知，并且有必要的话做到如何向不适当的认知发起挑战。

4. *具体的治疗方法*

围绕认知的夫妻行为疗法实施时，治疗专家主要是帮助夫妻双方更加意识到选择性疏忽、不切实际的期待、不切实际的设想、不切实际的标准和消极归因，已在不自觉地发生和使用着。当上述这些认知思想不由自主地冒出来时，夫妻双方应该及时记录下来，以便今后进行评估。比如，当乔不准时回家对女儿说晚安时，黛安妮可能会觉得“他不爱她（女儿）”，或者认为“他是一个非常自私的人”。在治疗期间，治疗专家可随便列举无确定答案的问题，指导夫妻双方，并直截了当地指出，这些问题可说明彼此的关系标准和信念很难一致。为了修正原来的认知，夫妻双方要学会对自己的某些不当认识发起挑战，从逻辑上分析评估自己的推断是否站得住脚。还可以让他们接受认知指导，学会从另外角度鉴别问题，比如对方这样做可能为了促进双方的关系。应当鼓励黛安妮自主作出别的原因推测，比如乔很晚回来并不是因为他不爱她的女儿，而是因为他最近忙于工作上的一些应激性任务。最后，治疗专家还可以给夫妻讲授彼此关系不和谐的一些具体原因（比如个性太强、结论不当），以便彼此发生冲突时能有所意识。治疗专家还可帮助夫妇揭示内心深处的关系标准和想法是什么样的，以便对他们坚持这些标准的长处和不足作出评估。

5. *治疗方法的效验*

一系列有临床对照的研究表明，当与其他治疗方法包括夫妻行为疗法比较时，围绕认知的夫妻行为疗法在治疗婚姻不和、苦恼方面有着较好的效果。另外，围绕认知的夫妻行为疗法也显示对影响夫妻双方的实际认知有效果。鲍坎姆（Baucom）、爱普斯坦（Epstein）和兰金（Rankin）在1995年将围绕认知的夫妻行为疗法跟仅用夫妻行为疗法相比，最后确认了为什么前者的治疗效果并不显著的几个原因。首先，随意地一会儿接受夫妻行为疗法一会儿接受围绕认知的夫妻行为疗法。要知道，对认知的重组要求在不同的夫妻中是不同的，所以为了使治疗更加适合夫妻的实际情况，就得确定围绕认知的夫妻行为疗法是否能更有效地帮助他们纠正扭曲的和不相适应的认知。其次，所实施的各种干预（技能训练和认知重组）时间上常被分隔开，而不是有机地组合起来。它跟自然的干预不一致，要知道，自然的干预往往在夫妻实际需要时进行认知重组，而不是在因事先发出指令时才重组认知。再次，认知重组的时间往往非常短暂（大约3周左右），这可能是不够的。由于这些原因，是否可以考虑在实施夫妻行为疗法时增加认知疗法的成分以提高其疗效，尚有待探索。

（三）系统夫妻疗法：鲍恩家庭系统疗法

围绕夫妻疗法的若干具体方法，都是在系统理论的基础上发展起来的。其中最为突出并使用最广的方法之一，就是鲍恩的家庭系统疗法（Bowen Family Systems Therapy，简称BFST）。本节先介绍系统理论的一般观点，然后深入阐述鲍恩家庭系统疗法。系统理论方法把家庭视为一个有组织的整体，并强调家庭成员相互影响的参与模式。家庭（或者本案例中的夫妻）被看作是由这样一些因素所组成，这些因素根据彼此协调的天然联系有机地组织起来。系统理论认为所有系统的运作都趋向于保持自身的平衡和稳定。系统的每一部分在保持平衡中都起重要的作用。对于众多家庭和多数夫妻来说，可认为这种机制的主要目的是：在家庭内部保持一种行为上彼此可接受的平衡。大多数家庭均倾向于建立一种行为上的平衡，并趋向于抵抗任何偏离稳定状况的变化。[参见《家庭系统》(Family Systems)]

1. 有关苦恼的理论

根据鲍恩的家庭系统疗法，理解夫妻苦恼的一个关键概念是分化(differentiation)，它既涉及个体，也涉及夫妻双方。分化是指一个人或一对夫妇能够将他或她的情感系统（即本能反应）与理智系统（即进行推理和交流复杂理念的能力）区别开来的程度。不能利用情感系统对所在环境作前后一样分化的个体或夫妻，往往容易遭遇痛苦。与此相对照，能够利用理智系统来调节自己行为举止的个体和夫妻，就不大会产生夫妻苦恼那样的各种症状。当夫妻遇到焦虑的时候，就会表现出各种令人苦恼的症状。这些症状包括情感疏远、冲突、夫妻一方功能失调，有时甚至将彼此的争执或痛苦发泄到孩子身上。

2. 不满的加剧

鲍恩家庭系统疗法依赖于一种代际理论。该理论认为，分化的程度从上一代到下一代没有多大的变化。首先，父母的分化影响到孩子如何很好地在情感上将自己与父母区别开来。在情感系统和理智系统之间没有分化的父母，他们的成年子女将无法解决好对父母的情感依恋问题，从而也妨碍了他们自己的分化。其次，人们选择有类似分化水平的异性个体作为配偶。若没有分化的男女双方结了婚，他们倾向于完全依赖另一方，当遇到焦虑时特别容易陷入苦恼的境地。相反，具有分化能力的成年人在其婚姻生活中往往拥有较强的自我意识，各自的活动也不太受制于配偶的行为举止。当出现不可避免的差异时，夫妻双方能够忍受由此发生的焦虑。

3. 干预

鲍恩家庭系统疗法总的意图不是为了减轻即时表现出来的症状，而是为了提高系统成员和整体的分化水平。若不提高个体的分化水平，单单减轻症状，会使夫妻在遭遇别的焦虑时容易引发新的症状。在鲍恩家庭系统疗法中，治疗专家的作用就像一个辅导员，他营造一种环境氛围，让每个人在这种氛围中能够达到最高的潜在分化水平，并且在这种环境氛围中，相互的关系能够帮助一个人获得比独处更进一步的发展。关系不融洽的夫妻或家庭系统可视为病人，治疗专家将尝试同这样的系统进行互动，以促进他们本身的自然恢复进程。实施干预时，不是把重点集中在治疗中所提出的那些表征内容上，而是随着时间推移关注夫妻的情感变化。特别须注意的是，治疗专家应力图防止夫妻陷入一种本能式的情感链反应(emotional chain reaction of instinctive)，即双方陷入情感烦恼的反应中。为了达到这个目的，至关重要的是，治疗专家得理解和控制自己的情感，以便营造一个安全温馨的环境，让夫妻在这种环境中能够讨论存在的情感问题。治疗专家必须在情感上保持中立，不卷入家庭系统的情感纠纷中去，自始至终保持自己应有的分化立场。

4. 具体的治疗方法

运用鲍恩家庭系统疗法的治疗专家通过对家庭最近乃至长期经历的了解，可勾画出该家庭情感系统的大体轮廓。通过这种勾画，治疗专家就能获得如何给予治疗的有关知识和机制，以便帮助夫妻用来处理面临的种种焦虑，使双方的关系融洽稳定。鲍恩在1978年确定了治疗医生在这方面的四个主要职能。第一，界定并释述夫妻双方之间的情感演变过程。因为夫妻双方往往对配偶的情感变化较为敏感，一方的一举一动总要被另一方所感知、所理解，并作出相应的反应。在情绪苦恼的夫妻中，这些反应常常建立在他们原有的情感系统基础之上，由于每个反应都会引发它的逆反应，所以它更多地受情绪的影响而不是受理性的支配。治疗专家的目标就是让夫妻意识到这一点，让他们多多关注自己的反应，并思考这一过程（即利用自己的理智系统），而不是简单地规定他们该怎么做。因而，当乔觉得黛安妮唠叨着想叫他做家务时，他便意识到自己正在产生那种情感（认为她太唠叨），并愿意与黛安妮讨论这个问题，而不是采取逃避和忽视家务的方式。

第二，很关键的一点是治疗专家要对夫妻的情感纷争保持中立。“如果冲突双方都跟第三个人维持情感上的联系，而且他或她不偏袒两者中的任何一方并与双方都保持积极的互动，那么，两个人之间的冲突就会自动化解。”（鲍恩，1978）第三，治疗专家给夫妻双方讲解涉及有关情感系统的的作用。第四，治疗专家为夫妻模拟什么叫做自我的分化。为了做到这一点，治疗专家必须了解丈夫和妻子各自的观点和价值观，知道他或她面临某种情境时通常会如何反应。通常的处理方式是，同夫妻中一方交谈同时让另一方在旁边倾听，交谈时利用一些无关紧要的话题，澄清交谈者存在的一些情绪问题，说明夫妻双方由此会引发一系列的情感反应。总之，借助这些问题引起双方思考，以缓和不当的情绪反应。

5. *治疗方法的效验*

鲍恩的家庭系统疗法用来治疗夫妻或家庭纷争效果究竟如何，迄今为止，尚无任何有对照结果的研究专门进行考查。不过，有一些研究曾经考查过别的家庭系统疗法的效果。从为数不多的对照研究的综述可发现，家庭疗法跟没有治疗和其他一些治疗方法比较，它确实具有较积极的效果。但是，由于这些研究会随着家庭疗法类型及其他疗法类型的不同而发生变化，所以，在治疗夫妻苦恼方面，系统夫妻疗法的效果究竟有多大仍然不太清楚。

（四）运用精神分析的夫妻疗法

1. *有关苦恼的理论*

围绕婚姻的精神分析理论，强调夫妻间存在着无意识的愿望、惧怕以及幻想式的相互影响和相互作用。根据对象关系理论，所有的成年个体都已“丧失”了他们在幼儿时期的部分自我，该部分自我已同个体“分离”开来，被压入至他们的无意识中。于是，偶尔会发生这样的情境，自己好像婴儿那样感觉到需要与满足该需要这二者之间出现不可逾越的鸿沟。这个鸿沟在婴儿期会导致种种挫折感，并将母亲（对象）知觉为一个拒绝者的形象。因为婴儿不能忍受母亲有时给予有时拒绝那种模棱两可的形象，所以他便将拒绝的母亲形象与理想的母亲形象分离开来，并将前者（如同拒绝的那样）加上跟拒绝的母亲相联系的那部分自我，一起压入无意识中。当这些个体在选择生活伴侣时，他们既在有意识的水平上进行，也在无意识的水平上进行。不知不觉地，他们被那些无意识的伴侣所吸引，同时这些对象的自我也被互补到他们自己的无意识之中。就理想状况而言，这种补充有助于他们（伴侣一方）重新获得跟对方（伴侣另一方）相关的失去的那部分自我。当夫妻间的这种无意识相互影响时，会导致夫妻双方更进一步地压抑这种无意识，而不是重新整合失去的那部分自我，于是苦恼情绪就可能发生。

2. 不满的加剧

夫妻双方之间无意识的交流通过一种叫做投射认同(projective identification)的过程。处于这种投射认同的时候，夫妻一方（如妻子）将自己压抑的对象或自我的那部分投射到丈夫身上。在理想的情况下，她的丈夫能够暂时地认同这种投射并收容使之具体化。通过这样的过程，妻子的投射得到了修改和更正(detoxified)，于是她能有意识地同化这个有关她自己的新看法。结果，她能够较好地将她自己与丈夫区别开来，并像丈夫那样去爱他而不是如投射到丈夫那样去对待他。这个过程对于夫妻双方来说是同时发生的，因而通过无意识对象的互为补充，有利于夫妻彼此间重新整合、言归于好和改善关系。如果夫妻的投射认同使双方不是感到原来的不满有所缓解，而是更加牢牢地压入心中而没有予以修正的话，苦恼就会随之产生。

3. 干预

干预主要关注夫妻双方所作出的无意识投射，以及配偶另一方对这些投射的反应。干预的总体目标是提高夫妻双方控制、修正以及重新整合自我分别向对方投射的能力。通过这种重新整合，夫妻双方变得更加能够付出并获得真诚的爱。要知道，这是通过仔细观察夫妻对方的防护和焦虑，并通过创造一个焦虑能得以排除的环境来完成的。从概念上说，精神分析的夫妻疗法属于一种长期、深入的治疗，这种治疗显然需要花费1到2年的时间才能奏效。

4. 具体的治疗方法

在运用精神分析的夫妻疗法时，所采取的技术往往是针对当事人的态度，而不是针对当事人的行为。典型的做法是，治疗专家仔细而不带指导意见地倾听当事人的陈述，然后进行解释。治疗专家可先着手评估一段时期的情况，让夫妻理解这种疗法的特性，以便他们能自觉自愿地参与精神分析的夫妻疗法。在实施这种被称为保证精神状态（securing the frame）的评估时，治疗专家简要描述参与该疗法的要素，包括确定服务费用和安排治疗的时间，为夫妻双方创设一个安全而稳定的环境。这也是为夫妻双方创造第一个机会，它试图通过悄悄触及精神状态使他们无意识愿望得到满足，因为这样做可以洞察影响婚姻生活的无意识困惑。比如，乔或许会反对治疗专家的安排，不认为他必须每周参加治疗，而且觉得如果错过了一次约定没有必要向治疗专家支付服务费用。他会觉得一成不变地参加治疗是幼稚的和令人厌烦的。乔的这种想法会便于治疗专家了解他，那就是有关乔的无意识过程和当前所面临的婚姻困惑。如上所述，治疗专家主要尝试倾听了解夫妻的无意识，并为了获得他们的无意识线索而采用反移情方法（即治疗专家对夫妻的感觉）。治疗专家保持中立地位，并且将他自己的自我作为“基准点”。借助这个基准点，夫妻双方可以认识并修正各自功能失调的无意识模式。在他或她自己无意识地获得亲密知识（该知识是通过严格的训练、监督和个人的心理治疗过程而获得）的基础上，临床医生能够创建出这个基准点。当治疗专家开始理解夫妻之间的无意识动态变化时，他便开始作出解释，以帮助夫妻双方获得对自己进行投射认同的悟性。一旦夫妻双方能够将治疗专家的看法“内化”，并创建出各自赖以产生焦虑和自我防护的基准点，相互埋怨不满的尾声便告到来。从理想角度说，治疗即便已告结束，这个内在创建的过程通常仍必须延续下去，实际上夫妻双方已经有所认识、有所修正，并收回许多各自原来投射认同的部分。

5．*治疗方法的效验*

在首次治疗效果对照研究中，斯奈德（Snyder）和他的同事专门就运用精神分析的夫妻疗法的一种变式［领悟取向的婚姻疗法，（Insight-Oriented Marital Therapy，简称IOMT）］与夫妻行为疗法进行比较，结果发现，在终止治疗时和6个月的后续治疗中，领悟取向的婚姻疗法与夫妻行为疗法具有同样的效果。治疗结束四年后，接受夫妻行为疗法的夫妻最终离婚的百分率要比接受精神分析夫妻疗法的夫妻高许多，前者的离婚率为38%，后者的离婚率为3%。这些发现遭到了很大的争议，批评家们怀疑运用夫妻行为疗法的治疗专家是否采用了艺术化的行为干预方法。不过，斯奈德及其同事至少已经提供了初步证据，说明运用精神分析的夫妻疗法的效果比行为疗法可能更长久些。［参见《精神分析》(Psychoanalysis)］

（五）关注问题的简易夫妻疗法

有两类人群在治疗中会面临一些困难，其中一类是参加治疗时抱有不同的想法和意图，另一类是目前接受夫妻疗法从保险公司获得赔偿有困难。为了解决他们的困难，短期的、关注问题的夫妻疗法已经得到了相应的开发。在过去30年间，有两种主要的简易夫妻疗法模型已经得到评价。20世纪60年代末和70年代初，关注问题的简易夫妻疗法诞生于精神研究所（Mental Research Institute，简称MRI）；20世纪70年代末，该治疗模型（精神研究所推崇的模型）作为关注解决问题的简易疗法，在威斯康辛州密尔沃基的简易家庭治疗中心得到了更进一步的发展，它叫做密尔沃基模型（Milwaukee model）。

1．有关苦恼的理论

简易夫妻疗法得到开发，是为了尽可能地取得效果和节省开支。简易夫妻疗法的目标是针对病人当前存在的抱怨和困惑给予解说，并提供缓解的方法。治疗专家不查究夫妻双方潜在的情感问题或无意识问题，不寻求如何促进当事人个体的发展，也不花费大量时间向当事人传授彼此如何交流或解决问题的技巧。为了跟上述治疗目标相吻合，简易夫妻疗法不提供有关夫妻为何苦恼及其演变的任何一种较成熟的理论说明。相反，它就事论事地听取夫妻之间的矛盾纠纷，并通过消除他们眼下所发生的问题行为（精神研究所推崇的模型），致力于缓解夫妻双方所存在的苦恼；或者通过寻找解决眼前问题的其他方法（密尔沃基模型），致力于缓解夫妻双方所存在的苦恼。

2．苦恼的加剧

虽然简易夫妻疗法不提供夫妻苦恼不断发展的理论，但治疗专家确实把注意力集中在夫妻感知的苦恼上。当一对夫妻彼此感到存在一个问题时，他们就纠缠于这个问题；当他们感知这个问题有所缓和时，该问题便得到缓解。简易夫妻疗法不致力于客观地解释婚姻中哪些是功能失调、什么是关系正常。而且，简易夫妻疗法也不寻求弄清楚当前的具体问题是怎样引起的，而只是鉴别和设法改变夫妻双方当前的问题行为，因为正是这些问题行为才导致夫妻的苦恼。

3．干预

在实施关注问题的简易夫妻疗法时，治疗专家同夫妻一起鉴别目前存在的问题，找到这些问题之所以持久存在的那些互动模式。一般而言，夫妻双方尝试用来控制或缓解问题的办法，恰恰导致了问题的持久存在（这种现象被称为问题—解决怪圈）。比如说，看到乔晚归，黛安妮的解决办法是向他唠叨以便他按时回家。然而，正是她的唠叨促使乔害怕回家，因而他愿意在外面工作得更晚。同样，也正是乔用工作逃避现实，更促使黛安妮向他不停地唠叨。一旦他们问题持久存在的行为得到确认，治疗专家便激励夫妻双方减少此类行为。对乔和黛安妮来说，这意味着黛安妮唠叨少些再少些，而乔晚归的次数也宜尽量减少。因为就尝试解决的问题得以存在而言，问题行为的持续存在是偶然的，一旦问题行为被消除，此类问题就会逐渐化为乌有。

就关注问题的简易疗法来说，干预中的重点是识别问题的例外情形，并且激励夫妻双方强化那些能够有效解决此类问题的行为。还是回到上面的实例，治疗专家可让黛安妮和乔回忆乔下班时间较早的那些日子，想想那时他们是如何一同分享夜晚那令人愉快的时光。这个方法与精神研究所推崇的模型相比，治疗时更注重于认知治疗，假定夫妻双方一旦感知到对问题的认识有差异，他们的问题行为就会改变。治疗专家可能试图重新构建对问题的认知，把它看得很一般以避免夫妻不知所措，而且认为解决问题的办法甚至就在夫妻的行为举动中。治疗专家干预的主要目标是增强夫妻双方的驾驭意识，改变眼下存在的苦恼和抱怨。

4. 具体的治疗方法

根据精神研究所推崇的模型，治疗时着眼于对当事人行为的认识，也就是通过了解夫妻眼下出现的抱怨，以及了解导致双方苦恼持续存在的相关行为，有针对性地着手进行干预。因而，治疗专家确定当事人的哪些具体行为使问题持续存在，并指出这些行为在特定的环境中应该避免。然后，从三个方面同当事人交流这些想法。第一、所要求的行为变化是与当事人自己想望的目标和对彼此关系的看法相一致的。第二、将干预目标指向最关切问题的人，以便治疗专家能与当事人携起手来共同进行干预。实际上，治疗专家常常先同夫妻的一方接触、共同参与干预，因为其配偶有时可能对治疗专家参与调解持抵触情绪。从理论上说，即便只干预夫妻一方不适宜的解决办法，也会对问题一解决怪圈有影响。第三、治疗专家避免对治疗策略作出不成熟的承诺，保持干预、治疗操作的灵活性。大体上说，治疗专家要始终如一地提醒夫妻改变原来的状况需要一定的时间，鼓励他们以较慢的速度使事态逐渐向好的方面发展。

与此相对照，使用密尔沃基模型疗法的治疗专家则相对较快地绕过对问题的调查，改为把注意力引向如何解决争端，并提出一些旨在影响病人原来看法的症结。其例子之一可谓奇迹问题。治疗专家询问夫妻，如果出现某个奇迹原来存在的问题一夜之间消失了，他们的相互关系将会变得如何。治疗专家也可询问他们，过去没有此类问题是在什么时候，或者过去他们能够成功地处理好此类问题是在什么时候。治疗专家或许还会调查夫妻苦恼的程度，承诺如何帮助改变明摆着的问题；调查夫妻怎样较好地处理面临的困难，以应对各种问题；并调查在治疗开始之前（即问题改变之前）他们已有哪些改变。通过凸现夫妻们针对自己业已采取的微小而积极的行为变化，对夫妻的绝望感发起挑战。治疗专家也可借助各种任务，帮助夫妻明白那些他们曾经用过的解决方法是行之有效的。比如，在夫妻第一次接受干预将要结束时，治疗专家请夫妻观察那些涉及其关系的事情，正是这些事情使他们的亲密关系继续保持下去。在整个治疗过程中，治疗专家结合实例赞扬所发生的积极变化，并且不管建设性的解决方案何时产生，都不断地询问并强调这些变化的作用。

5. 治疗方法的效验

两个研究单位都对他们的许多案例作了后续调查，旨在发现夫妻的苦恼是否已获得解决。精神研究所的医疗小组在治疗3至12个月后召集当事人，围绕治疗目标是否实现、抱怨是否缓解，以及彼此关系是否改善和是否出现新问题等各个方面来评估治疗的“成功”状况。在最初的97个案例中，有40%的夫妻认为治疗是成功的，32%的夫妻认为关系得到很明显的改善，28%的夫妻觉得治疗无效。由薛哈姆（Shoham）及其同事最近实施了两项研究，结果显示上面三种调查结果的比例分别是44%、24%和32%。同时，结果还表明，经过18 个月的后续治疗（平均为4.6个治疗期），其治疗成功率是86%。然而，较谨慎地分析，其中有几个理由可以用来说明上述治疗效果。这些理由包括：对后续治疗程序缺乏仔细的描述（它在一定程度上妨碍了对疗效信度或效度的分析），不是由同一个临床医疗小组实施治疗后再进行后续治疗访谈的评估。迄今为止，上述两种干预治疗方法还没有设置相应的临床对照实验。

四、夫妻疗法的综合方法

（一）综合的夫妻行为疗法

为了提高夫妻行为疗法的力度和效果，克里斯藤森（Andrew Christensen）和雅各布森(Neil Jacobson)开发出一种综合的夫妻行为疗法(Integrative Behavior Couples Therapy，简称IBCT)。该方法牢牢地植根于行为理论，并运用许多跟夫妻行为疗法一样的治疗策略。然而，这一疗法不仅关注如何促使对方的行为发生改变，而且还强调要接受和认可配偶原有的那些行为方式。这种治疗关注点的转变，不仅具理论意义，而且还有实践意义。首先，综合的夫妻行为疗法将目标确定为改变主要的控制变量，而不是改变由此派生出的那些变量。在夫妻行为疗法（BCT）中，由于只强调各种没有联系、眼前可看到的行为举止，所以对问题的分析常常集中到那些跟夫妻双方不满只有间接关系的变量上。例如，夫妻不满的变量在这里是指，黛安妮抱怨乔常常很晚回家。运用综合夫妻行为疗法的治疗专家则不同，他们力图揭示那些潜在的控制变量，在这里就是指妻子希望跟丈夫的关系更加亲密些。运用综合的夫妻行为疗法的治疗专家会寻找他们互为影响的相关情感（尤其是悲哀或害怕一类的情感）和话题，以帮助夫妻双方明白对他们来说至关重要的变量。

其次，一旦关键变量被确定，运用综合的夫妻行为疗法的治疗专家就得马上致力于改变之，并从情感上做到互相容忍和接受。从情感上接受对方是一种方式的转变，夫妻一方借以对有问题的行为相应修正看法。由于情感上的转变，曾经被认为不可接受和应予谴责的行为，如今被认为是可忍受的，甚至是合意的。比如，乔开始将黛安妮的“唠叨”理解为是希望他更加亲近些，而黛安妮则会将乔全身心投入工作看作是他想为家庭提供较舒适的物质条件。不满的改变和情感上的接受是相互促进的，其道理很简单：对不满的极大改变会导致情感上更高水平的接受，而更高水平的情感接受又转而使夫妻更加自觉和更为长久地改变原来不满的状态。

运用综合夫妻行为疗法的治疗专家可使用多种策略来促进夫妻情感上的相互接受。比如围绕问题帮助夫妻达成情感上的交融，使夫妻的注意力放到自己所经受的痛苦上，而不是投向责备对方。将屡屡发生的问题看成是由于夫妻之间存在差异，而这种差异正是夫妻双方从自身角度出发所作出的情感反应。通过这样的释述，治疗专家可帮助夫妻缓解苦恼，促进情感上的接受。治疗专家也可鼓励夫妻双方谈论自己的感受，尤其是多泄露一些情感方面的事情（这些事情使夫妻双方显得较脆弱和较易受伤害），这样会使夫妻双方比原来多一份理解、多一份容忍，少一份责备。可以勉励夫妻将问题看作是共同的外在敌人，通过求大同、存小异来促进彼此情感上的宽容和接受。在努力这样做时，治疗专家可设计采用许多技术，以提高他们对下述消极互动的宽容程度，比如另一方扮演其他不相称的角色、表现虚假的消极行为等，同时强调消极行为的积极意义。最后，帮助夫妻双方确定满足自身需要的其他方法，以及帮助他们若碰到对方表现消极行为时如何作出别的选择，治疗专家可激励夫妻双方学会更大程度的自我关心来达到情感上的相互接受。

若要比较综合的夫妻行为疗法和夫妻行为疗法，来自有关临床实验的初步资料已经给人们提供了一些综合夫妻行为疗法颇有希望的支持证据，并认为综合夫妻行为疗法的优越性要超过夫妻行为疗法。

（二）关注情感的夫妻疗法

关于关注情感的夫妻疗法（Emotionally Focused Couples Therapy，简称EFT），约翰逊(Susan Johnson)和格林伯格(Leslie Greenberg)最近在探讨消极行为的相互影响时结合精神分析理论特别是依恋理论，正式予以提出，目的是对不满的夫妻关系进行干预。根据关注情感的夫妻疗法，夫妻之间的调适既关系到夫妻双方心灵的情感体验，也关系到夫妻双方之间相互作用的方式。这两个过程是互为制约的，并且两者在关注情感的夫妻疗法中都被确定为干预的目标。

心灵的情感体验植根于夫妻双方各自内在的依恋模式，后者是从他们过去的依恋经验特别是幼儿时对母亲的依恋中习得的。这些起作用的依恋模式影响着夫妻双方如何对消极的人际经历作出情感反应，并且反过来，这些依恋模式同样也受到这些消极人际经历的影响。不满的夫妻关系使婚姻关系不稳定，处在这种婚姻关系中，无论是丈夫还是妻子，他们的依恋需要均无法得到满足，因为僵硬的相互作用模式阻碍了情感的沟通和交流。夫妻关系不稳定之所以颇成问题，是缘于夫妻一方不愿亲近另一方、不理解另一方，或者不能对另一方的行为作出回应，乃至共同参与有关的活动。为此，治疗专家既要干预夫妻双方潜在的情感问题，还须致力于改变夫妻僵硬、消极的互动模式，这样才可能恢复彼此的亲近，使夫妻编织起一条新的、可依赖的感情纽带，丈夫和妻子借以满足各自与生俱来的各种需要，即获得保护、获得安全和实现人际的沟通。

关注情感的夫妻疗法的核心，是让支持消极性互动模式的情感得到碰撞、沟通和再加工，从而夫妻双方形成非常紧密和亲昵的新模式。夫妻的不满得以缓解，不是依靠什么新的方法或新的悟性，而是在干预治疗期间让夫妻体验所发生的有关自我的新变化，以及体验新的互动模式。因此在干预期间，若黛安妮开始向乔唠叨，治疗专家就帮助黛安妮将注意力集中到她感觉与乔不亲近的那些潜在悲伤上面。比起黛安妮的唠叨，乔能较好地对她的痛苦情感作出反应。这样，两人就体验到一种亲昵和相互理解的氛围。关注情感的夫妻疗法的治疗专家可采用好几种方法来为夫妻营造这种体验。首先，在夫妻之间建立起一条亲昵、唇齿相依的感情纽带，如果说，夫妻感到彼此的信任足以表达和处理原来那些潜在的消极情感，那么这个感情纽带就显得相当重要。其次，治疗专家将目光投向当事人每时每刻的体验上，以帮助夫妻一旦发生什么就可重塑彼此的互动和情感体验。第三，在跟踪夫妻互动和重组他们的情感时，治疗专家鼓励夫妻重现以往的互动模式，以创造新的、更为积极的互动关系。

初步的研究已经显示，关注情感的夫妻疗法跟无任何干预的期待好转关系相比，显然要有效得多，至少它与围绕认知的夫妻行为疗法和夫妻行为疗法具有同等的效果。比较关注情感的夫妻疗法、围绕认知的夫妻行为疗法和夫妻行为疗法，我们可以发现，关注情感的夫妻疗法在调适婚姻、促进亲密以及改善抱怨水平方面，均比后二者更为有效。

五、针对具体精神疾病的夫妻疗法

为了治疗形形色色的精神疾病，包括抑郁症、酗酒问题以及各种焦虑障碍，夫妻和家庭方面的临床治疗专家已经开发出一些专门的干预方法。从治疗的效果研究得知，针对夫妻和家庭（而不是针对个人）的干预，其接受治疗者的中途退出率较低，且治疗的成功率较高。调查表明，夫妻行为疗法和围绕认知的夫妻行为疗法被用来治疗抑郁症时，尽管抑郁的夫妻处于苦恼的关系状态中，结果仍能起到缓解抑郁和增加满意感的作用。夫妻行为疗法也已被发现，它可减轻酗酒者的不良症状，提高夫妻的满意度。另外显示，婚姻干预也能够提高行为疗法用于治疗广场恐怖症的效果。

六、夫妻疗法的其他方法

用来治疗陷于苦恼之中夫妻的其他一些方法已经得到很大的开发。这些方法除了减少干预所需的费用外，还能提高许多传统夫妻疗法的治愈率。其中有两种较为普遍的治疗方法，一种是团体式的夫妻疗法，另一种是预防式或促进式干预程序。在团体式夫妻疗法中，夫妇们作为夫妻间冲突的第一观察者，可以互相帮助，并对正在处于不满状态中的每对夫妇提出自己的看法。团体式夫妻疗法提供了一个机会。利用这个机会，不同的夫妇可以相互学习，获得新的见解，体验他人的支持，并且及时获得反馈信息。有关团体式疗法效果的初步描述资料显示，绝大多数夫妇通过这样的治疗，在诸如情感交流、重新认识问题及相互评价等方面均获得很大的改善，并且觉得原来的家庭状况在情感上易于接受。

设计用来预防将来婚姻不满的婚前干预程序，以及用来促进夫妻间关系的干预程序，都力图使夫妻和孩子们免受由于不满导致消极后果的伤害。跟传统的夫妻疗法一样，这些干预方法无论其理论还是方法差异很大，一些方法将注意力集中于传授如何交流情感和如何解决问题，一些方法则关注如何促进对潜在的情感或无意识因素的理解，因为正是这些潜在的情感或无意识因素使夫妻不知不觉地发展到彼此感到不满和苦恼的境地。一项涉及85对夫妻设立对照干预效果的研究发现，参与上述随便哪种干预的夫妻在治疗结束时，平均的治愈率要超过对照组(后者的缓解比例为67%)。最近一项关于行为干预程序（PREP）的跟踪研究证明，在经过为期18个月的干预之后，接受预防式或促进式干预的夫妻跟对照组的夫妻相比，前者的满意程度要明显高许多；而且连续三年的跟踪研究也发现，前者不再出现严重的婚姻问题，夫妻间的满意程度也比较高。由于预防式干预能使夫妻双方（及其子女）免受因情绪苦恼带来的伤害，而许多夫妻在接受夫妻疗法之前都程度不同地遭受过这种伤害，因此可以表明，预防式或促进式干预程序比其他夫妻治疗更易见效、更为有效。

七、结　论

在近数十年来，对陷于苦恼之中的夫妻进行有效的治疗，这种需求与日俱增。

概述其原因大概是由于如下现状：在所有主要的工业化国家中，美国的离婚率最高，从1960年到1980年期间，美国的离婚率急剧上升，有明确的证据表明，婚姻不满和夫妻离婚将给双方及其子女均带来有害的后果。因而，夫妻临床医学家和研究人员相继开发出不少看来颇为有效的干预方法（至少从短期看是如此）。可是，比较不同类型的干预方法，其效果究竟如何，仍然不太清楚。这就需要进一步的研究，以揭示不同干预方法的实际效果，包括揭示干预方法和治疗技术该如何跟夫妻的特点相匹配，使干预每对夫妇的效果达到最大。

参考文献

Baucom, D.H., & Epstein, N. (1990). *Cognitive-behavioral marital therapy.* New York: Brunner-Mazel.

Bowen, M. (1978). *Family therapy in clinical practice.* Northvale, NY: Aronson.

Giblin, P., Sprenkle, D. H., & Sheehan, R. (1985). Enrichment outcome research: A meta-analysis of premarital, marital, and family interventions. *Journal of Marital and Family Therapy,* 16, 257-271.

Gurman, A. S., & Kniskern, D. P. (Eds.). *Handbook of family therapy.* New York: Brunner-Mazel.

Jacobson, N. S., & Christensen, A. *Integrative couple therapy.* New York: Norton.

Jacobson, N. S., & Gurman, A. S. (Eds.). (1995). *Clinical handbook of couple therapy.* New York: Cuilford Press.

Johnson, S. M., & Greenberg, L. S. (1985b). Differential effects of experiential and problem-solving interventions in resolving marital conflict. *Journal of Consulting and Clinlcal Psychology,* 53, 175-184.

Lebow, J. L., & Gurman, A. S. (1995). Research assessing couple and family therapy. *Annual Review of Psychology,* 46, 27-57.

Sheilds, C. G., Wynne, L. C., McDaniel, S. H., & Gawinski, B. A. (1994). The marginalization of family therapy: A historical and continuing problem. *Journal of Marital and Family Therapy,* 20, 117-138.

Snyder, D. K., Wills, R. M., & Grady-Fletcher, A. (1991). Long-term effectiveness of behavioral versus insight-oriented marital therapy: A four-year follow-up study. *Journal of Consulting and Clinical Psychology,* 59, 138-141.

徐东来 译　　张诗忠 校

托尼·安东诺西
伊丽莎白·范德沃特
珍妮弗·兰斯福德
(Toni C. Antonucci,
Elizabeth A. Vandewater,
and Jennifer E. Lansford)
密歇根大学
(University of Michigan)

扩展大家庭内的相互关系

Extended Family Relationships

一、美国历史上的扩展大家庭
二、目前人口统计和社会方面的变化
三、生命周期的观点
四、世代同堂的模型
五、扩展大家庭的积极成分和消极成分
六、种族、种族渊源和文化
七、家庭的价值观念和妇女地位
八、方法论的考虑
九、学科观点
十、概述和结论

人口统计　涉及年龄、收入、教育、种族、性别等特征，可用来描述个体或群体。

扩展大家庭　包括亲属关系网络中的全体成员，既可用生物亲缘关系来界定，也可用法律关系（例如，婚姻、领养等）来界定。

家庭结构　用以描述家庭的各种特征，诸如家庭的人数、彼此之间的关系（例如，配偶、亲生子女、领养子女等），以及谁生活在家中等。

个体间差异　指个体之间存在的差异。

个体变化　一段时间内个体自身发生的变化。

世代同堂的家庭　指同一时期几代人生活在一起的家庭。

扩展的大家庭对于个体心理健康的作用是复杂的。本文主要以生命周期和世代同堂为背景来考虑家庭与心理健康的需要。我们首先回顾美国历史上扩展的一些大家庭，并且考查目前影响这种家庭的人口统计特征和社会变化。接着，我们将考察这类家庭的不同特征（包括个体、种族、民族和文化等特征），这类家庭正在变化着的结构，及其家庭成员的社会角色变化。我们认为，家庭的影响既可以是积极的也可以是消极的。我们的结论是：尽管家庭生活和家庭结构的许多方面在20世纪已经发生变化，但是，家庭在决定其成员的心理健康和幸福方面所起的作用仍未改变。

一、美国历史上的扩展大家庭

“扩展大家庭”这个术语取自美国历史上结构紧密的农庄家庭的概念，意指好几代家庭成员一起劳动，生产家用什物和食品，而所有这些均由一位既仁慈又坚定的族长权威掌管。在这样的大家庭里，家庭凝聚力和所有成员的交往联系成为日常生活的组成部分，成人从事“适合其性别”的劳作，孩子则通过艰苦的劳动、干零星的杂活，以及尊敬长者而习得责任心和价值观。

可是，以往扩展大家庭的生活远非上面描述的那么引人入胜。繁重的家庭劳务使得家属极少有时间用于个体亲密或个体发展，参与家庭生产的母亲通常把照料孩子的责任交给年长孩子或仆人，而自己却无法停下手头工作来教孩子走路，或者与自己的丈夫讨论如何促进学龄孩子的自尊。那些参与家庭劳务的孩子极少有时间从事课外活动，结果只能在餐桌上给父母描绘“威利和海狸”。况且，孩子常常不能脱产上学。美国历史上的扩展大家庭，因家庭生产其成员彼此拴在一起，并迫于极端窘困而不得不抱成一团。

尽管如此，社会分析家和大众长期以来一直哀叹、留恋过去的这种家庭形式。早在20世纪20～30年代，社会理论家就指出，城市化和工业化削弱了这类“传统家庭”，剥夺了原本属于家庭的劳作方式，因而破坏了亲情关系和大家庭成员的交往网络。这一分析听起来与今天的抱怨颇为相似。今天的人们抱怨说，人们普遍丧失了对长者的尊敬、丧失了同家庭成员和亲属的联系，以及丧失了美国社会“纯朴、古老和辛勤的劳动作风”的承诺。这些抱怨潜在的假设是：人们的理想和价值观念扎根于我们的家庭形式中，尤其是扎根于扩展大家庭之中。

也许，现代美国社会确实缺乏这种价值观。然而，令人不解的是，这些价值观是否确与传统的家庭相关。事实上，扩展大家庭从来没有成为美国的家庭标准。美国历史上有过记录的扩展大家庭的最高比例为20%。此外与广泛流行的看法相反，另外一种观点认为并非工业化破坏了传统的扩展大家庭。要知道，美国历史上扩展大家庭的比例在1850～1885年间为最高，此时正好是美国早期工业化迅猛发展的时期。

二、目前人口统计和社会方面的变化

今天人们仍生活在扩展的大家庭中，其原因显然不是由于需要自己生产食品，或者家庭成员一起劳作。几代人之所以生活在一起，其原因是现代美国社会具有特殊性，因为美国已经发生了显著的社会变化和人口统计特征的变化（有些变化始于19世纪初，其他变化则是最近20年才发生的）。这些变化的综合影响导致人们对扩展大家庭如何影响家庭成员的发展和康乐等问题产生了兴趣。

首先，美国社会是一个人口日益老龄化的社会。在20世纪，美国的期望寿命急剧上升。1900年，美国白人新生儿的期望寿命为47岁，而非洲裔美国人的期望寿命仅29岁。与此成鲜明对照的是，今天美国白人新生儿的平均期望寿命达75岁，而非洲裔美国人的期望寿命也已上升至65岁。由于期望寿命上升，致使美国人口老龄化的步伐日益加速。1900年，65岁或65岁以上的美国人约占总人口的1/25，但是，到了20世纪80年代中期，65岁或65岁以上的美国人则占总人口的1/9。随后在接下来的20年间，65岁或65岁以上的美国人的比例将呈直线上升态势，因为美国在第二次世界大战后，于1946～1959年生育高峰期间出生的一代人开始老龄化。这一人口统计的变化有时被人们戏称为“graying of America”(年迈的美国)。

美国在第二次世界大战后于生育高峰期间出生的人群，是美国历史上最大的人群。随着这些同层人年龄的增长，他们开始给当地和联邦政府带来较大的资源压力，小学和中学相继建立起来，以便让这批人接受教育。接着，又迎来了这批人的大学需求或就业需求(劳动力需要由于容量有限压力颇大)。未来的老年人群中有许多人在各方面需要寻求帮助(包括财务帮助、医疗保健、心理健康服务等)，但是人们普遍认为我们的社会和保健机构（诸如社会保障和医疗保险机构等）尚无法满足广大老龄群体的需要，要知道，这批人会比以往人群活得更长。正是鉴于这一考虑，照料老人的责任将由家庭来承担。许多家庭不久将面临这样的选择:是否接纳需要他们帮助的老年亲属。由此可见，照料老龄人群的需要是一种重要的人口统计学动力，它将对目前美国扩展大家庭的形成产生影响。

伴随期望寿命的上升和大量老龄人口的涌现，在过去的40年间，美国人的出生率却一直呈下降趋势。对许多家庭来说，生一个孩子已不再是稀罕之举。这种特殊的人口统计特征的组合，意味着家庭的形态开始发生变化。社会科学家将此现象称作“豆架式”(beanpole)家庭结构，因为家庭形态犹如许多代大体相同数目的人叠加在另一个人的头顶上。由于越来越多世代相继的家庭成员在同一时期里存活着，因此对于一个孩子来说，认识他或她的曾祖父母就不再是什么稀奇事。

与此同时，期望寿命的变化从根本上改变了社会的人口统计结构，而且有关合适家庭结构的社会标准也随之发生很大的变化。现在的家庭以各种不同的形式存在着，诸如核心式的双亲家庭、单亲家庭、世代同堂家庭、离婚家庭，以及再婚家庭或继父母继子女组成的家庭等。各种类型的家庭都可能对扩展大家庭的发展作出贡献，或者起到一定的作用。随着各种形式的核心家庭变得越来越不稳定，扩展大家庭成员的作用开始显示出来。

家庭还必须应对广泛的经济结构重组的影响，这种经济结构的重组在过去20年间已在美国发生。由于经济结构重组，许多家庭面临一种新的现象:年轻人难以找到一份能够糊口的工作，致使许多家庭仍将成年子女养在家里。

正是这些特殊的社会变化和人口统计特征的变化交织在一起，从而影响了现今家庭的结构形式和不久将来的家庭结构形式。在今日美国，许多家庭连系一体，形成各种类型的扩展大家庭。它们并非为了生产食品以满足生存的需求，而是由于照料方面伦理道德使然（这种伦理道德不允许需要帮助的家庭成员得不到帮助)。如今美国家庭所面临的最为迫切的一个问题是，如何在不久的将来处理好三代人的照料问题。鉴于这些原因，研究人员对扩展大家庭的人际关系如何影响各个家庭成员的心理健康和幸福（既有积极的影响又有消极的影响）正予以密切的关注。

三、生命周期的观点

若要了解扩展大家庭人际关系对心理健康的影响，关键是要认识所有的家庭关系会伴随人的终生，而且从本质上说是发展变化的。家庭纽带的本质在于它的终生性、延伸性和拓展性，也就是说，从婴儿期、童年期和成年期，一直至老年期。家庭成员相互之间非常了解，而且在大多数情况下经历大体相同。因此，当我们想了解社会关系如何影响心理健康时，这种长期持久的关系便具有了特殊的意义。

同样，若要了解个别家庭成员的发展，承认他们的互动既受制于个体处于哪个生命阶段（个体的发展），也受制于他们共有的生活经历，这也是很重要的。例如，一个儿童与其祖父母相比，有着与其祖父母不同的知觉，从而跟其祖父母的互动反应也不同，这是因为他或她处在不同于其祖父母的个体发展阶段。由于个体间在生活阶段上存在差异，因此，就儿童而言，彼此互动对个体发展的影响也是不同的。他们与祖父母的互动在一定程度上决定了他们在将来与其他老年人的互动。此外，他们还会产生这样的感觉，即将来自己也要成为祖父母。然而，就祖父母而言，他们与孙子孙女的互动对自己今后生涯的发展相对来说影响要小些。

与此相似的是，每种互动关系都有一种发展次序。老年伙伴之间的长期关系（例如表兄弟之间的交往）拥有业已发展的共同经历，这种经历既是累积的，又具有潜移默化的影响。表兄弟之间可能拥有50年同甘共苦的岁月，在危机时刻挺身而出相互帮助，而不是见死不救或制造家庭事端。一个表兄可能在表弟的婚礼上当过证婚人，或者帮助表弟处理过孩子生病的事情，或者在家庭遭遇不幸时与表弟共度难关。这样的人，你可能在成年期或老年期碰到问题时会想到他。另一方面，如果一位表兄没有过问过家庭事件，或者在他年轻时曾受到法律起诉，或者在个人或家庭遇难时没有伸出援助之手，这样的人你在危难时刻自然不会想到他。

显然，扩展的大家庭关系能为个体提供一种温暖感、归属感和支持感，不用说这种关系最易促进心理健康。另一方面，以伤害、不支持甚至虐待为特征的家庭，则不大可能有助于心理健康，而事实上还会以显著方式导致心理疾病。然而，随着时间的推移，大多数的家庭关系极少是单维的。例如，那些在孩子童年时期为他们提供过支持并以负责的态度养育的家庭，当孩子到达青春期时，却无力继续为他们提供所需的支持。又如，有些家庭可能同时对子女抱既支持又不支持的态度，例如一方面支持子女为获得成就而努力，另一方面又不准他们拥有社会的自主权利。

针对上述情况，当我们估计扩展大家庭对心理健康有影响的时候，基本的一条是重视绝大多数家庭成员所共有的那段日积月累的历史。以往的关系和目前的关系对心理健康既可能具有积极的作用，也可能起到负面的影响。当一个人面临危机时，之所以感到能够应付，是因为他或她知道家庭会提供支持；之所以作出绝望的反应，是因为他或她发觉自己孤单一人在对付危机。

四、世代同堂的模型

个体的生命周期观点，可以根据家庭的世代同堂模型而得到较好补充。随着人们能够活得更长，加上每个家庭生育孩子的数量减少，家庭开始表现出“豆架式”而非三角式的形态。如上所述，在“豆架式”家庭中，家庭的世代同堂现象十分明显。这种情况正在日益增多，事实上我们也看到了四代和五代同堂的家庭，而且每世代只有1个、2个或3个成员。这种现象与美国历史上的家庭结构形成对照，因为美国以往的家庭结构呈三角形：每个家庭只有二代人或三代人，而且每代际中拥有成员数最多的一代，往往是最年轻的一代。一个家庭可能会有5~6个或更多的孩子，两个父母，而且只有一名活着的祖父或祖母。这是一种较为常见的家庭结构，因为当时人均寿命不长，况且家庭有着许多孩子。

如今，家庭的新结构提示，世代同堂模型是现代扩展大家庭概念的基本外延。需要指出的是，这种扩展大家庭还具有水平扩展的潜力。由于兄弟姐妹较少，因此兄弟姐妹的关系可以变得至关重要。与此相似，其他一些扩展大家庭关系，例如表兄妹、叔伯、姑姨、姻亲，甚至以前的姻亲，均会在个体发展和保持心理健康、生活质量等方面逐步起到重要的作用，他们甚至会取代兄弟姐妹的位置。

通常根据家庭的垂直结构而非水平结构，可以将世代同堂的家庭与扩展大家庭区分开来。顾名思义，世代同堂家庭意味着纵向血统的世代差异是其关键特征，而不是主要关注同龄伙伴（例如，表亲或兄弟姐妹）之间的关系。对世代同堂的家庭来说，其最为普遍的形式包括三代人：孩子、父母和祖父母，他们生活在一起。

世代同堂的家庭成员聚在一起产生了资源共享的问题。有关家庭内部世代关系的考查表明，其资源既可能是直线形式流动的（也就是从老到小，或者从小到老），也可能是曲线形式流动的（也就是从中年向老年和幼年同时流动）。关于代际方面的研究报告表明，尽管家庭之间在文化、种族和民族等方面存在差异，但是决定资源流向的往往是社会经济状况。因此，在拥有众多经济资源的家庭中，资源流动是从老年人流向年轻人。在这类家庭里，老年人终其一生积累财富（或者继承先辈的财富），他们愿意将这笔财富重新分配给下一代。然而，在经济资源较为匮乏的家庭里，尤其是经济状况好转或新近迁移来的家庭里，资源流动则是从年轻人流向老年人。在这类家庭里，年轻的家庭成员有机会获得高水平的教育，有机会找到较好的工作，甚至有机会提升自己的社会地位。在那些世代经济资源极其匮乏的家庭里，几乎不存在所谓的线性流动模式。这一类家庭资源如此稀少，致使无论谁都希望与需要资源的他人共同享用。[参见《社会经济地位》(Socioeconomic Status)]

生活在世代同堂的家庭里既有好处也有坏处。从经济上讲，仅仅维持大家庭成员的生计较易办到，它可开支节省，而且，家庭里有老人帮忙做家务、照料孩子，以及承担其他家庭责任。除了自己的配偶以外，还有其他成人来为自己提供伙伴关系和情感支持。不过，这样的家庭也有不利之处，譬如，家庭可能显得过分拥挤，丧失了个人的空间和隐私，此外空闲的时间较少。重要的是须考虑家庭成员的健康状况，虽说家里成人较多有其有利的一面，但是为家属提供各种照料，其负担可能超过有利方面。

事实上，许多关于世代同堂的家庭的研究主要集中在如何为年迈的父母或祖父母提供照料。由于人的寿命更长，而社会津贴却在削减，因此这种类型的家庭结构正在流行。中年人的责任似乎最重，因为这代人不仅需要为年轻一代（他们的子女）提供更多的支持，而且还要为年老一代（他们的父母）提供支持，他们所提供的支持远远超过从年轻一代和年老一代中得到的回报。这对中年人来说是有压力的，他们像“三明治”一样被各种需要其帮助的人夹在中间。可是，老年人面对此情境也会感到有压力，他们认为子女的支持可能难以持久，因为这只是出于一种责任而给予的。

世代同堂家庭的不同类型还包括那些年轻的成员或那些在青少年时期就生孩子的人。在此家庭里，少年妈妈带着她们的婴儿常与自己的母亲生活在一起。继续与自己的母亲生活在一起的少年妈妈往往接受较好的教育（譬如完成中学教育），同时她们的婴儿也会分享物质资源，从祖母提供的照料中获益。如果家庭里存在青少年生孩子的情况，那么“年龄压缩”现象就会出现，其中两代人之间的年龄差距只有12~17岁，这样世代同堂的人便于生活在一起或相互影响。在这些家庭里，提供照料的模式是跨代的，即从年老一代指向年幼一代（例如，由祖母照料婴儿），而不是从年轻一代指向年老一代（例如，由成年孩子照料他们的老龄父母）。

有关世代同堂家庭女性角色的研究，明显超过男性角色的研究。已经作为文献形式记载的有：女性比之男性更有可能照料她们年老的父母，而且少年妈妈的母亲（而非父亲）更有可能参与对其第三代的抚育。在有些情况下，媳妇要比儿子更多参与对自己公婆的照料。当然，对此问题需要进一步研究，以便了解男性成员如何适应世代同堂的家庭。

五、扩展大家庭的积极成分和消极成分

扩展大家庭的积极因素和消极因素前面已经有所提及，但是我们现在仍想直接讨论这个问题。我们认为，既反映扩展大家庭的积极因素又反映扩展大家庭的消极因素是颇为重要的。尽管扩展大家庭可能对健康和生活质量产生积极的影响，但是其消极影响也是确实存在的。有些扩展大家庭要提供支持，由此会开拓和探索一些新的挑战；相比之下，有些扩展大家庭则可能起束缚和限制的作用：如果某个家庭成员想做越轨的事情，则他或她就会受到严厉遣责。有两句常用的谚语恰如其分地说明了这两种情况：(1)“吱吱嘎嘎作响的轮子会得到加油的机会”；(2)“出头钉子遭捶击”。根据个别家庭成员的表现，以及社会背景下人们的一贯作法，可以想象扩展的大家庭既能促进心理健康，也能危及心理健康。

在一个扩展的大家庭里，其长期形成的特征或习俗也具有积极作用或消极作用。这样的家庭既能在身体健康和心理健康方面鼓励其成员积极向上，也能促使其成员采取有损健康的态度和行为。例如，有些人交上了酒肉朋友或吸毒伙伴，有些人则与体育爱好者或减肥积极分子为友。

尽管这些例子涉及身体健康，但也可以向心理健康作逻辑上的推测。在家庭生活中，其成员逐渐学会如何处理愤怒、攻击、危机，学会怎样与人亲密相处。扩展的大家庭对于个体处理这些问题的影响要比核心家庭大得多，因为几代家庭成员可以帮助塑造这样的应对风格。扩展大家庭可以通过营造一个没有焦虑的环境氛围，让其成员从容地考虑别的应对策略，借此处理正常的发展挑战，应付对心理健康构成的威胁。另一方面，扩展大家庭也可能由于其成员经历家庭内产生的威胁，甚至频繁遭遇危机，促成他们顺应不良的行为。[参见《处理应激的策略》(Coping with Stress)]

六、种族、种族渊源和文化

无论是考查一般家庭还是考查特殊的扩展家庭，都不应当忽略种族、种族渊

源和文化的问题。这些特征决定了家庭关系的性质。如果我们真的想了解家庭的作用、资源、期望和限制的话，那么考虑这些特征就显得十分必要了。种族、种族渊源和文化都有其独特的性质，它们对家庭成员的体验产生作用。这些独特的性质可以是积极的，因为它为个体提供一种认同，既认同家庭的特性，也以赞赏的方式认同这个具有共同的价值观念、历史和传统的群体，但是，当这些认同中的有些认同具有消极成分时，则它们就有可能对心理健康产生负面影响。

有人曾经指出，种族主义限制了少数民族家庭独立生存的能力。在教育和就业机会等方面长期予以歧视，无疑会使美国少数民族家庭普遍缺乏经济资源。不过，少数民族的地位也可能增强家庭的纽带，家庭成员之间彼此帮助，有利于在敌意的环境中求得生存。研究发现，当人们面临危机时，他们会习惯性地转向家庭求助，因为家庭能从物质、社会和情感支持方面提供帮助。例如，警察局、政府和教育系统等公共机构都被视作白人家庭的支持者，但是对少数民族家庭而言，这些机构就可能带有剥削和威胁的性质。少数民族家庭因而相互依靠，而不是依赖非家庭的那些公共机构，因为后者对白人家庭提供的支持要远比少数民族家庭多。

长期以来，非洲裔美国人家庭一直被研究人员、教育家和政策制订者作为考查的对象。遗憾的是，这类考查有许多颇具敌意，也就是说，它们强调非洲裔美国人家庭功能失调的一面，而忽略了它们适应困境的一面。1965年，著名的《莫伊尼汉报告》（Moynihan Report）表达了这样的观点：比之其他家庭来，传统的以父亲承担养家糊口者的双亲家庭（主要是白人和中产阶层家庭）被视作正常和健康的家庭类型。由于许多黑人家庭（而非白人家庭）主要靠女性养家糊口，因此该报告将这样的家庭说成是支离破碎的和异常的。具有讽刺意味的是，尽管包括莫伊尼汉（Daniel Moynihan）在内的许多美国人热衷于下述的文化神话，即对美国的历史而言，“传统的”核心家庭形式（双亲俱在，从不离婚，父亲挑起养家糊口的重担）占据支配地位，但是，此说实际上言过其实。须指出，这种家庭形式在美国的历史上为时短暂（大约见于1956~1960年之间），而且，即便在这一时期，它们也只占美国家庭总数的60%。

莫伊尼汉报告引发了大量的争议和研究，其中有许多争议和研究批驳该报告。根据非洲裔美国人家庭的考查，表明这些家庭确实对扩展大家庭的依赖性很大。但是，这种依赖丝毫不说明有何异常，相反，则说明了对困境的一种健康适应。非洲裔美国人不为那种“核心家庭”所左右，他们经常转向扩展的大家庭以求帮助，籍此满足其成员的需要。在这样的家庭里，资源常在最为需要的时候共同享用。正因如此，黑人家庭涉足的成员范围十分广泛，但它们决非那种被有些人斥之为异常的家庭。

从扩展大家庭网络的延伸性和互动性分析，发现它们似乎还存在着文化差异。例如，非洲裔美国人要比欧洲裔美国人更经常地参与亲属交往，并对亲属施以范围广泛的帮助，投身彼此之间的互动。在非洲裔美国人看来，表亲、叔伯、姑姨、祖父母、外祖父母，以及其他亲戚均被视作应予工具性支持的对象（包括经济援助或家务劳动），同样这些大家庭成员也被视作应予情感性支持的对象（提供建议和鼓励）。许多非洲裔美国人把表亲关系看作同胞手足，而抚育子女的责任可以拓展至亲戚范围。拉美裔美国人也表现出相似的家庭模式。

在资源和抚育时间有限的情况下，这些可供选择的家庭形式对孩子特别有好处。根据儿童的发展现状，已有许多证据表明，只要儿童在其生活中始终有成人给予各方面的支持，不论他们是父亲还是母亲，也不论他们是否与儿童生活在一个家庭中，都会对儿童产生积极的影响。扩展的大家庭成员常常起到这种“支持性成人”的作用。事实上，儿童抚育已被看作是少数民族家庭中的一个重要功能。在具有少年妈妈的家庭里，家庭成员联手抚育孩子的做法已经受到人们的高度重视。这些孩子不只由少年妈妈一人抚育，而且还由家庭成员一起抚育，尤其是少年妈妈自己的母亲也参与抚育。来自家庭成员的支持有助于少年妈妈的身心健康，因为少年妈妈有机会继续在学校里完成学业，或者获得有关育儿方面的经验和帮助，以便她们顺利过渡成为称职的母亲。这种支持通过扩展大家庭所特有的照料网络，促使婴儿健康成长。

尽管许多研究关注非洲裔美国人家庭，而不是关注以其他种族和民族为背景的家庭，然而人们已经确认了一些具体的争端，它们对其他群体也有重要的意义。至于其他少数民族家庭的研究，则主要关注地理环境的重要性，以及他们在美国居住时间的长短等问题上。例如，关于墨西哥移民的研究得到如下证据：随着城市化进程加快、文化的适应，以及与那些占支配地位的美国文化的接触，扩展的大家庭模式已经变得不那么重要了。文化适应使得受此影响的家庭成员在态度和信念等方面彼此出现偏离，扩展的大家庭结构因此逐渐削弱。当年轻一代在学校里开始变得“美国化”时，这种情况常常发生，而他们的父母、祖父母，以及其他年长的家庭成员却仍然保持着自己的文化传统。另一方面，扩展的大家庭也能在维持各种年龄的家庭成员本土化方面起到一种稳定的作用。例如，这些家庭可以通过讲故事、庆典活动，以及各种礼仪等，将其本土的文化传统保存下来，因为所有的家庭成员都会参加这类活动。

人们已经认识到，少数民族的扩展大家庭能对其成员的生活产生许多积极的影响，包括提供工具性支持和情感性支持，而且也有助于他们继承家庭的文化传统。然而，需要指出的是，我们必须承认，不论对个体还是群体，拥有广泛而又紧密的家庭纽带也可能会带来消极的影响。例如，在经济条件较差的家庭里，如果某个成员获得报酬丰厚的工作，则他或她就有可能被期待给所有成员提供无怨的经济援助。这种做法使得一些个体永远摆脱不了贫困，因为有许多人习惯于榨取他们的资源。在中产阶层的扩展的白人大家庭里，年长者常为年轻一代提供资源（例如，买一辆汽车，支付一幢房子的分期付款等），然而，在贫穷的少数民族家庭里，中年成员和年轻成员往往发现他们必须对年长一代人提供支持。因此，社会经济状况对扩展的大家庭关系的影响，其重要性虽然不能与民族和种族的影响相混淆，但是，我们也不应低估其所起的作用。

七、家庭的价值观念和妇女地位

在过去的40年间，美国人的家庭结构发生了急剧的变化，其变化如此之大，致使我们的国家成了“家庭价值观念崩溃”的国家。之所以认为家庭价值观念“崩溃”，主要证据是离婚现象非常普遍。尽管在确切的数字上仍有争议，但是人们普遍认为，今天约50%的婚姻以离婚而告终。然而，有趣的是，美国人仍一如既往地对婚姻作出承诺：大多数离婚者在5年内会再婚。[参见《离婚》(Divorce)]

显然，离婚的生活会对所有家庭成员（包括离婚夫妇的父母）产生消极的影响。不过，也有证据表明，离婚夫妇之间持续不断的冲突，对心理健康的影响实际上要比离婚本身更大些。离婚和再婚增加了扩展大家庭关系的复杂性。上面说过，由于人的寿命比以往更长，因而祖父母和曾祖父母会与他们的曾孙们和姻亲们发展成一种相当长久的关系。

重要的是，当离婚夫妇不再生活在一起（甚至不再理睬），当女儿或女婿获得了对自己外孙或外孙女的监护权，或者当孩子拥有三组或者四组父母或曾祖父母时，这种关系又将如何维持。对于离婚家庭、再婚家庭，以及这些家庭中的继父母和曾祖父母来说，这些问题都是他们需要面临和解决的。然而，有一点是清楚的，若要考虑美国家庭在形成扩展大家庭时所承受的压力，则目前盛行的家庭结构的变化是一个必须加以关注的因素。

在过去的30年间，最为剧烈的社会变化之一是妇女参与劳动大军的人数不断增加。尽管在美国的历史上，妇女参与有酬工作的事情早有报道，而且要比想象的人数更多，但是，许多妇女在其孩子还较年幼时会离开工作岗位一段时间。然而如今，即便孩子十分幼小（大多在2岁以下），母亲仍然继续工作，而且这类妇女的人数急剧上升。

这种增长并非一定是选择所致。部分原因在于经济的深刻变化，以及能够用来支付家庭开支的工作岗位不断减少，从而造成妇女不赚工资的情况下能供养得起的家庭越来越少。1970年，约70%的美国家庭只要丈夫工作就能支付平均的家庭生活开支，但是，到了20世纪80年代中期，能够供养得起的这种家庭百分比下降至15%。简言之，如今绝大多数家庭需要两份工资才能维持中等以下水平到中等水平的生活。

妇女扮演工作角色的变化也引起了家庭的变化。可是，最新的研究表明，暂且不去考虑妇女的工作状况，她们仍然在承担约90%儿童的抚育和家务劳动。此外，在扩展大家庭和世代同堂的家庭里，妇女还得承担起年轻一代和年老一代的照料工作。如果上述这些社会和人口统计学的特征促使美国形成扩展的大家庭，那么我们的研究人员就必须考查男性在支持和养育家庭成员方面所起的关键作用。

八、方法论的考虑

许多研究以家庭为对象，既包括核心家庭，又包括扩展的大家庭。尽管实证方面的证据是有用的，但是，考察一下影响研究结论的解释背景也是十分重要的。例如，当一些家庭处于十分不同的环境时，我们该考虑如何更深入地考察扩展大家庭成员的作用，以及这些家庭成员对其他各个家庭成员心理健康的影响。

尽管所有的家庭都拥有一些共同的特征，但是它们彼此之间显然是不同的。尽管生活在衣阿华州和纽约市布鲁克林区的家庭都有母亲、父亲和孩子，但是影响他们心理健康的基本问题可能完全不同。生活在衣阿华州的农民家庭可能非常关注家庭农场是否会丧失的事情，而生活在纽约市布鲁克林区的都市家庭则可能牵挂完全不同的事情。我们已有证据表明，在过去的10年间，衣阿华州的农业危机给一些农民家庭带来了严重的精神痛苦。然而，这些调查结果却不能应用至纽约市布鲁克林区的都市家庭，因为后者可能更加关心街坊的生活质量，以及都市地区生活费用的上涨。当然，都市家庭也有它们自己的危机，只不过这些危机的表现方式及其对心理健康的影响有别于衣阿华州的农业危机给农民家庭带来的影响。

与此相似，如果我们关注的是心理健康，那么我们就应以患有严重精神病的样本为基础，要知道样本的性质会影响研究的结果。让我们考虑一下有关扩展的大家庭关系对严重抑郁症患者的影响的研究。从一个大型社区中抽取的严重抑郁症患者的样本（这些患者仍能独立地发挥作用），可能不同于从住院患者中抽取的样本（这些患者不能独立地发挥作用）。在上述两组患者中，虽然他们都是扩展大家庭的成员，其作用却不同。然而，对这两类样本中任何一种样本的研究，都可认为是扩展大家庭对患有严重抑郁症的患者之影响的研究。

另外一个在心理健康研究中需要加以考虑的重要问题是，不同的种族、文化或民族背景，应该予以有区别的判断。很显然，这种诊断对于扩展大家庭成员关系具有重要的含义。尽管诊断精神病的标准有其客观性，但是人们清楚地认识到，某些诊断可能因患者的社会人口统计学特征而不同。例如，已有证据表明，一个美国黑人表现出与美国白人完全相同的症状，往往会被诊断为精神分裂症患者。此外，具体的诊断也会对扩展大家庭如何与其患病成员进行互动的方式产生重要影响。当我们考察不同背景的家庭如何处理重度精神病患者时，这些问题均应加以考虑。[参见《种族主义与心理健康》(Racism and Mental Health)]

九、学科观点

心理学家、社会学家、人类学家、精神病学家、公共卫生研究人员，以及生物医学研究人员已经着手研究扩展的大家庭及其心理健康的问题。我们相信，来自不同学科的人们相互尊重，运用不同的方法来探究同一个问题，这对于综合地分析扩展大家庭与心理健康的关系是很重要的，因为每个学科关注这种关系的不同侧面。例如，社会学家可能对社会、人口统计学特征如何影响扩展大家庭的结构和心理健康的表现较感兴趣，心理学家的重点则可能放在心理机制上，借此解释扩展大家庭成员对心理健康的影响，以及为何有的人易患精神疾病。每个学科会对一个特定的问题提出自己的见解，而所有学科都需要理解扩展大家庭成员关系对心理健康的影响。正鉴于此，每种研究方法都应予以重视，因为它们都会对该领域的研究作出重要的贡献。

十、概述和结论

尽管家庭结构已经发生了急剧的变化，而且将来还会继续发生变化，但是，需要指出的是，家庭的功能仍然具有某些基本统一的地方。不论是核心家庭还是扩展大家庭，都为个体提供物质的或情感的支持，以便促进他们的社会化，使之成为社会中具有生产能力的健康成员。这些都是人们面临的主要发展任务，而且受到家庭生活的深刻影响。当前，扩展大家庭对个体生活作用的增强，也许是一种适应性策略，以便应对当代美国家庭结构、人口统计学特征，以及社会力量决定生活进程的急剧变化。随着核心家庭结构的变化，儿童、青少年、成人和老人都越来越离不开他人，尤其需要求助于扩展大家庭成员。在这个意义上说，扩展大家庭对其成员的健康和幸福十分关键，而且，随着美国家庭面向未来，它会变得更加重要。

参考文献

Coontz, S. (1992). *The way we never were: American families and the nostalgia trap.* New York: Basic Books.

Jackson, J.S., & Antonucci, T.C. (1994). Survey methodology in life-span human development research. In S. Cohen & H. Reese (Eds.), *Life-span developmental psychology: Methodological contributions.* Hillsdale, NJ: Lawrence Erlbaum.

Skolnick, A., & Skolnick, J. (Eds.). (1992).*Family in transition: Rethinking marriage, sexuality, child-rearing, and family organization.* New York: Harper Collins.

王正永　李维　译　　张诗忠　校

马修·约翰逊
托马斯·布拉德伯里
(Matthew D. Johnson
and Thomas N. Bradbury)
加利福尼亚大学洛杉矶分校
(University of California,
Los Angeles)

离婚

Divorce

一、离婚的人口统计
二、离婚的后果
三、离婚的原因
四、与离婚有关的干预
五、结论

解除婚约 一项认定某种婚姻形式不再合法的裁决。

再婚家庭 由两个原先分离的家庭组成，双方共同承担抚养子女的责任。

共同抚养 离婚父母合作抚养孩子。

离婚 一项解散某个婚姻的法律判决。

离婚调解 夫妻双方在中立的第三方在场的情况下会面，以确定、讨论和最终解决离婚争议。

婚姻质量 夫妻双方对婚姻质量的看法（也即婚姻满意度）。

婚姻的稳定性 指一种婚姻状况（男女双方是结婚、分居还是离婚）。

发病率 （1）某人群或地理区域中受病痛折磨的人口比率；（2）由于特殊环境条件而造成的人口死亡率。

主要抚养方 指前任配偶无法共同抚养孩子时，对孩子拥有监护权的一方。

分居 夫妻共同生活的终止。一种暂时的过渡状态，结果为离婚或和好。

单亲 指无法联系到另一方配偶时具备监护权的一方（例如丧偶、严重虐待或抛弃）。

离婚对社会而言是无法避免的，对个人来说也是一种可能经历的痛苦事件。经历离婚的双方不得不面对情绪压抑、法律问题、经济纠纷、抚养和监护责任、社交和友谊的中断，以及心理独立性的改变等现实。离婚对我们的社会将造成严重的经济影响，增加了需要政府援助的家庭数量。离婚所造成的经济困窘会直接影响到儿童，因为与美国其他人口相比，许多人在离婚后大多生活在贫困线以下。离婚对社会而言，可能会产生严重的负面影响，儿童由于父母离婚而变得早熟，并充满愤怒、漠然和忧虑。离婚还可能构成一种司空见惯的社会现象，通过改变我们关于家庭的概念而造就一种动态的文化景观。本文的目的在于认识离婚和予以必要的探索。

一、离婚的人口统计

在过去的两个世纪里，由离婚而造成的夫妻分居情况不断增多，而由配偶一方死亡所造成的寡居情况却在逐渐减少。对20世纪离婚率的分析表明，离婚总体呈上升趋势；但是，上升的速度却是变化的。20世纪50～60年代的变化引人注目，那时的离婚率明显下降。然而，在60年代末和70年代初，离婚率复又迅速攀升。对此变化有许多解释，所有解释的着眼点都涉及到时代变迁中不同的经济因素和社会因素。例如，上述两个阶段存在着显著的差别，尤其在妇女从业方面。20世纪50～60年代的工资相对较高，平均每个家庭一名成员的收入便可满足整个家庭的支出，妇女的就业选择还非常有限。这些现象在60年代末发生了变化。对于那些带着不悦婚姻进入60年代的夫妻来说，60年代的文化革命具有前所未有的吸引力。社会规则的松动和就业机会的增加使得夫妻双方可以从不悦的环境中摆脱出来，实行离婚。

从20世纪70年代中期开始，美国原配婚姻的离婚率维持在50%–55%之间。比之19世纪60年代5%左右的离婚率，20世纪60年代末和70年代初的离婚率已经有了大幅度的增长。在美国，另一种统计离婚率的方法是年离婚率，意指每1000对婚姻中离散婚姻的数量。19世纪60年代的年离婚率约1%–2%，而在20世纪80年代，这个比率上升到了21%–23%。虽然现在离婚率有着下降趋势，但是仍然相对较高。据美国人口统计局1990年的数据，上述数字在所有大型工业城市位居榜首。这个事实已经引起人们对离婚的后果和原因的关注。

二、离婚的后果

长期以来，人们一直认为分居会对个人和社会产生破坏性影响。因此，宗教和社会道德机构对离婚一直持否定的态度。人们担心婚姻解体会导致社会动荡，所以早期的基督徒严禁离婚。在英国，即便连皇室都开始忽视婚约的时候（由亨利八世倡导，以寻求人们对离婚的认可），国家也没有立即认可离婚的权利。这种情况直到1660～1857年间才告结束，因为那时英国国会通过了《婚姻诉讼法》(Matrimonial Causes Act)。而在美国殖民地，离婚率却很低，个人离婚协议需经国会讨论。然而，对分居的限制却大大削弱，大部分州允许“无过失”离婚，现在的许多离婚协议可以不通过正式的法院审理。尽管如此，现在仍然有重要的证据表明离婚会增加心理压力并导致精神崩溃，这往往表现为配偶和子女的消极反应。离婚对配偶和子女会产生怎样的影响，我们将在下面综合探讨此项发现，并分析这些资料可能会得出怎样的理论。但是，在分析这些资料时应当谨慎，因为相关的研究表明，两个变量之间相关并不意味着两个变量之间存在因果关系。

（一）夫妻双方

在美国，离婚率的不断上升，以及夫妻双方在离婚过程中遭受的心理创伤，使得许多人着手研究离婚对夫妻双方产生的影响。许多研究内容是相互关联的，而且，大多数研究结果表明，离婚是一个心理压力极大的事件，会对夫妻双方正常的生理和心理产生严重的影响。与和睦的夫妻相比，离婚后夫妻双方的生活标准均会下降，并伴有心理压力增大、抑郁表现增多，以及其他一些心理健康问题。

离婚和心理病理的关系非常密切。例如，一项涉及年龄、性别和种族的研究表明，离婚或分居的个体在患精神疾病的人群中占有相当大的比例。一项在科罗拉多州普伊布洛（Pueblo，Colorado）精神病院的研究表明，男性住院病人中离婚人数是婚姻完整病人的9倍，相应地，女性病人离婚／分居的人数是未离婚病人的3倍。另一项该精神病院的研究表明，虽然离婚或分居的男性在14岁以上具有婚史的男性中只占6.5%，但是他们在有婚史的精神病患者中已占46%，女性的相应比例分别是8%和32%。值得注意的是，这些研究均表明，男性的离婚比例大于女性，这与女性受到较大离婚创伤影响的传统观点恰好相反。上述研究还证明了一点，即女性由此经历的心理压力要比男性经历的心理压力明显得多。然而，应当注意的是，经历过3次以上再婚史的妇女要比只有一次再婚史的妇女更容易表现出心理病态。不过，这一发现并不适用于男性。离婚对心理健康的影响已有研究予以证实，研究表明在离婚过程和紧接着离婚后的一段时间里，由离婚产生的抑郁症状呈加剧状态。

离婚除了导致心理疾病以外，还跟较差的健康有关。与没有婚姻危机或未婚的个体相比，高龄离婚者更容易患病或出现自损行为。分居和离婚的人，尤其是妇女，极易患严重的急性疾病。此外，离婚不可避免地带来了心理压力，而心理压力反过来又对身体健康产生影响（如心脏病）。由于离婚与疾病有着一定的关联，离婚者比正常者（如单身、已婚或寡居）更容易患病就不足为奇了。高死亡率与离婚者的酗酒或机动车辆事故可能也有关系。事实上，与年龄、性别和种族相同的已婚者相比，离婚者也容易引发高龄死亡。

另一项研究表明，离婚者／分居者的自杀比率是正常人的两倍。但是，已婚者和离婚者存在自杀念头的人数却没有显著的差别，这表明在抱有自杀念头的人群中离婚者占有一定的比率。在各种形式的婚姻类型中，离婚者的自杀率最高。这个发现表明，就婚姻而言，导致自杀的种族因素并非主要的。在有色人种的妇女中间，离婚是第二个重要的自杀诱因(仅次于丧偶；但仍两倍于婚姻正常的个体)。这种差别在他杀中更为明显。无论什么性别还是什么种族，离婚者的他杀数量远多于其他婚姻形式的个体。[参见《自杀》(Suicide)]

在解释这种离婚与心理健康和生理健康恶化的关系方面存在四种假设。首先，婚前创伤的假设认为，婚前就有躯体疾病或情感缺陷的人，维持美满婚姻的可能性较小。其次，婚后创伤的假设认为，婚后出现的创伤会增加婚姻破裂的发生。再次，保护婚姻的假设认为，正常的婚姻状态可以减少许多疾病的发生率。最后，紧张致病的假设认为，婚姻破裂是一个心理压力很大的事件，对身心健康均会产生消极的影响。许多纵向研究和追溯研究对一个综合模型中的两种不同因素进行了剖析：首先，心理或身体健康问题可能先于婚姻危机，并导致婚姻危机。其次，婚姻破裂可能导致健康问题，而且这些健康问题是能够避免的。研究表明，这种素质－压力的模型（diathesis-stress model）可以恰当地解释离婚和健康的关系。依据该模型，个体对婚姻（素质）具有不同程度的身体和情感方面的脆弱性，而婚姻危机（压力）又使这些脆弱性发展成为严重的健康和行为问题。

（二）孩子

与自己厌恶的人共同抚养一个孩子无异于陷入一个汽车残骸之中，同时还不得不将自己的余生花费在去拜访另一辆汽车中的截瘫者：因为你忘不了自己所犯的错误。

离婚给夫妻双方带来了消极的影响，夫妻行为和家庭环境同样会受到离婚的影响，并由此作用于孩子的健康。这里，我们将记述离婚对孩子产生短时和长时影响的若干研究，包括离婚对孩子的学习成绩、行为问题、心理疾病和社会技能等方面的影响。这些影响表现在三种病因学模型中：(1) 孩子丧失了许多机会(譬如自主支配零花钱减少)；(2) 孩子很难适应新的家庭环境(譬如父亲离家出走后的家庭)；(3) 孩子在家庭里经历的心理压力增强(譬如父母发生争执对孩子产生压力)。所有这些都会导致个体适应能力的下降。1991 年，阿玛托（Amato）和基思（Keith）对相关研究进行了定量的回顾分析，所得结果某些符合上述前两个模型，其次大多数符合家庭压力模型。

1. 机会丧失

根据成长的观点，由于离婚，解体家庭的经济来源减少，因此促进孩子成长的活动和体验，以及孩子参与有关活动的机会也相应减少。这些机会的丧失反过来会影响其智力和社交的发展，并且降低了孩子的幸福感。

上述这些是不是影响孩子表现的重要因素呢？我们只要对离婚家庭和完整家庭的孩子在家庭收入前后发生的变化作一比较就能得到答案。这方面的一个研究（见阿玛托和基思，1991）设定了34种表现。结果发现，在家庭收入充裕的情况下，离婚家庭的孩子在27个方面比完整家庭的孩子表现要差；但是，当研究人员对家庭收入因素排除以后，表现较差的数量减少为13个方面。其他研究结果也支持上述观点，表明在收入有限的家庭中，完整家庭的孩子要比离婚家庭的孩子表现好。同时，也有研究表明，社会经济地位的下降与亲子关系的恶化有关。

虽然有关研究支持了上述观点，但是仍有研究持相反的观点。再婚会改善家庭的经济状况，却无法改善孩子的表现。离婚造成的经济下降和机会减少会导致孩子的适应性减弱。但是并非所有的研究都支持这种观点。

2. 家庭结构的解体

第二种观点认为，家庭是基本的社会单元，一般说来，双亲家庭比单亲家庭更适合抚养子女。单亲家庭的孩子有许多缺点，尤其在社交方面。虽然这种模型由于强调家庭结构并忽视家庭生活作用而遭批评，但是它却明确指出，父母是孩子成长过程中的重要资源；因此，若在其他变量中设定奇偶性，则双亲比单亲要好。这种模型的研究没有权威性，况且孩子的表现与孩子的性别有关。

相关研究发现，与双亲家庭的孩子相比，缺父亲之孩子的学习成绩、行为表现、心理调节和自尊等都较差。但是，父母离婚后与母亲居住在一起的孩子在学习和行为两个方面表现更差。当然，该现象尚不能表明父母离婚后失去父亲是孩子表现较差的原因。

对此观点的另一种研究方法是，比较一下单亲家庭和再婚家庭的居住条件。有关研究表明，再婚家庭中孩子的表现不如双亲家庭的孩子。但是，对单亲家庭和再婚家庭的比较研究应当考虑性别问题。有6项针对这个问题的研究仅仅涉及有继父的家庭，而没有关注有继母的家庭。相对于单亲家庭而言，继父的出现可以改善男孩的表现，却使女孩的表现越发不如人意。

上述观点产生了另一种假设，即认为无监护权的一方经常探望孩子会对孩子的健康有好处。研究的结果颇具争议：有些研究认为经常探望会改善孩子的某些行为表现，有些研究则认为没有效果，还有一些研究认为经常探望反而会带来诸多问题。因此，这个假设无法得到研究文献的支持，我们只知道有继父的再婚家庭对男孩有益，对女孩却是不利的。

3. 家庭压力

第三种观点认为，造成离婚的事件，以及与离婚有关的事件，不仅会使父母双方感到压力，也会使整个家庭陷入一种紧张的气氛之中。与离婚有关的紧张事件包括：搬家、大家庭式的变化、夫妻争执等。在这些事件中，夫妻争执是最主要的“病因”。家庭冲突的角色可以通过4个相应的假设来予以解释。

第一种假设认为，与父母经常争执的双亲家庭相比，生活在离婚家庭和父母很少争执的双亲家庭中的孩子表现较好。有8项研究对三类家庭（父母经常争执的双亲家庭、父母很少争执的双亲家庭、离婚家庭）的孩子进行了比较。父母争执少和争执多的比较研究发现：父母经常争执会引发更多的行为问题、心理调节问题和自我概念问题。离婚家庭和父母经常争执的双亲家庭的比较研究发现：父母经常争执会带来更多的心理调节和自我评价等问题。综观上述表现，父母经常争执的双亲家庭的孩子比父母很少争执的双亲家庭和离婚家庭的孩子表现要差。

第二种假设认为，离婚后，随着父母争执的平息，孩子的幸福感复又得到回升。有证据表明，双亲家庭和离婚家庭的孩子的差别会随时间的推移而缩小，相关研究支持了上述假设（有证据证明，夫妻双方的幸福感也相应地得到改善）。横向研究提供的证据虽然稍欠缺，但在处理时比纵向研究更加谨慎一些。[参见《儿童健康》（Wellness in Children）]

第三种假设认为，离婚前父母的争执次数与离婚后孩子的消极表现有关。英国和美国都通过大型的问卷调查来研究离婚对孩子的纵向效应。研究结果表明，如果在离婚前对可能出现的后果不予考虑的话，则离婚的影响就会被减弱。换句话说，这些数据表明，离婚对孩子的影响与分居前的情况有着很大的关系。我们还发现，父母争执对男孩的影响要比女孩明显得多。一种颇具说服力的解释认为，这种性别差异是由于男孩更倾向于外在表现，因此他们所受的影响更容易被人们注意。

第四种假设认为，孩子在调适所面临的离婚现实时会产生一些问题，这些问题与父母婚后的争执程度有关。许多研究结果都支持这种假设，其中的一些证据表明，男孩受到的影响要比女孩明显。

许多理论试图解释父母的争执对子女健康产生影响的机制，其中有两个机制已被实验研究所证实。第一个机制是模仿机制，即父母争执会产生干扰使孩子对同性家长进行模仿，或者导致孩子对父母产生厌恶感。同时，还有许多其他模仿，它们也都得到了检验。研究还发现，与女孩相比，男孩更容易模仿攻击性行为，这也许可以解释前面提到的性别差异。

第二个机制是父母的争执举止违背了他们对孩子的教育。关于子女教育的专门理论有很多，但是人们普遍认为，在孩子面前讨论行为准则的问题会使他们感到困惑，并产生行为问题。男孩接受父母双方的管教，而女孩大多由母亲管教，这个事实可以解释男孩为什么比女孩更容易受到父母争执的影响，因为父母双方的共同教育和他们的争执行为自相矛盾。

（三）小结

上述研究阐释了离婚带来的问题和困难。对于夫妻双方来说，离婚的消极影响可以用素质－压力的模型来表示。近期的研究指出，容易产生心理和身体健康问题的个体更容易遭遇人际交往困难和婚姻冲突，由此造就了不良的身心表现素质。此外，离婚的整个过程对一个人来说也是一种极为应激的事件，婚姻异常带来的心理压力往往会导致心理疾病增多，以及患病率和死亡率上升。当然，除夫妻双方外，离婚引发的心理压力也会对子女产生影响，对此已有许多记载。离婚对子女的最大伤害来自家庭冲突，以及由此引发的分居。

阿玛托和基思在1991年研究了离婚对孩子产生的长期影响。至于离婚对成人的影响，他们也通过研究文献作了定量的分析。他们的研究结果表明，那种认为离婚对孩子只产生短期影响的观点是错误的。研究数据表明，经历离婚的成人有着较多的心理问题（如抑郁）、婚姻质量降低、再婚的次数增加、学习成就减少、收入下降、工作威望打折扣，以及身体健康状况变差。最后，离婚对家庭的消极影响是深层次的和永久性的。

三、离婚的原因

人们对离婚原因的了解远远少于对离婚后果的了解。这里，我们将简要介绍有关婚姻不稳定性的研究结果。从方法论的观点来看，这种研究可以分为三类：横向研究、回顾性研究和前瞻性研究（如纵向研究）。由于处理病因问题的能力有限，选用横向研究的很少。回顾性研究是通过选取离婚夫妻（已经离婚或正在离婚）的样本，并询问其离婚的原因来开展研究的，但是，该方法的主要缺点是研究中的许多数据过分依赖参与者的回忆。许多研究表明，回顾性研究的数据并不可靠，尤其是有些人故意遗忘一些过去的事情，或者将某些事件的发生时间提前，甚至为了使别人理解自己现在的情况而更改过去经历。被横向研究和回顾性研究认可为幸福婚姻的模式，尚未被更为严密的前瞻性研究所证实。在理解婚姻异常的演变和婚姻解体的过程时，最好的方法是探讨那些使婚姻满意度和稳定性产生变化的具体事件，以及彼此的联系、特点和行为等。研究这些变化的最佳方法是纵向研究。因此，我们在这里将重点讨论有关婚姻演变的纵向研究结果。

1995年，卡尼（Karney）和布拉德伯里（Bradbury）对115个关于婚姻质量和婚姻不稳定的研究报告进行了定量分析。他们指出，影响婚姻质量的因素与影响离婚的因素有着很大关系，婚姻美满比其他因素更能维持长久的婚姻关系。但是，夫妻是否选择离婚，似乎也受到其他因素的影响。因此，对婚姻质量和婚姻解体应当分别予以研究。下面讨论的是婚姻不稳定性的形式。

研究文献业已记载许多影响婚姻的因素，包括夫妻的相似性、人格、年龄、婚前同居、抚养满意度、收入、心理压力和行为等。在迄今为止的各项研究中，关于婚姻受夫妻相似性影响的研究只有一个。该研究将容易混淆的因素予以排除，最后得出同族通婚对婚姻没有影响的结论。然而，夫妻相似性受制于工作状况。研究文献记录了56种人格特质。人格特质通常分为5种类型：神经过敏型、性格外倾型、冲动型、随和型和良知型。其中神经过敏型对婚姻的满意度和稳定性影响最大。但是，还没有研究可以兼顾神经过敏型因素和其他人格特质。年龄对婚姻的稳定起着积极的作用；但是，由于进行研究时的年龄容易与结婚年龄和上面提到的婚龄相混淆，年龄因素便很难确定。至今还没有一项研究采用控制变量的方法来更好地解释年龄对婚姻的影响。婚前同居和日后的离婚有很大关系；但是，由于这个发现尚未定论，我们仍需谨慎对待。埃里尔（Erel）和波曼（Burman）在1995年的一个研究中发现，由抚养孩子的满意度产生的情绪和行为与婚姻的满意度和行为有关；然而，库德克（Kurdek）的研究却不支持这个观点。收入和离婚的关系因就业配偶的性别而定。丈夫就业会减少离婚的发生率，而妻子就业却极易导致离婚。但是，这个现象能否说明丈夫的经济独立可以降低离婚的发生率或妻子的经济独立会导致婚姻满意度的下降呢？现在尚未定论。其他一些研究指出，就婚姻的稳定性而言，收入稳定比收入水平更为重要。最后，有证据表明，夫妻之间的相互作用可以减轻经济拮据对婚姻质量和婚姻稳定性的影响。此外，还有两个因素（压力和行为）存在许多变数，因此需要进一步说明。[参见《为人父母》(Parenting)，《人格》(Personality)]

鉴于压力的多样性，有关压力对婚姻稳定性和婚姻质量的影响还有待深入研究。尽管如此，前瞻性研究表明，压力的存在确实降低了婚姻的满意度和稳定性。需要指出的是，向“为人父母”的过渡是一种对婚姻产生特殊影响并被作为婚姻影响因素来研究的应激性生活事件。在成为父母的过程中，婚姻的满意度似乎有所降低，而离婚的可能性也有所降低。责任感的增强和强烈的育儿愿望，可以用来解释这个原本带来压力的事件为什么反而会产生稳定的效应，并且可以作为一个不同于其他事件（如车祸）的特殊事件。我们还应当注意到，夫妻生育愿望得以实现的可能性将减轻向“为人父母”过渡时产生的影响。对于那些可以缓解应激性事件影响婚姻的因素，进一步的研究将把它们作为离婚干预策略的重要内容

考虑。[参见《应激》(Stress)]

在婚姻生活中，夫妻的行为是导致婚姻不稳定的重要因素。由此产生了对50多种行为的研究。卡尼和布拉德伯里的研究将这些行为归为5大类：积极行为、消极行为、回避行为、积极的互惠行为和消极的互惠行为。行为研究的结果不尽相同，因此很难进行数据分析。一个变数最大的反直觉的发现是消极行为对婚姻质量和稳定性的影响。有证据表明，夫妻双方的消极行为与婚姻的满意度呈负相关，但是纵向研究的结果却呈正相关。虽然这些发现出现在多个研究当中，但是元分析的结果并未完全支持这种观点；大部分证据支持这样的观点，即夫妻之间的消极影响会降低婚姻质量，进而影响婚姻稳定性。除了消极行为外，其他行为因素对婚姻稳定性和满意度的影响则相对不明显。这些结果表明，行为在纵向方面的影响并非如人们想象的那样重要，或者说行为对婚姻的影响受到其他因素的制约。最后，值得注意的是，大多数有关婚姻的纵向研究对象均为合法夫妻，因此，我们无法了解预测的变量能否提供婚姻出现危机或勉强维持不良关系时的有关信息。

总之，婚姻的纵向研究数据还难以解释婚姻表现的多样性。此外，累积的发现也无法得出一个明确的观点来驳斥其他观点。之所以会出现这样的情况，部分原因在于这种研究缺乏理论支撑。所以，应在离婚的纵向研究中增加理论检验的比重。例如，卡尼和布拉德伯里在1995年的研究中就涉及到一种检验类型。他们提出了一种“易感性－应激－适应”的婚姻模型，其中，易感性、应激的生活事件和适应过程共同与婚姻质量交互影响，从而影响离婚的可能性。

四、与离婚有关的干预

尽管人们对婚姻异常和离婚过程等问题还缺乏全面的认识，但是已有许多干预方法用来预防婚姻的异常演变，扭转婚姻不和，促使改善婚姻问题、帮助孩子调节心态，以及包括便于离婚。心理干预包括一级、二级或三级三个层次。一级干预注重预防，为避免潜在的心理健康问题而提供帮助。二级干预主要用来确定可能会有心理健康问题的人，并防止问题的进一步恶化。三级干预是解决已有的问题。这三个不同的层次（相应地应用于“发生前”、“恶化前”和“无法医治前”）可以通过下列4个发展阶段来对婚姻提供帮助：婚前咨询（一级和二级干预），婚姻治疗（三级干预）、帮助离婚或不和睦家庭的孩子（二级或三级干预），以及离婚调解（三级干预）。

（一）婚前咨询

婚姻异常的预防原理基于所有夫妻都可能会遭遇问题和应激事件的现实。在遇到困难前实施干预，有助于缓解问题发生与寻求三级干预期间所产生的紧张。一级干预属预防性方法，可以有效地提高夫妻控制处于萌芽状态的婚姻问题的能力。此外，一级干预措施的一个优点在于，它们适用于大多数人，尤其是当这些措施由专业人员在群体环境中实施时，更见效果。许多夫妻在寻求相关对策时往往不去求助心理诊断，而是将目光转向牧师或保健医生。

许多预防婚姻异常的措施已经发展成熟，并开始向大众普及。但是，在这些措施中间，唯有"预防和关系巩固方案"（Prevention and Relationship Enhancement Program，简称PREP）是根据婚姻研究人员长期的跟踪实验产生的。PREP的重点是让夫妻掌握相互交流和解决问题的技能。该方案有持续法（共6周，每周2.5小时）和周末法两种。它包括教育培训、咨询和练习。对于存在婚姻危机的夫妻来说，虽然该方案的效验尚未完全明了，但是它对那些处于风险中的夫妻确实起到了积极的作用。

除此之外，还有许多其他预防方案，下面介绍三种主要方案。"关系巩固"方案（Relationship Enhancement，简称RE），它集交流技能培训、移情培训、单独治疗和行为技术为一体。这个方案的效验只有通过设计者自定的测量方法才能显示，并且经过一段时间后，其效果就无法确定。"亲密关系技能的实际应用"（Practical Application of Intimate Relationship Skills，简称PAIRS）是一项需要花时12～16周的方案，其中，为每对夫妻配有一个治疗人员。该方案包括个人疗法和团体疗法两个方面，同时还包括技能培训。该方案除了短期的效果评价外，尚缺长期的效果研究。"夫妻谈心"（Marriage Encounter）方案是一个由"婚姻改善联合会"（Association for Couples in Marriage Enrichment，简称ACME）组织的，并由其他夫妻代办的周末反思活动。该方案着眼于干预婚姻问题，譬如解决问题、交流、精神活动、亲密和性关系。效果研究表明，参与该方案的夫妻增加了婚姻的满意度和相互的信任感，但是，也有研究表明，一些夫妻在反思时由于问题尚未解决，冲突反而更加激化。

通过对一级干预的取样性回顾，我们需要注意的是，绝大多数处于风险中的夫妻好像并不特别愿意参与此类干预。考虑到这种情况，另外婚前干预性的咨询还要继续开展下去，所以在预防方案中确定哪对夫妻具有潜在婚姻危机、实施干预最见效，将是至关重要的一步。这些方案已在有关机构（例如宗教组织或军队）推行，它们的涉及面大大拓宽了，某些做法还适用于经济条件较差的夫妻。那么，这种推行方法的实际干预效果怎样呢？此类评价研究正在进行之中。

（二）婚姻治疗

当前，越来越多的人已经赞同三级婚姻治疗有助于解决婚姻危机。正因如此，在过去的25年间，人们对离婚的预防导致了婚姻疗法的大量增加。这些治疗方法强调婚姻过程的不同方面，包括行为互换、认知角色、家庭结构、配偶的无意识欲望和幻想、解决问题的能力、配偶双方的依恋方式，以及情感表达的作用等。此外，近期的治疗方法试图集合多种疗法。但是，随着婚姻治疗的增多，并没有相应的研究来确定各种疗法的效度。实验性研究建议，约有一半夫妻应当采取一定的治疗来改善关系，尽管他们中的一些人后来还是离了婚。其中，“行为婚姻疗法”（Behavioral Marital Therapy）的效果似乎要好一些。至于在团体环境中采用婚姻疗法的效果，人们还知之甚少。同时，由于一些尚未完全明了的原因，各种婚姻疗法之间的效果还存在很大的差异。[参见《夫妻疗法》（Couples Therapy）]

（三）对孩子的干预

1992年，格莱奇（Grych）和芬查姆（Fincham）综合研究了防止或减少离婚对孩子产生消极影响的一些方法。该研究将保护孩子不受外界刺激的干扰与不同疗法的目标作了比较。孩子的“三位一体保护因素”包括积极的人格因素、提供情感支持的家庭，以及来自家庭以外的支持系统。正如前面所述，他们的研究表明，在尽量减少离婚对孩子的有害影响方面，父母维持低水平的冲突，并保持温暖的亲子关系，是非常重要的步骤。然而，诸如此类的许多方法都把注意力集中在孩子身上，而没有顾及家庭或更大时空内的支持系统。看来，在减轻离婚父母（尤其是具有严重冲突的父母）对孩子的影响时，偏重关注孩子的方法只能取得一定程度的成功。更进一步说，由于缺乏偏重家庭的方法（即让整个家庭系统参与到对孩子的干预中）来减轻离婚的消极影响，因此对干预的效度研究也相对较少。

（四）离婚调解

离婚调解是一种解决冲突的方法，它是指夫妻双方在中立的第三方在场的情况下进行会面，以确定、讨论并最终解决离婚争议。通常，第三方具备心理健康工作的背景。夫妻双方有时主动寻求调解，有时则采纳法官建议后进行调解。离婚中最难解决的是孩子的监护权问题，而调解恰恰是解决该问题的最有效方法。我们已经知道父母冲突会对孩子带来消极的影响，正因如此，调解孩子归属问题的负面影响要比通过法律手段判决小得多。而且，调解中出现夫妻双方正面冲突的可能性也小一些。个中的部分原因在于调解过程营造了合作的气氛，不会出现法庭上剑拔弩张的情境。在传统的法院听证会上，为了让法官确定孩子"最感兴趣"的条件，夫妻双方在法庭上会互相诋毁对方，这样做反而越加恶化了他们之间的关系。

调解的作用往往是积极的，已有研究表明，与对簿公堂的人相比，接受调解的人对结果较为满意。除此之外，有证据表明调解减少了离婚后诉讼的可能性。但是，调解给心理带来的益处尚无法估计。有些研究认为调解增加了母亲的抑郁感，这也许是因为调解有助于争取更多的权利。在明确调解对家庭成员的影响之前，首先应当更好地了解调解的予取关系。

五、结　论

总之，许多研究表明，离婚对夫妻双方和子女都会带来严重消极的心理和身体方面的影响，但是造成这些消极影响的机制尚未最终定论。实验结果明确显示离婚的影响与其他应激事件造成的后果极为相似，这就意味着减轻离婚过程中的压力将会减轻离婚的影响。同时，家庭冲突是离婚过程中对子女造成最大伤害的一个因素。这个发现可以指明许多道理。首先，它意味着如果离婚可以减少家庭冲突，那么离婚就理当受到欢迎。其次，运用三级干预（例如调解等）来减少离婚冲突对孩子的影响似乎是一个最为可取的方法。再次，今后的研究重点应当放在弄清严重的家庭冲突问题上面。最后，进一步了解冲突的成因，以便制定、评估、推广和实施更为有效的预防婚姻异常的方法。

参考文献

Amato, P. R. (1996). Explaining the intergenerational transmission of divorce. *Journal of Marriage and the Family*, 58, 628-640.

Amato, P. R., & Keith, B. (1991). Parental divorce and adult well-being: A meta-analysis. *Journal of Marriage and the Family*, 53, 43-58.

Amato, P. R., & Keith, B. (1991). Parental divorce and the well-being of children: A meta-analysis. *Psychological Bulletin*, 110, 26-46.

Bloom, B. L., Asher, S. J., & White, S. W. (1978). Marital disruption as a stressor: A review and analysis. *Psychological Bulletin*, 85, 867-894.

Cherlin, A. J. (1992). *Marriage, divorce, remarriage*. Cambridge, MA: Harvard University Press.

Cherlin, A. J., Furstenberg, F. F., Chase-Lansdale, P. L , Kiernan, K. E., Robins, P. K., Morrison, D. R., Teitler, J. O. (1991). Longitudinal studies of effects of divorce on children in Great Britain and the United States. *Science*, 252, 1386-1389.

Emery, R. E., & Wyer, M. M. (1987). Divorce mediation. *American Psychologist*, 42, 472-480.

Emery, R. E. (1982). Interparental conflict and the children of discord and divorce. *Psychological Bulletin*, 92, 310-330.

Grych, J. H., & Fincham, F. D. (1992). Interventions for children of divorce: Toward greater integration of research and action. *Psychological Bulletin*, 111, 434-454.

Karney, B. R., & Bradbury, T. N. (1995). The longitudinal course of marital quality and stability: A review of theory, method, and research. *Psychological Bulletin*, 118, 3-34.

Wurtzel, E. (1994). *Prozac nation: Young and depressed in America*. Boston: Houghton Mifflin.

张金钰　译　　李维　张尧洁　校

琳达 · 加农
(Linda Gannon)
南伊利诺伊大学卡邦达尔分校
(Southern Illinois University, Carbondale)

绝经期

Menopause

一、绝经期的生理学
二、绝经期的理论模型
三、绝经期和绝经期后妇女的心理健康
四、结论

雄激素 一类普通激素，它的作用是刺激男性生殖器官发育，并促进男性性欲和生殖活动。

雌激素 一类普通激素，它的作用是刺激女性生殖器官发育，并促进女性性欲和生殖活动。

激素 一种复杂的化学物质，由身体的内分泌腺所产生，通过血流传送，其作用是诱发或调节身体的某个器官或某群细胞的活动。激素的分泌是由负反馈系统来调节的，其中靶器官的过度活动会反过来促使激素分泌量下降。

激素治疗 指用雄激素或雌激素及黄体酮的药物制剂缓解某些症状。大多制作口服避孕药，或者用来减轻绝经期不适。

绝经期 意味着女性月经周期和生育的永久性终止。

骨质疏松症 骨骼的质量下降，脆弱性增加，容易骨折，通常多发生在老人。

黄体酮 在月经周期的黄体阶段由黄体和肾上腺皮质产生的激素。

睾酮 最具潜力的自然发生的雄激素。

尽管**绝经期**涉及月经的终止这一生物事件，但是伴随绝经期的遭遇却远远超出了生物的范畴。在我们的文化中，绝经期有着显著的象征意义。随着这一过渡时期的到来，常会伴发畏惧感和失落感，因为从传统意义上讲，妇女十分珍惜自己所具有的生物吸引力，以及生育孩子和抚育孩子的能力。与此相似，绝经期也被医学界和大众传媒看作是一场悲剧，而这场悲剧可以用整形手术和激素疗法予以推迟。在了解了这种文化背景以后，我们便可明白为什么妇女常从消极的角度看待绝经期，而且这种态度可能导致不良的心理后果。当妇女面临生物上难以避免的绝经期和衰老而引发无助感时，文化却一味将注意力集中在绝经期的消极方面而忽略了它的积极方面，不仅缺乏有关健康信息和妇女衰老问题的研究，而且与如何“治愈”相关联的风险因素营造了一种氛围，这种氛围很可能在妇女衰老过程中加剧她们的心理健康问题。

一、绝经期的生理学

人们对年龄在18~40岁的妇女有关月经周期的通常看法，为我们提供了一个理解绝经期发生各种变化的背景。月经周期主要取决于下丘脑、垂体前叶和卵巢的活动。在月经开始时，下丘脑会产生一种激素（促性腺素释放激素），它转而会刺激垂体前叶释放两种激素：促卵泡素（follicle-stimulating hormone，简称FSH）和黄体生成素（luteinizing hormone，简称LH）。促卵泡素促使卵泡在卵巢中生长，然后这些卵泡开始产生雌激素。最后，某个卵泡占据支配地位，并继续发育和产生雌激素，同时其余卵泡被吸收。这种雌激素对促卵泡素的进一步产生起着负反馈作用，它会引起子宫内膜生长或增厚，从而刺激垂体前叶释放大量的黄体生成素。接着便是排卵，即成熟的卵子从卵泡里排出。黄体生成素也将破裂的卵泡转化成黄体（一个短命的器官），以便产生雌激素和黄体酮。黄体酮对脑垂体起着负反馈的作用，抑制促卵泡素和黄体生成素的释放，并且作用于子宫内膜，引起供血量的增加，促使细胞储存养分以供怀孕所用。在没有受精的情况下，随着雌激素和黄体酮水平的下降，黄体酮便被吸收。由于没有雌激素和黄体酮的刺激，子宫内膜又回复到它的静止期，增厚的一层内膜脱落形成月经。

严格地说，绝经期是指这种周期活动的终止。绝经期的原因尚不明了，通常的一种假设是，剩余卵泡数量减少，剩下的促卵泡素的反应性减弱，以及绝经期之前卵泡丧失的速度加快等。我们知道下丘脑—垂体—卵巢系统具有精细的调节作用（这些调节作用对维持正常的排卵周期是必要的），该系统中任何部分发生变化都会引起一系列的改变，包括导致绝经。

绝经期生理过程的潜在变化并非在自然绝经过程中突然发生的，相反，它是随着排卵时周期性百分比例的逐渐降低而发生的。与此相伴随的是黄体生成素和促卵泡素水平的逐渐增加，以及雌激素和黄体酮水平的逐渐下降。妇女通常在45~55岁之间月经和排卵就完全停止了。然而，各种激素之间的关系，以及激素、月经和排卵之间的关系，并不是千篇一律的，它们在不同的妇女身上有着很大的差别。一般说来，绝经期的界定是月经停止达一年。与此典型的渐进过程形成对照的是，在绝经之前因手术摘去卵巢，也会产生突然的绝经。手术后不久，雌激素和黄体酮的水平急剧下降，而促卵泡素和黄体生成素的水平则逐渐上升。需要指出的是，本文主要讨论自然状态下的绝经。

绝经期后妇女的卵巢由于激素的分泌仍继续活跃。卵巢的外层包含一些细胞，它们是卵巢雌激素生成的主要源泉。尽管在绝经期间这些细胞的数目和分泌能力会下降，但是雌激素仍能继续少量分泌出来。绝经期后，卵巢的内部细胞和肾上腺皮质仍继续产生雄激素（男性大量分泌的一种激素），而且从绝经妇女的血液中测出的部分雌激素可能由雄激素转变而来。脂肪组织是雄激素转化成雌激素的主要场所。据说，这个过程导致了下列的发现：雌激素水平是与绝经期后妇女的体重和过量脂肪相联系的。瘦小的绝经期后妇女要比肥胖的绝经期后妇女更容易出现潮热现象。雌激素水平的下降和雄激素水平的上升可能造成轻微的男性化现象，包括秃顶、面部和胸部长毛等。少数绝经期妇女身体上脂肪的分布也会发生变化。

让我们简单地概括一下：在绝经期之前，正常的激素状态是雌激素和黄体酮水平较高，而促卵泡素和黄体生成素水平较低，而这些激素是以可预示的周期节律性发生着波动。在绝经的过渡时期，正常的激素变化是雌激素和黄体酮水平逐渐下降，而促卵泡素和黄体生成素水平逐渐上升。尽管这些激素的周期性波动还在继续，但是它们变得较难预测且与生育不再相干。在绝经期后的岁月里，正常的激素状态是雌激素水平低且较稳定，黄体酮不复存在，而促卵泡素和黄体生成素水平较高且较稳定。

二、绝经期的理论模型

绝经期已经成为中年妇女身上出现种种消极变化的替罪羊。对绝经期的普遍看法，使得大家把这种生命变化形式与各种不适症状和变化联系了起来，例如潮热、多汗、头痛、体重增加、阴道壁干燥和变薄、阴道容易感染、情绪抑郁、失眠、皮肤起皱、乳房下垂、头晕、手足感到冰冷、对性生活失去兴趣、易怒、便秘、心血管疾病，以及骨质疏松症，等等。其实，绝经期只是发生在中年妇女身上诸多变化中的一种变化，它能使妇女预先感知身体上和心理上所遭遇的困难。处于中老年阶段的妇女还可能体验到各种使机体衰弱的压力，包括父母亡故、离婚、孩子离家出走等；长期不良的卫生习惯所累积的负面影响也会爆发出来；长期致力于扮演贤妻良母的角色，结果发现自己越来越难胜任；觉得自己在丧失生育能力和青年时期的那种吸引力，于是社会是把这些特性与女性身份等同起来的。而且，更加根本的是，她们作为一群正在衰老的妇女，是生活在并不重视衰老女性的文化背景下。

心理学、医学、社会学和人类学已对中年妇女的这些变化作过深入的研究，每门学科都提出了独特的见解，用以探索和解释中年妇女的发展。这些学科还派生了各种理论模型：（1）医学把中年妇女的变化看作是由雌激素水平的下降所造成的；（2）心理学把过渡时期的困难归因于压力、不良的应对反应和绝经期前的人格问题；（3）社会学把重点放在角色的变化、贫困、身体健康，以及社会制度造成的性别歧视上；（4）人类学则以文化对妇女、衰老和生育的评价为背景来研究中年妇女的变化。在过去的10年间，人们对运用生物学或医学的观点来研究绝经期兴趣骤增，其原因不在于医学观点比其他观点更有道理、更加相关或更加令人信服，而是由于医学界和相关的药物产业已经投入了大量的财力，把绝经看作是一种医学性障碍，从而需要医生的帮助和给予药物治疗。

这些了解中年期变化的理论模型并不是相互排斥的，也就是说，中年生活的变化可能是诸多原因相互作用的结果。例如，有些妇女患有中年骨质疏松症（该疾病可能由雌激素水平下降而引起），是衰老过程的一种表现，因为随着衰老，所有女性和男性都会出现骨质密度某种程度的下降。此外，贫穷会使一些中年妇女得不到适宜的医疗保健和良好的营养。至于社会文化观念，譬如希望妇女身材苗条和要求妇女顺从他人，会导致饮食钙质摄入不足和养成久坐不动的生活方式。正如那些跨学科课题所涉及的那样，研究人员尚未创造出一个综合的理论模型。狭窄的视野阻碍了人们对这一复杂的生命过渡时期的理解。

研究人员已在各自的理论模型框架下进行研究，并且取得了令人瞩目的成果。证据表明，潮热、性唤起的下降，以及某种程度的骨质疏松症等，都是由绝经期的激素变化引起的，而其他一些身体和心理的不适，诸如抑郁、易怒、疲劳和皮肤起皱等，则是衰老的结果，并与个体经历、文化、社会和应激等因素有关。此外，中年时期的变化原因错综复杂，例如，有些妇女报告说，如果她们夜间经常感到热潮红，并逐渐发展到失眠，而失眠反过来又会导致抑郁和易怒。

在每门学科或每种理论模型中，科研文献几乎都将重点集中在与绝经期和中年生活有关的消极变化上。这是因为在我们的传统文化中妇女由于其生育能力和年轻富有吸引力而受到重视，而老年妇女则被认为容易健忘、行动迟缓，甚至被视作社会的负担。在此文化背景下，一个不再具有生育能力、不再年轻美貌的妇女是不会被看好的。实际上，绝经期和中年生活是与人生积极的变化和利益相联系的。例如，雌激素水平的下降减少了患乳腺癌、子宫肌瘤和子宫内膜炎的风险，同时由于消除了与生育相关的风险（例如，实行计划生育，控制怀孕、流产和生孩子等），使妇女的总体健康水平有所改善。与此类似的是，在心理方面，尽管面临许多新的甚或严重的应激原，但是中年生活也经常出现自由自在的感觉，而这种自由自在的感觉有助于促进心理健康。此外，妇女在摆脱育儿辛劳的同时也摆脱了妇女顺从的文化期待，要指出这种摆脱具有解放和启迪的意义。社会学的模型指出，中年由于面临和需要克服社会角色和职业改变的各种挑战，因而会促使妇女产生一种强烈的动机感和增强自尊的意识。最后，人类学家注意到下述事实：虽说绝经期和中年生活与文化中的消极变化相联系（因为这种文化由于妇女的美丽和生育能力而珍视她们），但是衰老也可能提升个体的社会地位和聪明才智，而且，伴随绝经而来的性欲下降，也使妇女免受男性的骚扰，有助于正在变老的妇女提高自尊和社会地位。

医学模型重点关注绝经期的消极变化，并且获得了十分清晰的例证。医生以其“专家眼光”将绝经视为一种“疾病”，这种观点已经征服了公众和媒体。关于绝经期的这种狭隘观点，一旦为绝经期的妇女所接受，就会使她们产生消极的体验。几十年来，心理学家一直认为态度和期待能对体验产生影响：如果一个人期待某种体验是积极的，那么他或她就有可能获得一种良好的体验；反之，如果一个人期待某种体验是消极的，那么他或她就有可能获得不良的体验。在这样的大背景下，研究人员发现，把绝经期视为消极体验的妇女与把绝经期视为积极体验的妇女相比，前者报告有更多的痛苦和困惑，而且认为是与绝经相关的。于是，研究人员要问：为什么中年妇女会期待一种消极的体验呢？与此相关的研究表明，当她们把绝经期视作一种衰老的信号，一种生命过渡的象征，或者一种需要求医的病征时，中年妇女才会表露自己对绝经的态度和期待。医学领域对绝经期的观点最消极。然而，像青春期一样，绝经期也不仅仅是一个医学问题。尽管青春期可能出现皮肤问题和情绪苦恼，而且这些问题和苦恼可能需要专业人员的治疗，但是青春期不再被视作是一个医学问题或一种医学病症。与此类似，绝经期也有可能伴随面部潮热和情绪紊乱，而且这些潮热和紊乱又与角色认同问题相关，使中年妇女寻求专业人员帮助来解决所面临的具体困难。但无论如何大多数妇女都会安然度过绝经期，就像大多数青少年都会顺利度过青春期一样，困难不会太多。

三、绝经期和绝经期后妇女的心理健康

绝经期可能与心理健康问题相伴随。有些妇女报告说她们会感到苦恼或易怒，有些妇女报告说她们在性生活方面会遭遇麻烦，还有一些妇女则报告说她们可能经历各种躯体障碍所致的心理健康问题，这些躯体障碍，或者是由正常的衰老过程引起的，或者是由长期不良的卫生习惯的积累引起的。下面，我们分别讨论这些问题。不过需要提请读者注意的是，这些问题并非相互排斥的，实际上它们是相互影响的。

（一）抑郁、易怒和焦虑

从历史上看，妇女绝经和步入中年的妇女曾被假设与抑郁、易怒和焦虑有一定的关系。确实，在20世纪初，有一个称作“退化性忧郁症”（involutional melancholia）的精神病学术语，专指中年妇女的抑郁。在过去的10年间，这个术语被官方的诊断系统删去了，因为中年妇女的抑郁似乎与其他年龄的抑郁具有同样的原因、症状和疗效。除此之外，有关妇女终其一生心理问题的调查表明，实际上并不是绝经期，而是怀孕和抚育孩子的这个年龄才与包括抑郁症的心理障碍的最高发病率相关。一些令人信服的研究表明，绝经期本身并不会使妇女易感各种心理健康问题，这是因为：（1）绝经期前、绝经期间和绝经期后妇女的大规模调查表明，抑郁症的发病率并不伴随绝经状况而发生变化；（2）激素水平和心理健康之间关系的研究表明，心理障碍的程度与雌激素、黄体酮、黄体生成素或促卵泡素的水平无关；（3）激素疗法尚未证实，它对缓解易怒、抑郁、焦虑或其他心理健康问题有效应。因而可以得出这样的结论：绝经期不一定与易感心理问题有关，而且，中年妇女所报告的那些心理健康问题也不是变化着的激素环境造成的，因而也就无法借助激素疗法缓解。

当然，这样说并不否认中老年妇女在某个阶段会感到抑郁、易怒和焦虑。中老年妇女经常遭遇某些伤害性的应激（例如，失去亲人或朋友等），这些应激会促使她们容易情绪抑郁。长期应激和日积月累的影响，以及贫困、孤独、性别歧视、种族歧视和健康不佳等造成的后果，都会导致心理状况恶化。妇女在社会上被传统地作为恋人和母亲而得到重视，可到了绝经期这种自尊会减弱，转而可能导致抑郁。衰老中的妇女受到此类贬低，随着社会优先重视专业而加剧。例如，医学界和心理学界宁可在了解和处理妇女的生殖问题上投入大量精力、兴趣和财力，而在处理十分普遍的衰老及其众多困难方面却相差甚远。许多学术力量专心研究怀孕问题，但对绝经和衰老的重视程度却相形见绌。在医学专业人员看来，孕妇的想法和要求宜重视，而且认为这是女性的正常要求，至于研究中老年妇女的体质特性，则并不那么重要。[参见《抑郁(症)》(Depression)，《应激》(Stress)]

治疗抑郁、焦虑、自尊低下等心理和行为方面的传统方法可被适当地用来治疗患有这些症状的绝经期妇女和绝经期后妇女。认知疗法对于改变妇女关于绝经的态度可能特别适用，而行为疗法则可能有助于妇女找到新的和令人满意的角色或生涯，以及获得新的社会支持源。此外，由于在绝经期前后发生的许多事情会加剧紧张和压力，所以缓解应激的训练策略也有一定的效果。临床医生可以帮助绝经妇女树立正确的绝经观，以便从中受益。教师、作家、记者和专业人员可以倡导这样的观念：绝经期是一个自然的生命过渡时期，它既会带来好处，又会制造麻烦，与之相关问题的产生人们不仅能预期，而且其持续的时间也较短暂。就改善心理健康而言，态度和归因的变化既可发生在接受心理治疗的个体水平上，以及提高意识的团体水平上，也可发生在课堂教育水平上和大众传媒的水平上。[参见《认知疗法》(Cognitive Therapy)]

（二）性行为

在我们的社会里，对妇女性行为的定型看法深受某种信念的影响，这种信念就是认为妇女受制于生物因素。换句话说，十分流行然而荒谬的观点是，妇女的行为、价值观念、态度和能力等，都受到性激素的强烈影响，或者说受雌激素和黄体酮的强烈影响。这种观点起源于专业领域，它以理论或建议的形式出现，但已被外行人广泛地视为“自然规律”，而且渗透到许多关于中年妇女的信念和价值观念领域。例如，一个愤怒的妇女常被说成患有经前期综合征，而不去分析她愤怒的真正原因，也就是说，她的情绪被认为是由其激素决定的，而不是由所处的环境决定的。与此情况形成对照的是，一个攻击好战的男人却不被认为是睾酮过剩使然，而是去分析他之所以攻击的各种原因。在这种背景下，许多专业人员和外行人都认为，在妇女的整个一生中，她们的性行为直接受到激素的指导和支配，尤其是受到雌激素的指导和支配。于是许多人认为，当妇女的激素分泌发生变化时，她们的性行为也会随之变化，而且，不论在青春期、月经期、妊娠期还是绝经期概莫例外。结果，月经周期和绝经期成了妇女性行为研究的重点。

尽管本文的重点是绝经期，但是，关于性行为和月经周期的研究能为我们提供性行为与激素之间关系的信息。具体地说，研究人员已经测量了性行为的某些方面（自陈报告、生理性性唤起、性活动的频率，以及性欲的强度等），以及与性欲唤起有关的变量（心境、性体验、性意象等），并且按月经周期的不同时段对这些测量进行比较。由此得出的结论认为，月经周期的激素波动并不以引人注目的方式对性欲产生影响。类似地，自20世纪50年代以来，对中老年妇女进行的大量调查表明，随年龄而变化的性欲并不遵循固定的模式。当询问妇女绝经期间或绝经期后的情况时，有些妇女叙述她们对性的兴趣明显减退，并且性活动较少；有些妇女报告说她们对性的兴趣增加，并且性活动增多；还有一些妇女则未发现有什么变化。由此，研究人员得出结论说，激素对性行为很少起作用，甚或不起作用。

为了证实上述的说法，研究人员探索了雌激素疗法对中老年妇女性欲障碍的效果。该研究的大体结论是，尽管雌激素具有增加阴道润滑的效果（在性欲唤起期间），但是采用雌激素的妇女报告说，在性生活频率、性满足或性欲等方面，却未见有什么变化。另一种激素疗法以下述假设为基础：男性和女性的性欲或性行为主要受睾酮（雄激素）的影响。尽管支持这种假设的证据很少，甚至没有，而且也无证据可以表明绝经会导致睾酮的不足，但是睾酮疗法仍然不时地被推荐给中老年妇女，目的在于促进她们的性活动。评价睾酮疗法效果的研究并不多，而且表明这种疗法之效度的证据几乎没有。此外，倡导睾酮疗法的人也未能充分注意到该疗法可能产生的副作用，这些副作用包括面部长毛、声音低沉、患心血管疾病的风险增加和脂肪累积等。

总之，研究人员和医生得出结论说，绝经期后妇女的性活动更多地与绝经和激素变化以外的一些因素密切相关。人们已经发现了一些既对中年妇女又对绝经期后的妇女的性行为发生影响的因素，它们具体涉及是否有性伴侣、伴侣的情感支持状况、伴侣是否酗酒、有没有慢性心理问题及愤怒、疲劳，以及双方的人际关系如何等。除了这些发现之外，许多专业人员仍然认为，妇女的性行为是由激素决定的，为此，他们推荐用激素疗法来对绝经期间和绝经期后的妇女进行治疗。

读者还可以考虑文化对性习俗的明显影响，借以从另一个角度认识衰老中妇女的性行为问题。在19世纪中叶，医学界和宗教界认为，任何一种性活动或性欲对中老年妇女来说都是罪恶生活的结果，或者说是疾病的产物。今天，正常、健康的衰老意味着“没有变化”，也就是说，中年妇女能够维持相当于25岁青年那样的精力、体形、皮肤和性活动。由此可见，与19世纪的信念形成鲜明对照的是，今天的中老年妇女如果没有性活动的话，反而会被视作为一种病态，这种病态既由心理压抑引起，也由机体功能衰退造成。关于中年妇女性行为观念的变化，并不是医学研究或心理学研究的结果，而是文化舆论和价值观念对医学实践和心理学实践产生影响造成的。除非一个人对其性生活表示苦恼并希冀获得帮助，否则的话，性欲的表示和享受不该成为医生或心理学家担心的事情，他们也不该强制规定自己适当、健康的性行为。有些老年妇女很看重性行为，有些老年妇女则选择避免性行为，对于这两种情况，专业人员毋须认为是个问题。[参见《性行为》(Sexual Behavior)]

（三）身体变化引起的心理和行为后果

伴随着绝经和衰老，会出现各种身体方面的变化。尽管专业人员对于哪些变化是由绝经引起的，哪些变化是由衰老引起的，以及哪些变化是由不良的生活习惯引起的，意见不一。但是，他们都认为身体方面的许多变化会伴随明显的心理健康问题，其中既有心理健康问题引起身体变化，也有身体变化造成心理健康问题。

1．潮热

在美国，绝经期妇女最为常见的主诉是血管舒缩不稳定，或者出现潮热。潮热的特点是在面部、颈部和胸部产生潮热感，有时还常会出汗或寒战，或者两者都有。在有这些现象的妇女中间，潮热常出现在月经完全停止以前，以及绝经后的开头几年。潮热的次数、强度和持续时间在不同的妇女之间差异很大。尽管潮热与雌激素水平并不直接相关，但是雌激素疗法对大多数绝经期妇女减轻潮热很有效。遗憾的是，雌激素疗法只能延缓潮热，而不能根除它，因为在治疗停止以后，潮热常会死灰复燃。于是，许多人采用草药、维生素和矿物质一类的疗法，以此作为治疗潮热的手段，尽管我们手头有关这方面疗效的资料很缺乏。如果不予治疗，潮热也会在一段时间以后消失，最终彻底恢复。据研究人员发现，在紧张的情况下，潮热会加剧，而且在有些妇女身上，由于环境温度较高，或饮用咖啡因和喝酒等缘故，潮热症状也会进一步加重。

潮热对妇女的身体健康或心理健康并不构成威胁，因此毋须治疗。另一方面，频繁地发生潮热，或者潮热发作得太厉害，也会产生明显的不适感。潮热可能发生在晚间，并且通过降低睡眠的效率和质量而影响睡眠。潮热也会给有些妇女造成尴尬，严重地干扰她们的工作表现和她们的社会生活。有些妇女难以接受衰老的现实，她们的自尊可能因为青春的逝去而受到打击，对于这些妇女来说，潮热引起的尴尬就会更强烈，甚至使人丧失能力。

尽管激素疗法对于治疗潮热颇有效验，但是许多妇女却无法接受这种治疗，原因在于它是一种医疗措施，或者治疗会带来不适的副作用，或者由于她们不喜欢服药。现在已有各种心理疗法得以问世，以便对潮热进行治疗。松弛训练和减轻压力已被成功地用于降低潮热的发作频率和发作强度，其效验与体温生物反馈（temperature biofeedback）相似，后者是用来帮助妇女对其体温实施有意识控制的一种方法。其他一些心理疗法也得到推广，目的是转变当事人的态度，更新自我概念，提高自尊。当这些疗法运用得当时，也就是这些疗法具有改变绝经的象征意义时，便能缓解伴随潮热而引发的焦虑、恐惧和尴尬。这些疗法还与涉及绝经的文化观念相关。在美国，妇女的地位和自由随着绝经而提高或增加，在这种文化氛围下，绝经期不再是一种“困难”。同样，在印度，妇女随着绝经期的到来，活动不受到限制，允许有相当大的活动自由，因此她们不大有抑郁或丧失能力的抱怨。由此可见，通过行为或动态的心理疗法来改变绝经期妇女的态度，可能会给她们带来好处，减轻她们的潮热。

2．骨质疏松症

在人的一生中，新的骨头不断生成，老的骨头不断地被再吸收或丧失。就年轻人而言，尤其在生长阶段，生成的骨头要超过丧失的骨头。约在35岁时，骨头质量达到高峰，从那以后，骨头的再吸收会超过骨头的生成，也就是说，人们会随着年龄的增长而丧失骨头。如果骨头过度丧失，或者骨头的质量达不到较高程度，那么骨头的密度就会降低，致使骨头容易断裂。因骨头密度过低而造成容易骨折的现象，被称作骨质疏松症（osteoporosis）。骨质疏松所引起的骨折常发生于脊椎、前臂和髋部。

导致骨质疏松症的两个决定性因素是“高峰骨头质量”（peak bone mass）和骨头丧失的速度，两者中任何一方出问题，都有可能造成骨质疏松症。“高峰骨头质量”是由遗传、饮食、承重负荷和锻炼等因素决定的，而骨头丧失的速度则是由体重、锻炼、饮食和性激素决定的。而且，它们在男女两性中都一样。身体制造骨头是对需要作出的反应，身体需要骨头支持体重（包括脂肪形式的重量或肌肉形式的重量），骨头就会适应这种要求。重力承受的锻炼对骨头施加压力，会使得骨头的密度增加。饮食的影响是通过补充造骨营养物的方式来体现的，这些必要的营养物质包括钙、镁和维生素D。

尽管最近10年间医学界和大众传媒都把骨质疏松症界定为绝经期的一种症状，但是事实上，随着年龄的增长，男女两性都会经历骨头密度的下降，所以骨质疏松症既可发生在女性身上，也可发生在男性身上。如果骨质疏松症与绝经期显著相关的话，那么全世界各种文化环境中的中老年妇女都容易患骨质疏松症。实际上，在有些文化环境中，男性要比女性更易受到骨质疏松症的损害。例如，在美国文化中，那些非洲裔美国人（包括男性和女性）要比欧洲裔美国人较少受骨质疏松症的影响，而非洲裔美国妇女和欧洲裔美国妇女都比同样血统的男性较易患骨质疏松症。男女两性以及所有种族的人，随着年龄的增长都会经历激素水平（女性的雌激素和男性的睾酮）的逐渐下降，这种下降被认为是人到中年骨头逐渐丧失的原因之一。不过，女性手术切除卵巢的可能性要比男性切除睾丸大得多。因此，比起男性来，女性更有可能遭遇突如其来的激素水平的剧烈下降。

尽管骨质疏松症的性别差异被归因为性激素减少速率的差异，但是我们知道，所有的妇女都经历绝经期，而其中只有少数人患有骨质疏松症。看来，骨质疏松症的发生率取决于文化和种族差异的影响。在美国，文化的价值观念和生活实践为男女两性骨质疏松症的发生率差异提供了部分很重要的解释。

相对而言，男性较少关注自己的体重，因此他们的体重超过女性。男性较重的体重需要更为结实有力的骨骼来支撑，而且男性为了维持自己较重的体重往往吃得更多，因此他们的钙质摄入也较多。在20世纪50年代以前，许多女性需要体力活动来维持自己的生存，那个时候她们大多是农妇、工人或者没有现代化家用电器设施可供使用的家庭妇女。随着妇女角色的转变使她们成为家庭主妇，家庭设施越来越电气化，中产阶层的白人妇女成了一个个“小妇人”，女性气质开始被界定为瘦弱和娇小，缺乏锻炼或不淌汗的妇女群体逐渐形成。另外，我们的社会提倡传统的与性别有关的活动和职业。那些与社会传统保持一致的妇女，随着孩子离家谋生，自己的工作也就随之消失。这种情况通常发生在妇女40来岁的时候。而男性在60岁退休时，工作也告结束。诸如此类的事件伴随着体力活动的显著减少，使人们容易患骨质疏松症，而且不论男女，除了发病年龄有差异外都差不多。

关于所有女人都要成为母亲的文化期待，也会使妇女面临风险。怀孕和哺乳的妇女需要摄入大量的钙质，以满足胎儿和婴儿的发育，如果这些需求无法通过膳食或补充来保证，那么骨头里的钙质就会大量流失。这种需求显然具有长期的效应，人们终于发现了下述的事实：如果一个妇女生育的孩子越多，那么随着年龄的增长，她的骨头密度就越低。由此可见，20世纪50年代年龄尚在20~30岁的妇女，今天已是60~70岁的老人了，她们的骨骼由于缺乏锻炼、膳食不良和生育太多而受到损害。自从70年代以来，由于妇女运动的呼吁，妇女在孩子离家后不再“退休”，她们参与体育运动得到社会的认可和奖励，有氧锻炼或有氧健身，包括跑步、散步、游泳等逐渐成为妇女的爱好，另一方面，生育孩子的文化氛围也在淡化。因而，如今的妇女们已不像20世纪50年代以前那样患有明显的骨质疏松症。

关于骨质疏松症的预防和治疗，医学界和卫生界已有若干建议。医学专业人员推荐激素疗法，不过，为使雌激素影响骨质流失的速度，治疗必须与绝经期的开始同步进行，而且只要妇女不中止服药，其效验才会持续下去。如果她们停止服用雌激素，那么骨质流失便会像服用激素类药物之前那样继续流失，就好像激素疗法从未实施过一样。妇女在70多岁时最易发生骨折，所以如果患有骨质疏松症的话，她们需要每天服用激素并持续达20年之久，以降低骨折的风险。

骨质疏松症也是一个心理健康的问题，因为最好的预防和有效治疗就是保证健康的膳食和适当的锻炼。发展和保持这种习惯涉及动机、自尊、时间控制和自信等因素。如果一个妇女在20来岁时就考虑到骨质疏松症，并且养成良好的生活习惯，那么风险程度就会大大降低，患骨质疏松症的可能性几乎是零。如果骨骼质量确能达到最高程度，那么伴随年老和绝经期而出现的骨质丧失就不会构成严重的问题，因为骨质密度有助于防止骨折。如果妇女到了中年才开始考虑骨折疏松症的问题，那么饮食和锻炼将会成为减少骨质流失或扭转骨质流失的最好方法。尽管大家都知道这些知识，但纠正一种业已养成的不良卫生习惯需要相当大的努力。

不论男性还是女性，他们在发展和保持健康的生活方式方面都会遇到困扰，而且妇女的困扰会因"完美女性"的文化成见而变得较为严重。妇女扮演着妻子和母亲的双重角色，她们常把丈夫和孩子看得比自己还重要。譬如，妇女的膳食决定于家庭的食谱安排，她们可能意识到自己需要某些营养物，但是又不会把自己看得很重要，唯恐个人的需要影响到家庭的食谱。或者，如果她们被"完美女性"的文化观念所左右的话（包括"苗条"审美观），那么她们的膳食也会受制于保持体形的愿望。如果她们的孩子还小，往往不大意识到经常去室外锻炼身体。看来，有关女性的社会成见使得她们为了迎合所谓十全十美的形象，必需以付出、依赖和从属为代价。她们把自己放在次要地位，甚至不提任何要求，又不想失去"苗条的体形"。这样随着年岁的增加，逐渐养成了不良的卫生习惯，长此以往，中老年患骨质疏松症的风险便越来越大。

医学界竭力推荐激素疗法，以预防骨质疏松症，但是这种疗法需要长期坚持，而长期使用激素疗法也会带来相当严重的副作用。另一方面，即便补钙和负重体锻其效果也会因人而异。例如，体锻能对骨质密度产生有利的影响，但对不经常活动的人来说，承受过度的负荷会对骨骼产生有害的影响。这种情况早在几十年前就为人们所了解，而且有过骨折经历的人肯定最有体会。可惜，这种信息并没有为老年人所重视，在他们看来，为了达到体锻的效果，锻炼必须持久而且用力，以至超越了老年人的能力。目前，研究人员已经找到一种适度的锻炼方法，可促使老年人有效地增加骨骼密度。我们考察了长期的体锻模式，其好处自然就凸现出来了。研究人员发现，年龄在50～72岁的跑步运动员比之年龄相仿、体重相同却又久坐不起的人往往具有较高的骨质密度，其密度超过40%。要知道，骨质疏松症并非绝经期妇女的一种身体障碍，它可以发生在各种年龄的人身上，还包括男女两性，以及所有种族，只要他们生活中忽视了体锻，那么就会出现骨质疏松症。[参见《锻炼与心理健康》(Exercise and Mental Health),《体力活动与心理健康》(Physical Activity and Mental Health)]

3. 心血管疾病

在过去的10年间，激素疗法的倡导者鼓吹这样一种思想：伴随绝经期而出现的激素变化会增加患心血管疾病的风险，而激素疗法则能预防这种风险。最初促使对该领域开展研究的是出于这样一种企图，即想了解男女之间心血管疾病发生率有何差异。中年以前，男性患心血管疾病的比例大大高于女性。约从40～50岁开始，男女之间患心血管疾病的差异逐渐缩小，尽管男性要比女性更易患心血管疾病。男女之间在中年时期患心血管疾病的差异之所以缩小，妇科专家认为是由于女性体内雌激素水平在下降。可是，另一方面，心脏病专家则把这种差异的缩小归因于男性体内睾酮水平的下降，因为睾酮会对心血管系统产生负面影响。

尽管大众媒体提供的信息引导人们相信激素疗法能够降低绝经期间和绝经期后妇女患心血管疾病的风险，但是，迄今为止尚未公开发表证实这种说法的实验报告。支持激素疗法有利于防治心血管疾病的调查指出，那些服用激素达5~10年的妇女与不服用激素的妇女相比，前者心血管疾病的发病率较低。不过，这些被试组不仅在使用激素上存在差异，而且那些心血管疾病的发病率较低的妇女也较少吸烟，较多地参与锻炼，此外，她们的收入和教育水平都较高，身体脂肪则较少。这些因素不论单独起作用还是综合起作用，都可能程度不同地跟是否发作心血管疾病有关。在缺乏对照研究的情况下，研究人员不能单凭某种差异就声称这是影响心血管疾病的重要因素。人们用以证明激素疗法给心血管系统带来好处的证据，很可能只是其中的一种影响。

像骨质疏松症一样，女性的心血管疾病跟男性的心血管疾病一样，有其相同或类似的原因，这就要求采取跟男性患者相同或相似的有效治疗。尽管男性的心血管疾病大多施以药物和手术治疗，但是人们已经认识到改变生活方式的意义，其中包括改进饮食，增加有氧健身（例如，跑步、散步等），减少尼古丁、咖啡因和酒精类物质的摄入，另外还包括改变某些人格特质（尤其指敌意态度和攻击行为等）。医学界和心理学界的专业人员都承认，生活方式的改变不仅十分有效，而且个体还能从中获得额外的收益，包括改善健康、产生更大的自我效能和对生活的自我驾驭感、促进人际关系，以及减轻工作压力等。在1963~1983年期间，心血管疾病的死亡率因而降低了37%。这种降低男女两性都类似，而且均可归功于导致健康生活方式的文化方面的改变。

（四）激素疗法对心理和行为的副作用

医学界把绝经界定为一种疾病。这种界定所依据的推理过程是这样的：如果妇女受制于生物决定和驱动的话，则她们的适宜角色就只能是妻子、性伴侣和母亲。结果，对她们来说，标准、正常、最适宜的生物活动就是保证和便于这些角色的实现（月经和妊娠），至于激素水平，则被界定为青春期后和绝经期前女性特有的典型生命现象，绝经期间或绝经期后的妇女自然不再具有生殖功能。如果社会认定这是妇女的唯一功能，那么根据她们的生物现象变化，妇女绝经期间或绝经期后就会被看作是一种缺陷。为此医学界建议说，这种缺陷可以用激素疗法予以“矫正”。

在过去的30年间，激素疗法曾经经历几次变化。到了20世纪60年代，激素疗法采取补充雌激素的形式，而且推荐用来治疗那些属于绝经期的症状（包括过度肥胖、皮肤起皱、抑郁、记忆退化，此外还有与衰老有关的其他症状）。在此期间和以后的研究发现，激素疗法只是对治疗绝经期妇女出现的潮热和阴道润滑问题有效。可是，人们对此疗法也存有疑虑，因为补充雌激素会增加女性患子宫癌的风险。到了20世纪70年代，这种联系的疑虑开始为人们普遍知晓，雌激素的使用率大大下降。于是，医学和药物行业发展了一种新的激素疗法：花28天时间服用雌激素，同时，在第18天到第28天补充黄体酮，然后停止服药一星期。据说这种新疗法不会增加患子宫癌的风险。

然而，上述两种激素疗法有可能诱发妇女产生心理健康问题。研究人员已经注意到，激素疗法不仅不能缓解抑郁症，而且会使有些妇女引发抑郁症。雌激素对心境的影响跟口服避孕药的副作用有关联，要知道，服用避孕药是另外一种能在有些妇女身上引发抑郁症的激素治疗。研究人员的假设是：雌激素疗法（通常用来避孕，或者用于治疗绝经）会在一年之内耗尽体内维生素B6的储备，使个体容易患抑郁症。这种效应可通过补充维生素B6而予以缓解。自从在激素疗法中补充黄体酮以后，人们逐渐发现黄体酮成分也有可能加剧心理健康问题。女性对这种疗法的普遍抱怨是，在药物治疗补充黄体酮的阶段，她们会经历类似经前期综合征的症状，包括抑郁、易怒、焦虑、浮肿和体重增加等。对许多妇女来说，这些症状的严重发作使她们终于放弃了激素新疗法。

接受还是拒绝激素疗法，其本身对绝经期妇女来说就是一种应激。该疗法的优点是能缓解潮热，在性唤起时润滑阴道，并且降低骨质流失的速度（后一种疗效只有在妇女持续服药的情况下才会有）。该疗法的缺点是增加可能患乳腺癌、子宫肌瘤和子宫内膜异位的风险。其他一些不太深入的研究指出，有关的副作用还包括可能引发气喘、卵巢癌、偏头痛、狼疮和尿道感染等。大众传媒并没有将整个情况都报道出来，相反，它们经常引用医学界发言人的片言只字，声称激素是一种奇妙药物，能够消除皱纹、延长寿命、治愈抑郁等。如果一个妇女自尊低下，对自己发现和评价相关信息的能力缺乏信心，则她就会随时接受来自“专家”的建议。同理，如果一个妇女很看重年轻美貌和生育能力，她就会相信确实有一种预防衰老的灵丹妙药。因此，接受还是拒绝激素疗法，作出这样的决定并不容易，只有在检测动机和目的的过程中，通过正式或非正式的支持和专业帮助才能作出最佳抉择。

关于“绝经是一种疾病”的观点，医学和药学专业人员堪称最有力的鼓吹者。普遍接受这种观点的后果是十分令人可怕的：一个年届50岁的女人突然接到通知说，她患了无法治愈的慢性病，但可以用药物加以“控制”，而且在其余生中需要进行不断的医疗随访。可想而知，诸如此类的信息对她的心理影响是压倒一切的。我们已经从事了几十年的实验室研究和临床研究，认识到调节好心理健康的重要性。尽管大多数人随着年龄的增长控制意识的体验会减弱，但是过于依赖医学帮助也会使人的控制体验丧失。确实，个体控制体验丧失的影响会随着年龄的增长而增加，尤其是老年人，特别容易感觉到控制能力在丧失，因此他们对有限能力的丧失非常敏感。我们的社会鼓励服药，以治愈各种身体的和心理的疾病。如果绝经期妇女相信可以通过服药来应对衰老和死亡，而不能泰然地正视不可避免的衰老和死亡，也不去有意识地培养健康的生活方式，那么她们实际上放弃了对其生活的重要控制。

四、结　论

为了认识绝经期的心理健康问题，我们需要充分理解各门学科的独特贡献，因为它们为研究绝经期问题提供了颇具意义的背景。尽管伴随绝经期而发生的激素波动不会直接影响妇女的心理健康，但是构成绝经期特征的躯体症状却有可能导致心理健康问题。绝经期妇女最常见的抱怨是潮热，那些经历严重而又长期潮热的妇女，为失眠所困的妇女，以及因潮热而处境尴尬的妇女，可能会报告说她们感到抑郁或易怒，并给所从事的职业生活和社会生活带来负面的影响。治疗时可把重点放在缓解症状和降低严重性方面，办法是运用激素疗法、松弛疗法、缓解应激、生物反馈或认知疗法。绝经期妇女的另一个反应是激素水平下降，从而阴道对性刺激的润滑反应减弱。这种症状可以通过激素疗法予以缓和，通常绝经期间的妇女和绝经期后的妇女并没有关于性活动发生问题的报告。如果一个妇女正在考虑运用激素疗法来治疗这些症状的话，那么她就会寻求心理健康的支持，借此作出接受还是拒绝这种治疗的决定，以便减少治疗带来的副作用。

医学界和大众媒体已经对骨质疏松症和心血管疾病作过报道，并把它们描绘成绝经期的症状，尽管科学研究似乎更倾向于这样的观点：与其说它们是绝经期的症状，还不如说它们由衰老所造成，并且会由于不良的卫生习惯而加剧。我们姑且不去考虑这两种病症的潜在原因，对心理健康专业人员来说，他们可以通过各种方法来帮助妇女开展预防和治疗，具体方法包括：改变生活方式、规定健康的饮食（富含钙质的饮食），以及有氧锻炼（诸如散步、跑步等）。只有那些关注健康背景而非依赖性别模式的疗法，或者说只有那些以促进动机、自信和自尊为目标的疗法（它们是完成上述改变所必需的），才是合适的疗法。

绝经是妇女到一定年龄发生的一种自然生理现象，该年龄段也存在着造成伤害性应激的可能性。这些应激（尤其是失去好友或亲属后出现的应激）使得中年妇女产生抑郁。在此年龄阶段，许多妇女也会发现，过去几十年间适合她们扮演的社会角色和职业角色已经不再具有挑战性，或者说不再有意义。这些变化随着绝经期的象征意义而加剧。在不重视女性和衰老的文化中，绝经期暗示着生育能力和美貌的结束，以及死亡的来临。在此文化背景下，绝经无疑是消极的，抑郁、不想活动、悲观态度等就有可能应运而生，结果不得不求助专业人员治疗。

参考文献

Coney, S. (1993). *The menopause industry: A guide to medicine's "discovery" of the midlife woman.* Claremont, CA: Hunter House.

Doress-Worters, P. B., & Siegal, D. L. (1994). *Ourselves, growing older.* New York: Simon & Schuster.

Gaby, A. (1994). *Preventing and reversing osteoporosis.* Rocklin, CA:Prima.

O'Leary Cobb, J. (Ed.). *A friend indeed newsletter.* Champlain, NY.

Northrup, C.(1994). *Women's bodies, Women's wisdom: Creating physical and emotional health and healing.* New York: Bantam Books.

Notelovitz, M., & Tonnessen, D. (1993). *Menopause and midlife health.* New York:St. Martin's Press.

Vines, G.(1993). *Raging hormones: Do they rule our lives?* London: Virago Press.

张琤　译　章晔　校

M. 斯特罗布
W. 斯特罗布
舒特
范登鲍特
(M. Stroebe,
W. Stroebe,
H. Schut
and J. Van Den Bout)
乌得勒支大学
(Utrecht University)

丧亲

Bereavement

悲痛缺乏 一种复杂难解的悲痛形式,其特征表现为丧亲期间没有任何明显的悲痛症状,并且保持丧亲前的生活状态,似乎什么事情都没发生过那样。需要指出的是,丧亲时不表现悲痛症状并不意味着精神失常。

丧亲之痛 指一个人由于与自己关系密切的人死亡而体验到的那种状态。

长期的悲痛 一种复杂的悲痛形式,其特征表现为长时间持续而强烈的痛苦症状,例如长时间默默不语,因为想到死亡而抑郁苦恼,情绪低落。

延缓的悲痛 一种复杂难解的悲痛形式,其特征表现为个体在丧亲后的早期很少甚或没有任何悲痛,但在一段时间后则出现悲痛症状。

悲痛 由于所爱的人死亡而表现出一种十分强烈的情绪反应,具体反映在心理上(如认知、人际或行为方面)和身体上(如生理或躯体方面)产生许多迹象。悲痛是个体对失去所爱之人的一种正常反应,并非一种疾病或心理障碍,尽管这种反应可能与疾病或障碍有关。

悲痛的咨询 一种咨询方式。通过对正常的悲痛过程的分析来缓解丧亲之痛,借以帮助当事人在适当的时间内恢复健康的身心。

悲痛的治疗 一种特殊的干预技术,使丧亲者从不正常或复杂难解的悲痛反应转向正常的丧亲之痛状态。

悲痛应对策略 一种认知过程,即面对亲人死亡的现实,度过丧亲前后所发生的一系列难关,把自己从有关死亡的思绪中解脱出来,将思想集中在对亲人的怀念上。

哀悼 由某些社会团体或文化团体实施的一种表达悲痛的社会举动(例如,默哀仪式)。

病态性悲痛 指当事人在悲痛时,无论悲痛时间还是悲痛的强烈程度均偏离正常的范围(即丧亲情况下可预见和理解的那种极端悲痛)。此外,病态性悲痛也表现为长期的悲痛、延缓的悲痛和悲痛缺乏。这种偏离正常的病态性悲痛常被称作"复杂难解的悲痛"。

丧亲是人生的一种经历,尽管在幼年时较少遇到,但是每个人迟早都会遇到的。随着年龄的增长，一个人不得不面对父母、兄弟姐妹，伴侣、朋友或其他所爱之人离他而去。死亡率的统计数字也证明了这一点。据20世纪80年代的统计，美国一年就有超过200万人死亡。婴儿的死亡率是每年4万人，年龄在1~14岁之间的儿童死亡率是每年1.6万人，而年龄在15~24岁之间的青少年死亡率是每年3.8万人。有鉴于此，丧亲可被看作是正常的、自然的人生经历，亦是大多数人随着岁月的推移早晚会遇到的。对大多数人来说，它是一段时间内强烈的痛苦遭遇，甚至可能给身体和心理带来伤害。从丧亲的痛苦中恢复过来，可能需要几个月甚至几年的时间，而且不同的人和文化背景不同的群体对此的处理办法也千差万别。大多数人最终能从悲痛中恢复过来，或从伴随的症状中解脱出来。可是，对有些人来说，这种痛苦乃至给身体和心理带来的伤害却是严重而又持久的。正是鉴于这个原因，人们对于丧亲之痛的关注，不只出于一种预防的考虑，而且有其临床应用的价值。它对保持家庭生活美满（例如，失去父母会给孩子的心理健康带来长期的潜在影响，失去孩子的夫妇离婚率会增加，等等）以及对政府制定公共政策（例如，经济支持项目），都具有重要的意义。最近十几年来，人们关于悲痛的症状表现、当事人的心理和身体后果，以及如何面对和处理悲痛等问题的科学研究已经有了很大的进展。过去，这些研究主要是针对成年人的，并且大多关注丧偶的后果。现在情况有所改变，人们的研究大多把注意力集中在如何早期识别那些可能遭受伤害性打击的丧亲者，以及如何为这些高危人群提供预防性保护。在为复杂难解的悲痛当事人如何提供干预性治疗方面，也取得了一些进展。本文阐释的是丧亲对当事人的身体和心理的影响，以及与丧亲者所需的关爱和干预有关的最新理论与发展。

一、引　论

丧亲是指一个人由于与自己关系密切的人死亡而体验到的一种状态，这类与己关系密切的人，包括父母、伴侣、兄弟姐妹，或者孩子。在日常生活中，丧亲不可避免地与悲痛和哀悼相联系。但是，丧亲与言情文学作品在概念上毕竟有着很大区别。悲痛是指对失去所爱之人所作出的主要情感反应，同时它也与生理上和心理上的各种反应相联系。就悲痛的消极影响而言，它在早期往往是压倒一切的，尽管后来会被积极的情感反应所平衡或缓解（例如，患病晚期或奄奄一息时过世）。

基于上面关于悲痛的描述，我们可以得出这样的结论：类似悲痛的反应，也可出现在其他各种丧失之后，例如，难以谋生、失业、机体功能丧失，或者离婚等。服丧和哀悼专与痛失亲人相联系，它是丧亲期间某些社会团体或文化团体表达悲痛的举动。例如身着特定颜色的衣服举行葬礼，或在这一期间（也可以相隔一段时间）家庭成员集合在一起举行某种特定的仪式。必须注意的是，早期的精神分析学者对此的界定是不同的，他们把服丧和哀悼与悲痛等同起来，其原因可从德语构词中得到解释：弗洛伊德（S.Freud）在其精神分析中对“Trauer”一词的界定不仅指悲痛的体验，同时还指悲痛的表现。[参见《丧失与悲痛》（Grief and Loss）]

二、悲痛的症状

关于丧亲会给心理健康造成什么后果，这方面的科学研究可以追溯到1917年弗洛伊德所写的一篇名为《哀悼与忧伤》（Mourning and Melancholia）的文章。这篇文章对正常的悲痛与复杂难解的悲痛进行了区分，因而是区别分析两者的里程碑之作。之后，过了很长时间，直到1944年，林德曼（Lindemann）发表了有关丧亲症状的系统分析的文章。现今，我们对该问题的理解很大程度上归功于这一早期的定义。正常的悲痛反应方式，可以通过专门的测评工具予以测量，这种测量涉及以下几个方面：（1）情感表现，具体包括情绪低落、绝望、沮丧、焦虑、内疚、愤怒、敌意、快感缺失、寂寞等；（2）行为表现，具体包括烦躁不安、疲倦、容易落泪、闭门不出等；（3）认知表现，具体包括被一些与死亡相关的思绪所困扰、自信减弱、自责、无助、绝望、不能面对现实，以及记忆和注意力不能集中；（4）生理和躯体方面的表现，具体包括食欲不振、睡眠紊乱、缺乏精力、容易疲劳、身体不舒服，抱怨因丧亲时强忍悲痛而感到身体不适，服药习惯改变，以及容易患病。

尽管目前尚无证据表明，这些症状表现会随不同的文化而有差异，但是，相关领域的研究（例如，情绪低落的研究）和临床经验使人们能够预见：在不同的文化背景下这些症状表现确实存在差异。例如，在非西方国家，悲痛的躯体化症状更为明显。

最后，随着越来越多的人熟悉并讨论悲痛的“躯体化症状”，加之这个领域早期的一些研究，我们必须明白悲痛是人们对丧亲的一种正常反应，而不是一种生理疾病或精神障碍，尽管它可能导致这样的后果。

三、悲痛的时期或阶段

若要了解悲痛的过程，我们需要回顾一下鲍尔比（John Bowlby）的工作。他在其三卷本的专著《依恋和丧失》（Attachment and Loss）中，对依恋和分离过程的分析，以及对亲人死亡和悲痛症状出现的时间所作的观察，促使他提出悲痛的“时期”或“阶段”概念。这一悲痛分阶段的概括是由一系列行为表现组成的：最初是震惊，与其相关联的是麻木和否认；接着是怀念和感到愤愤不平；随后逐步意识到丧亲的现实，陷入绝望，同时伴随机体不适和情绪低落，闭门不出；最后逐渐恢复，心理、躯体状况趋于平稳，接受丧亲的事实。悲痛诸阶段的时间长短并不划一，但是，一般说来，第一、第二阶段会持续数周，而第三阶段（强烈的悲痛，有可能持续数月甚至数年之久。第三阶段的持续时间，因不同的文化背景会有明显的差异，它牵涉到哀悼和服丧的习俗，以及有关的文化标准。

这种分阶段概念的描述已被科学研究领域和应用领域广泛接受。但是，这些概念似乎被理解得过于表面化了。在鲍尔比的早期界定中，这些阶段被作为一种描述性尺度，也即一种用来标记“正常”的悲痛应该处于何种阶段的指标。其实，在应用该阶段尺度确定所谓悲痛“结束”时必须十分谨慎，因为丧亲者并非“回到原点，一切如常”，而是通过调整使自己适应变化了的情境，从而逐步达到一种新的平衡。

最近，沃顿（Worden）提出了著名的“任务模型”。比起阶段模型来，任务模型更加注重悲痛表现的多样性和特质性，并且已经在咨询和治疗领域被广泛应用。根据该模型，悲痛的过程被分为四项任务，它们分别是：接受丧亲的现实，经历悲痛的过程，调适丧亲的环境，以及对死去的亲人重新予以情感定位并继续正常生活。必须注意的是，并非所有丧亲者都会去履行这些“任务”，而且如何看待这些任务也有赖于各种文化因素（例如，有些社会把祭祀祖先作为一种习俗，它们会以一种完全不同的方式重新进行“情感定位”，即认为逝去的亲人仍然活在人间）。

四、正常悲痛与病态悲痛

由于悲痛是人们对丧亲的一种正常反应，因此它毋须专业咨询人员或临床医生的帮助。但是，正如我们前面已经指出的那样，少数丧亲者确实会遭受复杂难解的悲痛之折磨。需要强调的是，正常的悲痛与复杂难解的悲痛是很难区分的。这是因为缺乏复杂难解的悲痛的清晰界限（其实什么是正常的悲痛，界限也很模糊）。究其原因大体有以下几点：第一，这个概念的分类系统大多来源于经验而非科学理论；第二，复杂难解的悲痛并非一种具有清晰诊断标准的单独综合征；第三，划定正常悲痛与病态悲痛之间的界限十分困难（例如，在有些文化中，拉扯头发被认为是一种正常的表达悲痛的方式，而这种方式在西方文化中却是不被接受的）；第四，也许最困难的是把病态悲痛和其他心理障碍（例如，情感障碍或焦虑障碍）搅在一起，甚至认为悲痛导致心理障碍。

这些问题的存在，使得任何一种试图界定悲痛的努力都值得怀疑。但是，我们有充分的理由相信，复杂难解的悲痛在时间跨度和症状强烈程度方面是可以被分析或测量的。悲痛延缓、悲痛持久、悲痛缺乏，以及那些症状不消退、冲突迭起、顺应不良、神经质和机能紊乱的悲痛等，无论多么复杂难解，但都反映出一定的时间跨度和强烈程度（它们或长或短，或强或弱，或早或晚）。往往存在这样的情况，在复杂难解的悲痛中，有些人确实表现出某些具体的症状，而有些人则在症状及其持续时间上没有特定的表现。

假定个体悲痛表现出多样性和差异性，假定复杂难解的悲痛可视为正常悲痛的参数，那么就现有的知识而言，下述的定义还是极为有用的：按具体悲痛或一般悲痛的时间跨度或强烈程度衡量，病态悲痛是指偏离某种文化标准的悲痛（也就是说，有些文化能够接受具体丧亲事件中的极端表现）。根据这一定义，科学文献对病态悲痛的类型进行了划分：悲痛持久被界定为长时间持续的悲痛，这期间，个体在努力调适丧亲方面很少甚或没有改善的迹象。悲痛持久表现为情绪低落、内疚、自责、闭门不出，以及不断被那些与死亡有关的思绪所困扰。悲痛缺乏被界定为没有典型的悲痛表现，个体对丧亲事件的反应是仿佛什么事情都没有发生过一样。值得注意的是，症状缺乏并不意味着病态；悲痛延缓是指，丧亲者起初很少甚或没有悲痛的表现，但随后出现明显的悲痛，而且症状与正常的悲痛差不多。

五、悲痛的测量：诊断工具

在过去的二三十年间，人们运用自陈的问卷来测量悲痛的症状。其中，许多量表用于测量成人悲痛症状表现的类别。最常使用的量表有桑德斯（Sanders）、莫吉尔（Mauger）和斯特朗（Strong）的悲痛体验量表，以及经法辛保（Faschingbauer）、齐苏克（Zisook）和德瓦尔（DeVaul）修订过的悲痛量表。近年来，人们开发了许多专门的量表，如托特（Toedter）、拉斯克（Lasker）和阿尔达赫夫（Aldaheff）的围产期悲痛量表（用来测量父母怀孕期间失去胎儿或失去新生儿时的悲痛程度），以及霍根（Hogan）的测试兄弟姐妹丧失的悲痛量表（专为失去青春期兄弟姐妹的人而设计）。

在测量悲痛时，应用这些量表有其局限性。通常，它们更加适合于研究而非临床应用。用来评价个体，必须考虑其复杂性和多样性，但是，这些基于自陈的心理测量工具却不能做到这一点。此外，这些心理测量工具的标准和依据存在缺陷。由于悲痛是一个过程，因此我们就不能简单地据此界定为正常的或偏离的，而不考虑丧亲的时间跨度。

出于上述的原因，许多临床专家和研究人员便根据诊断记录来获得悲痛发生中的测量结果。他们中的许多人都采用了下述一些诊断工具，例如，症状检测表（Symptom Check List，简称SCL-90）、一般健康问卷（General Health Questionnaire，简称GHQ-28），以及贝克抑郁症调查（Beck Depression Inventory）或曾格（Zung）创制的抑郁量表，等等。在创伤性悲痛领域，霍罗维兹（Horowita）、威尔纳（Wilner）和阿尔瓦雷兹（Alvarez）的事件影响量表（Impact of Event Scale）也常被用来评价创伤后应激症状。

六、丧亲之痛的健康代价

病态悲痛的案例相对较少，大多数丧亲者所蒙受的痛苦是可以忍受的，而且会随着时间的推移而减弱。然而，比起没有丧亲的个体，丧亲者确实更易遭遇各种心理障碍、身体疾病和病痛，包括抑郁、焦虑障碍、躯体不适和感染。其中有些病痛常与最近丧亲有关，而有些病痛则可追溯较长的时间跨度，即与其过去的丧亲事件有关。

丧亲之痛所造成的健康问题究竟多不多？从心理反应的角度来看，只有很少案例严重到需要专业人士干预，或者说达到悲痛的程度。例如，1991 年舒特（Schut）等人发表的有关荷兰成人丧亲的调查表明，在丧亲最初的两年间，约50%的人其悲痛状况符合创伤后应激障碍4个诊断标准中的1个标准，只有9%的人符合所有4个标准。参与这一调查的同层丧亲者均未接受过任何咨询或治疗。斯特罗布（Stroebe）等人在德国一个小型社区对退休年龄段的丧偶人群进行了调查，结果发现，42%的人在丧偶6个月后达到或超过贝克抑郁症量表所划定的中度抑郁标准（与此相对照，没有丧偶的正常夫妇达到这一标准的只有10%），在丧偶两年后，这个比例下降到27%，但是比之没有丧偶的正常夫妇，仍然是相当高的。同样，该调查样本也取自没有接受过咨询或治疗的人群。[参见《抑郁（症）》（Depression）]

然而，大规模的调查数据表明，与没有丧亲的人相比，丧亲者有着相对较高的精神疾病发生率。有关住院和门诊病人的数据，以及一个范围很大的精神疾病诊断统计数据，也都证实了这一点。一些调查发现，对于寡妇来说，她们在抑郁症一栏的患病曲线往往是下降的，而鳏夫的曲线是上升的。而且，鳏夫还有可能蒙受与酒精有关的生理和心理失调。尽管这些数据仅在丧失配偶的案例中较典型，但是，我们认为，从中发现的患病规律也可以在其他类型的丧亲中得到反映（例如，失去孩子）。

与没有丧亲的人相比，丧亲者在身体健康受损方面也达到很严重的程度，而且男女两性均是如此。他们不仅蒙受各种身体方面疾病的困扰，而且比起没有丧亲的人，更有可能发生机能障碍，更有可能求助医生，比如向医生咨询、服药和住院治疗。

在丧亲的人群中，存在各种原因导致死亡的风险，其中尤以自杀所占的比率较高。已有证据表明，这些丧亲者的死亡，不仅仅发生在丧失配偶的人身上，失去父母、孩子和其他家庭成员的人也占一定的比率，但是，大量的可靠数据则来自配偶丧失者。来自世界许多国家的死亡率调查表明，就婚姻状况的比较而言，丧偶者的死亡率较高，尤其是年轻人和男性碰到丧偶时死亡率常最高。该调查认为，年轻的丧偶男性是风险最高的人群。除了横向调查数据（例如，跨地调查）外，纵向调查也证实了这一点。在丧偶的第一、第二年中，丧偶者与没有丧偶的人相比，生活更无节制，其患病死亡率超过40%。尽管这个比率乍一听似乎令人吃惊，但是必须注意的是，他们每年的实际死亡率很小，（尤其是年轻丧偶者样本）。举一个典型的例子可以说明这一点：如果上述关于丧偶人群的死亡率可靠的话，那么这意味着在1986～1990年期间，荷兰已婚人口中每10万人将有356个男性和123个女性死亡。

最近的研究还表明，在悲痛和患病死亡率增长之间，有着生物方面的原因。生理学及其研究正在关注丧亲引起的机体免疫系统的机制，包括如何导致内分泌、自主神经和心血管系统机能变化的，从而有助于阐明丧亲者为何经受不起外界条件的影响。最近，丧亲引起当事人免疫系统变化的例子已被鉴定找到。这种研究显然会使我们更易理解丧亲之痛影响健康的个体差异：为什么一些人比另一些人更加脆弱？其中可能存在潜在的先天性因素。除此之外，另一种解答是寻找较复杂且有缓解效应的因素。这将是下面一节阐述的内容。

七、处于调适风险中的丧亲个体

许多研究致力于鉴别所谓的风险因素，用以解释为什么人们所受的影响会存在差异，以及为什么有些人（例如高危群体）抵御风险的能力较差或遭受不良后果的持续时间很长，而有些人却不是这样。根据上面的阐述，我们可以清楚地看到一系列有关的因素（包括各种心理、生理和社会因素），其中，某个风险因素可能在特定的变化范围使一个人的抵御能力变得越来越差，因而有些人在痛失亲人后容易患精神疾病，而另一些人却可能走向死亡。

丧亲群体的高危因素已被鉴别出来，它包括如下几种：社会层面的变化因素、个人因素（譬如，心理困扰史、人格和人际关系的特征）、死亡原因及其环境因素（譬如，猝死或失去孩子），以及丧亲状况（譬如，缺乏社会支持、额外压力等）。这些变量都被研究人员逐一鉴别出来（应该承认，正如我们将在下面所提及的那样，这里包含相当程度的经验之谈），至少在西方文化背景下，它们会导致丧亲有关的不良后果。尽管某些变量因特定的文化模式而存在差异，但是一般说来，可以预期，不同文化之间具有一定的相似性，譬如，不同社会中男女角色关系无论差别多么大，失去妻子的男性均表现得较为坚强。下面，我们就来考察已经列出的四种风险因素及其带来的损伤性影响。

（一）社会层面的因素

在此领域，人们的注意力主要集中在性别差异上。失去孩子以后，母亲通常要比父亲反应更强烈且持续时间更长。这可能与男女两性在情感表现和问题处理方式上的差异有关。男性通常采用内隐忍受悲痛的方式。越来越多的证据表明，同样是失去配偶，丧妻者比丧夫者更易遭受疾病的侵袭，他们还会有较严重的抑郁和较高的心理疾病发生率，而且因身体症状恶化所导致的死亡率也最高(这些都是与未丧偶的人群相比而言的)。

许多研究者认为，给健康带来的后果还表现出年龄上的差异：年轻的丧亲者比年长的丧亲者风险更大。有关死亡率的数据也证实了这一点。我们的解释是，对于那些年轻的丧亲者来说，亲人的死亡一般是始料未及的，事先没法作好心理准备，因而突如其来的打击所造成的伤害相对更大。要知道，年轻人失去伴侣，时间上来得太早，通常带有悲剧性质，它完全不同于老年人的自然死亡。此外，一些变量因素也可能集合起来发生作用，例如，不良的环境或生活方式，有危险的活动（年轻的群体比年长的群体更易鲁莽驾车，而它恰恰是造成丧亲的一个重要风险因素）等等。

有些研究探讨了丧亲悲痛在不同种族和不同文化群体之间的差异，用以鉴别丧亲影响健康的相似性和差异性的具体方式。尽管这些研究并不完整，但是从中可以得出一般性的结论。从某种程度上说，悲痛是一种普遍的现象，失去亲密和所爱之人都会造成情绪抑郁，不论属于世界的哪种文化背景，丧亲都会给丧亲者的身体和生理健康带来负面影响，不过其表现形式往往存在显著差别（比如，有的表现为丧亲者症状躯体化，有的则认为死去的亲人仍然活在另一个世界中）。此外，应对悲痛的方式、特别是表达悲痛的外显形式，也因习俗和观念的不同而存在很大的差异。尽管研究人员在身体表征和死亡率方面找到了与文化有关的悲痛差异的证据，但是根据有关统计资料，其他一些方面像人际关系模式（譬如再婚）、医疗保健、诊断体系等，要想用来比较不同文化之间的差异是十分困难的。[参见《种族地位与心理健康》（Ethnicity and Mental Health）]

宗教对丧亲悲痛有否帮助？尽管教徒们常把他们对宗教的虔诚视作一种力量源泉（譬如对上帝的虔诚，相信有来世，相信死后能与死者重逢），但是有证据显示，诸如此类的信念并不能减轻丧亲者的痛苦。对非教徒的研究表明，他们同教徒一样能较好调适自己的悲痛情绪。对此，一种可能的解释是，非教徒也许具有其他的力量来源，而有些教徒，丧亲反而会动摇他们的信念，也就是说，把上帝视作一种允许死亡发生的强大力量。[参见《宗教和心理健康》（Religion and Mental Health）]

（二）个人因素

实证研究较为接近的一个重要发现是：丧亲过程中的高度痛苦可根据丧亲之初的高度痛苦预示出来。尽管它可能反映了个体对一系列变量因素的调适作用（例如，那些与死亡特征有关的变量），但是，我们仍然可以发现，丧亲者的恢复能力存在显著的个体差异。无论其他背景因素如何作用，丧亲初期极端的悲痛可能预示着丧亲者需要专业人士的干预。

业已发现，丧亲者与死者的实际关系，会直接影响丧亲者在亲人离去后的悲痛程度。最为明显的是，跟已逝亲人的关系越是爱恨兼备和依赖，由此引发的悲痛反应就越强烈，持续时间也越长。在某种意义上说，这个发现有点奇怪，因为人们的传统观念认为，与已逝亲人关系和睦、充满爱恋和难舍难分，才最有可能使丧亲者寂寞和心碎。当然，光用文字来分辨亲密关系和互相依赖的程度是很困难的，因为它们所导致的结果是错综复杂的。就两人之间的关系而言，依赖死者的幸存者并不见得最受影响，而那些受雇专司护理角色的人，由于朝夕相处，当被护理者死后，他们经受的痛苦可能是巨大的。

我们已经提及（见本文第六节），早先的心理障碍可能是导致复杂难解的悲痛反应的因素之一。一些个案表明，丧亲可能会使丧亲者本来就不太好的健康状态恶化。一个人原本就有心理障碍和身体疾病，若碰到丧亲，也会加剧其健康问题。鉴于这一发现，我们可以推测，丧亲前的经历可能产生长期而多方面的负面效应，并使一个人处于高危状态之中。

人格和其他一些个人因素（譬如，不同形式的依恋或一般的消极情感）是否会对丧亲者的调适产生影响，需作更多的研究来予以阐明。最近的研究主要探讨丧亲者采用不同调适方法的问题。例如，杜宾根（Tubingen）的纵向研究发现，正视和对付悲痛对恢复来说并不见得十分有效。类似的结果也可见于舒特等人进行的有关情感表达和心理痛苦之间关系的结构性分析，他们的假设是：两者是彼此独立的现象。因而这些研究对精神分析学家和依恋理论家所普遍接受的一些所谓“悲痛应对假设”提出了质疑（见第八节）。还有一些人，例如美国的博南诺（Bonanno）等人，正在检测当丧亲者克制自己时这种应对机制如何起作用，以及悲痛有否积极的情感因素。他们认为，这些应对策略并非是顺应不良的标志，或者是麻烦到来的迹象，它们可能意味着一种适应的过程。[参见《心理健康的个体差异》（Individual Differences in Mental Health），《人格》（Personality）]

（三）死亡的原因和状态

一些研究者发现，所爱的人突发性地猝死常给丧亲者带来强烈而持久的悲痛反应。一些研究也发现，是否对死亡有所预见，会导致悲痛反应的很大差异。然而，即便是可预期的死亡，垂死阶段所需的大量看护也是一种沉重的负担。当人们把注意力集中在所爱之人晚期疾病上时，可能会暂时忽视自己的疲劳和健康状况。所有这些因素都可能导致丧亲之后的高风险。

斯特罗布（Stroebe）在德国的研究发现，丧亲者的人格特征与死亡类型的互动，可能导致丧亲者健康结果的差异。那些遭遇配偶猝死的人（事先没有预料到）和那些有着悲观解释风格的人（他们认为自己无法控制所发生的事情，或者认为自己对亲人的死亡无能为力），在丧亲后最初两年最容易处在高度痛苦的状态中。相比之下，那些预料配偶会死亡的人（与解释风格无关）和那些持有乐观解释风格的人则通常能够得到较好的恢复。

死亡情境和死亡原因之间的混乱状态，无疑也会对丧亲者产生负面的影响。研究人员已在特定、强烈的悲痛反应中发现了若干互不相干的因素。一是凶杀，一般说来，凶杀被认为是一种极具破坏性的丧亲方式，通常会引发创伤后应激障碍。二是自杀，它常会使丧亲者产生内疚感和耻辱感。三是死于艾滋病，这种丧亲就其悲痛表现而言是十分复杂的，尤其在疾病传播率很高的同性恋社区之中，丧亲所带来的悲痛是长期的和混杂的，更何况丧亲者本人也是风险性极高的人。总之，上述丧亲可能导致长期的悲痛反应和情绪低落。那么，与丧亲者具有不同关系的人的死亡（例如，孩子、配偶、父母的死亡）是否也会导致不同类型或不同强度的悲痛呢？桑德斯（Catherine Sanders）在其1989年发表的《悲痛：成人失去亲人之后的哀悼方式》（Grief: The Mourning After Dealing with Adult Bereavement）一文中，对此问题进行了详细的讨论。在工业化社会，失去孩子被认为是最具摧残效应的。有关调查表明，它不仅给父母带来极大的悲痛，而且对祖父母也有着巨大的影响。失去兄弟姐妹也会造成相当的痛苦，不只因为亡者的父母悲痛，而且他们还会引发彼此之间相互交流和理解悲痛的问题（跟悲痛的父母交流可以发现，他们的表现形式是千差万别的）。由于父母自己被悲痛所困扰，因此他们可能意识不到丧亲也会对其他孩子产生负面的影响。事实上，失去孩子对婚姻和家庭的和睦来说都是一种严重的威胁。

早年失去父母的人的成长问题，可能在成年之后表现出来。如果在成年之后再失去所爱之人，可能会引发新的高风险。

（四）丧亲期间同时发生作用的因素

有关丧亲者生活状况的研究，大多关注社会支持对缓解悲痛的作用，以及丧亲期间其他各种应激会对悲痛产生影响。一般社会支持的文献资料表明，那些获得他人帮助和支持的人，健康问题相对较少。在丧亲所形成的应激背景中，我们也同样可以预期这类积极效应。丧亲者的自陈报告也表明，如果他们从家庭成员和朋友中得到帮助和支持的话，则他们因丧亲而带来的健康问题就相对较少。我们或许能直觉地认为，由于得到他人的理解和帮助，丧亲所带来的抑郁可以得到缓解。但是，设置对照组的研究却没有证明这一点。威斯（Wiess）在其1973年推出的《孤独》(Loneliness)一书中，提出一种可能的解释，并且得到了一些实证研究的支持：失去所爱的人的丧亲者即使有众人相伴，他或她的内心深处仍会感到极其孤独。虽说人们能够提供某些帮助，但也不例外，因为这些帮助终究替代不了死者的位置。尤其在丧亲的早期，根据丧亲者的自陈报告，即使有很多人给予慰抚，他们仍然感到非常孤独。另一个使社会援助未能产生多大效应的原因在于，许多社会援助即使出发点不错，但是实际上并不能提供多大的帮助，有时甚至导致新的应激来源。[参见《孤独》(Loneliness)]

另外一个增加丧亲痛苦的主要因素是经济困难，它表现为丧亲者不得不搬家，或者外出寻找工作，而这些活动本身又给他们造成额外的负担。业已发现，经济地位的下降与丧亲者的消极后果相关。在丧偶情境中，由于配偶死亡相应失去经济来源（或者失去相关的资源，例如家务劳动），因而会造成额外的负担。由于传统上男性仍是家庭的主要经济来源，因此，对于丧夫的女性来说，男人的去世尤成问题。正如一些研究所表明的那样，丧夫者的适应能力相对较差，因此丈夫的离去会增加寡妇的调适难度。

我们的结论是：针对上面提及的种种风险因素进行深入的系统研究，尤其是对调适过程中出现的问题进行研究，将有助于我们更好地理解下面一些问题。例如，让亲人实施安乐死对丧亲者的影响有多大？因艾滋病死亡所引起的耻辱感，以及与此相关的其他一些综合因素，会给丧亲者的恢复和调适造成多大影响？成人与孩子的悲痛是否有异？悲痛对他们各自的潜在风险又是什么？

八、丧亲的理论研究

（一）精神分析理论

心理学关于悲痛反应和应对方式的理论解释可以追溯至精神分析理论。上面提到的弗洛伊德的《哀悼与忧伤》一文，在理论上有着重大的影响。在此领域，其他一些重要人物如林德曼、鲍尔比、派克斯（Parkes）、雷法尔（Raphael）和雅各布斯（Jacobs）等人的著述，对此问题也有描述。根据精神分析理论，当所爱之人死去时，丧亲者面临跟死者从能量上隔断联系和分离的挣扎。悲痛的心理功能是让丧亲者从悲伤的羁绊中解脱出来，使其通过悲痛的应对策略逐渐恢复过来。悲痛的应对策略是一种认知过程，意指面对丧亲的现实，度过亲人死亡前后的一系列难关，把自己从那些与死亡有关的思绪中解脱出来，将思想集中在对亲人的怀念上。自弗洛伊德以来，关于人们必须处理自己悲痛的这一观点，在悲痛的理论阐述、咨询与临床治疗的原理等方面一直占据中心地位。根据弗洛伊德的理论，导致病理性悲痛的主要原因在于：丧亲者与死者之间存在着既恨又爱的矛盾冲突，它阻止了里比多（libido）从那个人身上正常转移到新的对象身上。[参见《精神分析》(Psychoanalysis)]

（二）依恋理论

鲍尔比的依恋理论强调的是悲痛的生物功能而非心理功能。悲痛的生物功能是再要重新接近依恋对象，与之分离会引发焦虑。然而，这对于丧亲者来说是不可能实现的。意识到团圆不可能实现，这种反应就会造成功能紊乱。此外，鲍尔比也强调主动处理悲痛的作用。像弗洛伊德一样，他认为造成病理性悲痛的最直接根源在于丧亲者与死者的关系，尤其是幼年时与依恋对象相处的那段经历。这段经历被认为会给两者后来的关系产生持久的影响。譬如，早期与依恋对象经常分离，可能会造成在后来的关系中对依恋的焦虑，并且导致长期的悲痛，也即在亲人死亡后表现出与持久悲痛相关的病态反应。[参见《依恋》(Attachment)]

（三）应激理论

像依恋理论一样，应激理论对丧亲情境的研究具有重大的影响。该理论在霍罗维兹（Horowitz）等人的研究中有所反映。他们的兴趣不只限于丧亲领域，而且还指向所有可能造成损伤的生活事件。若想深入了解，可以参见他于1986年发表的重要著作《应激反应综合征》(Stress Response Syndromes)。

应激理论的基本假设是，在各种躯体障碍和精神障碍的病因中，应激的生活事件扮演了一个重要的角色。该理论在拉扎勒斯(Lazarus)和福克曼(Folkman)于1984年推出的《应激：评价与应对》(Stress: Appraisal and Coping）一书中得到了极大的推进。具体地说，生活中的应激事件可能导致躯体障碍或心理障碍，尤其当易患某障碍的先天倾向性存在的时候，负面影响就更大。生活事件所造成的应激强度的大小，取决于解决应激的需求是否超过个体的应对能力。如果一个人无法应对生活事件所造成的应激，那就会产生不良的后果。应对既可直接针对导致悲痛的那个问题，处理和改变它(囿于问题的应对)，也可直接作用于情感反应，以便减弱情感抑郁的程度，从而达到相对的平衡(囿于情感的应对)。应激理论对所谓的“缓冲模型”（buffering model）提供了理论上的支持。缓冲模型认为，强有力的社会支持（一种应对资源）有助于一个人免受应激给健康带来的伤害。此外，有关研究还揭示出应激对免疫、肠胃、心血管系统产生伤害作用的神经生理机制。[参见《处理应激的策略》(Coping with Stress)，《心理神经免疫学》(Psychoneuroimmunology)，《应激》(Stress)]

九、对丧亲之痛的干预

悲痛的咨询和悲痛的临床治疗在文献中是有差别的，尽管在实际操作中两者很难划分。为了有效地帮助丧亲者度过悲痛难关，人们对一系列的支持项目进行分门别类，这样的做法显然是有益的。

（一）悲痛的咨询

沃顿把悲痛的咨询界定为一种专门的咨询方式，也就是通过对难以理解或正常的悲痛进行分析，促使一个人在适当的时段健康地完成悲痛任务。也就是说，咨询的重点是提供一般的支持，给予安慰和关怀，帮助其避免再遭遇这类应激，鼓励适当的悲痛和哀悼。这种非正式的援助网络常由精神护理人员、医生、亲身经历过类似悲痛的人，以及专业人员（例如，社会工作者或心理学家）组成。

让我们以一个“同病相怜”的自助项目为例，借以了解一种为丧亲者提供咨询帮助的志愿项目。西尔弗曼（Silverman）可以说是该领域的先行者。早在1975

年，他与库珀班德（Cooperband）合作发表了一篇文章，提出了“自助”项目的原理：丧亲者可从那些与己有着相似经历并且已经度过难关的人身上得到极大的帮助。她的描述如下：

已有证据表明，对于新近守寡的人来说，最能给予她们安慰的是“同病相怜”的人。一个守寡的志愿者常被问及的第一个问题是：“我该怎么办？”第二个问题是：“你是怎么做的？”刚成为寡妇的女性似乎在寻找一个样板，向一个具有认同感的人倾诉。作为寡妇的志愿者可以是一个朋友，也可以是一个邻居或亲戚。她们为新寡妇女提供了一个能向真正了解其内心感受的人倾诉的机会，告诉她情感的归属，为她提供一个调适的样版。所以她们可以被看作是邻居或朋友，而不是前来关心精神失常者或行为异常的志愿者。

值得注意的是，在这一描述中，没有强调对志愿者的培训，也没有强调只有拥有技术和经验的专业人员才能有效地担负起劝告和指导新寡妇的任务。如今，这种援助性质的指导在志愿者项目中已很普遍。

这些帮助真能缓解悲痛吗？许多参与者都报告有效。但是，这并不意味着它们对所有的丧亲者都有效。事实上，那些不能从此项目中得到帮助的人恰恰就是那些最易沉溺于痛苦的人。同时，我们也清楚地认识到，要对“自助”项目在缓解悲痛中的效果（例如，悲痛对特定的生理和心理变量的影响）作出客观的评价，参与者的自陈报告只是刚刚跨出的第一步。

（二）悲痛的治疗

沃顿把悲痛的治疗界定为一种特殊的干预方法，借此使丧亲者从不正常或复杂难解的悲痛反应中解脱出来，转变为正常的悲痛状态。许多专家认为，当应对悲痛的策略宣告失败、悲痛走进“死胡同”时，根据已故悲痛治疗师拉姆塞（Ramsay）的说法，也就是当“正常的震惊、绝望反应和恢复过程被扭曲、夸大、延长、阻碍和延误”时，运用治疗就显得合乎情理了。

广义地说，悲痛的咨询是针对正常悲痛，而悲痛的治疗法则是针对那些病态悲痛。值得注意的是，对特定的案例是否需要使用专门技术治疗，或者说丧亲者的痛苦是否可以通过咨询予以减轻，听取专家的意见是很重要的。

悲痛治疗的目的是什么？基于悲痛应对策略的假说，当个体无法正视或面对亲人死亡的现实时，复杂难解的悲痛就开始显露出来。在不正常的调适过程中，核心问题是故意回避痛失亲人的现实，或者回避对此现实作出的情感反应。譬如，由于害怕现实状况非常严重而无法忍受，因而情感上会对丧亲的痛苦缺乏足够的准备。同样，有些丧亲者不断地谈及已经死亡的亲人，以便与死者继续保持一种密切的联系。

这种行为也可被解释成是一种故意回避。丧亲者的这种精神状态表明，他或她不敢面对亲人死亡的事实。对病态悲痛施以心理治疗，一种常见的方法是系统地处理回避反应。最近，在对悲痛进行干预时，人们开始把注意力集中在丧亲者应对悲痛的看法上，这是因为丧亲者除了需要面对丧亲之痛外，还须适应当前环境的变化。诸如此类的干预包括角色的重新定位，身份的改变，以及随着亲人的离去而不得不学会一些缺乏的技能，等等。在现今的治疗项目中，这种所谓的“重新适应”任务，以及需要一个摆脱痛苦的起点，均被忽视了。正因如此，各种治疗项目被开发出来，鼓励人们去面对伴随丧亲过程而产生的各种痛苦。这些项目因其面对痛苦的程度不同而有主次之别。下面，我们将予以简要描述。

在行为疗法中，采用系统脱敏法或宣泄法旨在治疗时瓦解患者的自我防御机制，不再压抑强烈的情绪反应。这些方法对治疗各种病态悲痛极为有效。认知行为疗法和合理情绪疗法是对行为治疗技术的综合运用，直接针对丧亲者的某些理念和假设，要知道，正是这些理念和假设使丧亲者产生不必要的情感困惑，比如觉得自己不善于跟临终病人交往。面对这样的案例，治疗时就须帮其疏通情感，使他们最终接受关于悲痛的重新解释。当然，要让丧亲者最终接受这种解释，必须以丧亲者充分表达情感为基础。[参见《行为疗法》(Behavior Therapy)，《认知疗法》(Cognitive Therapy)]

心理动力疗法关注的是悲痛个人的内部冲突。在复杂难解的悲痛案例中，该疗法把注意力集中在丧亲者和死者生前关系的冲突方面，而不管这种冲突带来的是积极效应还是消极效应。心理动力疗法可以有选择性地用来增强丧亲者的自我，采取促进其情感的方式（例如，攻击倾向或内疚感）。

最近十年间，创造疗法（与其他疗法相结合）也被广泛用于治疗病态悲痛。当失去亲人的孩子或成人无法用语言来表达自己的悲痛时，这种疗法尤为有效。他们不能用语言表达悲痛可能是由于具有一些不恰当的、难以为社会所接受的情感，诸如攻击倾向和复仇愿望。该疗法的理念是，通过使用具有象征意义的图片、音乐、照片，或利用绘画、泥塑技术来缓解潜在的自我责备心理。

催眠疗法只是在具有伤害性的悲痛治疗时才被使用（例如，因事故、灾难和谋杀造成的亲人死亡）。该疗法主要针对创伤后应激失常，设法让丧亲者把创伤经历与正常的意识分离开来，因为创伤经历与正常的意识纠缠在一起，会阻碍正常的应对过程。这种疗法由下述几个阶段组成：(1) 鉴别出可以避免的创伤性记忆；

(2) 调节创伤体验; (3) 在治疗层面上分析这些创伤体验 (该阶段并非每次都须实施)。通过这样几个阶段，与创伤事件有关的痛苦就会被缓和，或被积极的或中性的情感所替代。[参见《催眠与心理无意识》(Hypnosis and Psychological Unconscious)]

想象疗法 (guided imagery therapy) 的指导机理与催眠疗法一样，也由三个阶段组成: (1) 再现; (2) 修改; (3) 重访。通过这些阶段的治疗，丧亲者的心理障碍被瓦解，从而能够面对丧亲的现实。

在这些不同的干预性治疗之间还可介入一些特定的方法。例如，告别仪式在治疗过程中常被采纳。这类仪式涉及将死者的遗物通过焚烧或掩埋最终给予安置。当它们被谨慎地用于特定疗法的程序之中时，所起作用是显而易见的。此外，还有阅读疗法，即让患者阅读指定的读物节选，对治疗病态悲痛也具显著效果。阅读自传，并且进行讨论，对患者也十分有用。因为个体在阅读和讨论时能够体会到什么是正常的悲痛反应。丧亲者可以从中找到一些与己相似的情感反应，而且意识到这种情感在丧亲者中较为普遍。

所有疗法都有一个通用的假设，那就是丧亲者最终会 (在认知和情感方面) 意识到丧亲是无法回避的，自己迟早要向逝去的人告别。当然，这并不意味着逝去的亲人就此被遗忘，或从生者的思想中彻底清除出去，而是指逝去的亲人的位置被重置了，让他在生者的心目中有全新的位置。

所以，最为重要的是，丧亲者应在亲人离去的环境中重新找回自己。最后，我们需要考虑的是，常规的治疗项目是否有效的问题。目前，能够用来评价对病态悲痛施以干预的系统研究还很少。有些文献表明，行为疗法、认知疗法、催眠疗法和心理动力疗法等一些常规疗法，在将病态悲痛引向正常悲痛方面具有一定的积极效果。至于各种治疗方法之疗效的相对差异的评价，则需要更多的相关研究。

十、结　　论

毫无疑问，失去所爱之人，会使人们遭受巨大的痛苦，并给健康状况带来沉重的打击。这些后果足以使丧亲之痛成为科学研究的对象。有关各种悲痛症状的表现，以及造成长时间复杂难解悲痛的种种可能因素，我们已经了解很多。针对那些具有悲痛症状表现 (尤其是复杂难解的悲痛症状) 的人，我们在干预和治疗方面也已取得了某些进展。社区和专业人员可以做许多事来帮助丧亲者提高调适能力，以防止病态悲痛的发生。至于那些受到复杂难解的悲痛困扰的人，专门的干预性治疗也已经得到开发，以减轻严重的不良后果，把悲痛导入正常的轨道，让丧亲者最终能够适应挚爱之人从此离去的生活。

参考文献

Corr, C. A., & Balk, D. E. (Eds.). (1996). *Handbook of adolescent death and bereavement*. New York: Springer Publishing Company.

DeSpelder, L. A., & Strickland, A. L. (Eds.). (1995). *The path ahead: Readings in death and dying*. Mountain View, CA: Mayfield Publishing Co.

Fulton, R., & Bendiksen, R. (Eds.). (1994). *Death and identity*. Philadelphia: The Charles Press.

Jacobs, S. (1993). *Pathologic grief: Maladaptation to loss*. Washington, DC: American Psychiatric Press.

Klass,D., Silverman, P.R., & Nickman, S.L.(Eds.). (1996).*Continuing bonds: New understandings of grief*. (3rd ed.). Washington DC: Taylor & Francis.

Parkes, C. M. (1996). *Bereavement: Studies of grief in adult life*. Harmondsworth, UK: Penguin.

Sanders, C. M. (1989). *Grief: The mourning after dealing with adult bereavement*. New York: Wiley.

Stroebe, W., & Stroebe, M. (1987). *Bereavement and health: The psychological and physical consequences of partner loss*. New York: Cambridge University Press.

Stroebe, M., Stroebe, W., & Hansson, R. O. (1993).*Handbook of bereavement: Theory, research and intervention*. New York: Cambridge University Press.

Worden, J. W. (1991). *Grief counseling and grief therapy: A handbook for the mental health practitioner*. New York: Springer Publishing Co.

郭莉 译　　黄正平　张诗忠 校

菲利普·巴克
(Philip Barker)
卡尔加里大学和阿尔伯特
儿童医院
(University of Calgary and
Alberta Children's Hospital)

家庭疗法

Family Therapy

一、家庭疗法的发展
二、理论性概念
三、家庭疗法的学派
四、评价家庭
五、帮助家庭变化

循环式因果关系 一种由系列事件组成的因果关系链,其中一个事件影响另一个事件,整个过程以循环方式延续。

去接触 与情感投入(见下述)相对的一种形式。

情感投入 两人或两人以上融入紧密的情感网络。

家庭结构 不同家庭成员或成员群体结盟的方式,包括这种联盟的性质和强度。

家庭系统 家庭的组成部分相互作用以形成一种具有功能的实体,该实体大于各组成部分之和。

线性因果关系 一个事件导致另一个事件,但是第二个事件并不影响第一个事件。

策略性治疗 一种治疗方式,它运用一种经过周密计划(通常是间接的)的方法来促进家庭的变化。

家庭疗法是一种以家庭为中心的治疗方法。家庭疗法专家懂得个体的情感问题和行为问题常常跟家庭系统中的一些问题联系在一起,因为这些个体是家庭系统的组成部分。在他们看来,治疗有助于促进家庭的变化,使家庭成员的症状和问题得到解决,或者至少得到缓解。有时,家庭会以群体形式出现一些问题,但是这种情况并不常见。家庭疗法的一个重要特征是强调循环式因果关系,而非线性式因果关系。家庭疗法专家不愿把家庭的事件或行为看作是由单一的、孤立的原因造成的,相反,他们倾向于把这些事件或行为看作是复杂事件链的组成部分。

一、家庭疗法的发展

运用家庭疗法来治疗心理健康问题,是在第二次世界大战后发展起来的。各种心理健康学科的心理学专家和其他学科的研究人员合作,以观察患者的家庭对他们正在治疗的障碍所起的作用。关于家庭在精神病发生中起作用的观点并不新颖。弗洛伊德(S. Freud)和其他一些学者在精神分析问世之初就已作过这样的假设:如果患者在童年时期所处的家庭关系容易引发神经症,那么他们就会表现出这种疾病的症状。不过,早期提出这种见解的目的是为了将患者与其家庭分开,以便对患者进行治疗。其做法是让患者在尽可能少接触甚至不接触家庭的情况下接受治疗，或者将患者送入精神病院或慈善性质的医院，让患者远离家庭接受治疗，以免家庭对患者可能产生不利的影响。然而，一种令人感到耳目一新的观点认为，治疗时可以让亲属配合，以改变家庭功能发挥的方式，借此治疗患者。这种方法比起针对单个患者的个别心理疗法可能更加有效。

米德尔福特（Christian Midelfort）是最早指出家庭重要性的一位学者，他的著作《心理治疗中的家庭》（The Family in Psychotherapy）出版于1957年。尽管该书的题目颇具魅力，但它实际上并非一部关于家庭疗法的专著。比起《心理治疗中的家庭》来，一部更为重要的著作是阿克曼（Nathan Ackerman）的《家庭生活的心理动力学》（The Psychodynamics of Family Life），该书出版于1958年。像许多家庭疗法的先驱者一样，阿克曼接受过精神分析的训练，他的这部著作也多少反映了这种理念。他指出，由于精神病学家擅长于对精神病进行追溯研究，并且擅长于慎密考查家族史，因此他们对现实家庭作用的研究尚不熟悉。在阿克曼看来，如果我们与整个家庭群体携手工作，借此获得技能，那么我们就会在理解精神病方面获得一些新的见识，也就是说，对正在进行的治疗过程（这个过程随着时间和群体的适应而变化）有所了解。

到了1966年，阿克曼的思想得到了进一步的发展，他的第二部著作《问题家庭的治疗》（Treating the Troubled Family）得以问世。就业已出版过的各类著作而言，这部著作也许是第一部由作者独立撰写的关于家庭疗法的著作。到了20世纪60年代中期，许多研究小组纷纷发表他们的研究报告，其中有些小组在50年代就已开始家庭疗法的研究。在家庭疗法的早期先驱者中间，除了上面提及的米德尔福特和阿克曼之外，还有鲍温（Murray Bowen）、杰克逊（Don Jackson）、贝尔（John Elderkin Bell）、哈利（Jay Haley）、维克兰（John Weakland）、萨特尔（Virginia Satir）、韦恩（Lyman Wynn）、米诺琴（Salvador Minuchin）和波兹索曼伊－纳吉（Ivan Boszormenyi-Nagy）。其中，每一位治疗专家或者每一个治疗小组都有其独特的治疗方法和理论。尽管这些治疗方法和理论彼此并不相同，但是它们之间有一点是共同的，即都把重点放在家庭群体以及如何发挥其作用上。在这些先驱者中间，有些人热情高涨，甚至对家庭疗法的效果和潜力寄予厚望。然而，在绝大多数治疗专家看来，精神病的问题并不是在于患者个体，而在于患者家庭或其他社会群体正在进行的互动过程。

这些年来，许多极端的观点已经得到修改。家庭疗法已被视作是一种有益的治疗选择，但是它并非灵丹妙药，需要与其他疗法结合使用。某些先驱者近乎宗教般的狂热，已被临床上的大量经验和研究结果所扭转。许多先驱者曾对精神分裂症患者给予特别的关注，认为该病的根源在于家庭。可是，家庭疗法在治疗这种疾病时所遭遇的失败，加上人们对神经化学和生物因素日益深入的了解，以及药物治疗的实际效应，导致人们把关注重点转向治疗其他病症。不过，最近一些研究表明，家庭因素与精神分裂症并非无关，实际上它可能决定患者经过医院治疗后返回家中是否会复发。[参见《精神分裂症》(Schizophrenia)]

二、理论性概念

(一) 系统论

在家庭疗法发展的初期，盛行的方法论堪称"系统论方法"。该理论首创于20世纪50年代，主要考虑部分如何结合成整体。尽管这一理论并不是为家庭设计的，但是人们却发现它与早期家庭治疗专家的想法非常吻合。把家庭视作开放系统的想法实际上已经成为所有家庭治疗专家的指导思想。立足于系统的治疗专家首先需要确定家庭如何发挥功能，然后根据家庭发挥功能的方式来促进其所需的变化。他们期望，一旦家庭功能所需的变化得以实现，那么处于困境的家庭成员的症状就会得到治愈，或者至少得到缓解。

那么，家庭治疗专家认为有用的系统论具体包括哪些基本原理呢？我们将其概括如下：

● 家庭和其他社会群体都是一些系统，其特征超过了它们的各部分特征之和。

● 这些系统的功能受制于某些一般规律。

● 每个系统均有界限。家庭系统的界限受到不同程度的渗透，致使有些家庭比其他家庭更易受到周围事件的影响。

● 家庭系统是相对稳定的，也就是说，每个家庭尽管有可能发生变化，但通常均以其特有的方式发挥着作用。随着家庭结构的变化，家庭成员的老化，以及包括家庭在内的较大系统的变化，家庭系统通常会演化。

● 系统内各个部分之间沟通的数量和质量是家庭系统的重要特征。

● 循环式因果关系的概念优于线性式因果关系的概念。

● 家庭系统像其他系统一样都是有目的的。它们服务于下述目的：抚育孩子，提供相互安慰，营造婚姻关系的背景，促进家庭的经济安全等。

●家庭系统既是由一些亚系统组成的，也是更大的超级系统的组成部分。

许多个体和家庭来到治疗专家那里，要求治疗专家告诉他们是什么原因使自身受到问题的困扰。他们倾向于用线性思路来观察因果关系。让我们举个例子来说明线性因果关系的例子：下雨时人们撑开雨伞。这里，下雨作为原因是很清楚的，由此产生的结果是撑开雨伞。一般说来，人们不会认为撑开雨伞会影响天气。但是，家庭的事件并不那么简单。如果A告诉B去干某件事情，而B干了这件事情，则B的行为反过来会影响A的行为，A就很有可能再度要求B去干同样的事情。此外，A和B的行为又会对家庭其他成员的行为产生相似或相反的影响。

让我们以一个家庭为例，该家庭中有个男孩对上学颇感焦虑。每当上学时间到来时，男孩就会哭闹，偎依在母亲身边，拒绝离开屋子。母亲便向丈夫求助。丈夫非但无能为力，还责怪妻子对孩子的态度不够坚决。于是，他采取另外一种态度，对孩子横加训斥。未料训斥增加了孩子的焦虑，使之哭闹得更凶。孩子的表现使得母亲更加担忧和不安，她安慰孩子，甚至对丈夫施加较大的压力，于是丈夫不仅对孩子发火，还对妻子生气。这里，究竟谁之过？是不是母亲由于儿子的焦虑使她无法冷静地帮助儿子与其分离并乖乖地上学去？是不是男孩由于情感尚不成熟，面对他认为有威胁的情境而作出焦虑反应？是不是父亲的愤怒、威势和训斥使得孩子更加害怕上学？等等。换言之，究竟是谁或什么事件引起了这种麻烦？对此，有人可能会以直截了当的方式回答这个问题。不过，对循环式因果关系感兴趣的家庭治疗专家可能认为这样做无济于事。也许，问题所涉的那些麻烦确实存在，但是没有一个属于“原因”。它们都是循环式因果的组成部分。如果我们换一种说法的话，它们均反映了家庭系统运作方式的特征。

（二）学习理论

家庭治疗专家也运用其他许多理论性概念。一种治疗方法，不论其是否用于家庭系统，都可以作为教与学的过程来对待。当我们处理家庭问题时，家庭需要学习如下一些内容：家庭成员相互联系的新方式，父母抚育子女的新方法，家庭成员之间分配任务和履行任务的新形式，以及新型的婚姻关系。

由于家庭治疗专家并不把自己看作是教师，加之家庭疗法不只是单纯地告诉人们该做什么，因此，若要在家庭中引发什么变化的话，那就是在治疗期间必须学习。学习被概念化，并以下述方式发生：

1. 在反应性条件作用中，当一种奖励性刺激与一种期望发生的行为联系在一起时，当事人便学到了该行为。巴甫洛夫（Pavlov）让狗学习铃声与食物的出现彼此关联，经过一段时间的结合，尽管食物没有出现，狗也会对铃声作出唾液分泌的反应。

2. 在操作性条件作用中，伴随行为的情境发生变化，它们或者强化该行为，或者消退该行为，换言之，情境构成了经过慎密规划的积极反应和消极反应（用日常语言来说，就是奖励和惩罚）。

3. 榜样作用能使人们通过模仿他人来获得行为。它并非一种有意识的过程。治疗专家在对患者进行治疗时能为患者提供榜样行为。例如，他们用让人尊重的方式与家属谈话，还有治疗专家如何与儿童交谈或玩耍，或者如何对家庭成员的所作所为作出反应等，所有这些都含有治疗的种种信息。

4. 通过认知来学习（learning by cognition），它发生在一个人思考某事并且通过思考得出结论之时。用外行话来讲，它是一个“把事情弄清楚”的过程。

所有这些学习过程都可能在实施家庭疗法的时候推行。治疗专家必须设计出一些方法，以便利用人们具有的潜能去学习新行为、新概念和观察事物的新方式。

（三）交流理论

家庭内部的交流过程是家庭治疗专家颇感兴趣的课题。在许多问题家庭中，交流很少，或者说存在着缺陷。其中的问题包括交流不充分、不清楚、不面对面、自相矛盾，或者交流的信息不正确。另外，治疗专家和家庭成员之间的交流也颇为重要。正因如此，人们对家庭治疗专家提出的交流理论予以很大的关注。

理论家关注三个内容：句法、语义和语用。句法是指一种语言的语法规则；语义是指词义，以及词与词如何结合起来传递信息，包括语言的清晰度以及在特定的情境中如何运用语义；语用则涉及交流时的行为效应，这些效应是与讲话时伴随着的非言语交流联系在一起的，如同它们与言词本身联系起来一样。有时，非言语交流是交流的精髓所在，例如，哈哈大笑就是一种交流。

家庭治疗专家还研究过交流的其他许多方面。交流能对关系作出界定。例如，我们与老板谈话的方式既不同于我们与雇员谈话的方式，也不同于我们与孩子或配偶的谈话方式。此外，两个熟悉的人相遇，不可能不进行交流。即便保持沉默，或者转身注视别处，或者忙乎些什么，也均带有交流的信息。

对家庭治疗专家来说，他们感兴趣的问题是：家庭成员之间的交流是否对称或互补。在对称性交流中，参与者处于平等的地位；而在互补性交流中，参与者并不处于平等的地位。在这方面，诸如此类的交流例子有医生—患者，悔罪者—坦白者，老师—学生，仆人—主人之间的互动。

这里，有两种交流值得注意：一种交流属于似非而可能的陈述，简单的例子是说这样一句话："我在撒谎"。另一种交流的例子是："当你不希望我那样做时，我会打电话给你"。与此情况相联系的就是所谓的"双重约束"（dope-bind)。"双重约束"是一种相当复杂的方式，它们提供了自相矛盾的信息。当两个人的关系十分紧张时，"双重约束"便会发生。面对两种不一致或不相容的指令，有关的当事人会强烈体验一种同时服从这两种指令的需要。被试既无法讨论冲突，也无法摆脱这种情境。换言之，"元交流"（metacommunication）是为交流而交流，这是不可能的。例如，在《灰姑娘》中，辛德瑞拉（Cinderella）的继母告诉她，她可以去参加宫廷舞会，不过她得先把分配给她的工作做好。然而，就灰姑娘可以利用的时间而言，这样安排是根本不可能的。于是，只有通过仙女的干预，或者依靠后者的魔咒，才使灰姑娘得以参加舞会。

我们常可在精神分裂症患者的家庭中观察到"双重约束"的情况。在家庭疗法盛行之初，有些人认为"双重约束"会影响因果关系。当时的一种观点认为，在长时间反复经历"双重约束"之后，个体有可能为了他的精神病世界而放弃现实。可是，进一步的研究发现，"双重约束"存在于许多家庭，而且它并非精神分裂症的主要病因。其实，"双重约束"类似于"交流偏差"（communication deviance）的概念，后者是一种异常的交流形式，在精神分裂症的早期研究中曾描述过。最近，已有证据表明，"表达的情绪"（expressed emotion）也很重要。虽然这种强烈"表达的情绪"在家庭中未被视作精神分裂症的一个原因，但是，当患者停止能成功缓解的家庭疗法后病情仍会复发。

（四）家庭结构

"家庭结构"的概念（不论是明白表述的抑或含蓄暗指的）对家庭疗法的许多学派来说都是共同的。米诺琴在1974年出版的《家庭和家庭疗法》（Families and Family Therapy）著作中，对家庭结构的概念作了充分的描述。家庭结构的概念与系统论的概念有关，家庭系统中的"结构"是由家庭内的各个亚系统构成的，或者说是由各个亚系统之间界限的性质（也即强度和可渗透性）构成的。

功能得到充分发挥的家庭可能具有相当简单的结构：一个父母的亚系统和一个孩子的亚系统。在双亲家庭，有些人会把父母亚系统与婚姻亚系统区分开来，因为夫妇作为婚姻的联系方式与他们作为父母的联系方式不同。人们可以期望，在父母的亚系统和孩子的亚系统之间存在明确可界定的但非刻板、不可渗透的界限。[参见《家庭系统》（Family Systems)]

对那些关注家庭结构的治疗专家来说，存在于家庭亚系统之间的界限性质引起了他们极大的兴趣。与此情况相联系的是“情感投入”(enmeshment)和“去接触”(disengagement)的概念。所谓情感投入是指家庭成员之间或亚系统之间的界限较弱，或者容易渗透，这意味着彼此容易陷入紧密的情感网络。当家庭成员陷入该网络时，他们的行为和情感彼此会产生很大的影响。与此情况形成对照的是，如果家庭成员之间出现“去接触”的现象，则一个成员的行为对业已脱离接触的其他成员的影响就极小。

在一个功能尚未得到充分发挥的家庭里，我们会发现一种与上述不同的亚系统模式。例如，有些家庭存在这样两种亚系统，它由一个母亲和1~2个孩子的关系所组成，或者由一个父亲和1~2个孩子的关系所组成。两个亚系统之间的界限可能十分封闭，两者之间极少有互动或情感交流。

我们还会遇到其他一些家庭结构。可以说，各种家庭结构都有可能存在。在一个大家庭里，存在的可能不止一个孩子亚系统。例如，一个大孩子亚系统和一个小孩子亚系统，或者男孩亚系统和女孩亚系统。况且，家庭结构不只限于拥有孩子。扩展的大家庭（祖父母、叔伯、婶婶、阿姨和其他亲戚一起居住）也有结构问题。同样，有些家庭还会涉及朋友、学校职工或其他人员一起居住。这要视家庭与其“超系统”(suprasystems)之间的界限而定。

（五）家庭的发展

家庭不是静态的实体，它们是在不断地变化和发展的。在需要考虑的各类问题当中，与家庭携手合作的治疗专家必须考虑家庭在其生命周期中所处的位置，因为家庭是有生命周期的，就像个体具有生命周期一样。业已证明，许多家庭问题与家庭在生命周期中从一个阶段过渡到另一阶段时发生困难有关。

人们不仅描述过家庭的生命周期，而且还以各种方式将家庭的生命周期进行细分。一般说来，可将它概述如下(起点是随意的):

- 单身成人。
- 两个单身成人结合在一起成为夫妇。传统上讲，两者以婚姻形式表示他们的结合，但是，在今天的许多社会里，人们不一定举行正式的结婚仪式。这一阶段称作“无孩子的夫妇阶段”。
- 夫妇有了孩子，或者连续生了几个孩子。此时夫妇是有了孩子的夫妇。
- 最大的孩子开始上学。于是，家庭进入夫妇具有学龄儿童的阶段。
- 最大的孩子进入青春期。
- 第一个孩子（当然，也不一定是第一个孩子）离开了家庭。家庭让其孩子投身于广阔的天地中。

- 最后一个孩子离家。“空巢”(empty nest)阶段开始。
- 退休，衰老，成了祖父母。

上面的概括难免过于简单。不过，有一点是显而易见的，那就是一个家庭可能同时处于几个阶段：有的孩子已经上学，而其他孩子则可能还没有上学；有的孩子已经到达青春期，而其他孩子则还没有到达青春期。甚至在所有孩子离家自立之前，父母可能已经退休。尤其复杂的是，有的家庭从一开始就是单亲家庭（只有父亲或母亲），而有的家庭则因离婚或丧亲（父亲死亡或母亲死亡）而遭到破坏。此外，还有各种类型的混合家庭，同性恋夫妇家庭，有孩子或没有孩子的家庭，由祖父母或外祖父母照料孩子的家庭等。

面对各种家庭所反映的各种情况，家庭治疗专家必须确定家庭在其生命周期中处于什么阶段，以及家庭在从一个阶段过渡到另一个阶段的过程中是否遇到困难。人们发现，一个家庭在某个阶段（也许在孩子出生以前）功能发挥良好，但是，当家庭有了孩子以后，家庭功能的发挥就不那么良好了。显然，任何一种过渡都意味着一种挑战，例如，单亲家庭、混合家庭、家庭成员被捕等，都是如此。

当家庭由于分居或离异而陷于分裂时（这是当今社会司空见惯的现象），家庭治疗专家的工作就会变得格外复杂。孩子的时间可能被分居的父母所瓜分，要知道尽管父母分居或离异，但是他们之间的冲突可能持续下去。情感、忠诚方面的冲突，经济方面的困难和争执，以及监护和探视孩子等问题，都可能成为双方紧张或压力的根源。在此情况下，孩子总是最受苦的，而且他们在父母旷日持久的争吵中充当“小卒子”的角色。离异的父母之一或父母双方也可能找到新的对象，这就使问题变得更为复杂。[参见《离婚》(Devorce)]

面对这样的情况，治疗专家可能充当调解者的角色，一方面，他们必须保持中立，不要偏袒任何一方；另一方面，他们还需考虑各方的利益，尤其是儿童的利益（因为儿童最易受到损害）。在处理这类不幸甚至悲剧问题时，治疗专家应该视野开阔，不只包括那些寻求帮助的特殊家庭，还应该把帮助的范围拓宽些，而不要考虑谁来支付费用的问题。

三、家庭疗法的学派

治疗专家已在运用或继续运用许多不同的方法来努力促进家庭的变化。随着该领域的拓展，许多先驱者开始形成自己的独特方法，于是，家庭疗法的“学派”开始形成。然而，不同治疗专家和不同学派的方法从一开始就互有交叉重叠。人们难以理解的是，某种具体方法获得成功，究竟在多大程度上取决于治疗专家的理论和他们所使用的方法，或者说，究竟在多大程度上取决于治疗专家的人格和魅力。许多先驱者都是具有人格魅力的人，他们有着发展人际关系的技能和令人信服的劝说本领。即便在今天，治疗专家与其处理的家庭之间建立起和睦关系的能力，以及在他们提供干预时所表现出令人信服的劝说能力，所有这些至少与他们的理论见解或他们所属的那个治疗学派同样重要。鉴于上述前提，下面简单地介绍一下家庭疗法的几个主要学派。

（一）结构性家庭疗法

我们已经了解这种方法是如何依据家庭内部的亚系统模式，以及亚系统之间的界限之性质和强度观察家庭的。首先，结构性治疗专家评价现存的家庭结构，包括这种结构如何与家庭正面临的问题相联系；然后，他们着手帮助家庭作出似乎需要的改变。为此，下列因素必须予以考虑：

- 决定家庭成员之间互动的因素，或者是潜在的“规则”。
- 家庭功能得以发挥的灵活性，以及用何种方式来使家庭发生变化。
- 家庭的“共鸣”，即家庭成员情感投入与否的程度。
- 家庭的生活背景，包括相关的“超系统”。
- 家庭的发展阶段。
- 家庭成员的某些症状经治疗后是否适应家庭相互作用的模式。

（二）以交流理论为依据的方法

这里，我们的重点放在家庭交流的模式和风格上。自家庭疗法问世之日起，人们就观察到患者家庭的成员之间在交流方面经常存在严重的障碍。这些障碍具体涉及：

● 家庭成员彼此之间对谈话内容的认知状况。对一个成员传递给另一个成员的信息不能正确理解。

● 情感交流。如果一个家庭发挥良好的功能，使家庭成员不表现任何症状，那么成员之间就应该就自己的感受进行有效交流，这是很重要的。

- 交流和力量。哈利曾雄辩指出，当一个人与另一个人进行交流时，前者会设法界定一种关系。这种情况也许并不适用于所有的交流。有的人只是想获得所需的信息，例如现在几点钟。然而，如果一个人这时不停顿地询问另一个人，这说明两人之间的关系非同一般。

我们意欲说明的是，家庭疗法的一个学派特别关注交流。当然，这并不意味着其他学派的治疗专家对家庭交流不感兴趣。它们之间只是侧重点不同而已。确实，哈利（他被认为是“交流和力量”学派的代表人物）也强调在家庭内部建立适宜层级的重要性，而这一概念与结构性疗法有着许多共同之处。

（三）行为家庭疗法

那些采择行为疗法的治疗专家十分看重学习理论。他们把发生在家庭中的功能失调或偏常行为理解为习得反应，这些反应通过我们上面描述过的反应方式，能为更具功能性的行为所取代。在家庭行为干预领域，有一位杰出的实践者和研究者，他就是帕特森（Gerald Patterson）。他像大多数行为主义者一样，也倾向于精确地界定问题行为，并对正在发生的事件进行仔细的分析（尤其是那些正在导致问题行为的事件），然后设计家庭系统的干预手段，以便促成行为的变化。[参见《行为疗法》(Behavior Therapy)]

（四）扩展大家庭的系统疗法

扩展大家庭的系统疗法有时也被称作“三代人的疗法”。这一学派的治疗专家特别关注患者所处的扩展大家庭。他们对行为传递方式颇感兴趣，因为这种行为传递方式表现为从上一代人传给下一代人。他们强调家庭成员在影响当前家庭功能中所起的作用，密切注意他们正在治疗的家庭与该扩展大家庭的关系。他们所考虑的干预手段有许多实际上涉及该扩展大家庭。[参见《扩展大家庭内的相互关系》(Extended Family Relationships)]

鲍温被归入“扩展大家庭系统”学派，事实也是如此。但是，他的理论与其他学者的理论有所不同。他认为，许多家庭之所以出现问题，原因在于家庭成员未从心理角度把自己与其家庭出身区分开来，在他对自己的家庭出身作出“发现之旅”以前，他也曾发现自己有此问题。他还描述过“尚未分化的自我群体”(undifferentiated ego mass)，后来用“核心的家庭情绪系统”(nuclear family emotional system) 取而代之。运用鲍温理论的治疗专家主要协助家庭成员将自己与“尚未分化的自我群体”区分开。他认为，这样做有助于家庭成员独立地和自主地发挥作用，例如，将自己作为新建家庭的一员。

是否存在一种真正的扩展大家庭疗法学派，目前尚有疑问。确实，在我们讨论的所有学派中没有一个学派是以纯粹形式存在的。我们所描述的只是治疗上的侧重点，每个学派均对这些侧重点特别关注。

（五）实验性的家庭疗法

冠以“实验”头衔的治疗专家往往回避理论。他们进入家庭系统，让自己投入到与家庭成员密切的互动中。威塔克（Carl Whitaker）和坎普勒（Walter Kempler）是这种方法的著名倡导者。他们没有为我们提供一个统一的理论，相反，他们相信自己的直觉，或者如威塔克所说：“积累起来的和组织起来的部分经验，加上容许关系得以发生的自由，能使你把预期要求降至最低限度，同时对现实和成长的反应升至最大限度。”这个治疗学派是非常值得回味的，如果你做不到这一点，那么你接下来最好要做的事情就是去阅读威塔克、坎普勒等人的著作。

（六）心理动力学的家庭疗法

在某种意义上说，这个术语是有问题的，因为家庭疗法涉及家庭系统，而不是考虑家庭成员的心理病理问题。但是，在那些对家庭疗法的早期发展作过重要贡献的人物中，有许多人是以精神分析为背景来倡导家庭疗法的。现在，既然有了所谓心理动力学的家庭疗法，那么这种疗法的目的就是帮助家庭成员获得关于自己的顿悟，以及帮助彼此互动。[参见《精神分析》(Psychoanalysis)]

精神分析的思想有助于我们了解阿克曼和萨特尔的早期研究工作。然而，萨特尔是一位综合各个学派的治疗专家，她的思想源自各种观点。

（七）策略性的家庭疗法

家庭疗法中的策略学派与其他学派相比，较少得到充分的界定。马旦尼斯（Cloe Madanes）在其1981年出版的《策略性家庭疗法》(Strategic Family Therapy)著作中指出：“治疗专家的责任是规划策略，以解决患者的各种问题”。她的策略性疗法源自埃里克森（Milton Erickson）的研究工作，后者经常运用一些间接的方法来促进患者的变化。这些策略将在后面讨论间接干预和指令时再予描述。策略性家庭疗法的问题在于，它假设每个卓有成效的治疗专家都可以利用某些策略来帮助家庭发生他们所希冀的变化，但是，这样的假设似较笼统。

上面的概述无法包容家庭疗法的所有学派和方法。然而，我们的目的是为了表明这样的观点：在帮助家庭发生有益变化方面，存在许多可行的方法。

四、评价家庭

我们暂且撇开上述各种理论取向，对治疗专家来说，他们首先必须了解家庭系统的变化，即需要运用某种治疗方法来解决存在的问题。由此，就会涉及某种形式的评价，尽管就评价的细节而言，治疗专家之间是有差别的。实验性治疗专家不大强调评价。其他许多学派的治疗专家则拥有评价家庭的系统疗法，附带各种参数。例如，让我们以“家庭功能发挥的过程模型”(Process Model of Family Functioning) 为例来讨论评价家庭的方法，该模型类似于（而且部分源自）“麦克马斯特家庭功能发挥模型”(McMaster Model of Family Functioning)。

（一）任务完成状况

任务完成（task accomplishment）类似于麦克马斯特模型的“问题解决”。它包括:

- 鉴别所需完成的任务；
- 探索哪些方法能被采纳，并且选择一种方法；
- 采取行动；
- 观察行动结果，作出必要的调整。

任务完成和问题解决这两种模型均针对三类任务：基本的任务、发展的任务和危机的任务。基本的任务包括诸如食物、衣着和住所的提供；发展的任务是指家庭从一个阶段过渡到另一个阶段所需完成的任务；危机的任务则由下列事件反映出来，例如，一个家庭成员死亡，或者患了重病，或者失业，或者遭遇自然灾害，或者家庭氛围从一种文化向另一种文化演变，等等。

（二）角色扮演状况

在功能发挥良好的家庭中，每个成员均扮演一个角色，或者说具有一种习惯的行为模式。这些角色或行为模式结合起来，有助于完成所面临的每件事情。可是，在功能失调的家庭中，我们可以发现，那些具有症状的家庭成员往往扮演“异类”角色，例如，家庭的替罪羊，像孩子那样需要照顾的成人，病人，情绪紊乱者，或者“疯子”等。

（三）交流（包括情感表达）状况

我们已经了解家庭交流的重要性，而且也已了解主要的交流问题是一些具有什么性质的问题。对许多家庭来说，交流障碍是治疗中需要解决的主要问题。

（四）情感投入状况

它涉及家庭成员彼此感兴趣和关心的程度。业已得到确认的情感投入类型有：

●情感投入缺乏。虽然家庭成员同住一房，但是行为举止犹如陌生人。

●毫无情感可言的兴趣或投入。

●自恋性情感投入。在此情况下，一个家庭成员与另一个家庭成员纠缠在一起，目的只是为了增强自己的自我价值感，而不是出于对他人的真正关心。

●移情性质的投入。这种投入涉及到对他人需要的真正关心和照顾，并由此产生一些符合他人需要的反应。

●过度的情感投入。此类投入上面已讲过。

（五）控制（麦克马斯特模型中的“行为控制”）状况

一个家庭成员对另一个家庭成员的行为产生影响的测量。

（六）价值观和标准

该维度仅见于“过程模型”。

需要指出的是，上述评价内容只是许多图式中的一种，它们被不同学派的治疗专家所采纳，以便了解需要他们帮助的家庭。我们之所以在这里加以引用，目的是为了提供使家庭治疗专家颇感兴趣的一些信息。

五、帮助家庭变化

毋庸多言，促使变化是家庭疗法的精髓。为了促进家庭的变化，治疗专家必须拥有变化的理论。上述列举的所有理论均可作为变化的理论。治疗专家的变化理论是他们实施干预的基础。虽然实际应用时彼此之间存在很大的差异，但是通常都需经历下述阶段：

1. 建立和睦的关系。随着和睦关系的发展，参与者之间就会全身心地投入，信任也由此产生。这一过程也有其他叫法，有些治疗专家称之为“进入家庭”或者“建立工作联盟”。该过程可能会迅速发生，也可能需要整个疗程，甚至几个疗程。它涉及言语和非言语技能的应用。然而，在建立和睦关系方面不能花时太少。缺乏充分的和睦关系，是家庭疗法失败的主要原因。确实，治疗专家所作的许多努力都涉及到人际关系。

2. 干预家庭系统。参与家庭干预后，治疗专家在操作时可采用许多方式。具体可以分成直接的干预和间接的干预。

（一）直接的干预或指令

由于家庭疗法的目的是帮助家庭找到发挥其功能的新途径，因此一种简单而直截了当的方法就是为家庭提供建议，以便帮助家庭产生变化（评价表明，这些变化是家庭发挥功能所需要的）。这些建议可以涉及家庭成员之间如何各行其事，如何更有效地进行交流，或者各自如何改变自己在家庭中的角色，等等。这种干预也与治疗专家的变化理论有关。

直接的指令不只是指常识意义上的建议，因为它们是建筑在必须对家庭所需变化进行仔细评价之上的。当家庭意识到自己存在这样或那样的问题时，或者当家庭成员出现症状时，许多家庭就会谋求治疗，但是他们常常不知道需要作出何种变动方能达到想望中的目标。事实上，当一些家庭成员被问及他们想通过治疗寻求什么时，许多人是这样回答的：需要围绕“为什么”的问题寻求答案。例如，“为什么我的孩子会偷窃？”“为什么我那十来岁的女儿不肯吃东西？”“为什么我同我丈夫的距离越来越远？”等等。

“为什么”的问题并非没有道理，但是，要对它们作出确切的回答又是很困难的，而且有时根本做不到，因为我们不知道一个人做某些事情的真正动机。一般说来，把注意力集中在参与者想望的变化上，以及如何实现这些变化的措施上，要比把时间花在讨论“为什么会产生这些问题”上更为有效。治疗专家可能要求家庭成员描述（或者详尽地描述）治疗行将成功结束时希冀看到的结果（最好谈论治疗可能于何时取得成功，而不是谈论能否取得成功。这是“成功计划”的过程）。这种意欲达到的状态有时被称作“结果框架”（outcome frame）。

一旦结果框架确立，治疗专家便可利用家庭评价时已获得的信息，设计某些干预策略。首先应该使用的也许是直接干预，除非家庭的经历曾证明以前使用过但未获成功。直接干预的例子有下面一些：

●用交流技术对家庭进行训练，目的是促进家庭成员相互之间开展直接而又明确的交流，交流信息、意见和情感；

●讨论家庭成员各自扮演的角色，如果角色改变对家庭有帮助的话，那么同时也应讨论如何改变角色；

●提出行为干预的建议，以制止不适宜的行为，鼓励适宜的行为。对儿童而言，更应如此；

●建议家庭成员互动时采取大家都能接受的方式，并且以此为榜样；

●帮助家庭成员相互支持和相互勉励，而不是相互责怪，因为后者在问题家庭中经常可以看到。

行为家庭疗法大都倾向于使用直接干预。治疗专家关注的是那些紧急的意外事件（contingencies），这些紧急的意外事件需要控制和改变。

许多学派的治疗专家认为，可用直接的干预来处理互动的功能失调行为。在有些家庭，已证明这种方法有效，尤其当它用于和睦关系较好的家庭时效果更明显。遗憾的是，在一些功能严重失调的家庭，直截了当地干预可能遭到拒绝，或者无法尝试，致使干预尝试变成了空口的应酬。

（二）间接的干预或指令

正如我们上面所描述的那样，由直接干预而引起的变化被称作“第一顺序的变化”。它们意味着尽管一个或几个家庭成员的行为已经发生变化，但是该发生改变的家庭尚未出现根本性的变化。这就是说，家庭还需要“第二顺序的变化”。就家庭系统的功能发挥而言，直接干预未能从根本上使之发生变化，即便交流已变得较通畅，角色也得到较好确定也不例外。

于是，“策略”和“系统”这两个术语被引入治疗中，以便家庭发生更为彻底的变化。这些变化可能涉及家庭成员看法的改变，家庭发挥其功能的方方面面开始从新的角度予以认识和理解。这就是所谓“重组认识”（reframing）过程，即给家庭成员的行为、情感和关系赋予不同的含义。例如，在“发展的重组认识”中，一个青少年的反社会行为可能被重新界定为“不成熟的行为”，而非“不良的行为”。“他不是一个坏孩子，他只是在成长过程中遭到了挫折。”让一个家庭按这样的思路看待孩子的问题行为，可以称作“第二顺序的变化”。尽管一个家庭中某个成员表现出不良行为，但是用这种发展的重新认识思路对待他们，无疑会有利于该成员行为的改变。知道自己还不成熟，这是青少年不愿接受的，因为这与青少年独立、自行其事的风格和叛逆心态相悖。

间接干预已有大量介绍。下面简要列举其中的一些内容。

●重组认识和积极界定。所谓重组认识是指对一种行为或行为模式赋予另外的含义，这是间接干预的基本目的。我们已经提到过一种形式，即“发展的重组认识”。所谓积极的界定也是一种重组认识的形式，而且是其重要的形式。例如，父母对儿童的虐待行为可被重新界定为（赋予积极的含义）纠正儿童行为的必要举措。于是在处理该问题时，治疗专家可以帮助父母设法运用更好的方法实现该目标。确实，也有一些行为无法赋予积极的含义，若要重新界定这些行为，人们就需要把行为与驱使该行为的动机分离开来。

●通过隐喻进行交流。隐喻是人们长期以来建立起来的用以间接传递信息的方法。它不仅间接地传递信息，而且还以一种非威胁的方式进行传递。情境可被重新界定，赋予新的含义，提供新的看法，而且可在并不直接呈现问题的情况下提出解决问题的办法。故事、轶事、其他关系、仪式、任务、目标，以及艺术作品等，都可能用来赋以隐喻的意义。

●自相矛盾的指示和相关的设计。当直接干预失败后，提示下列观点可能有效：既然所有的办法都已试过，最好还是顺其自然。这样一来，就能将改变的责任有效地转移到家庭。如果有些家庭一直在无意识地试图“挫败”疗法专家，那么现在他们能够采择的唯一办法就是作出治疗专家意欲坚持的一些改变。例如，宣布治疗无效，并且提出其他一些相关的疗法。

●规定仪式和任务。正如我们已经了解的那样，这些也都具有隐喻的意义，并且能够用来干预反复发生的行为功能失调。例如，为父母规定“单日和双日”仪式，父母据此轮流陪伴孩子睡觉。或者，为父母规定“同性抚育计划”，据此计划，父亲的责任是照料家中的男孩，而母亲的责任则是照料家中的女孩。

●利用幽默。帮助家庭成员嘲笑自己一直在做的事情。如果这种方法能被适当使用，或者在关系和睦的氛围中使用，那么就能成为有效促进家庭变化的技术。

●提出其他一些解决办法或行动方案。这样做意味着治疗专家承认自己对什么是最佳的处理办法还心中无数，因此提供两种或两种以上可供选择的解决办法。例如，治疗专家在实验室对一个家庭进行治疗，同时让其他观察者通过单向屏幕进行观察（这种装置常被广泛用于家庭治疗）。治疗专家的操作过程为观察者提供各种信息，他们也许不同意治疗专家的意见，或者提出自己的想法。观察者可以进入实验室参与讨论，提供别的解决办法。这样的策略具有多种潜在的优势。通过这些策略，各种可供选择的解决办法被提了出来，而且对于一个问题可能具有多种解决办法。治疗专家可以让一些家庭作出相应的改变，同时与这些家庭成员一起以平等相处的方式携手协作。也就是说，治疗专家并非以通晓一切的形象出现，也不谋求将解决问题的办法强加于一些家庭。

●问题的外化。这是一个给症状贴上标签或者使症状人格化的过程。例如，"'无常、不确定'是否左右了你的生活？""你如何打赢与'愤怒'先生的战斗呢？"诸如此类的干预有助于家庭或个体去考虑处理这些外在对象的方式。

上述内容只是策略性治疗技术的一些例子。此外还有其他一些例子，它们取决于治疗专家的创造性。这些技术并不限于家庭疗法，它们既适用于个体治疗，也适用于其他领域，诸如教学和销售等。

参考文献

Barker, P. (1992).*Basic family therapy* (3rd ed.).Oxford: Blackwell.

Barker, P. (1996).*Psychotherapeutic metaphors: A guide to theory and practice.* New York: Brunner/Mazel.

Duvall, E. M., & Miller, B. C. (1984). *Marriage and family development* (6th.ed.). New York: Happy & Row.

Epstein, N. B., Bishop,D. S., & Levin, S. (1978). The McMaster model of family functioning. *Journal of Marriage and family Counselling,* 4, 19-31.

Imber-Black, E. (Ed.). (1993). *Secrets in families and family therapy.* New York:Norton.

Madanes, C. (1981). *Strategic family therapy.* San Francisco: Jossey-Bass.

Minuchin, S. (1974).*Families and family therapy.* Cambridge, MA:Harvard University Press.

Nichols, W. C. (1996). *Treating people in families: An integrative framework.* New York: Guilford.

Palazzoil, M. S., Boscolo,L., Cecchin, G., & prata, G. (1978). *Paradox and counterparadox.* New York: Jason Aronson.

Steinhauer, P. D., Santa-Barbara, J., & Skinner, H. (1984). The process model of family functioning. *Canadian Journal of Psychiatry,* 29,77-88.

Whitaker, C. A. (1976).The hindrance of theory in clinical work. In P. Guerin, (Ed.), *Family therapy: Theory and practice.* New York: Gardener.

张莉　译　　章晔　校

图书在版编目（CIP）数据

心理健康百科全书．第2卷，妇女家庭卷 / 李维主编．
上海：上海教育出版社，2004.12
ISBN 7-5320-9162-7

Ⅰ.心...　Ⅱ.李...　Ⅲ.①心理卫生－百科全书
②妇女－心理卫生　Ⅳ.R395.6-61

中国版本图书馆CIP数据核字（2004）第137858号

心理健康百科全书

妇女家庭卷

李　维　张诗忠　主编

上海世纪出版集团
上 海 教 育 出 版 社 出版发行

易文网:www.ewen.cc

(上海永福路 123 号　　邮政编码:200031)

各地新华书店经销

商务印书馆上海印刷股份有限公司印刷

开本 787×1000　1/16　印张 24.5　插页 5　字数 441,000

2004 年 12 月第 1 版　　2004 年 12 月第 1 次印刷

印数 1－5,000 本

ISBN 7-5320-9162-7/Z·0037　定价:39.50 元